Mensen met een verstandelijke beperking

Mensen met een verstandelijke beperking

Praktijkleerboek niveau 4 en 5

Pieter Hermsen

Rob Keukens

Joke van der Meer

Vijfde, herziene en uitgebreide druk

www.vantrichtuitgeverij.nl/mensenmeteenverstandelijkebeperking

Deventer, 2016
Van Tricht *uitgeverij*
www.vantrichtuitgeverij.nl

Voorwoord

Dit boek is bestemd voor professionals die begeleiding en ondersteuning bieden aan mensen met een verstandelijke beperking.

'Zijn alle syndromen erfelijk bepaald?'
'Komt het vaak voor dat mensen met een verstandelijke beperking ook psychische of psychiatrische stoornissen hebben?'
'Inclusie, wat is dat ook al weer?'
'Wat is moeilijk verstaanbaar gedrag en hoe ga je daarmee om?'
'Wat betekent de nieuwe Wet Cliëntenrechten Zorg voor mij als begeleider?'

Vragen waar in dit boek een antwoord op wordt gegeven, maar die de lezer ook laten zien dat vanuit verschillende perspectieven meerdere antwoorden mogelijk zijn.

Het boek kan gebruikt worden als:
- *Praktijkleerboek voor meerdere opleidingen:* de opleiding tot verpleegkundige niveau 4 (MBOV) en niveau 5 (HBOV); SPW woonbegeleider of activiteitenbegeleider niveau 4 en SPH; de driejarige Belgische opleiding orthopedagogiek.
- *Zelfstudieboek:* het biedt informatie voor het schrijven van een werkstuk of artikel, het geven van voorlichting/klinische les en het uitwerken van leerdoelen.
- *Naslagwerk* voor begeleiders en verpleegkundigen die de opleiding afgerond hebben en behoefte hebben aan actuele informatie.
  Maar ook voor ouders, familie, vrienden van mensen met een verstandelijke beperking en iedereen die privé te maken heeft met de doelgroepen is dit boek geschikt.

De eerste druk van dit leerboek is verschenen in 2000. Er zijn sindsdien meer dan 25.000 exemplaren verkocht. Het boek wordt met name gebruikt in opleidingen voor verpleegkundigen en sociaalpedagogisch werkers. Duidelijk is dat het in een behoefte voorziet en in het onderwijs voor begeleiders van mensen met een verstandelijke beperking zijn sporen heeft verdiend. Het boek beleeft nu zijn vijfde, herziene en opnieuw uitgebreide druk. De ontwikkelingen gaan snel, zorginhoudelijk maar ook in wet- en regelgeving, bekostiging en de participatie van de cliënten en hun netwerk. Zo snel dat door de auteurs al vanaf 2012 het vierde hoofdstuk jaarlijks wordt aangepast aan de ontwikkelingen en digitaal beschikbaar wordt gesteld aan de gebruikers van het leerboek.
Aanvullende informatie, tips en voorstellen ter verbetering zullen in een volgende druk worden meegenomen. We stellen reacties van lezers zeer op prijs.

Pieter Hermsen, Nijmegen
Rob Keukens, Oosterbeek
Joke van der Meer, Deest

Mei 2016

Inhoud

Inleiding

Dit boek gaat over mensen met een verstandelijke beperking.
We gebruiken in dit boek zo veel mogelijk de omschrijving 'mensen met een verstandelijke beperking'. Een enkele keer wordt gesproken over een verstandelijke 'handicap' omdat dit, bijvoorbeeld om historische redenen, meer recht doet aan de inhoud. Verder spreken we zoveel mogelijk over cliënten.

'Zolang de emotionele lading van het onderliggende concept problematisch blijft, zal er telkens een nieuw woord worden bedacht. Over het woord hond hoor je nooit klachten.'
STEVEN PINKER, HOW THE MIND WORKS, 1998.

In het *eerste hoofdstuk* wordt een beeld geschetst van mensen met een verstandelijke beperking. Hierbij hebben we uitdrukkelijk de opvatting dat dé mens met een verstandelijke beperking niet bestaat. We stellen in drie verhalen cliënten voor en we gebruiken hun verhaal om de theorie meteen praktisch toepasbaar te maken. Er wordt uitgelegd wanneer sprake is van een verstandelijke beperking en welke variaties zich hierbij voor kunnen doen. Oorzaken van verstandelijke beperking komen aan de orde; er wordt beschreven hoe in de loop van de afgelopen honderd jaar mensen met een beperking werden benaderd en gezien. Als laatste wordt ingegaan op de vermaatschappelijking van de zorg en de emancipatie van de cliënt in het gewone leven. We zijn hierbij geïnspireerd door de inclusiebeweging en het burgerschaps- of ondersteuningsparadigma.

In *hoofdstuk 2* wordt het ondersteuningsproces uitgelegd. We gaan hier uitgebreid in op de ondersteuningsvragen. Hierbij presenteren we een model van een ondersteuningsplan dat op een overzichtelijke wijze het ondersteuningsproces in kaart brengt: uitgangspunt in het plan is de kwaliteit van bestaan en de mogelijkheden om deze te realiseren vanuit het perspectief van de individuele cliënt en zijn vragen. We maken gebruik van de gezondheidspatronen van Gordon zoals Marjory Gordon die heeft beschreven. Hierdoor worden alle belangrijke aspecten van het leven beschreven. Onder andere de eerste fysieke behoeften, cognitie, zelfbeleving, rollen en relaties, seksualiteit en levensovertuiging.

In *hoofdstuk 3* gaan we in op de specifieke beelden en bijkomende stoornissen en beperkingen. Een aantal veel voorkomende erfelijke aandoeningen wordt beschreven en er wordt uitvoerig informatie verstrekt over epilepsie, dementie, meervoudige beperkingen en psychische stoornissen bij mensen met een verstandelijke beperking.

Tot slot worden in het *vierde hoofdstuk* de zaken beschreven die niet de directe ondersteuning betreffen, maar daarop wel van invloed zijn. Achtereenvolgens gaan we in op de recente ontwikkelingen, de rechten en de rechtspositie, wet- en regelgeving, veranderingen in de bekostigingssystematiek, veranderingen in de organisaties van zorgaanbieders, medezeggenschap van cliënten, maatschappelijke ontwikkelingen, kwaliteit van zorg en leven en de rol van de overheid. Het vierde hoofdstuk wordt ook digitaal aangeboden, omdat met name de wet- en regelgeving aan veranderingen onderhevig zijn.

Elk hoofdstuk is voorzien van een aantal gevalsbeschrijvingen en opdrachten die helpen om de bestudeerde stof toe te passen. Dit is gedaan om de toegankelijkheid en de verwerking te bevorderen. Maar een niet minder belangrijke functie hiervan is studenten te leren om over onderwerpen na te denken en deze met elkaar te bespreken. Studenten zullen uiteindelijk in staat moeten zijn te beargumenteren waarom ze kiezen voor een bepaalde benaderingswijze of oplossing. Alles is er op gericht om de mens met een verstandelijke beperking (opnieuw) te laten deelnemen aan de samenleving op een wijze die voor hem of haar prettig is en die leidt tot een betere kwaliteit van bestaan.

Zoals gezegd is dit boek bruikbaar voor meerdere opleidingen. Wat verpleegkunde betreft, de inhoud van het boek sluit aan bij het nieuwe, op de CanMEDS* gebaseerde, landelijke opleidingsprofiel voor alle generalistische verpleegkundige opleidingen op bachelorniveau (LOOV, 2015). Onderstaand schema biedt een overzicht van de samenhang tussen het opleidingsprofiel en de inhouden van dit boek.

Hoofdstuk	CanMEDS rol	Kernbegrip
Hoofdstuk 1 De verstandelijke beperking	Reflectieve EBP-professional	Onderzoekend vermogen Deskundigheidsbevordering Professionele reflectie Morele sensitiviteit
	Professional en kwaliteitsbevorderaar	Kwaliteit van zorg leveren Professioneel gedrag
Hoofdstuk 2 Ondersteuningsprocessen en ondersteuningsvragen	Zorgverlener	Klinisch redeneren Uitvoeren van zorg Zelfmanagement versterken Indiceren van zorg
	Communicator	Persoonsgerichte communicatie Inzet informatie en communicatietechnologie
	Gezondheidsbevorderaar	Preventiegericht analyseren Gezond gedrag bevorderen

Hoofdstuk	CanMEDS rol	Kernbegrip
	Professioneel en kwaliteitsbevorderaar	Participeren in kwaliteitszorg
	Samenwerkingspartner	Professionele relatie Continuïteit van zorg
Hoofdstuk 3 Stoornissen en beperkingen	Zorgverlener	Klinisch redeneren Uitvoeren van zorg Zelfmanagement versterken Indiceren van zorg
	Samenwerkingspartner	Multidisciplinair samenwerken Gezamenlijke besluitvorming
	Reflectieve EBP-professional	Onderzoekend vermogen Deskundigheidsbevordering
Hoofdstuk 4 Ontwikkelingen, organisaties, bekostiging en wetten	Organisator	Verpleegkundig leiderschap Coördinatie van zorg Veiligheid bevorderen Verpleegkundig ondernemerschap
	Samenwerkingspartner	Multidisciplinair samenwerken

**De CanMEDS (Canadian Medical Education Directives for Specialists) zijn ontwikkeld door het Royal College of Physicians and Surgeons of Canada.*

1 De verstandelijke beperking

'Peter is een man met een papieren verleden. Het bestaat uit een bescheiden stapel vettige, voorwereldlijke fotokopieën van medische anamneses, knisperige, halftransparante citaatdoorslagen van officiële verklaringen, uitgediende kartonnen systeemkaarten en ellenlange, in priegelig schuinschrift geschreven verpleegkundige rapportages. Er zijn geen mensen van vlees en bloed die getuigenis dragen van Peters geboorte, of die hem kennen uit de tijd die hij doorbracht in een gebroken gezin in een volkswijk in Rotterdam.'

Lambaba is grijs, Marcel Veltman

In dit hoofdstuk wordt allereerst een beeld geschetst van mensen met een verstandelijke beperking, ervan uitgaande dat dé mens met een verstandelijke beperking niet bestaat.
In de loop van de geschiedenis zijn de ideeën over en de benadering van mensen met een verstandelijke beperking veranderd. Deze veranderingen worden kort beschreven. Ten slotte wordt er een typering gegeven van de verschillende categorieën mensen met een verstandelijke beperking en gekeken naar de ontwikkelingen van dit moment.

Hieronder lees je verhalen van mensen met een verstandelijke beperking.

1.1 Drie verhalen: Janna, familie Freriks, Alexander

Janna

Janna is een meisje van 12 jaar. Doordat haar moeder tijdens haar zwangerschap met 28 weken het HELPP-syndroom kreeg, is Janna te vroeg geboren. Bij haar geboorte bleek Janna voor 28 weken nog kleiner dan verwacht. Janna heeft de eerste 15 weken van haar leven op de NICU gelegen (neonatologie intensive care unit). Het eerste jaar kwam haar ontwikkeling traag op gang. Haar schedelomtrek bleef te klein (microcephalie), en haar motorische ontwikkeling bleef achter. Janna kreeg fysiotherapie, ergotherapie en logopedie om haar ontwikkeling te stimuleren. Bij een MRI-scan op 1-jarige leeftijd waren er veel 'zwarte gaten' in haar hersens te zien, oftewel restanten van hersenbloedingen rondom haar geboorte.

Hiermee kreeg ze de diagnose cerebrale parese (CP). Haar verdere leven zou uitwijzen wat precies de schade zou zijn in haar functies. Inmiddels is Janna 14 jaar. Zij is volledig bewegingsafhankelijk. Ze verplaatst zich in haar elektrische rolstoel met hoofdvoetbesturing, dat wil zeggen, ze stuurt met haar hoofd. Janna kan niet praten, is ook doof aan een kant. Ze communiceert door te wijzen en er wordt getraind met een spraakcomputer. Haar fijne motoriek is sterk onderontwikkeld. Janna kan bijvoorbeeld een pen niet goed vasthouden. Zelfstandig eten en drinken lukt niet, een lepel naar haar mond brengen lukt soms wel, maar dan is het eten er al weer afgevallen. Ze heeft slikstoornissen en verslikt zich daardoor vaak. Ze heeft daardoor ook al aardig wat longontstekingen opgelopen. Eten is daardoor ook niet eenvoudig voor Janna, het meeste eten wordt fijngemalen. Voor zichzelf aan- en uitkleden, toiletgang en voor lichaamshygiëne is ze ook op anderen aangewezen. 's Nachts is Janna zindelijk. 's Ochtends is haar incontinentiebroekje altijd droog, en plast ze dan bij het wakker worden op de aangepaste toiletstoel. Overdag kan Janna droog blijven wanneer ze op tijd naar de wc wordt gebracht, en als de structuur van de dag niet te veel afwijkt. Janna heeft regelmatig last van obstipatie, waarvoor ze 2 keer daags Transipeg krijgt. Ze heeft een operatie aan haar linker heup gehad omdat deze niet goed in de kom zat;helaas heeft deze operatie niet gedaan wat gewenst werd, en is het been nu dusdanig stijf dat ze altijd pijn heeft als het wordt aangeraakt. Ze houdt haar benen in een soort amazonezit voor zich. Haar ontwikkelingsleeftijd wordt geschat op 4 jaar, maar het is lastig om Janna te testen omdat ze zo beperkt is in haar motoriek. Ondanks haar enorme beperkingen in haar functies is Janna over het algemeen heel vrolijk. Overdag gaat zij naar een gecombineerde Mythyl/ tyltylschool, waar ze het erg naar haar zin heeft. Ze juicht bij het oprijden van het schoolterrein. Ze geniet van activiteiten om haar heen, wil met alles meedoen. Zo wijst ze tijdens de gymlessen bijvoorbeeld naar de trampoline, wil hier net als de andere kinderen op. Wanneer op school de structuur anders verloopt, zoals bijvoorbeeld bij carnaval is Janna wel erg van slag, ze huilt dan veel, en is erg gespannen.
Janna woont bij haar ouders, samen met haar 3 zussen. De woning is aangepast met een slaapkamer en badkamer op de begane grond. In haar slaapkamer heeft ze een hoog-laag bed, haar kamer heeft een tillift, een hoog-laag bad, met een badzitje, een onderrijdbare wc met aangepaste toiletvoorziening. Verder heeft Janna naast haar elektrische rolstoel ook nog een handbewogen rolstoel en een hoog-laag stoel. Janna beweegt zich zelfstandig in haar elektrische rolstoel, maar altijd onder begeleiding, en alleen wanneer de begeleiding het veilig acht. Ze kan niet altijd overzien wie er voor haar loopt, en de stoel is dusdanig groot dat ze veel 'dode hoeken' heeft. Wanneer ze thuis is, zit ze meestal in haar andere stoel. In haar zitstoelen wordt Janna gefixeerd met romppelotten, een heupband en een hesje Dit om de instabiliteit van haar romp en onderlichaam op te vangen. De fysiotherapeut wil Janna ook het liefst met haar voeten op de voetenplank vastzetten, omdat haar benen nogal eens uitsteken en ze erg onderuit zakt, maar dat doet teveel pijn aan haar been. Ze heeft dan geen enkele mogelijkheid meer om zichzelf te bewegen. Ouders en de zussen van Janna zijn erg betrokken; zij betrekken haar bij alle gezinsactiviteiten. Janna gaat gewoon mee op vakantie met het gezin, ondanks de continue zorg. De familie heeft een bus met oprij-plaat, zodat Janna in haar rolstoel in de bus mee kan.

De zorg voor Janna thuis wordt ontlast met hulp betaald uit een persoonsgebonden budget (PGB). Zo komen er na school 3 keer in de week hulpverleners om de zorg voor Janna over te nemen totdat Janna gaat slapen. Zij spelen met Janna, geven haar de avondmaaltijd en doen haar in bad.

Janna is het laatste jaar flink gegroeid en sinds enkele maanden menstrueert zij. Ze bezoekt nog steeds iedere dag de school waar de leerkrachten enthousiast zijn over haar ontwikkeling. In een gesprek met de maatschappelijk werkster wordt vastgesteld dat de zorg voor Janna eigenlijk te zwaar is, vooral fysiek, ondanks alle aanpassingen en hulpmiddelen.
De ouders zijn al meer dan een jaar bezig om via een 'ouderinitiatief' een geschikte woning voor 5 jongeren met een verstandelijke en fysieke beperking vinden. De gemeente geeft weinig medewerking, ook door de veranderende regelgeving. Dit betekent dat zo'n woning de eerstkomende jaren niet gerealiseerd kan worden.

Familie Freriks

Het gezin Freriks bestaat uit vader Gert (35 jaar), Moeder Wendy (33 jaar) en drie kinderen; Rachelle 16 jaar, Sharonne 12 jaar en Jordi van 9 jaar. Vader is kort geleden gescreend en de uitslag van het onderzoek wees uit dat vader zwakbegaafd is (IQ performaal 75; verbaal 85). Daarnaast heeft vader sinds enkele jaren geen werk meer en is hij de aangewezen persoon om voor de kinderen te zorgen. Moeder is in het verleden al meerdere malen opgenomen in verband met ernstige psychische problemen. In de loop der tijd heeft ze verschillende diagnoses gekregen: depressie, bipolair II en meest recent Borderline Persoonlijkheidsstoornis. Wat vaststaat is dat Wendy naast geringe adaptieve vaardigheden ook een verstandelijke beperking heeft. Voor deze problemen wordt Wendy begeleid door een vaste Sociaal Psychiatrisch Verpleegkundige. In het gezin liepen de problemen de afgelopen jaren behoorlijk op. Zo is moeder een buitenechtelijke relatie aangegaan met Jimmy, een 28-jarige man die in de wietteelt zit. Wendy komt openlijk voor deze relatie uit. Dit brengt echter veel spanningen met zich mee binnen het gezin, omdat moeder er enerzijds wil zijn voor de kinderen en anderzijds meer heil ziet in haar nieuwe spannende liefde. Wendy zou graag een 'liefdesbaby' willen van Jimmy. Als gevolg van de problemen en de buitenechtelijke relatie van moeder groeien vader en moeder steeds verder uit elkaar en dreigt er een scheiding. Beiden leven nu eigenlijk hun eigen leventje en hechten erg veel waarde aan hun vrijheid van handelen. Dit heeft grote gevolgen voor de financiën binnen het gezin. Het gezin heeft op dit moment een schuld van rond de 15.000 euro, ontstaan door allerlei onnodige en impulsieve aankopen via internet, het drankgebruik van vader en zijn excessieve koopgedrag van krasloten. Het lijkt erop dat zowel vader als moeder op deze wijze hun partner een hak willen zetten. Voor deze problemen zitten de ouders inmiddels in een schuldsaneringtraject. (WSNP) Naast de huwelijksproblemen zijn er veel problemen rondom de kinderen. Rachelle is volgens haar ouders al vanaf haar geboorte moeilijk in de omgang geweest omdat ze altijd veel huilde en zich al vanaf jonge leeftijd agressief gedroeg ten opzichte van andere kinderen. Toen Wendy van haar zwanger was gebruikte ze regelmatig cocaïne.

Tevens heeft Rachelle een niet goed werkende schildklier. Mede hierdoor heeft ze ernstig overgewicht dat vervolgens weer een negatief effect heeft op haar functioneren en zelfbeeld. Voor alle drie de kinderen geldt dat ze affectief verwaarloosd zijn binnen het gezin en dat ze regelmatig geslagen worden door Wendy. Moeder bagatelliseert dit in gesprekken; ze doet uitspraken dat het bij hen vroeger thuis niet anders was en dat ze zelf ook groot is geworden, ondanks het feit dat ze nog wel eens een portie klappen kreeg van haar vader. Ondanks de vele problemen zijn de ouders er beiden van overtuigd dat er voldoende basis en veiligheid is binnen het gezin om voor hun kinderen te zorgen en ervaren zij alle vormen van hulp als ongewenste bemoeizucht. Voor Rachelle is het moeilijk de wereld om haar heen te begrijpen. Haar leven staat in het teken van het 'hier en nu', eerst handelen, dan pas denken. Omdat ze er voor haar leeftijd ouder uitziet en omdat ze goed gebekt is ('streetwise') overschatten mensen haar mogelijkheden. Ze raakt daardoor verzeild in situaties die ze niet kan overzien en haar veel spanning opleveren. Spanning die afgereageerd wordt door agressie. Soms richt ze de woede op zichzelf (automutilatie) maar vaker op klasgenoten. Thuis is ze dan onhandelbaar, luistert niet of schreeuwt tegen haar ouders. Gert wordt dan overspoeld door gevoelens van machteloosheid en probeert Rachelle te disciplineren met een pak slaag. Tijdens de ouderavonden op school is er meermalen gesproken over de situatie thuis/ school en de zorgen die de leraren hebben met betrekking tot de kinderen. Alle drie de kinderen hebben leerachterstanden en Rachelle zit al sinds jaar en dag op een school voor speciaal onderwijs. Daar vecht ze zich letterlijk door de dag heen en is ze ook al meerdere malen betrapt op het stelen van snoep uit de kantine. Omdat er geen schot in de zaak leek te zitten heeft de school in overleg met de schoolarts een melding gedaan bij het AMK. Als gevolg hiervan heeft er een onderzoek plaatsgevonden door de Raad voor de Kinderbescherming. Deze heeft vastgesteld dat de situatie thuis onveilig en onstabiel is voor de kinderen en dat de ontwikkeling van de kinderen verstoord lijkt te raken als er niet snel ingegrepen wordt. Hierop volgend is er een rechtszaak geweest waarin een OTS is aangevraagd en uitgesproken voor alle drie de kinderen. Het bureau Jeugdzorg heeft de zaak nu in handen en overweegt de mogelijkheden van intensieve ambulante Gezinsbehandeling. Voor Rachelle wordt gedacht aan plaatsing in een gespecialiseerd instituut (driemilieuvoorziening: behandelen, wonen en onderwijs).Dit terwijl het met de andere twee kinderen wonderwel redelijk lijkt te gaan. Sharonne zit sinds kort op het VMBO-t waar ze het naar de zin heeft. Het is een stil meisje, ze heeft weinig vriendinnen en lijkt zich makkelijk te schikken in de situatie. Op school doet ze haar best maar verder valt ze niet op. Jordi is een drukke, pientere jongen die graag voetbalt. Hij zou graag op een club willen maar zijn ouders vinden het te duur en hebben geen zin hem naar de training en wedstrijden te brengen De leerkracht heeft al eens gesuggereerd om hem te laten testen op ADHD. De leerkracht ziet ook mogelijkheden in Jordi. Het lijkt hem een slimme jongen, vlot van begrip. Hij vermoedt dat VWO op termijn mogelijk moet zijn en zou het jammer vinden als dat niet kan omdat Jordi vanuit thuis totaal niet wordt gestimuleerd.

Alexander

Alexander is een man, 35 jaar jong, met een ernstig verstandelijke beperking. Hij woont in een dubbele groepswoning samen met 8 andere cliënten. De meeste cliënten in zijn groep hebben naast hun verstandelijke beperking ook moeilijk verstaanbaar gedrag.

Alexanders wereld

Alleen in zijn kleine wereld
Van schommel en trampoline
Kan hij op veilige afstand
Zijn leven overzien

De schommel hangt soms
Dan kijkt hij peinzend wat in 't rond
Mijn kind, ik zou alles geven
Als ik jouw gedachten verstond

Dan plotseling weer beweging
Hij schommelt, springt en lacht
Achter het raam ziet hij me staan
Doet z'n kunstjes en ik wacht

Alleen in z'n kleine wereld
Mag ik kijken, achter de ruit
Niet te dichtbij, want hij is koning
Bij eigen koninklijk besluit

Alexander is geboren met behulp van een keizersnee. In de 30ste week van de zwangerschap was er bij moeder sprake van een gescheurde placenta waardoor ze veel rust moest houden en medicatie heeft gebruikt ter remming van weeën. Alexander lijkt aanvankelijk een goede, zelfs voorspoedige ontwikkeling door te maken, maar als hij één jaar oud is lijkt er volgens zijn moeder al sprake te zijn van een knik in zijn ontwikkeling. Als hij anderhalf is wordt Alexander ernstig ziek (encefalitis) en daarna is het contact met hem anders en moeilijker te leggen. Na gestart te zijn op een gewoon kinderdagverblijf gaat hij met 3 jaar naar een Medisch Kinderdagverblijf. Na een opnameperiode in een observatiecentrum wordt Alexander geplaatst in een dagverblijf voor kinderen met een verstandelijke beperking. Hier wordt later door een kinderpsychiater de diagnose Autisme gesteld. In zijn achtste levensjaar wordt de opvoedingssituatie dermate problematisch (weigeren van eten, weinig of niet slapen en ook smeren met ontlasting) dat hij, aanvankelijk doordeweeks en daarna ook de meeste weekenden, gaat wonen in een woonleefgemeenschap werkend vanuit de antroposofische levensbeschouwing. Met zijn veertiende verhuist Alexander naar een instelling dichtbij zijn ouders waardoor het bezoeken en naar huis komen veel gemakkelijker wordt.

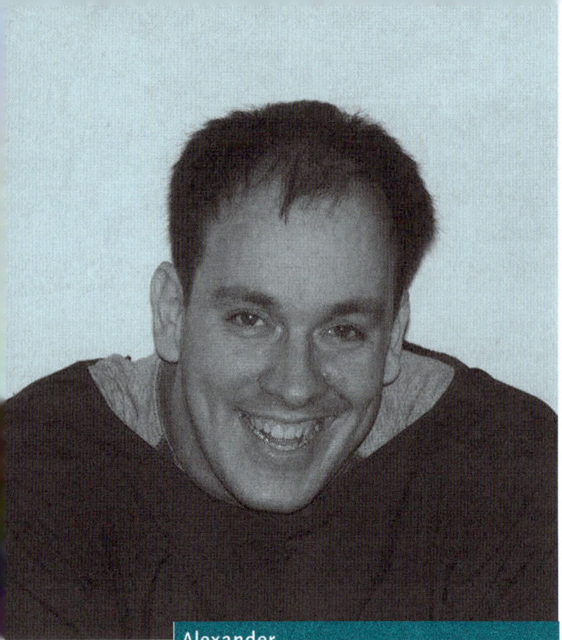

Alexander

Psychologisch onderzoek, het laatst uitgevoerd 2 jaar geleden, liet zien dat Alexander voor wat betreft zijn adaptieve vaardigheden uitkomt op een gemiddelde referentieleeftijd van 2 jaar. Hij scoort het hoogst op het gebied van de dagelijkse vaardigheden en zwakker op socialisatie. Op sociaal-emotioneel gebied past zijn gedrag het best bij de eerste socialisatiefase (6 tot 18 maanden). In deze fase ontwikkelt zich de basisveiligheid en de hechting. Naast een verstandelijke beperking is er sprake van een autisme spectrum stoornis (ASS). Hij heeft kenmerken en eigenschappen die vaak gezien worden bij mensen met een ASS: fladderen, lopen met hupjes en sprongetjes en wiegen. Alexander heeft een bijzondere belangstelling voor kranen, waterstralen, pluisjes en draadjes. De informatie die Alexander opdoet komt voor hem overweldigend over, door zijn ASS krijgt hij dit gefragmenteerd binnen, hij ziet alle details en kan niets of iets heel moeilijk uitsluiten en daardoor ook heel moeilijk komen tot betekenisvolle verbanden.

Tussen zijn 15de en 25ste heeft Alexander veel gezondheidsproblemen gehad, lichamelijk pijn geleden, frequent en lang in het ziekenhuis gelegen. In alle gevallen werd zijn moeder mee opgenomen, zonder begeleiding was het onmogelijk Alexander in het ziekenhuis te behandelen of er te verblijven. Peri-anale fistels waaraan hij wordt geopereerd, veel bloedingen en na een prolaps operatie ernstige vernauwingen in zijn darmen waardoor het aanleggen van een dikke-darmstoma noodzakelijk werd. Door deze lichamelijke problemen en de vele ingrepen die hebben plaatsgevonden wisselden perioden waarop hij kon werken en dagbesteding genieten zich af met periodes van ziekte, veel thuis en veel in bed. Er was extra begeleiding nodig om hem te verzorgen maar vooral activiteiten aan te bieden die hem levenskwaliteit opleverde. Er werd door het CCE – ingeschakeld op verzoek van de ouders – een positief advies afgegeven voor een toeslag extreme zorg (meer zorg) en hiermee kon Alexander een goed dagprogramma met de daarbij behorende begeleiding worden geboden. Dagactiviteiten met een repeterend karakter, zwemmen, wandelen, fietsen en bewegen. Met deze extra inzet kwamen er (veel) meer goede dagen en momenten in zijn leven, maar pas nadat op verzoek van de ouders een extern onderzoek is uitgevoerd door een breed samengestelde commissie (externe arts, psycholoog, verpleegkundig manager) en deze adviezen werden opgevolgd zette de echte verbetering door. Van grote betekenis was het realiseren van een eigen appartement voor Alexander (in en aan de woning). Vanaf dat moment kwam er meer rust en overzicht voor hem, de dwangmatigheden namen sterk af, de soms voorkomende agressie naar zichzelf en anderen verminderde sterk; nu eet hij zelf aan een tafeltje en gaat ook weer met regelmaat naar huis. Om het weekend is hij bij zijn moeder en zijn broer, zijn vader is ondertussen, na een erg lang ziekbed, overleden. Alexander praat soms en onverwacht, toont meer initiatief, beleeft het leven intenser, drinkt en eet goed en voelt zich vooral prettig en veilig. Momenten waarop het minder gaat,1.4 komen nog voor maar kunnen dan bijna altijd worden verklaard door (tijdelijk) lichamelijk ongemak of wisselingen in de begeleiding en zijn van korte duur.

1.2 De verstandelijke beperking: begripsbepaling

De verhalen laten zien dat mensen met een verstandelijke beperking heel verschillend zijn.
Toch hebben zij één ding met elkaar gemeen: een verstandelijke beperking. Een ernstige beperking met moeilijk verstaanbaar gedrag (Alexander), een lichte beperking (Gert en Wendy Freriks) en een meervoudige beperking (Janna).

IQ is een van de maatstaven bij het bepalen of iemand verstandelijk beperkt is, maar dat is het niet alleen. De ernst van de beperking wordt veel meer bepaald door de bijkomende problemen. Het is daarom belangrijk om mogelijkheden en onmogelijkheden goed in kaart te brengen, want de zorgzwaarte bepaalt namelijk hoeveel ondersteuning iemand krijgt.

In Nederland zijn er in 2014 zo'n 142.000 mensen met een verstandelijke beperking; mensen met een IQ (Intelligentie Quotiënt) beneden de 70 (Nationaal Kompas, 2014 en volksgezondheidenzorg.info). Hiervan hebben ongeveer 60.000 mensen een ernstig verstandelijke beperking (IQ beneden de 50) en minstens 55.000 een lichtverstandelijke beperking (IQ tussen de 50 en 70). Het is een schatting omdat niet van alle mensen in Nederland bekend is wat hun IQ is.
Men gaat ervan uit dat er nog veel meer mensen zijn met een licht verstandelijke beperking. Want een verstandelijke beperking wordt tegenwoordig veel vaker ontdekt (bijvoorbeeld in het onderwijs) dan voorheen. Eerder was er sprake van onderdiagnostiek, wat nu veel minder het geval is door de grotere beschikbaarheid van (betere) diagnostische methoden. Bovendien kunnen mensen met een licht verstandelijke beperking niet zonder hulp meekomen in het reguliere onderwijs; zij kunnen zich op volwassen leeftijd veelal wel zonder hulp redden.
Ongeveer 23.000 mensen wonen in een instelling, (nog) in kleine groepen op het instellingsterrein, maar steeds meer in kleinere wooneenheden in de stad of aan de rand van het terrein. In de meeste gevallen met zogenaamde behandelzorg (gespecialiseerde artsen voor VG, GZ-psychologen, paramedici). Ongeveer 18.000 mensen met een verstandelijke beperking wonen in een semimurale voorziening (vroeger GezinsVervangendTehuis genoemd). De overigen wonen thuis of zelfstandig. Voor hen is er de mogelijkheid van werken of een dagcentrum.

Kenmerkend dus voor alle mensen met een verstandelijke beperking is het feit dat zij een blijvende ontwikkelingsachterstand hebben ten gevolge van een stoornis in het cognitief functioneren. Cognitie verwijst naar het 'waarnemen, kennen, geheugen, weten en denken'. Meestal ontstaat deze stoornis en dus de achterstand al in een vroeg ontwikkelingsstadium (vóór, tijdens of korte tijd na de geboorte).

De ondersteuning die nodig is, wordt niet alleen bepaald door de ernst van de verstandelijke beperking maar ook door bijkomende beperkingen.

Berekenen van IQ (Intelligentie Quotiënt)

Voor het berekenen van het IQ gebruikt men de kalenderleeftijd (KL) en de ontwikkelingsleeftijd (OL). Er wordt een vergelijking gemaakt met de gemiddelde ontwikkeling van leeftijdgenoten. Bij een 'normale' ontwikkeling is de kalenderleeftijd (KL) ongeveer gelijk aan de ontwikkelingsleeftijd (OL). Hieruit ontstaat een breuk, die wordt vermenigvuldigd met 100.

De formule is dan IQ = (OL : KL) x 100.
Een kind met een kalenderleeftijd van 4 jaar en een ontwikkelingsleeftijd van 6 jaar heeft dus een IQ van (6 : 4) x 100 = 150

Bij mensen met een verstandelijke beperking is de ontwikkelingsleeftijd (OL) of verstandelijke leeftijd (VL) achter bij de werkelijke kalenderleeftijd (KL): de ontwikkelingsleeftijd belangrijk lager dan de kalenderleeftijd. De grafiek maakt dit duidelijk.

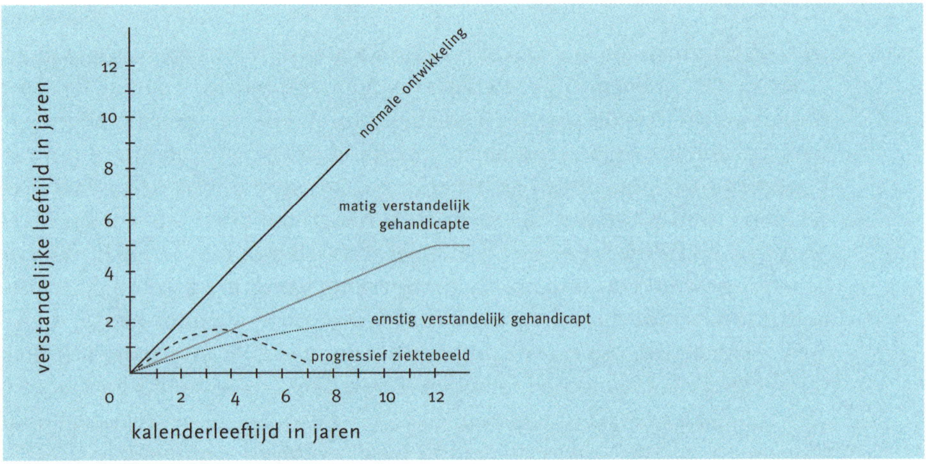

Vroeger werd er uitsluitend naar het IQ gekeken om aan te geven of er sprake was van een verstandelijke beperking. Binet en Simon maakten in het begin van de vorige eeuw (1905) de volgende indeling op basis van IQ:

idioot	IQ lager dan 20
laag imbeciel	IQ tussen 20 en 35
hoog imbeciel	IQ tussen 35 en 55
debiel	IQ tussen 55 en 70
zwakbegaafd	IQ tussen 70 en 90

Is bijvoorbeeld de verstandelijke leeftijd (blijkend uit een intelligentietest) 2,5 jaar en de kalenderleeftijd 4 jaar, dan is het IQ 2,5 : 4 x 100 = 62,5 (afgerond 63). Er is dan volgens Binet en Simon sprake van debiliteit. In veel rapportages van oudere cliënten tref je deze terminologie nog aan.

DSM 5 en AAIDD

Volgens de DSM 5 (een internationaal classificatiesysteem voor psychiatrische stoornissen) en de American Association on Intellectual and Developmental Disabilities (AAIDD) valt een verstandelijke beperking onder de ontwikkelingsstoornissen. In 2010 zijn de volgende criteria geformuleerd voor de diagnose Verstandelijke Beperking (Schalock e.a., 2010)

- Een significante beperking in intelligentie (meer dan twee standaarddeviaties beneden het populatiegemiddelde): dat wil zeggen een IQ van 70 of minder bij een individueel gebruikte IQ-test.
- Gelijktijdig optredend met een significante beperking in het adaptieve gedrag (meer dan twee standaarddeviaties beneden het populatiegemiddelde): niet kunnen voldoen aan de normen die horen bij de leeftijd in vergelijking tot leeftijdgenoten wat betreft sociale vaardigheden, verantwoordelijkheden, communicatie, onafhankelijkheid en zelfredzaamheid.
- Het optreden van deze beperkingen vóór het 18e levensjaar.

Ook hier is in de indeling het uitgangspunt het IQ, maar benadrukt wordt dat de bijkomende aanpassingsproblemen (mede)bepalend zijn voor het niveau:

- zeer ernstig verstandelijke handicap IQ < 20/25
- ernstig verstandelijke handicap IQ 20/25 tot 35/40
- matig verstandelijke handicap IQ 35/40 tot 50/55
- licht verstandelijke handicap IQ 50/55 tot 70
- zwakbegaafd IQ 71 tot 85.

Vanaf eind jaren negentig hebben steeds meer mensen met een IQ tussen 70 en 85 zich aangemeld voor hulpverlening binnen de gehandicaptenzorg. In de afgelopen jaren wordt deze groep meer en meer uitgesloten van Langdurige Zorg (WLZ), omdat men van mening is dat zij ook geholpen kunnen worden met minder gespecialiseerde (lees: goedkopere) hulpverlening. Maar het gaat hier vaak om kwetsbare mensen met complexe problemen, die behandeling en begeleiding nodig hebben van gespecialiseerde hulpverleners (Moonen et al., 2011).

Niet-aangeboren hersenletsel

Een bijzondere groep vormen de mensen die op latere leeftijd een (grote) achterstand oplopen in hun ontwikkeling en mogelijkheden; bijvoorbeeld een ernstige hersenbeschadiging als gevolg van een ongeval of een hersenbloeding. Door de hersenbeschadiging functioneert iemand als verstandelijk beperkt. Toch wordt er niet gesproken van een verstandelijke beperking maar van: niet-aangeboren hersenletsel (NAH). Veel van deze mensen komen terecht in instellingen voor mensen met een verstandelijke beperking, een verpleeghuis of in een psychiatrische voorziening. Door hun levenservaring en ontwikkeling vóór het trauma, is het moeilijk om een passende plaats te vinden. Maar omdat hun begeleidingsvragen vaak overeenkomen met die van mensen met een verstandelijke beperking, kiest men er steeds vaker voor hen samen in een groep te plaatsen. De begeleiding kan zich dan goed afstemmen op de specifieke behoefte van deze groep.

ICF

De 'International Classification of Functioning, Disability and Health (ICF)' van de Wereldgezondheidsorganisatie (WHO) is een wereldwijd geaccepteerd classificatiesysteem, in principe bruikbaar voor alle disciplines. De ICF beschrijft verschijnselen van het menselijk functioneren in drie classificaties: (1) *functies,* (2) *anatomische eigenschappen,* (3) *activiteiten* en *participatie* op belangrijke levensgebieden.
Een lijst van *externe factoren* is toegevoegd om de belemmerende en ondersteunende factoren in de omgeving aan te duiden die 1, 2 en 3 beïnvloeden.

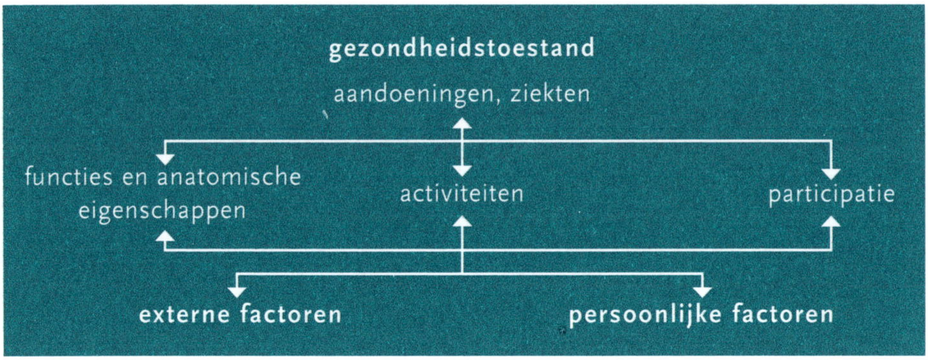

De wisselwerking tussen de verschillende aspecten van de gezondheidstoestand en externe en persoonlijke factoren (uit: Classification of Functioning, Disability and Health, Houten 2002).

Bij functies of anatomische eigenschappen gaat het om 'een verlies of abnormaliteit van de structuur van het lichaam of van een fysiologische of psychische functie'. Voorbeelden hiervan zijn bewustzijnsstoornissen en stoornissen in het bewegingssysteem.

Met activiteiten wordt bedoeld: 'de aard en mate van functioneren op het niveau van de persoon. Activiteiten kunnen beperkt zijn in aard, duur en kwaliteit' (Van Gemert, 2003). Het gaat dus om de prestatie van het individu. Er worden hier binnen nog twee typeringen gebruikt: *a* de mate van de moeite waarmee een activiteit wordt uitgevoerd (van 0 = geen moeite tot 4 = niet in staat de activiteit uit te voeren) en *b* menselijke of technische ondersteuning (van 0 = geen ondersteuning tot 3 = zowel menselijke als technische ondersteuning vereist).

Met participatie wordt hier bedoeld: 'de wijze en mate van deelname van een persoon aan het dagelijks leven in relatie tot stoornissen, activiteiten, gezondheidscondities en omgevingsfactoren. Participatie kan belemmerd zijn in aard, duur en kwaliteit' (2003). Het gaat dus om belemmeringen of beperkingen die worden veroorzaakt door elementen van de sociale of fysieke omgeving, inclusief de beschikbaarheid van accommodatie of assistentie, belemmeringen in persoonlijke keuze van activiteiten of het effect van sociale of economische omstandigheden, wettelijke of politieke regels of instellingen (2003).

Het belang van deze classificatie is dat inzichtelijk wordt welke discipline wat moet doen. De ICF vindt steeds meer zijn weg in Nederland. Als disciplines erin geschoold worden, blijkt het een bruikbaar instrument te zijn.

Ondersteuningsbehoefte als uitgangspunt

In de toekomst zal het onderscheid in de mate van de verstandelijke beperking naar verwachting minder belangrijk worden. De nadruk verschuift naar de (intensiteit van) ondersteuningsbehoeften en de aanwezigheid van psychiatrische en/of gedragsproblemen en/of meervoudige medische problematiek.
Zo zijn in Nederland voor de financiering van ondersteuning zorgzwaartepakketten (ZZP) ingevoerd. Daarin kan iemand met een relatief hoog IQ, maar ernstige bijkomende (psychische, gedrags- of medische) problemen toch een 'hoog' ZZP (=meer geld) toegekend krijgen (voor meer informatie: zie hoofdstuk 4). Dit past in een internationale trend om de toekenning van middelen meer te baseren op de intensiteit van ondersteuningsbehoeften dan op 'defectkenmerken' (RIVM 2011; Thompson e.a., 2009; Schalock e.a., 2010).

De theorie van de ervaringsordening volgens Dorothea Timmers-Huigens

De theorie van ervaringsordening gaat ervan uit dat elke mens – om enige greep te hebben op de werkelijkheid – ervaringen (tot informatie verwerkte prikkels) in het brein ordent. Door die ordening waarin het geheugen en de emotie mede een rol spelen wordt de beleving gevoed. Beleving is vervolgens de bron van gedrag. Bij iemand met een verstandelijke beperking is de kwantiteit van de ervaringsordening beperkt, maar de kwaliteit ervan blijft dezelfde als bij een niet beperkt mens. Het menselijk brein is ingesteld op orde, zodat de eenmaal waargenomen werkelijkheid enerzijds als stabiel wordt ervaren en anderzijds naar behoefte kan veranderen. Verandering kan men zelf bewerkstelligen of afdwingen bij medemensen. De ander herkent de signalen van de beleving van de werkelijkheid die herkenbaar zijn in gedrag (woorden, gedragingen, ook ZVG). Die zijn vaak zeer subtiel tot zeer dwingend, of instinctmatig tot intentioneel. Het verstaan van de belevingssignalen die geuit worden in gedrag wordt eenvoudiger wanneer men beseft dat alle beleving gevoed wordt door ervaringsordening en dat die bij elke mens eenzelfde procesmatigheid kent. De mate waarin de ander begrepen wordt in zijn en haar gedrag noemt men gedeeld begrip over de werkelijkheid. De mate waarin er gedeeld begrip is bepaalt de kwaliteit van de intermenselijke verhoudingen. Samen met medemensen moet een mens de werkelijkheid hanteerbaar maken om te kunnen overleven. Een mens ordent ervaringen in dit co-regulatief (samen-reguleren) proces met medemensen. Co-regulatie kan als van hoge kwaliteit (responsiviteit en wederkerigheid) tot als van lage kwaliteit (onbegrip, misverstand en conflict) ervaren worden. Hoge en lage kwaliteit zijn te beschouwen als polen van een continuüm. Het voortdurend ordenen van ervaringen kan begrepen worden vanuit vier basisvragen die altijd tegelijkertijd onbewust gesteld worden. De vier basisvragen zijn:

- Is mijn lichaam veilig?
- Is mijn omgeving betrouwbaar?
- Ken ik de samenhang van de situatie, de gebeurtenis of episode waarin ik mij bevind?
- Mag ik mezelf zijn, word ik gekend in mijn eigenheid?

Alle delen van de ordening werken samen en zijn altijd tegelijk werkzaam. Als één van de vragen ontkennend beantwoord wordt, worden alle krachten van de andere delen van de ervaringsordening ingezet om dat ene deel te hulp te schieten. Ervaringsordening is de basis van beleving en is daarom niet uit te schakelen.

Wat wordt met ervaringsordening bedoeld?

Ervaringsordening gaat over mensen. Wie met mensen werkt hun gedrag moet kunnen begrijpen en wil sturen en begeleiden, zal baat hebben bij kennis van het proces van ervaringsordening. Dr. D.Timmers-Huigens heeft deze theorie vormgegeven en sinds 1982 beschreven. Belangrijke begrippen uit verschillende wetenschappelijke bronnen (antropologie, filosofie, psychologie, babywetenschap en epigenetische psychologie) vormen de wetenschappelijke basis. Vanaf 2010 is de theorie verwerkt tot een methode om via observatie en gericht analyserend kijken te komen tot een verantwoorde praktische aanpak.

Ervaringsordening wordt gezien als een proces van het brein waarmee prikkels uit de werkelijkheid worden verwerkt tot ervaringen die op hun beurt weer worden geordend. In de ordening van ervaringen spelen eerdere ervaringen (geheugen) en emoties een belangrijke rol. De geordende ervaring is de bron van de beleving. Gedrag is altijd een antwoord op een persoonlijke beleving van de werkelijkheid. Elk mens is ook medemens. Gedrag is daarom niet alleen nuttig voor het hanteren van de werkelijkheid maar speelt ook een belangrijke rol als communicatiemiddel. Gedeeld begrip over de betekenis van de werkelijkheid is belangrijk voor het samen leven en samen handelen. Gedeeld begrip is de bron van saamhorigheid en verbondenheid tussen mensen. Gebrek aan gedeeld begrip kan leiden tot communicatiestoornissen, conflicten, onbegrepen gedrag en sociaal ongewenst gedrag. De theorie van ervaringsordening is bedoeld om gedeeld begrip te bevorderen en daarmee om de bron van gedrag (de beleving) te begrijpen. De theorie van ervaringsordening is geen ontwikkelingstheorie. In elke fase van de ontwikkeling speelt ervaringsordening in al haar verschijningsvormen dezelfde rol. In die zin speelt voor ervaringsordening de ontwikkelingsleeftijd of de sociaal-emotionele leeftijd geen rol. De theorie van ervaringsordening vergelijkt mensen niet met elkaar op grond van een vastgesteld criterium van 'het normale'. Ervaringsordening werkt bij een mens met een beperking precies hetzelfde als bij elk ander mens. De uitkomst van die werking verschilt zoals bij elke mens. De beperking werkt wel door in het gedrag, maar niet in de werking van de bron van de beleving.

Ervaringen ordenen

Een mens leeft in een chaotische steeds veranderende wereld. Van alle kanten komen prikkels uit de werkelijkheid op mensen af. Via de waarneming worden deze geordend tot ervaring. De theorie van de ervaringsordening gaat ervan uit dat elke mens, om enige greep te hebben op de werkelijkheid, ervaringen (tot informatie verwerkte prikkels) in het brein ordent. Door die ordening, waarin het geheugen en emotie een rol spelen, wordt de beleving gevoed. Beleving is de bron van gedrag. Een mens ordent ervaringen niet strikt individueel. Als medemens schep je samen met andere mensen orde in de werkelijkheid. Dat is een co-regulatief proces (co=samen; regulatief= regels ontdekken en vaststellen over de manier waarop de werkelijkheid geïnterpreteerd moet worden). Co-regulatie is er altijd. Zelfs als je alleen bent ben je je bewust van medemensen en de manier waarop andere mensen met de werkelijkheid omgaan. Co-regulatie kan van hoge kwaliteit (responsiviteit en wederkerigheid) tot lage kwaliteit (onbegrip, misverstand en conflict) ervaren worden. Hoge en lage kwaliteit zijn te beschouwen als polen van een continuüm.

Ervaringsordening voedt de beleving

Het menselijk brein is ingesteld op orde, zodat de eenmaal waargenomen werkelijkheid enerzijds als stabiel wordt ervaren en anderzijds naar behoefte kan veranderen . Verandering kan men zelf bewerkstelligen of afdwingen bij medemensen. De ander herkent de signalen van de beleving van de werkelijkheid die herkenbaar zijn in gedrag. (woorden, gedragingen, ook zelfverwondend gedrag). Die signalen zijn subtiel tot zeer dwingend, of instinctmatig tot intentioneel. Het verstaan van de belevingssignalen die geuit worden in gedrag wordt eenvoudiger wanneer men beseft dat alle beleving gevoed wordt door ervaringsordening en dat die bij elke mens eenzelfde procesmatigheid kent. Die beleving geeft betekenis aan wat de persoon op dat moment meemaakt. Ervaringsordening gebeurt dus elk moment opnieuw. Bij elk mens in één en dezelfde situatie op een eigen persoonlijke manier. Vandaar dat mensen die op één moment in één situatie precies hetzelfde meemaken soms spreken over verschillende belevingen van dat gebeuren.

Beleving stuurt het gedrag

De persoonlijke beleving stuurt het gedrag, elk moment weer opnieuw.
Meestal zit er continuïteit in de beleving. Soms wordt de continuïteit verstoord door een onverwachte ervaring. Dan kan gedrag opeens veranderen en onverwachte vormen aannemen. Medemensen 'verstaan' het gedrag van andere mensen (ook kinderen) vanuit hun eigen ervaringsordening van de werkelijkheid. Die voedt namelijk de eigen beleving van de situatie. Dat is het referentiekader waarbinnen het gedrag van anderen betekenis krijgt en dus 'verstaan' wordt. Soms is gedrag 'moeilijk verstaanbaar'. Dan kun je als medemens niet begrijpen welke beleving het gedrag op dat moment stuurt. Soms ontstaan 'misverstanden' over het gedrag van anderen omdat je als medemens een andere beleving hebt van de werkelijkheid. Of omdat je een andere interpretatie hebt van de betekenis van het gedrag dan de persoon van wie je het gedrag betrekt op wat je zelf beleeft. Dan is er gebrek aan gedeeld begrip. Wanneer je werkt met mensen met een verstandelijke beperking ligt gebrek aan gedeeld begrip altijd op de loer. Niet alleen wanneer het gaat om extreem moeilijk verstaanbaar gedrag zoals wel voorkomt bij mensen met

een meervoudige ernstige beperking, maar bij elke vorm van een verstandelijke beperking.

Ervaringsordening herkennen als vier delen van één geheel

Het voortdurend ordenen van ervaringen kan begrepen worden vanuit vier basisvragen. Deze vragen zijn zo geformuleerd om het zeer complexe proces in kaart te brengen. De vier vragen zijn dus een hulpmiddel om het proces te beschrijven en te begrijpen. De vier vragen horen bij de vier delen van één en dezelfde ervaringsordening die om het proces in kaart te brengen theoretisch zijn benoemd. Nadrukkelijk gaat het om één proces waarin de delen worden onderscheiden, hoewel zij onafscheidelijk bij elkaar horen. De vier delen zijn dus wel te onderscheiden, maar niet te scheiden. De vier delen die onderscheiden worden binnen het ene proces van ervaringsordening hebben psychologisch theoretische namen. Die namen geven de soort informatie aan die door het deel wordt verzameld. Elke soort informatie is nodig voor de ene ervaringsordening. Elke soort heeft een eigen invloed op de beleving. De beleving heeft altijd alle vier de soorten informatie nodig om betekenis te geven aan wat op dat moment beleefd wordt. De vier vragen beschrijven op eenvoudige manier weer deze vier bronnen van informatieverwerking die samen de ervaringen ordenen welke tot één beleving leidt. De namen van de delen sluiten daardoor aan bij de theorie. De vier vragen zijn hulpmiddelen van de methode ervaringsordening die op de theorie is gebaseerd. De vier vragen worden altijd gesteld. Het brein kan geen informatie verwerken zonder het antwoord op alle vier de vragen.

Het antwoord van de ene vraag heeft direct invloed op de werking van alle delen

Op elke vraag kunnen maar twee antwoorden gegeven worden: JA of NEE. Is het antwoord JA dan mag (maar het hoeft niet) alles blijven zoals het is. Is het antwoord NEE dan moet er iets veranderen. Het kan niet blijven zoals het is. Een NEE-antwoord roept als het ware een conflict op in het brein. En daarmee een vorm van opwinding of arousal. Een NEE-antwoord vraagt om actie. Van de persoon zelf of van iemand die te hulp schiet. Een NEE-antwoord in één of meer delen heeft invloed op de informatieverwerking van alle delen. Alle delen worden geïnfecteerd met de opwinding (arousal) die ontstaat door het NEE-antwoord. Dat is terug te zien in het gedrag. Elk levend mens heeft mogelijkheden om hoe dan ook met de werkelijkheid om te gaan. Soms zijn door aangeboren of verworven beperkingen die mogelijkheden (zeer) gering. De actie die een mens (kind of volwassene) kan ondernemen, zodat de opwinding die veroorzaakt wordt door een NEE-antwoord wordt weggewerkt, hangt samen met de kwantiteit en kwaliteit van de mogelijkheden. Heel vaak heeft een mens genoeg mogelijkheden in huis om de opwinding van het NEE-antwoord te bestrijden. Dat komt omdat de andere delen van de ervaringsordening spontaan informatie verzamelen die hulp kan bieden. In veel andere gevallen helpen medemensen om de mogelijkheden aan te vullen. De noodzaak om medemens te zijn maakt dat mensen gevoelig zijn voor de noden die ontstaan door een NEE-antwoord. Invoelend vermogen en empathie maakt dat een medemens te hulp kan schieten. Dan helpt de medemens om van het NEE-antwoord een JA-antwoord te maken. Die hulp werkt pas effectief wanneer de medemens aansluit bij dat deel van de ervaringsordening waar het NEE-antwoord is ontstaan. Dat gebeurt spontaan en onbewust of welbewust. Wie de ervaringsordening als bron van de beleving achter het gedrag kan herkennen, kan effectief de ander aanvullen. Professionele werkers kunnen leren ervaringsordening bij zichzelf en anderen te herkennen en aan te vullen wat ontbreekt. Een professionele werker draagt er dan zorg voor dat de delen gevoed worden met informatie waardoor de informatiestroom van de cliënt (kind, volwassene) de eigen mogelijkheden van die persoon stimuleert.

Vier vragen van de vier delen

– *Vraag bij het lichaamsgebonden deel: Is mijn lichaam veilig?*
Altijd onder alle omstandigheden tijdens het leven stelt het brein, zonder dat je je er van bewust bent, deze vraag. Het gaat om de letterlijke veiligheid van het lichaam. De vraag is gericht op het voortbestaan, op het leven zelf. Zo ja, dan mag het blijven zoals het is. Zo nee, dan kan ik er niet aan ontkomen dat ik zelf een verandering teweeg breng of signalen geef dat het moet veranderen. Voor mensen met een beperking geldt: Hoe groter de beperking, hoe sneller het lichaam onveilig is. Maar de werking van het lichaamsgebonden deel blijft precies zo als bij elk mens.

– *Vraag bij het associatieve deel: Is mijn omgeving betrouwbaar?*
De omgeving is alles buiten het lichaam. De omgeving wordt altijd (onbewust en pas als het echt nodig is bewust) gecheckt op betrouwbaarheid. Daarvoor worden directe associaties gebruikt. (O ja stoel, o ja deur of ja mama) Deze betrouwbaarheid kan alleen op het moment zelf gecheckt worden. De omgeving is betrouwbaar als ze zich gedraagt zoals je verwacht. Informatie over de betrouwbaarheid hangt dus samen met ervaringen uit het verleden. De kwaliteit van het geheugen speelt daarbij een grote rol. Bij een JA-antwoord mag het blijven zoals het is (het mag, het hoeft niet). Bij een NEE-antwoord moet er actie ondernomen worden. Want er ontstaat opwinding in het brein en de andere delen gaan helpen. Heb je zelf mogelijkheden genoeg of moet een ander te hulp schieten? Voor mensen met een beperking geldt: Hoe minder geheugencapaciteit, hoe minder voorspelbare associaties. Maar de werking van het associatieve deel blijft precies zoals bij elk mens.

– *Vraag bij het structurerende deel: Ken ik de samenhang van de situatie, de gebeurtenis of episode waarin ik mij bevind?*
Een structuur is een geheel van meer dan drie delen, waarbij de som van de delen meer is dan de delen elk apart bij elkaar. Ons brein is ingesteld op informatieverwerking in grotere gehelen. Samenhangende gebeurtenissen of episodes worden als geheel in het geheugen opgeslagen. Daardoor kun je die gehelen herkennen. Het gevolg is dat een mens kan beleven dat er continuïteit is in het bestaan. Er is een verleden (zo is het gekomen, daar kom ik vandaan) en een toekomst. Is er een JA-antwoord, dan weet ik waar ik aan toe ben. Is er een NEE-antwoord dan moet er actie worden ondernomen, want door geen informatie te hebben over de samen-

hang wordt een mens onzeker. Wanneer de andere delen te hulp schieten kan soms genoeg informatie verzameld worden om grip op de samenhang te krijgen. Hulpmiddelen daarbij zijn de associatieve ankers die de samenhang stofferen. Het wil niet altijd zeggen dat die persoon dan eenzelfde samenhang beleeft als medemensen op dat moment in dezelfde situatie. Soms moet een medemens te hulp schieten om de samenhang behapbaar te maken. We noemen dat ook wel structuur geven. We delen dan een grotere samenhang op in kleinere hapklare brokken en leggen de nadruk op de associatieve ankers. Voor mensen met een beperking geldt: hoe groter de cognitieve beperking, hoe kleiner de samenhang die deze mens aankan. Maar de werking van het structurerende deel blijft precies zoals bij elk mens.

– *De vraag bij het vormgevende deel is: Mag ik mezelf zijn, word ik gekend in mijn eigenheid?*
De mens is een uniek persoon. En elke mens heeft de dringende behoefte dat die uniciteit wordt herkend en wordt erkend. Waar dat niet gebeurt noemt men het schending van mensenrechten. Een mens wil in zijn en haar eigenheid gekend worden. Een mens wil een eigen plaats en rol hebben in het geheel. Wanneer daaraan voldaan wordt, wordt dat binnen het vormgevende deel van de ervaringsordening als een JA-antwoord ervaren. Hoe beperkt een mens ook is, deze behoefte is fundamenteel. Er zijn geen levende mensen waar deze behoefte aan vormgeving en eigenheid ontbreekt. Wie de eigenheid ontkent amputeert de psyche van een mens. Waar de eigenheid geen rol mag spelen of wordt genegeerd, ontstaat onrust, omdat er sprake is van een NEE-antwoord. Ook dan zullen de andere delen te hulp schieten en informatie verzamelen om tot een JA-antwoord te kunnen komen. Het is de kunst om professioneel te ontdekken waar de mogelijkheden tot uniciteit en eigenheid tot hun recht kunnen komen wanneer er sprake is van zeer ernstige of meervoudige beperkingen.

In het proces, dat ervaringsordening als geheel is, kan elk van de delen de leidende rol in het proces krijgen. Dan focust het hele proces zich op het verkrijgen van een JA-antwoord binnen dat leidende deel. Alle andere delen worden ingeschakeld om dat JA-antwoord te bewerkstelligen. Wanneer dat niet lukt kan binnen één deel een dominantie ontstaan. Het proces blokkeert binnen de zoektocht naar het JA-antwoord op de vraag van dat deel op dat moment. Dat veroorzaakt zoveel onlust in de totale beleving dat dat doorwerkt in het gedrag. We spreken dan van wanhoopsgedrag of paniekgedrag. Dat is dan voor de persoon die dat gedrag laat zien de enige mogelijkheid om zich te gedragen, maar voor de medemensen die dat gedrag beoordelen wordt het meestal gezien als ongewenst gedrag. Wie in dit proces sturend en begeleidend professioneel moet handelen doet er goed aan deze processen te begrijpen. In dat geval kun je professioneel de informatie binnen de delen zo sturen en helpen dat het proces van ervaringsordening genoeg informatie verstrekt waardoor de beleving positief gevoed wordt met JA-antwoorden. Daardoor kan het totale proces dan zo positief mogelijk werken zodat de mogelijkheden van deze mens gebruikt kunnen worden voor de beleving van het mens-zijn. Doel van de begeleiding is dan dat deze mens die je steunt, helpt, begeleidt of onderwijst vreugde beleeft aan het mens-zijn.

De methode ervaringsordening

Stap 1: **Basiskennis ervaringsordening**
Ontdek dat bij elke mens gedrag een antwoord is op de persoonlijke beleving. De beleving wordt gevoed door ervaringsordening.
Ervaringsordening is een activiteit van het brein waarmee de werkelijkheid wordt gescand zodat de beleving betekenis krijgt. Dat scannen kan worden herleid tot vier basisvragen die horen bij een deel van het ene proces van ervaringsordening. De vier delen met hun vragen zijn:

Het lichaamsgebonden deel met de vraag: is mijn lichaam veilig?	Het structurerende deel met de vraag: Ken ik de samenhang van de situatie of episode (gebeurtenis)?
Het associatieve deel met de vraag: Is mijn omgeving betrouwbaar?	Het vormgevende deel met de vraag: Mag ik mezelf zijn? (Word ik gekend in mijn rol in deze gebeurtenis?)

Antwoorden op deze vier vragen worden (onbewust) altijd gegeven waardoor de beleving wordt gekleurd en beleving stuurt het gedrag.

Stap 2: **De cliënt leren kennen**
Eerst wordt nagegaan hoeveel en welke intuïtieve kennis er van de cliënt is. Wie is deze man, deze vrouw, dit kind? Hoe kennen we hem of haar uit de spontane omgang? Welke diagnose is gesteld (wat zijn de *tekorten*, welke *stoorzenders* belemmeren zijn/haar functioneren en wat ontbreekt waardoor hij/zij afhankelijk is van hulp en begeleiding?). Zo ga je na wat je al weet over de ervaringsordening van deze cliënt. Wanneer (onder welke omstandigheden en in welke situaties) is het lichaam veilig? Wanneer niet? En wat doe je als het niet veilig is als begeleiding, als leerkracht, of als ouders? Wanneer is voor haar/hem de omgeving betrouwbaar en wanneer niet en wat doe je als het niet betrouwbaar is? Wanneer kent zij/hij de samenhang, wanneer niet en wat doe je dan? Wanneer mag zij/hij zichzelf zijn (vorm geven, een rol spelen) en wanneer niet en wat doe je dan?

Stap 3: **Videoanalyse**
Verschillende fragmenten uit het leven van de cliënt (de leerling) worden grondig geanalyseerd waarbij steeds per moment wordt bekeken of zijn/ haar lichaam veilig is, of zijn/haar omgeving betrouwbaar is, of hij/zij de samenhang kent, en of hij/zij zichzelf mag en kan zijn. Steeds worden de vier vragen gesteld. Zo leert men met ogen van ervaringsordening kijken naar de momenten van gedrag. Ook de kwaliteit van de co-regulatie wordt daarbij steeds benoemd.

Stap 4: **Het maken van de profielschets**
Nu wordt per negen levensdomeinen waarin telkens vier indicatiegebieden worden verwerkt aangegeven bij welk deel van de ervaringsordening van deze cliënt

de professionele werker moet aansluiten (welk deel van de ervaringsordening zij aanspreken met hun insteek om zo deze mens, of dit kind te ondersteunen in de totale beleving van de werkelijkheid. Zo ondersteun je de werking van de totale ervaringsordening. Alle vier de delen werken altijd samen. Er ontbreekt nooit een deel.

Stap 5: **Plan van aanpak op grond van deze profielschets**
Wanneer dat plan al eerder gemaakt is, kan het op grond van de profielschets worden geëvalueerd en worden bijgesteld. Dat plan bestaat uit twee delen: de bejegeningstijl die onder alle omstandigheden in elk van de levensgebieden geldt; en de specifieke strategie voor deze mens. Dat laatste is het totale aanbod waarmee de cliënt wordt begeleid. Zowel de stijl van de verzorging als de algemeen dagelijkse handelingen. Alle activiteiten in het dag- of weekprogramma enzovoorts worden beschreven en gepland. Dit plan van aanpak zal zo concreet mogelijk zijn.
Enkele voorbeelden:
Hieronder vind je één en ander uitgewerkt in voorbeelden van mensen die iets beleven. Steeds worden twee belevingsinhouden naast elkaar gezet. Die van de mens zonder en die van de mens met een beperking.

1 **Een chaotische wereld**
Mensen of ze nu pas geboren baby's zijn of volwassen mensen leven midden in een werkelijkheid waarin van alles voortdurend verandert. Allerlei indrukken komen op mensen af, en via onze zintuigen en ons neurologisch systeem worden al die prikkels omgezet in informatie waarmee we de werkelijkheid zo kunnen beleven dat we niet omkomen in de chaos. Op de een of andere manier zijn we erop ingesteld om orde te scheppen. Veel wat op ons mensen afkomt gebruiken we niet. We laten allerlei geluiden of dat wat we ruiken, voelen of zien gewoon links liggen. We gaan met het allerbelangrijkste verder. Want alleen dan komt er een beetje orde in de chaos die de buitenwereld eigenlijk is. Ook van binnen, in onszelf, gebeurt er van alles. We voelen, beleven, maken mee en daardoor wensen we iets of we voelen ons goed in de werkelijkheid zoals die is. Andere mensen in onze omgeving zijn belangrijk om ons te laten zien wat dat allemaal betekent, maar zij zijn niet de enigen die ons leren hoe we orde brengen in al die informatie over de werkelijkheid. Vroeger dachten mensen dat baby's die orde alleen leerden doordat de volwassenen in hun omgeving leerden hoe je de orde schept. Nu weten we dat mensen zijn uitgerust met ordenende krachten die al van voor de geboorte prikkels verwerken tot informatie die orde schept. Je kent bijvoorbeeld bij de geboorte de stem van je moeder al. De ordenende krachten werken spontaan, ze horen bij mensen. Zij organiseren de werkelijkheid die anders maar als een grote chaos op ons over zou komen. Zulke krachten maken dat we als mens min of meer greep hebben op de werkelijkheid om ons heen. Herken dat in de volgende voorbeelden.

Michiel, Myrthe, Margriet, Kevin en Kars hebben allemaal geen verstandelijke beperking. Ze zijn van verschillende leeftijden. Gijs is een man van dertig jaar. Hij heeft een verstandelijke beperking. Bij een verstandelijke beperking moeten we ons realiseren dat er niet alleen maar sprake is van verstand dat niet goed werkt.

Uiteindelijk is een verstandelijke beperking ook en alleen maar een lichamelijke beperking. Je hebt immers niets anders dan je lichaam. Gijs heeft last van dysfuncties (tekorten) van het lichaam die de oorzaak zijn van de cognitieve beperking met psychosociale gevolgen die in gedrag zichtbaar worden. Zijn mogelijkheden om orde te scheppen zijn beperkt door zijn neuro-psychische beperkingen Gijs kan niet snel allerlei generalisaties maken zoals Michiel. Datzelfde geldt voor Masja, zij is 12 en heeft ook een verstandelijke beperking. Ook bij haar is dat het gevolg van processen die in haar lichaam niet goed functioneren. Daardoor heeft ze ook last van bijkomende lichamelijke ongemakken, zoals snelle vermoeidheid en vatbaarheid voor ontstekingen waardoor ze vaak een antibioticakuur moet hebben.

Michiel loopt met zijn ouders in een bos in Frankrijk. Waarom is Michiel niet bang voor dat bos? Omdat hij erop vertrouwt dat de bomen zich net zo zullen gedragen als de bomen in het bos vlak bij zijn huis. Omdat hij aan zijn ouders ziet dat die ook niet bang zijn en dat zijn vertrouwen dus wel goed zal zijn.
Voor Gijs is de wereld erg chaotisch. Hij kan niet snel vanuit datgene wat hij eens heeft meegemaakt concluderen dat hij ergens anders in een andere situatie niet bang behoeft te zijn. Zijn beperkte geheugen; zijn beperkte cognitie en beperkte voorstellingsvermogen laten die generalisatie en transfer niet toe.

2 **Organiserende krachten in het brein**

De automatische overtuiging dat de werkelijkheid stabiel blijft. Een boom blijft een boom, je moeder blijft je moeder, en een beker blijft zich altijd als beker gedragen. Een pasgeboren baby die een keer is aangekleed, werkt bij de tweede keer aankleden al een beetje mee door de spieren te spannen, zo snel werkt die overtuiging. Dank zij die overtuiging leer je als kind heel veel in de eerste twee jaar. Nooit meer leer je meer over de werkelijkheid dan in die twee jaren.

Myrthe is pas twee jaar maar ze vindt het heel gewoon dat ze uit een rode, of een gele beker kan drinken. Ze weet ook dat ze uit een kopje kan drinken dat een oor heeft, maar er heel anders uitziet dan de bekers. Vroeger wilde Myrthe alleen uit haar eigen beker drinken, nu vindt ze het leuk om allerlei bekers uit te proberen. Myrthe klimt op elke stoel die ze ziet, het maakt niet uit welke vorm die stoel heeft. Alles is: om op te zitten, of om uit te drinken. Niemand heeft Myrthe dat geleerd, ze ontdekte het doordat ze ervan uitgaat dat de werkelijkheid zich zal blijven gedragen zoals ze die voor het eerst heeft meegemaakt. Daardoor durft ze er ook op te vertrouwen dat iets wat erg veel op die eerste ervaring lijkt zich net zo zal gedragen.
Voor Masja is dat niet het geval. Zij durft alleen uit bekende blauwe bekers te drinken en zit het liefst op haar eigen plekje op haar eigen stoel.

Een mens voelt aan dat hij of zij de werkelijkheid ook kan veranderen. Soms kun je dat helemaal alleen (ik wil die stoel niet hier maar daar zetten), soms heb je er een ander voor nodig (wil jij mijn rits even dichtmaken?). Je kunt als mens de werkelijkheid veranderen zodat deze aan je wensen tegemoet komt, zodat je behoeften bevredigd worden. Soms kun je het alleen, soms heb je een medemens nodig. Maar je kunt de werkelijkheid binnen bepaalde grenzen veranderen.

Margriet kan zelf handelen wanneer ze een bepaalde behoefte voelt: ik heb honger, ik pak een boterham! Ik heb pijn, ik heb een dokter nodig om me te helpen.
Gijs voelt wel dat er iets moet veranderen, maar hij kan die verandering niet zelf organiseren omdat hij de oplossing niet kan bedenken (gering probleemoplossend vermogen) en omdat hij het niet goed kan communiceren, laat staan voor zichzelf organiserend de oplossing kan uitvoeren.

3 **Co-regulatie**

Een mens is altijd medemens. Voor iedereen zijn er ook medemensen die heel belangrijk zijn. Voor kinderen zijn dat de ouders, de oppas, de begeleider en anderen, je broers en zussen en al die mensen die bij je dagelijkse bestaan horen. Met medemensen hebben we als mens een relatie. Je stelt je op elkaar in, je reageert, je lokt de ander uit, een sterke wisselwerking. Die wisselwerking is niet zoals wel eens gedacht is een voortdurende keten van actie (volwassenen) en reactie (kind), maar het is een voortdurend uitwisselen van informatie. Lichaamstaal is daarbij de belangrijkste informatiebron. Dat uitwisselingsproces gebeurt spontaan en het geeft altijd informatie aan elkaar door. De informatie kan zo zijn dat je elkaar bevestigt in je overtuigingen over de werkelijkheid (pas maar op dat is prikkeldraad; en kijk ik lach naar je: het zal wel goed gaan wat je nu aan het doen bent), Je kunt ook door dat proces iets meer te weten komen over de manier waarop je wensen vervuld kunnen worden. Dat proces noemen we co-regulatie. Soms is die van een hoge kwaliteit (dan kom je samen verder in het beheersen van de werkelijkheid) en soms van een lage kwaliteit (de informatie past niet bij je situatie). Er is altijd co-regulatie, elk contact tussen mensen brengt co-regulatie met zich mee.

Kevin heeft buiten ruzie met Kars. Kars heeft Kevin geschopt, maar de leerkracht heeft het niet gezien. Ze ziet nu wel dat Kevin heel boos is op Kars en hem stompt. Ze loopt naar Kevin en zegt: 'Stoute jongen, je mag niet stompen. Dat doet pijn, kom jij maar even bij mij, jij mag even niet meer spelen.' Kevin is heel verdrietig, de leerkracht heeft er niets van begrepen. Hij loopt mokkend naast de leerkracht. De co-regulatie is van een lage kwaliteit, want de leerkracht heeft geen oog gehad voor de belangen van Kevin.
Gijs heeft veel moeite met het ordenen van zijn ervaringen wanneer de co-regulatie met de begeleider van een lage kwaliteit is. En dat gebeurt hoe goed alles ook bedoeld is, nogal vaak. Bijvoorbeeld omdat woorden niet aansluiten bij dat wat van hem verwacht wordt: 'Ga maar zitten Gijs', met de bedoeling hem uit te kleden zodat hij naar de wc kan; maar hij gaat aan tafel zitten, daar is de dichtstbijzijnde stoel. Of op momenten dat hij de tijd niet krijgt om dat wat gezegd wordt te verwerken. Of omdat men zijn lichaamstaal niet begrijpt.

4 **Ervaringsordening**

Ervaringsordening leert dat de mens door middel van de ingeboren eigenschappen van de beweeglijke psyche in staat is de ervaringen (tot informatie verwerkte prikkels) op vier wijzen te ordenen. Deze wijzen werken simultaan.

- Het Lichaamsgebonden deel van de ervaringsordening geeft informatie over de veiligheid van het fysieke bestaan. Hierbij hoort de basisvraag: Is mijn lichaam veilig?

- Het Associatieve deel van de ervaringsordening geeft informatie over de betrouwbaarheid van de concrete en momentane werkelijkheid. Hierbij hoort de basisvraag: Is mijn omgeving betrouwbaar?
- Het Structurerende deel van de ervaringsordening geeft informatie over de samenhang van gebeurtenissen en episodes. Hierbij hoort de basisvraag: Ken ik de samenhang?
- Het Vormgevende deel van de ervaringsordening geeft informatie over de eigenheid van het ik en de mate waarin men zichzelf mag zijn. Hierbij hoort de basisvraag: Mag ik mezelf zijn?

De ordeningen werken als een vorm van innerlijke kracht. Elke mens stelt die vragen, zolang je leeft, gebeurt dat. Alle vragen worden tegelijk gesteld. Dat doe je niet hardop, dat doe je in jezelf zonder dat je het merkt. Zo geef je ook zelf antwoord op die vraag zonder dat je het merkt. Zolang al de vragen met ja beantwoord worden voel je je prima, er hoeft eigenlijk niets te veranderen. Als je wat wilt veranderen dan doe je het heel bewust.

Margriet zit buiten in de zon. Heerlijk. Drankje erbij, muziekje op haar koptelefoon. Er is geen reden om te veranderen. Maar toch denkt ze opeens: ik ga een eindje wandelen. Ze staat op en loopt het pad af, nog steeds zeer op haar gemak.
Gijs zit op zijn bank te scheuren, heerlijk op zijn gemak. Opeens staat hij op en gaat uit het raam kijken.

Of er is iemand anders die iets met je doet waardoor de situatie verandert.

Margriet zit heerlijk in de zon, ze voelt zich volkomen op haar gemak, voor haar hoeft er niets te veranderen. Maar haar moeder komt naar buiten en zegt: 'Wil je ook een ijsje Margriet?' Ja dat wil ze wel. 'Dan moet je even meekomen, we zitten aan de voorkant in de tuin en daar hebben we ijs.' Margriet gaat mee. Ze voelt zich prima.
Gijs zit heerlijk op de bank te scheuren. Max komt binnen en Gijs staat op. Hij is wat bang van Max.

Er kunnen ook andere redenen zijn waarom Margriet veranderen wil, sterker nog, er zijn redenen waarom Margriet veranderen moet!

- Haar lichaam is niet langer veilig

Margriet zit heerlijk in de zon, alles is prima, tot ze voelt dat ze naar de wc moet. Ze staat op en gaat naar de wc. De drang om naar de wc te gaan kan ze misschien een poosje negeren, maar niet al te lang, ze zal moeten veranderen.
Gijs zit aan tafel voor zijn ontbijt maar hij moet plassen. Hij kan dat niet zelf organiseren, maar zijn lichaam gaat steeds meer wiebelen. Dat gedrag zal door de begeleider geduid moeten worden.

- De omgeving is onbetrouwbaar

Margriet zit heerlijk in de zon, alles is prima. Maar opeens gaat het regenen. De omgeving is niet langer betrouwbaar voor deze activiteit. Margriet moet naar binnen.

Gijs staat onder de douche, opeens wordt het water koud, hij schiet eronder vandaan en begint zichzelf te slaan.

– De samenhang van de gebeurtenis is niet duidelijk

Margriet zit buiten. Ze is daar even gaan zitten om te wachten tot haar ouders haar komen halen om naar de stad te gaan. Maar ze komen niet opdagen. Waar blijven ze toch? Margriet wordt onrustig. Ik bel ze even op denkt ze...
Gijs wil afgedroogd en aangekleed worden, maar de begeleider is zijn handdoek en kleding nog aan het zoeken omdat die denkt dat Gijs nog onder de douche staat. Gijs gaat grommende geluiden maken.

– Margriet voelt dat ze niet mag zijn wie ze is

Margriet zit buiten, in de zon, met haar koptelefoon op. Heerlijk. Maar ze weet dat haar moeder een enorme hekel heeft aan niets doen in de zon. Straks zal ze komen en zeggen dat Margriet weer eens niets doet... het wordt vast een scène. Waarom begrijpt moeder niet dat je ook tussen je huiswerk maken in even buiten wilt zitten. Altijd moet alles van haar eerst af zijn. - Heb je niks anders te doen zal ze zeggen.- Ze begrijpt het niet, denkt Margriet. Ze wil graag blijven zitten, maar ze voelt zich onrustig. - Laat ik maar weer naar binnen gaan en mijn huiswerk afmaken - denkt ze, en toch voelt ze zich boos op zichzelf.
Gijs wordt steeds onrustiger. De begeleider zegt dat hij rustig moet doen, en mee moet werken.

5 De leidende rol van een deel van de ervaringsordening

Wanneer het antwoord op één van de delen van de ervaringsordening nee is, neemt dat deel de leiding om er een ja van te maken. Alle andere delen sluiten zich daarbij aan en helpen met hun informatie zoektocht wanneer dat mogelijk is. Het deel met een NEE-antwoord neemt de leiding. Wanneer er meer dan één deel een NEE-antwoord heeft is er altijd één deel dat het belangrijkste NEE-antwoord heeft met de sterkste gevolgen. De andere delen met een NEE-antwoord kunnen in dat geval niet te hulp schieten, hoewel ze wel informatie blijven verzamelen en dat leidt soms tot gedrag dat niet gewenst is. Maar de cliënt kan niet anders dan zo reageren op die beleving. Wanneer geen enkel ander deel te hulp kan schieten wordt het deel met het sterkste NEE-antwoord dominant. Daardoor blokkeert de informatieverwerking van alle delen. Menselijke mogelijkheden worden dan geblokkeerd. Alleen totaal nieuwe informatie, bijvoorbeeld van een medemens die te hulp schiet, kan dan helpen.

Nico is heel hard gevallen in de gymzaal, zijn hoofd doet pijn. Maar de gymleraar ziet het niet. Hij heeft even omgekeken toen Nico viel, maar omdat Nico direct weer opstond heeft hij verder niets gevraagd. Er is doorgespeeld met het afgooibalspel. Nico staat stil midden in het veld. Niemand schijnt het te merken. 'Ga opzij joh,' zeggen de andere kinderen. Nico loopt voorzichtig wat opzij en gaat dan staan huilen. Nu ziet de meester het, hij komt naar Nico toe...

Co-regulatie van hoge kwaliteit: Nico, vent wat is er, had je je daarnet toch pijn gedaan, vertel eens...
Co-regulatie van lage kwaliteit: Nico, kom op zeg, doe niet zo kinderachtig, let een beetje op en speel maar mee, hup, hard lopen dat is goed voor je...

Gijs gaat onder de douche, de douche wordt koud. De begeleider heeft daar geen erg in. Gijs laat het toe, maar reageert wel. Zijn lichaam is niet veilig. Dat lichaam neemt de leidende rol. Maar de andere delen kunnen niet voldoende informatie verstrekken om het NEE-antwoord op te heffen. De begeleider helpt in eerste instantie ook niet omdat hij niet in de gaten heeft dat de douche koud is geworden. Het lichaamsgebonden deel van de ervaringsordening van Gijs wordt daardoor dominant. De co-regulatie is van een lage kwaliteit. Totdat de begeleider ontdekt dat de douche koud is en Gijs helpt en troost. Dan kan Gijs zijn eigen mogelijkheden ook weer gebruiken. Hij houdt op met zichzelf te slaan. De begeleider kan hem nu de handdoek geven zodat Gijs zichzelf kan afdrogen.

www.vantrichtuitgeverij.nl/ervaringsordening; www.ervaringsordening.nl
(naar Timmers-Huigens, 2011 en 2016)

1.3 Mogelijke oorzaken van een verstandelijke beperking

Er zijn verschillende oorzaken voor het ontstaan van een verstandelijke beperking. In meer dan de helft van de gevallen is bij mensen met een lichte tot matige verstandelijke beperking geen oorzaak bekend. Bij mensen met een ernstige verstandelijke beperking ligt dit percentage anders; daar weet men bij ongeveer 25% de oorzaak niet (RIVM).

Het is belangrijk om de oorzaak te weten van de verstandelijke beperking, omdat dan:

- de begeleiding en behandeling beter afgestemd kan worden;
- ouders, broer en zussen informatie en advies kunnen krijgen over de mogelijke erfelijkheid.

Oorzaken die kunnen leiden tot een verstandelijke beperking zijn:

1. afwijkingen in het genetisch materiaal
2. stoornissen tijdens de zwangerschap (prenataal)
3. problemen bij de geboorte (perinataal)
4. beschadigingen na de geboorte (postnataal).

1.3.1 Afwijkingen in het genetisch materiaal

Afwijkingen in het genetisch materiaal kunnen liggen op een bepaalde plaats van een chromosoom (gen) of er kunnen hele chromosomen of delen daarvan bij betrokken zijn. Voorbeelden van deze afwijkingen die leiden tot een verstandelijke beperking, zijn:

- stofwisselingsziekten als PKU (fenylketonurie)
- syndroom van Down
- syndroom van Angelman
- syndroom Cri du Chat
- Prader-Willi-syndroom
- het fragiele X-syndroom
- het Rett-syndroom.

Voor een nadere uitleg van deze beelden, een korte uitleg over de erfelijkheidsleer en een bespreking van de aandachtspunten voor de ondersteuning, zie hoofdstuk 3.

1.3.2 Stoornissen tijdens de zwangerschap (prenataal)

Tijdens de zwangerschap kunnen de volgende groepen van stoornissen leiden tot een (verstandelijke) beperking:

- Endogene stoornissen (vanuit de moeder zelf):
  - zwangerschapsvergiftiging
  - stofwisselingsziekte van de moeder.

- Exogene stoornissen (door invloeden van buitenaf):
  - infecties als rode hond, toxoplasmose, mazelen en geslachtsziekten
  - straling (met name röntgenstralen en radioactiviteit)
  - gebruik van alcohol, tabak en drugs
  - meer gebruik van medicijnen (een historisch voorbeeld is het slaapmiddel/de pijnstiller Softenon)
  - ondervoeding.

1.3.3 Problemen bij de geboorte (perinataal)

Tijdens de geboorte kan er het een en ander misgaan. Zo kan de navelstreng om de hals van het kind zijn gewikkeld tijdens het verlaten van het moederlichaam. De bevalling kan te lang duren en/of vindt met zo'n kracht plaats dat het kind hierdoor schade oploopt. Beschadiging van de hersenen kan uiteindelijk op de volgende manieren worden veroorzaakt:

- door zuurstofgebrek
- door ernstige geelzucht bij het kind (kernicterus)
- door een hersenbloeding bij het kind
- door een hartstilstand bij het kind.

1.3.4 Beschadigingen na de geboorte (postnataal)

Na de geboorte kunnen de volgende oorzaken leiden tot een verstandelijke beperking:

- een hersen- of hersenvliesontsteking die niet tijdig wordt onderkend/behandeld;

- ernstige ongevallen waardoor hersenweefsel wordt beschadigd
- medicijnen en vergiftigingen
- zéér ernstige verwaarlozing van het jonge kind gedurende lange tijd. Voorbeelden hiervan zijn ondervoeding en ernstige psychische verwaarlozing van het kind.

1.3.5 Stationaire en progressieve aandoeningen

Aandoeningen die in principe niet veranderen/verergeren, worden stationair genoemd. Het syndroom van Down blijft gedurende het hele leven hetzelfde. Geen medicijn kan het syndroom verminderen. Natuurlijk kunnen er wel complicaties optreden als gevolg van de aandoening, omdat er dan een bepaalde gevoeligheid is, maar de aandoening op zichzelf neemt niet toe.
Bij progressieve aandoeningen worden de verschijnselen erger. De schade aan bijvoorbeeld de hersenen neemt steeds meer toe en als gevolg hiervan kan iemand steeds minder. Voorbeelden van progressieve aandoeningen zijn erfelijke stofwisselingsziekten zoals fenylketonurie (PKU) en door een verkeerde suikerstofwisseling de ziekte van Sanfilippo.

1.3.6 Onderzoeken die mogelijke stoornissen kunnen vaststellen

Er zijn in Nederland enkele instituten gespecialiseerd in het doen van erfelijkheidsonderzoek. (Aanstaande) ouders kunnen er terecht voor onderzoek en een adviesgesprek. Dit wordt ook wel 'genetic counselen' genoemd. Er wordt gekeken of er in de familie van de ouders aanwijzingen zijn voor mogelijke afwijkingen. Verder wordt er zowel bij de (aanstaande) vader als de moeder onderzoek gedaan en krijgen zij, indien mogelijk te horen hoe groot de kans is dat zij een kind krijgen met een te bepalen aandoening.
Tijdens de zwangerschap kunnen er ook onderzoeken plaatsvinden om vast te stellen of er iets met het kind is: een *uitstrijkje* (na acht weken mogelijk) om chromosomenonderzoek te doen, een *vlokkentest* (na tien weken) om chromosomenonderzoek te doen en ook kan men met deze test enkele stofwisselingsziekten opsporen, en een *vruchtwaterpunctie* (rond de zestien weken) waarmee uitsluitsel over veel aandoeningen kan worden gegeven. Niet alle onderzoeken zijn zonder risico. Zowel bij een vlokkentest als een vruchtwaterpunctie dient men er rekening mee te houden dat er een kleine kans bestaat op een miskraam. Bij een echoscopie kan er gekeken worden of er afwijkingen zijn aan de vorm van organen en of er aanwijzingen zijn voor een kind met een open rug. Na de geboorte kunnen er bij het kind verschillende onderzoeken worden uitgevoerd om duidelijkheid over de oorzaak van de beperking te krijgen. In Nederland krijgt iedere zwangere vrouw bij 10 en 20 weken zwangerschap een echo.
De diagnostische mogelijkheden nemen aanzienlijk toe. Bijvoorbeeld de NIP-test, de Niet Invasieve Prenatale test; door bloed af te nemen bij de moeder en dat te onderzoeken kan redelijk betrouwbaar worden vastgesteld of het ongeboren kind het Down-syndroom (trisomie 21), syndroom van Edwards (trisomie 18) of syn-

droom van Patau (trisomie 13) heeft. In het buitenland wordt deze test al langer toegepast.

Het mag duidelijk zijn dat de toename van prenatale screeningsmogelijkheden kan leiden tot (ethische) discussies. Het blijkt bijvoorbeeld dat in Frankrijk en Denemarken meer dan 85% van de mensen die te horen krijgen dat hun ongeboren kind het Down-syndroom heeft, de zwangerschap laat afbreken (VGN, Markant 2013).

1.4 Typering van mensen met een verstandelijke beperking

Mensen met een verstandelijke beperking zijn er in soorten en maten. Om een indruk te geven van de ernst van de beperking wordt gebruikgemaakt van indelingen zoals eerder in dit hoofdstuk beschreven.

Ontwikkelingsprofiel

Een belangrijke constatering is dat mensen met een verstandelijke beperking zich, ondanks de ontwikkelingsachterstand, net zo ontwikkelen als anderen. De processen en de beïnvloedende factoren zijn gelijk. Ook de volgorde van de fasen en de volgorde van de aspecten in een fase is identiek. Alleen het uiteindelijk niveau van ontwikkelen zal (belangrijk) lager liggen.

De onderlinge verschillen tussen mensen met een verstandelijke beperking kunnen groot zijn. Er zijn belangrijke verschillen in de grootte van de achterstand, maar er zijn ook grote verschillen in de opbouw van het 'ontwikkelingsprofiel'. Zo zijn er velen met een tamelijk harmonisch profiel (de achterstand op alle gebieden is ongeveer gelijk), maar ook disharmonische profielen komen voor. Onder ontwikkelingsprofiel verstaan we dan: een weergave van de ontwikkeling van al de te onderscheiden gebieden (cognitief, lichamelijk, sociaal, enz.).
Zo geldt voor veel kinderen met het Down-syndroom dat ze overwegend een harmonisch ontwikkelingsprofiel hebben (de achterstand op cognitief, sociaal, persoonlijkheidsgebied is ongeveer gelijk).
Als er sprake is van een sterk disharmonisch ontwikkelingsprofiel is de benodigde ondersteuning meestal intensiever en ingewikkelder.

Gelet op de heterogeniteit van de groep mensen met een verstandelijke beperking is alleen kijken naar de intelligentie niet voldoende. Het gaat ook om de mogelijkheden die mensen hebben om deel te nemen aan het gewone leven. Een laag IQ is pas een probleem in relatie tot onder meer beperkte praktische en sociale vaardigheden. Beperkingen in deze domeinen betekent vaak dat om goed (leeftijdsadequaat) te kunnen functioneren (op het gebied van wonen, leren, werken, relaties en dergelijke) er behoefte is aan ondersteuning. De mate waarin iemand ondersteuning nodig heeft hangt niet per se samen met diens IQ. Iemand als Rachelle uit de casus van de familie Freriks heeft misschien een licht verstandelijke beperking maar door haar bijkomende kwetsbaarheden zijn er veel steunmaatregelen nodig, meer misschien nog dan bij iemand die qua intelligentie op een lager niveau functioneert. Kortom, de mate waarin ondersteuning nodig is, is niet direct af te leiden van de hoogte van het IQ maar hangt mede af van de omgeving waarin iemand leeft en van bijkomende problemen zoals bijvoorbeeld lichamelijke of psychische aandoeningen.

1.4.1 Een zeer ernstige en ernstige verstandelijke beperking

Dé mens met een (zeer) ernstige verstandelijke beperking bestaat niet. Het is net als bij alle overige categorieën een grove typering: een verzameling mensen die weliswaar iets met elkaar gemeen hebben, maar zich in veel aspecten onderscheiden van elkaar.
Als er sprake is van een zeer ernstige verstandelijke beperking dan is het gemiddeld ontwikkelingsniveau niet hoger dan dat van een kind van ongeveer één jaar. De nadruk ligt op gemiddeld. Het kan namelijk heel goed zijn dat er sprake is van een motorische ontwikkeling die hoort bij een leeftijd van meer dan een jaar, terwijl betrokkene niet in staat is tot interacties met anderen en dat er alleen contact is te krijgen als hij of zij op schoot wordt genomen en wordt geaaid over zijn wang of hand zoals bij een jonge zuigeling. Er is in alle gevallen sprake van grote verstandelijke en vaak ook lichamelijke beperkingen.

Een begeleidster zegt: 'Zij functioneert op de leeftijd van één jaar en drie maanden', en bedoelt hiermee dat het begripsvermogen beperkt is; de volgorde van de dingen is (nog) niet logisch en moet stapje voor stapje aangeleerd worden.
Het gedragspatroon is uiterst basaal en beperkt. Mensen met een ernstige verstandelijke beperking nemen meestal wel waar (horen, zien, voelen, ruiken). Ze hebben echter vooral problemen met het leggen van verbanden tussen deze waarnemingen en gelijktijdige of vroegere ervaringen. Verder is er dikwijls sprake van meervoudige beperkingen. Er zijn vaak neurologische problemen (epilepsie, spasticiteit) en een groot aantal van hen is bedlegerig of aangewezen op hulp om zich voort te kunnen bewegen.
In het contact is er weinig wederkerigheid. Er is sprake van eenzelvigheid waardoor wordt gereageerd met frustratie, passiviteit of overvloedige activiteit (Van Gemert, 2003).

Het denken is te vergelijken met dat van een jonge zuigeling, soms geeft het zelfs een prenatale indruk. Het onderscheid tussen zichzelf en de omgeving wordt lang niet altijd gemaakt. Timmers-Huigens spreekt over een lichaamsgebonden ervaringsordening.
Moeilijk (hanteerbaar) gedrag komt vaak voor. Zelfverwonding, ongeremdheid, rumineren en onvoorspelbare agressie zijn geen uitzondering. Het beïnvloeden hiervan is moeilijk door de ernst van de beperking en het (daardoor) niet kunnen ontdekken van de oorzaak.
Op alle levensgebieden is begeleiding en ondersteuning noodzakelijk. De zogehe-

ten zelfredzaamheid is erg beperkt. Enkele vaardigheden kunnen door herhaling soms worden geleerd (in en uit bad stappen, stukjes brood pakken en in de mond stoppen).

1.4.2 Een matig verstandelijke beperking

Ook hier gaat het weer om een heterogene groep mensen. De maximaal haalbaar gemiddelde ontwikkelingsleeftijd is te vergelijken met die van een drie- tot vijfjarige. Ernstige, zichtbare afwijkingen bij de geboorte komen veel minder voor, waardoor het vaststellen van een verstandelijke beperking vaak pas (veel) later mogelijk is (na één jaar). Speciaal onderwijs is vaak haalbaar. Op latere leeftijd is dagbesteding mogelijk. Hoe en wat, hangt natuurlijk af van het verstandelijk ontwikkelingsniveau en mogelijk bijkomende beperkingen en aandoeningen.

Jet kan veel vertellen; over hoeveel keer zij de avondvierdaagse gelopen heeft, waar haar broers en zussen wonen. Op concrete vragen die dicht bij haar leefwereld liggen, kan zij antwoord geven.

Lopen behoort, als er geen bijkomende lichamelijke beperking is, tot de mogelijkheden. De variatie in het uiteindelijk motorisch ontwikkelingsniveau is groot. Sommigen leren lopen en kunnen iets vastpakken, anderen leren zelfs fijnmotorische vaardigheden als schrijven, knippen en het inschenken van koffie en thee. Stereotiep en automatisch gedrag komt wel veel voor (voortdurend heen en weer bewegen, schudden met het hoofd en dergelijke).
De waarneming is over het algemeen redelijk te noemen. Uit ervaringen kunnen conclusies worden getrokken. Herkenning is een feit en ze leren van ervaringen. Ook als dit (veel) later is in de tijd herkennen ze personen, zaken en processen.

De taal varieert van het kunnen gebruiken van één-woordzinnen tot het spreken in meer-woordenzinnen. Communicatie is wel een blijvend aandachtspunt in de begeleiding.
Het contact is meestal goed mogelijk, ook verbaal. Als er sprake is van een bijkomende contactstoornis of autisme dan ligt dit natuurlijk anders. Het denken is te vergelijken met dat van een peuter of soms een kleuter. Timmers-Huigens (2016) spreekt dan over de associatieve en de structurerende ervaringsordening. Het verloopt volgens moeizaam verworven patronen. Oordeelsvorming is meestal niet mogelijk, het denken blijft stereotiep en eenduidig. Als iets zwart is dan is het ook zwart, en niet wit. Grijstinten zijn nooit mogelijk.
Voor veranderingen zijn ze vaak erg gevoelig. Het kan ze in de war brengen als er zich een nieuwe situatie voordoet of als er iets nieuws van ze wordt gevraagd. Vaak zie je dan een terugvallen op een bekend, houvast gevend gedragspatroon. Praktische vaardigheden kunnen worden geleerd en de zelfredzaamheid is redelijk te noemen. Maar als zich onverwachte omstandigheden voordoen, blijkt vaak dat deze vaardigheden alleen worden beheerst in vertrouwde omstandigheden. Een deel van de mensen met een matig verstandelijke beperking woont in een woonleefgemeenschap en een deel in woningen in een dorp of stad. Zelfstandig wonen

is niet mogelijk, dus begeleiding is het leven lang noodzakelijk.

Hoe mensen met een ernstige of matige beperking de kwaliteit van hun leven ervaren is vanwege de beperkte intelligentie moeilijk vast te stellen.

1.4.3 Een licht verstandelijke beperking

Meer dan de helft van de mensen met een verstandelijke beperking heeft een licht verstandelijke beperking (LVB). Het omvat de groep die vroeger werd aangeduid als debiel en zwakbegaafd. De term LVB heeft betrekking op personen met een IQ tussen 50 en 70 of een IQ tussen 70 en 85 in combinatie met een verminderd sociaal aanpassingsvermogen. Onder deze brede definitie valt dus ook een deel van de groep personen die als "zwakbegaafden" (IQ tussen 70 en 85) gelden. De beperking wordt vaak pas laat ontdekt omdat er uiterlijk niets valt te zien. Pas op de basisschool begint op te vallen dat ze in vergelijking met leeftijdsgenoten moeite hebben met abstract redeneren, planmatig werken en memoriseren. De cognitieve en sociaal-emotionele ontwikkeling stokt vaak op het niveau van groep 5 -7 (7 tot 12 jaar).
Naar schatting heeft 15% van de Nederlandse jongeren een IQ tussen de 50 en 85 (450 duizend personen). Ongeveer de helft van hen heeft beperkingen in de sociale aanpassingsvermogens die resulteren in psychosociale en gedragsproblemen en zijn dientengevolge op zorg en ondersteuning aangewezen.
Er worden vier subgroepen onderscheiden als het gaat om mensen met een licht verstandelijke beperking (VOCB, 2014).

1. De grootste groep kent weliswaar een wat vertraagde ontwikkeling die op een gegeven moment ook stokt, maar de meesten draaien uiteindelijk zonder veel problemen mee in de maatschappij.
2. Deze groep heeft, vaak langdurig of blijvend ondersteuning en zorg nodig. Met deze groep krijgen gemeenten veel te maken, omdat er gespecialiseerde zorg moet zijn en ondersteuning op het vlak van werk, leren, wonen, dagbesteding enzovoorts. Het risico op bijkomende problemen is groot.
3. Een relatief kleine groep jeugdigen krijgt dusdanige problemen dat zwaardere en vaak besloten behandeling nodig is, vaak in een zogeheten driemilieuvoorziening (wonen, leren en behandeling).
4. Bij een aantal van de mensen uit de derde groep is daarnaast sprake van sterk gestoord gedrag in samenhang met complexe gezinsproblematiek. In ons land zijn er vier gespecialiseerde centra die zich op deze groep richten.

Mensen met een licht verstandelijke beperking hebben moeite om informatie goed te verwerken. Plannen, redeneren, verbanden leggen, instructies begrijpen, abstract denken; dat alles gaat niet goed zodat het moeilijk is grip op de wereld te krijgen. Betekenis en bedoeling van wat er gaande is gaat vaak langs hen heen. Ook de reflectie over de eigen gedachten en gevoelens is beperkt zodat er vaak primair wordt gereageerd, eerst doen en dan pas denken. Moeite met het uitstellen van de onmiddellijke behoeften. Het sociaal-emotionele ontwikkelingsniveau (contact leggen met anderen, impulscontrole, zelfbeeld, realiteitsbesef, morele ontwikkeling) is dan ook vaak lager. Ze zijn door dit alles ook makkelijk beïnvloedbaar. Vanwege de beperkte metacognitieve vermogens is het voor hen ook moeilijk zich te verplaatsen in de gevoelens en gedachten van anderen. Opvallend is daarbij dat ze zich vooral focussen op de letterlijke en negatieve informatie waardoor een situatie vaak als vijandig wordt beleefd en van waaruit weer, vaak met frustratie, wordt gereageerd. Een kort lontje zeggen we dan.

Wat lastig is is dat het begrip van taal minder is dan het uitdrukken via taal. De woordenschat kan aardig zijn maar het begrip van de situatie of de bedoeling van een gesprek wordt niet werkelijk goed verstaan. Daardoor worden ze door de omgeving nogal eens overschat. Het is niet moeilijk te begrijpen dat dit nogal eens tot lastige situaties kan leiden en dat mensen met een licht verstandelijke beperking nogal eens teleurgesteld worden.
Dit leidt dan weer tot een negatief of niet realistisch zelfbeeld. Als de omgeving te hoge verwachtingen heeft kan dat uitmonden in frustraties en faalervaringen of je gaat geloven in een te optimistisch beeld en omdat je net als iedereen mee wilt doen.
Zoals bijvoorbeeld Peter die zegt:

'Over 6 jaar woon ik in een leuke vrijstand villa. Ik ben getroud en mij vrouw is zwanger shit ik krijg een kind. Ik heb me eige bedrijft van bouw. Ik rij in een Golf GTI en voor de deur staat ML S500. Ik heb me moeder uit de probleme geholpen.' (Teeuwen, 2012)

Al met al zijn deze mensen kwetsbaarder vanwege:

- Minder taligheid
- Minder flexibiliteit
- Minder sociale vaardigheid
- Beperktere executieve functies.

Dit leidt tot (voortdurende) overvraging, resulterend in gedragsstoornissen. Het is dan ook belangrijk dat professionals van bijvoorbeeld politie, reclassering, maatschappelijk werk, (wijk)verpleging in staat zijn mensen met een lichte beperking te herkennen. De uitgave http://www.de-borg.nl/publicaties/68-publicaties/uitgaven/9-hoe-herken-ik-mensen-met-een-lichte-verstandelijke-beperking geeft tips hoe hen te herkennen en hoe te communiceren ter voorkoming van overvraging.
Jongeren uit de derde en vierde groep groeien nogal eens op in multiprobleemgezinnen (zie ook de casus van de familie Freriks). Kenmerkend voor deze gezinnen is wanneer er twee of meer risicofactoren op sociaalmaatschappelijk gebied aanwezig zijn en wanneer de draagkracht en de draaglast van het gezin niet met elkaar in evenwicht zijn. Er is sprake van sociaal-maatschappelijke problemen zoals armoede, schulden, werkloosheid en antisociaal gedrag tegenover de omgeving en een weerstand tegen hulpverlening. In de gezinnen is meestal sprake van verschillende psychiatrische problemen en/of verslaving. Deze jongeren hebben vaak weinig prosociale vrienden.

Een aantal mensen met een licht verstandelijke beperking heeft bijkomend, of misschien wel door de handicap een psychische stoornis. Deze doelgroep valt nogal eens tussen wal en schip. Noch de psychiatrie, noch de zorg voor mensen met een verstandelijke beperking wil ze 'hebben'. De afgelopen jaren is er steeds meer aandacht voor hen. Een aantal instellingen voor mensen met een verstandelijke beperking heeft als taak gekregen de behandeling van deze groep, getypeerd als SGLVG (sterk gedragsgestoord met een licht verstandelijke beperking) te verzorgen. Veel zorgaanbieders krijgen nu voor cliënten met een SGLVG-indicatie extra budget voor de begeleiding die wordt gevraagd en om het verblijf te kunnen bieden.
De begeleiding die nodig is hangt erg af van de bijkomende (vaak psychische) problemen. Wel is het zo dat deze afgestemd moet zijn op de mogelijkheden. Velen zijn in staat om zichzelf te redden zolang het leven voorspelbaar verloopt. Als zich hierin veranderingen voordoen dan is waakzaamheid op zijn plaats. Ze zijn wat dat betreft emotioneel en psychisch kwetsbaar. Ze zijn zich meestal bewust van hun onvermogens. Ze hebben ook in de gaten dat ze anders zijn dan anderen.

1.5 Visies, paradigma's en perspectieven

Door de tijd heen verandert de visie op mensen met een verstandelijke beperking. Nog zo'n twintig jaar geleden werd er gesproken over geestelijk gehandicapten en vóór 1980 meestal over zwakzinnigen. Voor 1950 waren het oligofrenen en nog langer geleden onnozelen of dollen.
Tegenwoordig spreken we van mensen met een verstandelijke beperking. Je zou je kunnen afvragen: 'What is in a name?' In ieder geval geeft het aan dat er dynamiek in de zorg zit. Een andere visie, een andere naam. Een nieuwe tijd, nieuw inzicht. Daarnaast laat het feit dat er steeds gezocht wordt naar een nieuwe en betere benaming de eigen betrokkenheid bij deze groep mensen zien.

1.5.1 De vroegere tijd

Natuurlijk hebben er altijd al mensen met een verstandelijke beperking bestaan. Zelfs in de bijbel worden er al uitspraken over gedaan. De manier waarop ze door de tijd heen behandeld werden, was erg afhankelijk van hoe er over hen werd gedacht. Er is een soort golfbeweging te bekennen van wegstoppen/doden naar 'verheerlijken' en weer terug, die ook te maken lijkt te hebben met economische ontwikkelingen.
In het begin van de Middeleeuwen bijvoorbeeld werden mensen met een verstandelijke beperking liefdevol verzorgd door met name religieuzen en vrouwen van goede komaf. Toen het slechter ging, werden de religieuzen naar de kloosters teruggeroepen en werden er (ex-)gevangenen ingezet als begeleider. Mensen zaten in 'dolhuizen' en de beschrijvingen van het leven daarbinnen geven een beeld van een ellende die elke beschrijving tart.
Veel mensen met een verstandelijke beperking hebben ook lichamelijke afwijkin-

gen. Hiervan werd 'gebruikgemaakt' door mensen tentoon te stellen. Op kermissen en feesten kon er tegen betaling naar hen gekeken worden. Over oorzaken was er nauwelijks iets bekend, vaak werd de beperking als straf van God gezien, of de persoon was door de duivel bezeten of verkeerde lichaamssappen waren de oorzaak. Dit leidde tot praktijken als duivelsuitbanning en 'aderlating'.
In latere tijden bleven veel mensen thuis wonen en werden zij door het dorp opgevangen. Ze deden boodschappen, hielpen her en der en werden door broers en zussen verzorgd. De Tweede Wereldoorlog is een inktzwarte bladzijde in de geschiedenis. De Nazi's wilden Europa zuiveren en bevrijden van ongewenste elementen. Naast Joden werden ook homoseksuelen, Roma, communisten en Jehova's Getuigen vervolgd en vermoord. Ook psychiatrische patiënten en mensen met een verstandelijke beperking ondergingen dit lot. In het kader van het eugeneticaprogramma Aktion T4 zijn naar schatting 100.000 mensen met een verstandelijke beperking vermoord. Een veelvoud daarvan werd gedwongen gesteriliseerd of gecastreerd om te voorkomen dat hun "verderfelijke" eigenschappen werden doorgegeven aan volgende generaties. Immers: *'Het voorkomen van de mogelijkheid en de gelegenheid tot voortplanten bij fysiek gedegenereerden en geesteszieken ... zou de mensheid niet alleen van een immens ongeluk bevrijden, maar tevens leiden naar een herstel dat vandaag de dag nauwelijks denkbaar lijkt,' aldus Adolf Hitler.*

1.5.2 Het medisch model: de oligofreen of de zwakzinnige

Eind negentiende eeuw kreeg de medische wereld belangstelling voor het fenomeen zwakzinnigheid. Dit heeft geresulteerd in een grote omwenteling. De humanitaire zorg van gestichten, vaak geleid door religieuzen en/of vrijwilligers, werd geleidelijk aan omgezet in klinische zorg en klinieken voor zwakzinnigen. Hier moesten de zwakzinnigen zo goed en zo kwaad als het ging worden 'genezen'. Vanaf deze tijd werden mensen met een verstandelijke beperking dus 'behandeld' in klinieken, geleid door een geneesheer-directeur. Zij werden ook verpleegd en het denken, de huisvesting en de levensomstandigheden waren afgeleid van het algemeen en het psychiatrisch ziekenhuis. Al snel kwam men tot het inzicht dat er niet veel te genezen viel. Het werd dus meer 'pappen en nathouden'. De mens met een verstandelijke beperking was een patiënt voor het leven, vooral de tekortkomingen werden benadrukt. Er werd veel gebruikgemaakt van medicatie (tegen onrust) en ook operaties vonden plaats (om bijvoorbeeld spasticiteit op te heffen). Mensen met een licht verstandelijke beperking kregen arbeidstherapie aangeboden, vaak in de vorm van eentonig werk, want 'ledigheid is des duivels oorkussen'. Rust dus, regelmaat en een goede zorg voor het lijf. Ouders werd veelal geadviseerd om hun kind uit huis te plaatsen. En als hun kind eenmaal was opgenomen, meestal ver weg, dan hadden de ouders geen zeggenschap of inspraak. Door de instelling werd vaak nauwelijks contact onderhouden.
In deze periode ontstond wel veel inzicht in oorzaken en medische problemen van de mens met een verstandelijke beperking.

1.5.3 Het psychologisch/pedagogisch model: van zwakzinnige naar geestelijk gehandicapte

In de jaren vijftig en zestig van de vorige eeuw won dit model terrein. Door de intelligentie van een mens met een verstandelijke beperking regelmatig te testen werd inzicht verkregen in de ontwikkelingsachterstand. Vanuit deze kennis kon dan een begeleidings- of ontwikkelingsplan worden opgesteld. Deze visie ging dan ook vooral uit van het feit dat geestelijk gehandicapten 'ontwikkelbaar' waren, mogelijkheden hadden. Het leek alsof de bomen tot in de hemel reikten. Met gebruikmaking van vooral leertheoretische inzichten werd bewezen dat een geestelijk gehandicapte meestal 'leerbaar' was. Gedragsbeïnvloeding, door gebruik te maken van de inzichten van de klassieke en de operante conditionering, werd veel toegepast.
Aanleren en afleren: zo werden mensen met een verstandelijke beperking door intensieve training zindelijk gemaakt. Dat wil zeggen, meestal trainingszindelijk; zindelijk als er niet te veel bijzonders aan de hand was en ze op vaste tijden naar de wc werden gestuurd. Deze aanpak ging soms zover dat hinderlijk schreeuwen werd afgeleerd door scheerschuim in de mond te spuiten. Het ophalen van voedsel werd voorkomen door kinine toe te voegen (nare smaak bij rumineren). Het zichzelf verwonden werd getracht af te leren door het toedienen van milde elektrische schokken (elektro-aversieve therapie). Dit alles riep veel verzet op van met name begeleiders en ouders. Hierdoor verloor men het idee waarop het gebaseerd was – het zijn mensen die ook iets kunnen (leren) – uit het oog. De participatie van ouders was nog gering. Ouders werden op de hoogte gehouden van het wel en wee van hun kinderen, maar inspraak in de zorg hadden zij nauwelijks. Er waren vaak vaste bezoektijden.

De mens met een verstandelijke beperking werd dus gezien als opvoedbaar. Een mens met mogelijkheden. Later werden ook de onmogelijkheden geaccepteerd. Het tot in het oneindige blijven ontwikkelen van mogelijkheden werd eind jaren zeventig al verlaten. Ontwikkelen was belangrijk, maar alleen als het zou bijdragen aan het welbevinden.
In deze periode (1971) is door de Verenigde Naties een verklaring aangenomen over de mensen met een geestelijke (verstandelijke) handicap. Deze was gebaseerd op de Universele verklaring van de rechten van de mens (1948). In deze verklaring werd bepaald dat mensen met een verstandelijke beperking zo veel mogelijk dezelfde rechten genieten als andere mensen (zie de belangrijkste artikelen hieronder).
Op 4 november 1990 is het Verdrag van Rome gesloten op basis van de Universele verklaring van de VN. Waar de Universele verklaring een intentieverklaring is, dus niet afdwingbaar, is het Verdrag van Rome dat wel. Dit heeft geleid tot de noodzaak voor Europese lidstaten hun wetgeving in dit verband aan te passen.
Het Europees Parlement heeft uiteindelijk in 1992 de rechten van mensen met een verstandelijke handicap (beperking) geformuleerd, eveneens op basis van genoemde verklaringen en het Verdrag van Rome.

ARTIKEL 2

De mensen met een verstandelijke beperking hebben recht op behoorlijke medische verzorging alsmede op onderwijs, opleiding, rehabilitatie en de begeleiding door middel waarvan zij in staat worden gesteld hun vaardigheden te ontwikkelen en hun potentiële mogelijkheden tot ontplooiing te brengen.

ARTIKEL 3

De mensen met een verstandelijke beperking hebben recht op economische zekerheid en op een behoorlijke levensstandaard. Ze hebben het recht productieve arbeid te verrichten of zich bezig te houden met ander zinvol werk in de mate die hun vermogens hen toestaan.

ARTIKEL 4

Indien mogelijk dienen de mensen met een verstandelijke beperking met hun andere gezinsleden samen te wonen, of bij pleegouders en deel te nemen aan verschillende vormen van maatschappelijk leven. Het gezin, waarvan zij deel uitmaken, dient bijstand te ontvangen. Indien verzorging in een inrichting nodig is, dient dit te geschieden in een omgeving en onder omstandigheden die een normaal leven zo dicht mogelijk benaderen.

ARTIKEL 6, LID 1

Mensen met een verstandelijke beperking hebben recht op bescherming tegen uitbuiting, misbruik en onterende behandeling.

1.5.4 Het relationeel model: de geestelijk gehandicapte

Het relationele denken (mens worden door contact met anderen) ontstond eigenlijk al in het begin van de jaren zeventig. De psycholoog Carel Muller uitte als directeur van Dennendal in Den Dolder in maart 1970 samen met mededirecteur André (psychiatrisch verpleegkundige) in *Het Vrije Volk* zijn visie op de zorg voor geestelijk gehandicapten. 'Normaal en ziek moeten door elkaar heen leven. Er moet een leefbare wereld worden geschapen in openheid naar de buitenwereld. Het maatschappelijk isolement van de inrichting moet worden opgeheven en verdunning is hiertoe een middel.' Onder verdunning werd verstaan dat niet geestelijk gehandicapten komen wonen (en soms werken) op het terrein van de inrichting.
Het denken kreeg echter pas begin jaren tachtig echt voeten in de aarde. Geestelijk gehandicapten gingen meer en meer wonen in het dorp of in de stad in kleinschalige voorzieningen: integreren in de samenleving. Het begrip integratie heeft drie aspecten.

1 *Fysieke integratie*. Dit houdt in zich lijfelijk te midden van de andere mensen te bevinden, leven tussen andere leden van de samenleving. Bijvoorbeeld wonen in een straat in een stad of dorp.

2 *Functionele integratie.* Dit houdt in dat men gebruikmaakt van hetgeen de samenleving te bieden heeft, bijvoorbeeld openbaar vervoer, postkantoor, winkels, schouwburg, kerk, sporthal, zwembad.
3 *Sociale integratie.* Dit houdt in geaccepteerd worden als gelijkgerechtigd persoon en gerespecteerd partner in de samenleving. Bijvoorbeeld gerespecteerd en geaccepteerd worden als buur, als lid van de sportvereniging (Van Gemert, 2003).
Fysieke en functionele integratie zijn en worden al gerealiseerd; sociale integratie kan soms moeilijk zijn.

Het begrip inclusie wordt volgens van Gennip de vervanger van integratie. Inclusie betekent dat je erbij hoort, gewoon net als iedereen.

OPDRACHT

In een nieuwe wijk van een kleine stad worden drie huizen gebouwd voor mensen met een verstandelijke beperking die 24-uursbegeleiding nodig hebben. Jij gaat daar werken. Je bent op een feestje en hoort daar een paar mensen mopperen over het feit dat zij een woning gekocht hebben naast 'zo'n stel van die (...)'

- Reageer je hierop en, zo ja, wat zeg je?
- Er komt een buurtvergadering; is het jouw taak als begeleider om daar naar toe te gaan? Waarom wel, waarom niet?
- Wat zou jij doen met de mensen uit de buurt als jullie daar zijn gaan wonen?

Begeleider Jan zegt: 'Ik vind dat we alleen de buren een keer op de koffie moeten uitnodigen en verder niets. Dat doe ik zelf ook als ik verhuis.'

De mens met zijn relaties stond centraal in de hulpverlening. De verstandelijk gehandicapte is een mens met wie we in gesprek kunnen gaan. We moeten leren 'luisteren naar fluisteren' (Van der Most). Uitgaan van behoeften werd het devies. De belangrijkste verandering was gelegen in de veranderde houding van de begeleiders (verpleegkundigen, groepsleiders). De verstandelijk gehandicapte is vrij om een mens te zijn met een handicap, die als gelijkgerechtigde woont en leeft in de gemeenschap van ons allen (Hermsen).
Ouders waren verenigd in ouderverenigingen en hadden inspraak op individueel, groeps- en instituutsniveau (zie ook hoofdstuk 4).

1.5.5 De mens met een verstandelijke beperking, een mens met mogelijkheden

In de loop van de jaren zeventig en tachtig had zich, los van de intramurale inrichtingszorg, nog een tweede en geheel ander circuit voor mensen met een verstandelijke beperking ontwikkeld: de semimurale zorg in gezinsvervangende tehuizen, dagverblijven voor ouderen en kinderdagverblijven. Deze voorzieningen – vaak gerealiseerd op initiatief van ouders van kinderen met een verstandelijke

beperking – waren bedoeld om de mensen met een beperking langer in of dichter bij hun eigen woonomgeving te laten leven. Ook waren ze een reactie op de grootschaligheid en buiten de samenleving staande intramurale instituten. Dit in tegenstelling tot andere landen in Europa, met name Scandinavië, waar mensen met een verstandelijke beperking steeds meer in kleinschalige, geïntegreerde woonvormen gingen wonen.
In de jaren negentig werd steeds duidelijker dat er nu weliswaar inrichtingen, GVT'en en andere woonvormen waren, maar dat nog steeds de instellingen bepaalden wat goed was voor de mens met een beperking. En ook leefden ze in een wereld met alleen andere mensen met een verstandelijke beperking. Mede onder invloed van de stijgende welvaart aan het einde van de twintigste eeuw wilden cliënten en hun vertegenwoordigers steeds meer zelf bepalen hoe de door hun gewenste zorg en dienstverlening eruit zou moeten zien. Deze emancipatiebeweging bij de cliënt en zijn familie leidde allereerst tot de ontwikkeling van 'zorg op maat'-gedachte: de mogelijkheid te kiezen uit een breed pakket van dienstverleningsvormen. Het aanbod is niet langer bepalend, uitgangspunt is de vraag:

- in de hoeveelheid die nodig is
- op het gewenste tijdstip
- voor de noodzakelijke duur
- op de gewenste plaats
- geleverd door de persoon of instantie die men wenst
- op basis van een zorgvisie die aanspreekt
- vanuit de levensbeschouwing die wordt gewenst.

Vanaf het begin van de jaren negentig leidde dit tot een zeer sterke verbreding van de zorg en de dienstverleningsmogelijkheden. Op veel plaatsen ontstonden logeerhuizen en ouders kregen de mogelijkheid van thuiszorg. Ambulante dienstverleningsvormen als praktisch pedagogische dienstverlening en begeleid zelfstandig wonen werden op vele plaatsen ontwikkeld. De dagverblijven verbreedden hun tot dan toe vooral agogisch gerichte activiteiten met vele vormen van werk en dagbesteding. Het (betaald) werken kreeg in de dagbesteding een belangrijke rol. Niet het bezighouden en de gezelligheid stonden meer centraal maar waardering, eventueel ook financieel, voor de door de persoon met een verstandelijke beperking geleverde prestaties. Dagverblijven werden activiteitencentra met onder meer eigen bakkerijen, fietsenwerkplaatsen en kunstateliers.
Het ruimere aanbod was een belangrijke ontwikkeling binnen de zorg en dienstverlening. Maar veel ouders vonden dat de zorg toch nog te veel bepaald werd door de instellingen en te zeer losstaand van de samenleving was georganiseerd. Bij de Federatie van Oudervereniginen verscheen de nota 'Mensen met mogelijkheden'. Niet langer de mens en zijn beperking moest centraal staan, maar de mens en zijn mogelijkheden. Hoewel de beschreven ideeën door beleidsmakers en instellingen werden omarmd, gaf de notitie geen echt nieuwe impuls aan de ontwikkelingen in de zorg. Ouders en cliënten bleven zich sterk afhankelijk voelen van wat de instellingen voor hen bedachten en goed vonden. De zorg was te aanbodgericht. De onvrede hierover mondde uit in een tweede nota 'Gewoon doen'. De titel gaf al aan dat de cliënten vonden dat er nu echt wat moest gebeuren! Ook

de 'affaire Jolanda Venema' heeft hierbij een beeldbepalende rol gespeeld. De foto die haar ouders publiceerden, maakte het mensonterende karakter van de situatie waarin zij verkeerde – naakt vast gebonden aan een muur in een kamer zonder ramen – schrijnend duidelijk. Dit leidde tot vragen in de Tweede Kamer en resulteerde onder andere in het instellen van consulententeams (zie hoofdstuk 2 en 4). De cliënt moest zijn eigen keuzes kunnen maken, net als iedere andere burger, en de instellingen en begeleiders moesten niet langer bepalen wat goed voor hem of haar was. Deze opvattingen moesten leiden van een aanbod georiënteerde zorgverlening tot een vraaggestuurde dienstverlening waarin de mens met een verstandelijke beperking dezelfde rechten en plichten heeft als burger, het recht heeft om te leven zoals iedere burger, net zoals jij en ik. Niet naar een heel speciaal kinderdagcentrum, maar naar een heel gewone school. Niet wonen in een groep met andere mensen met een verstandelijke beperking, maar in een eigen appartement in een gewone wijk. De mens met een verstandelijke beperking is niet alleen een mens met mogelijkheden, maar ook een burger: een burger met rechten en plichten.
Dit burgerschapsmodel heeft de volgende kenmerken (Smit, 1999):

- volwaardig burgerschap (zie hierboven);
- keuze en controle: de keuzemogelijkheid om het bestaan in te richten zoals jij dat wil;
- kwaliteit van het bestaan: zelf vorm en inhoud geven aan het bestaan onder gewone omstandigheden en volgens gewone patronen; je leven zo inrichten dat je er tevreden mee bent;
- ondersteuning: omdat mensen met een verstandelijke beperking niet voldoende in staat zijn om hun bestaan zelf in te richten, moeten zij ondersteund worden vanuit allereerst een sociaal netwerk. Als dat netwerk niet volstaat, dan springt het sociale vangnet (professionele zorgsysteem) in.

De politiek pakte de handschoen die door de ouderorganisaties werd toegeworpen op door de invoering van het persoongebonden/persoonsvolgend budget. Door het geld niet langer aan de instellingen te geven, maar 'rechtstreeks' aan de mensen met een verstandelijke beperking moest de zorgvernieuwing een echte verandering door gaan maken (zie ook hoofdstuk 4).
De Wet op de medezeggenschap cliënten zorginstellingen (WMCZ) regelde dat ook binnen de instellingen de medezeggenschap van cliënten gewaarborgd werd. Net als de medewerkers hun ondernemingsraad hebben, kregen cliënten hun cliëntenraad. Op vele gebieden werden de instellingen verplicht om eerst advies te vragen aan de cliënten.
De ontmanteling van de instellingen leverde ook tegenreacties op. Veel ouders die gewend waren aan en tevreden waren met de speciale zorg in speciale voorzieningen maakten zich sterk voor het behoud van deze voorzieningen. En zo is er een breed en gevarieerder pakket van dienstverleningsvormen ontstaan. Enerzijds institutioneel in bosrijke locaties of aan de rand van steden en dorpen, anderzijds leven steeds meer mensen met een verstandelijke beperking in hun eigen woonomgeving, gaan met extra begeleiding naar een gewone school of werken in een supermarkt met ondersteuning van een job coach in een functie waar ze waardering van gewone collega's krijgen. In de winkel – gerund door mensen met een verstandelijke handicap – vraagt de klant die wat langer moet wachten voor zijn cadeau is ingepakt en afgerekend, zich af of hij net als in een 'gewone' winkel zijn ongeduld mag laten merken als het hem te lang gaat duren.

1.5.6 Burgerschapsparadigma

Van Gennep (1997, 2000 en 2007) spreekt over paradigmatische veranderingen en hij onderscheidt een aantal paradigma's waarin steeds op een bijzondere wijze over de persoon met een beperking wordt gesproken. Een paradigma is het geheel van opvattingen en theorieën die een denkkader vormen.
Het hierboven genoemde medisch model (1.5.2) komt uit de tijd van het 'defectparadigma'. De nadruk lag op de persoon als iemand met een blijvende handicap die goede zorg nodig had en was opgenomen in een instituut.
Vanaf de jaren zeventig domineerde het ontwikkelingsparadigma (psychologisch/pedagogisch en relationele model) waarbij de nadruk lag op de mogelijkheden van mensen met een verstandelijke beperking en er alles aan werd gedaan om ze met of zonder training een plaats te geven in de samenleving.

Begin jaren negentig van de vorige eeuw ontstond mede door de burgerrechtenbeweging die in vele landen opgeld deed, een nieuw paradigma naar wat het burgerschaps- of ondersteuningsparadigma is gaan heten (Van Gennep, 1997), De context van dit paradigma vormt de nadruk op menselijke waardigheid en kwaliteit van bestaan (Moonen, 2015). Iedereen is lid van de samenleving en daar waar we denken dat het nodig is kunnen we ondersteuning vragen aan mensen of instituties.

Paradigmatische veranderingen in de zorg voor mensen met een verstandelijke beperking (naar Van Gennep, 2000).

Defectparadigma	**Ontwikkelingsgericht paradigma**	**Burgerschapsparadigma / Ondersteuningsparadigma**
Persoon met een handicap	Persoon met mogelijkheden	Persoon met rechten en plichten
Patiënt	Leerling	Burger / cliënt
Dokter, verpleger	Orthopedagoog, psycholoog	Orthopedagoog, psycholoog en persoonlijk begeleider
Verpleging	Ontwikkeling, training	Ondersteuning, support
Goede zorg	Mogelijkheden	Kwaliteit van leven
Instituties	Speciale voorzieningen	Wonen in de samenleving
Segregatie	Normalisatie	Inclusie

1.6.1 Burgerschap, inclusie en perspectief

Zelfbeschikking

Dit recht(sbeginsel) gaat uit van de gedachte dat ieder individu, ongeacht zijn mogelijkheden, de vrijheid heeft om zelf richting te geven aan zijn leven. Hulp en ondersteuning wordt alleen geboden als er om wordt gevraagd. Mensen met een verstandelijke beperking hebben hun eigen wensen, maar vaak niet de mogelijkheden om hun eigen leven zelfstandig vorm te geven. Mensen met een verstandelijke beperking hebben zelf de regie over hun eigen leven. Begeleiders zullen zich steeds moeten afvragen of zij de cliënt voldoende betrekken bij de beslissingen over diens leven. Begeleiders zullen met elkaar en andere professionals in gesprek moeten over de dilemma's die het met zich meebrengt: denk aan veiligheid, kinderwens, grenzen.

Inclusie

'De grootste vraag die ik heb, is waarom Nederland in de verstandelijk-gehandicaptenzorg twintig jaar achterloopt bij de beschaafde wereld. En dat terwijl het land rijk is (...). Een ander verschil is dat in Nederland bij het integreren van verstandelijk gehandicapten sprake is van een "push-plan". De instellingen duwen de cliënten de samenleving in. Bij ons in Noorwegen was sprake van een "pull-plan". De lokale gemeenschap heeft ze verwelkomd.'

KRISTJANA KRISTIANSEN, MARKANT, JULI 2000

Inclusie is een uit Amerika afkomstig begrip dat staat voor insluiten, bevatten. Hiermee wordt bedoeld dat het deelnemen aan de maatschappij niet genoeg is, het gaat om het ingebed zijn in de samenleving. Er is sprake van inclusie als mensen met een verstandelijke beperking alleen of met enkelen kunnen wonen, met ondersteuning van een sociaal netwerk en zo weinig mogelijk directe begeleiding, op de manier zoals zij dat willen. 'Het is gebaseerd op de hoop en de verwachting dat mensen met een verstandelijke beperking opgenomen worden in de samenleving en een serieuze rol spelen bij besluitvorming, in de cultuur en in de sociale gemeenschap. Het veronderstelt dat er naar hen geluisterd wordt, dat ze als volwaardig persoon toegang hebben tot alle faciliteiten en mogelijkheden van de samenleving en dat ze gewaardeerd worden om hun deelname' (Steman,1997). Kröber (2011) spreekt over sociale inclusie; het is een proces dat alleen kan slagen als meerdere partijen op elkaar afgestemd zijn:

- nationale en internationale overheden (wetten, regelgeving en financiering)
- lokale overheden en lokale partners
- mensen met een beperking, belangenbehartigers en financiering
- zorgorganisaties.

Community care

Hierbij heeft niet alleen de mens met een verstandelijke beperking verantwoordelijkheden, maar ook de gemeenschap waarin deze mensen wonen en dienen te

worden opgenomen. Dat betekent dat bijvoorbeeld ook een huisarts, een fysiotherapeut, een onderwijzer en een winkelier zich in deze mensen verdiepen en zich eventueel bijscholen om voldoende kennis en vaardigheden te hebben om mensen met een verstandelijke beperking te benaderen.
Community care gaat ervan uit dat de ondersteuning zo veel als mogelijk gegeven wordt door buren, vrienden en organisaties in de lokale samenleving. Dit veronderstelt dat cliënten in staat zijn om met ondersteuners een eigen netwerk te ontwikkelen. Deze ondersteuners zullen dus zelf ook midden in de samenleving moeten staan en in staat moeten zijn om contacten te leggen met bijvoorbeeld directeuren van bedrijven, kroegbazen en voorzitters van verenigingen, om op die manier deuren te openen.

Support

De taken van de begeleider veranderen. Niet langer schrijft hij mensen met een verstandelijke beperking voor wat goed is om te doen. Begeleiders zullen zich anders moeten gaan opstellen; zij zijn 'in dienst' van mensen met een verstandelijke beperking. Zij zullen de mens met een verstandelijke beperking moeten ondersteunen in het zo optimaal mogelijk verwezenlijken van zijn wensen: support. Dit betekent dat er met name gekeken moet worden naar kansen en mogelijkheden; de beperkingen zijn eigenlijk wel duidelijk. Het gaat om de kwaliteit van bestaan.

Het is net als in de sport: als je, als volleyballer, vindt dat jouw set-up niet zo goed loopt, ga je naar de trainer/coach en vraagt of hij even mee wil kijken naar waar je iets kunt verbeteren. De begeleider/ondersteuner zal samen met de cliënt moeten kijken waar aspecten verbeterd kunnen worden, zodat de kwaliteit van leven toeneemt. Deze ondersteuning kan zich zowel op de persoon zelf richten om zijn mogelijkheden te vergroten, als op de omgeving door óf belemmeringen weg te halen óf daar ook aanpassingen aan te brengen. Steman (1997) beschrijft de kenmerken van een begeleider die ondersteuning biedt. Zij noemt hem een 'bruggenbouwer', omdat hij zich ook heel duidelijk richt op het creëren van voorwaarden in de samenleving.

Supported living

Ook als het gaat om ondersteuning bij het wonen, is een goed functionerend sociaal netwerk van belang. Al naar gelang de steun die het sociale netwerk kan bieden en de ernst van de beperking zal de ondersteuning intensiever zijn. Het betekent dat het wonen als uitgangspunt wordt genomen. Van Gennep (2001) onderscheidt drie dimensies: zeggenschap, eigendom en thuis voelen. Als een huis van iemand anders is, zul je er ook weinig aan en in veranderen. Het huis dat van jezelf is, daar maak je plannen voor, zo ga ik het inrichten, dit wil ik er later aan veranderen. Een huis waar je je in thuis voelt, betekent veiligheid: er komen alleen mensen binnen die jij binnen wilt hebben. En je hebt zeggenschap over de regels die er zijn en je kunt die naar believen ook weer veranderen.

Supported employment

Ondersteund worden bij het vinden van werk, tijdens de inwerkperiode en ook daarna. In Amerika is hij al redelijk bekend: de job coach. In Nederland krijgen bedrijven subsidie als zij iemand met een (lichamelijke of verstandelijke) beperking in dienst nemen. Maar het aantal mensen met een beperking in bedrijven is nog steeds erg laag.
Ook hier geldt weer: als de samenleving het belangrijk vindt dat mensen met een beperking integreren, dan zal het ook gaan lukken. De job coach is degene die contacten legt met bedrijven en de voorwaarden bespreekt. Hij begeleidt de mens met een beperking tijdens de inwerkperiode, en dat kan voor meer uren per dag zijn. Na de inwerkperiode, komt de coach nog regelmatig langs om te bespreken hoe het gaat en waar nog (extra) ondersteuning bij nodig is.

CASUS MEIKE

Meike Vanderhoogt werkt sinds zeven maanden bij de zuivelafdeling van een grote supermarkt. Samen met Eline, haar job coach, is zij gaan praten bij personeelszaken. Ze hebben moeten praten als Brugman, maar het is gelukt: Meike werkt vijf halve dagen. De eerste vier weken is Eline alle keren mee geweest. Zij legde Meike uit hoe ze de pakjes boter moest neerleggen: eerst de 'oude' eruit, de nieuwe achterin en dan de 'oude' weer ervoor. Ook in het magazijn maakte Eline haar wegwijs. Tijdens de koffie zaten ze bij het personeel en praatten over van alles en nog wat. Na vier weken ging Eline na één of twee uur weg, Meike wist dan wel bij wie ze moest zijn voor vragen. Na tien weken ging Eline nog alleen mee om op te starten; maar dat bleek al snel niet meer te hoeven. Zij kwam één keer in de week alleen nog praten.
En Meike, die loopt trots rond met een schort van de zaak; de pakjes boter liggen er keurig bij. Andere personeelsleden verbazen zich over haar inzet: 'Altijd goede zin, nooit te laat, nog nooit verzuimd, ze is vriendelijk voor de klanten en zo doet nu ook een deel van de geraspte kaas.' Laatst was er een personeelsuitstapje en wie zat er in de bus: Meike. Alleen... toen Eline besloot om met personeelszaken te gaan praten over een vast contract voor Meike, bleek dat er niet in te zitten volgens de personeelschef: 'Bij zulke mensen is de kans toch groter dat zij ziek worden.'

OPDRACHT

Hoe normaal is de zorg die je verleent?

Deze opdracht is bedoeld om als begeleiders kritisch te kijken naar de wijze waarop je invulling geeft aan het dagelijks leven van mensen met een verstandelijke beperking.
Het is gebaseerd op het begrip 'normalisatie', dat in de jaren '70 door Bengt Nirje uit Zweden beschreven werd. Het begrip wordt vaak op een verkeerde manier uitgelegd. Normalisatie wil niet zeggen dat mensen met een verstandelijke beperking normaal moeten worden of zich normaal moeten gaan gedragen. Normalisatie

wil zeggen dat het aanbod van hulpverleners aan mensen met een verstandelijke beperking zo veel mogelijk aansluit bij datgene dat als normaal wordt beschouwd. Hoe staat het bij jullie op de groep wat betreft:

- Een normaal dag-, week- en jaarritme.
  Mogen cliënten uitslapen in het weekend? Wordt Sinterklaas gevierd op 5 december en Kerstmis op 25 december (en niet gezamenlijk op 16 december, omdat de begeleiding met de kerst zo veel mogelijk vrij wil). Zien vakantiedagen er anders uit?
- Een normale levenscyclus.
  Kunnen pubers puber zijn? En mogen ouderen oud zijn? Zijn de activiteiten afgestemd op zowel niveau als leeftijd?
- Een normaal levensritme.
  Is er verschil tussen school, werk, wonen en vrije tijd? Evenwicht tussen inspanning en ontspanning? Bij jongeren het accent meer op leren en bij ouderen op ervaringen delen?
- Een normaal leven in een seksuele wereld.
  Gaan cliënten om met mannen en vrouwen? Krijgen de cliënten ruimte om uiting te geven aan hun (seksuele) gevoelens?
- Een normale levensstandaard.
  Beschikken cliënten over een eigen woonruimte? Worden zij betaald voor het werk dat zij doen? Hebben ze de beschikking over internet?

Het burgerschapsmodel is ontstaan tegen de achtergrond van het steeds meer de nadruk leggen op menselijke waardigheid en kwaliteit van bestaan. Mensen leven in deze wereld en hoeven niet klaargestoomd te worden om een plek in de samenleving te mogen innemen (Moonen, 2015). Er is steeds meer aandacht voor de rechten van mensen in achterstandsposities en zorgaanbieders hebben in het verlengde hiervan gewerkt aan geïndividualiseerde en vermaatschappelijkte zorg.

De vraag is of deze veranderingen en verschuivingen worden herkend en onderkend in de hedendaagse samenleving? Worden mensen met beperkingen door ons met andere ogen bekeken dan vijftig jaar geleden? In hoeverre zijn mensen met beperkingen ingebed in de samenleving? Het adagium van de neoliberale mensvisie, die domineert in onze samenleving is vooral ‘je zult toch vooral je eigen boontjes moeten doppen’. In deze neoliberale mens- en zorgvisie wordt de publieke sector ingeruild voor private marktpartijen die de cliënt keuzes bieden met de lokale overheid als sturende partij (Moonen, 2015). Uitgangspunt en overweging hierbij vormen kostenreductie en consumentenkeuzevrijheid. De zorg voor mensen met een beperking wordt dan als een markt gezien met consumenten die bij voorkeur worden bediend door hun eigen netwerk. Of als dat echt niet lukt door bureaucratisch geleide zorgsystemen. Tegen een zo laag mogelijk tarief en waarbij professionals zich voortdurend moeten verantwoorden zonder dat er een relatie wordt gelegd met de kwaliteit van de hulp, laat staan de kwaliteit van leven.
De invoering van de Participatiewet is ook vooral financieel gedreven en meer inclusiviteit is nog niet gebleken (Winthagen, 2014).

Met andere woorden: de mens met een beperking is een burger geworden met gewone rechten en plichten. Een mens met het recht tot volwaardige deelname aan een samenleving. In werk, leven, onderwijs. En dat is natuurlijk een prachtige ontwikkeling. Tegelijkertijd wordt deze paradigmaverschuiving politiek aangegrepen om te komen tot minder kosten onder het motto van keuzevrijheid, eigen verantwoordelijkheid dragen en kwaliteit van leven. En ook dat is te rechtvaardigen of te verdedigen, ware het niet dat de kwaliteit van de dienstverlening ondergeschikt lijkt aan de prijs die er voor betaald wordt of moet worden. 'Een koude en een calculerende overheid staat ver af van de idealen die ooit ten grondslag lagen aan de idealen van het burgerschapsdenken. Dat klinkt misschien wat cynisch maar de ervaringen tot nu toe in bijvoorbeeld de transitie van de jeugdzorg laten zien dat de gemeentes uitgebreid shoppen en dus hun consumentenvrijheid waarnemen, maar dat de budgetten krimpen, zorgverleners worden ontslagen en de administratieve kosten sterk toenemen.

Een perspectief of perspectieven zijn er zeker. Als we de burgerschap en de inclusie serieus nemen dan zullen we, met vallen en opstaan, het doel bereiken. Een individuele en vermaatschappelijkte zorg waar eenieder zijn rol neemt: cliënt, zijn familie en vrienden, professionals. Vanuit het besef dat de bomen niet tot in de hemel groeien maar ook vanuit het besef dat een de kwaliteit van een samenleving afgelezen wordt van de zorg en positie die we geven aan kwetsbare mensen, dus ook mensen met een ernstige (complexe) beperking die het niet en nooit helemaal zelf kunnen. De professional, de begeleiders voorop, nemen dan hierin het voortouw.

H2 Ondersteuningsprocessen en ondersteuningsvragen

'Waaraan je niet kunt ontkomen moet je leren verdragen.'
Montaigne, Essais

2.1 Inleiding

In dit hoofdstuk staat centraal: hoe kunnen we de ondersteuningsvragen die mensen met een verstandelijke beperking ons stellen duidelijk laten worden, in kaart brengen én beantwoorden? Het gaat om vragen die betrekking hebben op volwaardig kunnen leven, samenleven, werken en recreëren.
Mensen met een verstandelijke beperking zijn niet altijd goed in staat om hun vragen duidelijk te maken. Begeleiders zullen dus over een goed instrument moeten beschikken om deze vragen 'te horen' in samenspraak met de cliënt en andere mensen die betrokken zijn bij het leven van die specifieke cliënt.

Om een goed (verantwoord) antwoord te kunnen geven op de vragen, zal er 'planmatig'/ methodisch gewerkt moeten worden. De gemaakte afspraken moeten voor iedereen makkelijk te vinden én na te leven zijn.
De WGBO (Wet op de geneeskundige behandelingsovereenkomst, hoofdstuk 4) bepaalt dat iedere cliënt een ondersteuningsplan en meestal ook een behandelplan moet hebben. Hierin worden de gegevens opgenomen die 'voor een goede hulpverlening aan hem noodzakelijk zijn' (art. 454).
Maar niet alleen de wet geeft de noodzakelijkheid aan van een ondersteuningsplan. Het is ook van belang om continuïteit en ontwikkeling in het leven van mensen met een verstandelijke beperking te waarborgen. Continuïteit, omdat zij zelf niet zo goed in staat zijn om verhalen te vertellen uit hun levensgeschiedenis. Ontwikkeling, omdat alle mensen zich gedurende hun hele leven blijven ontwikkelen; mogelijk niet zozeer in de hoogte, maar wel in de breedte (het in stand houden) of in de zin van 'zich kunnen aanpassen aan'.

Het ondersteuningsplan komt tot stand door het volgen van een aantal stappen. Wij presenteren hier een model dat op een overzichtelijke wijze het ondersteuningsproces in kaart brengt. Het werken vanuit een ondersteuningsmodel is geen kunstje dat je zomaar even leert of erbij doet. Het vraagt om ingrijpende veranderingen in denken en doen.

Veranderingen aan de zijde van de ondersteuner, maar ook van de cliënt zelf. Het is afscheid nemen van oude manieren, omgangsvormen en opvattingen. Niet langer staat de *kwaliteit van zorg* in de schijnwerpers maar de *kwaliteit van bestaan* of *leven* van de cliënt is het vertrekpunt. Dat de kwaliteit van zorg (of ondersteuning) voldoet aan professionele normen en standaarden beschouwen we overigens als vanzelfsprekend en als voorwaarde. Voorop staat nu dus de kwaliteit van bestaan. Het doel van de ondersteuning of begeleiding is om deze kwaliteit te helpen realiseren.

We verstaan onder *kwaliteit van bestaan* (Van Gennep, 2004):

- voor zover mogelijk zelf vorm en inhoud geven aan het eigen bestaan, overeenkomstig de gewone (algemeen menselijke) behoeften en de speciale (uit de aard en omvang van de beperkingen voortvloeiende) behoeften;
- voor zover mogelijk onder gewone omstandigheden en volgens gewone leefpatronen leven; en wel zodanig dat de betrokken persoon tevreden is met het eigen bestaan.

In dit hoofdstuk gaan we in – uiteraard met de cliënt als hoofdrolspeler – op de ondersteuner, zijn profiel en het ondersteuningsproces.

Er wordt een overzicht gegeven van de stappen in het ondersteuningsproces en iedere stap wordt nader toegelicht. Voor het beschrijven van het persoonsbeeld worden de gezondheidspatronen van Gordon gebruikt, omdat hiermee een compleet beeld ontstaat, de onderlinge samenhang en beïnvloeding helder is en mogelijke verstoringen duidelijk naar voren komen.

2.2 De individuele cliënt

De individuele cliënt is de sleutel. Niet langer gaat het om ‘groepen cliënten’ en het begeleiden van groepen. Natuurlijk leven mensen in samenlevingsverbanden en meestal met meerderen onder één dak, maar dat is niet langer een vanzelfsprekendheid. De cliënt stuurt met zijn vraag het aanbod en niet andersom. De wijzigingen in de bekostigingssystematiek van de AWBZ (in 2004 gestart en in 2015 voltooid) en de reeds bestaande persoonsgebonden budgetten waren en blijven een stimulans om dit denken en het zelf leren regisseren te bevorderen. Voor sommige cliënten is het ook niet gemakkelijk om de regie zelf te gaan voeren. Nadat dit jaren is overgenomen door ‘professionals’ kost het tijd om dit te leren. Dit geldt evenzeer voor verwanten van cliënten die soms op de achtergrond maar steeds vaker op de voorgrond een belangrijke vertegenwoordigende rol spelen.
De cliënt staat nu werkelijk centraal. Ook als deze ruime ondersteuning in het wonen vraagt of zelfs als hij of zij woont in een huis dat wordt verhuurd of in gebruik gegeven door een zorgaanbieder. De begeleider gaat niet naar zijn werk of werkplek, maar komt bij de cliënt in huis. Hierbij horen alle regels van de normale maatschappelijke omgang. De begeleider belt aan en gedraagt zich als een gast in het huis van de cliënt.

2.3 De ondersteuner: profiel van de (persoonlijk) begeleider

De zorgverlenende organisatie (de zorgaanbieder waar de begeleider meestal een dienstverband mee heeft) moet zich omvormen naar een echte ondersteunings- of supportorganisatie. Dit betekent:

Van	Naar
De deskundige bepaalt	De persoon met een handicap en zijn netwerk bepalen
Beheersend leiderschap	Ondersteunend en coachend leiderschap
Naar binnen gericht	Naar buiten gericht
Matig betrokkenheid bij cliënten	Betrokkenheid bij cliënten
Starre structuur met veel regels	Flexibele structuur met weinig regels
Uit de samenleving	In de samenleving
Groepsbenadering	Individueel benaderen
Het aanbod bepaalt	De vraag stuurt

Voor de ondersteuner/(persoonlijk) begeleider geldt dat hij/zij:

- een houding heeft die zich kenmerkt door verbondenheid met en loyaliteit aan de mens met een beperking;
- in staat is om het eigen handelen kritisch te overwegen;
- een open opstelling heeft naar mensen met een beperking, gericht op de vraag zonder die vraag zelf te formuleren of in te vullen;
- terughoudend is in het maken van keuzen voor de mens met een beperking;
- zich niet belerend opstelt naar mensen in de samenleving, maar concrete ervaringen vertelt en duidelijke voorbeelden geeft van mogelijkheden van mensen met een beperking;
- de tijd neemt om mensen met een beperking te leren kennen;
- voorbeeldgedrag vertoont naar collega's en omgeving;
- betrouwbaar, stressbestendig en creatief is;
- geen zekerheidszoeker, maar een ontplooier is;
- indien mogelijk een eigen netwerk van mensen heeft die bereid zijn om in het belang van de persoon met een beperking te zoeken naar mogelijkheden tot deelname aan de samenleving: hij/zij is een bruggenbouwer;
- indien mogelijk mensen die niet in de professionele dienstverlening werken als sleutelfiguur gebruikt voor het ontwikkelen van netwerken voor mensen met een beperking.

OPDRACHT

Bovenstaande profielschets is nog niet vertaald naar concrete gedragskenmerken. Werk in een groep van maximaal vier studenten, drie van de genoemde kenmerken uit in waarneembaar gedrag van de persoonlijk begeleider.
Hoe kun je bijvoorbeeld laten zien dat je als begeleider loyaal bent aan een cliënt?
De (persoonlijk) begeleider is degene die de 'overeenkomst' met de cliënt uitvoert. Hij of zij ondersteunt de cliënt in zaken waarin dit wenselijk wordt geacht. De (persoonlijk) begeleider helpt de ondersteuning waar nodig te regisseren en coördineert de ondersteuningsactiviteiten. Hij of zij vult niet langer de cliënt automatisch aan in tekortkomingen of beperkingen. De (persoonlijk) begeleider stelt ook niet langer eenzijdig een ondersteuningsplan op en bepaalt niet langer wat volgens hem of haar goed is voor de cliënt. Neen, de (persoonlijk) begeleider ondersteunt en bouwt bruggen. Hij richt zich niet meer alleen op de persoon met een handicap, maar vooral op het realiseren van voorwaarden in de samenleving waardoor de cliënt (opnieuw) gaat deelnemen aan die samenleving (Kröber, 2001).

2.4 Het ondersteuningsproces

Het ondersteuningsproces bestaat uit meerdere stappen die in samenspraak met de cliënt of zijn vertegenwoordiger worden gezet. Met behulp van een schema, dat bestaat uit negen vragen, leggen we de gang van zaken uit. Het eindresultaat hiervan is een *Individueel Ondersteuningsplan*, verder afgekort als IOP. Het schema en deze procesbeschrijving zijn een voorbeeld. In de praktijk zijn er vele verschillende uitwerkingen, vaak ingebed in en onderdeel van een Elektronisch Cliëntendossier.

Het onderstaande schema kan worden gebruikt als leeswijzer voor de rest van dit hoofdstuk. Iedere vraag (1 t/m 9) wordt verder uitgewerkt.

Vragen *Stappen in het ondersteuningsproces*	**Middelen** *Wat is daar voor nodig?*	**Resultaat** *Wat levert het op?*
1. Wie ben ik?	Observatie, schalen, lijsten, gesprekken	Beeld: – Levensverhaal – Persoonsbeeld – Beeld naastbetrokkenen – Bijdragen overige professionals
2. Hoe wil ik dat mijn toekomst eruitziet?	PTP-methode (persoonlijke toekomstplanning)	Perspectief

3.	Hoe komen we bij dat toekomstbeeld?	PTP-methode	Hoofddoelen
4.1	Wat mag beslist niet worden vergeten?	Gesprek	Aandachtspunten
4.2	Wat beperkt me in mijn doen en laten?		Middelen en maatregelen
5.	Hoe moet men in grote lijnen met me omgaan?	Gesprek	Grondhouding
6.	Waaraan moeten we gaan werken?	PTP-methode Bespreken en opstellen per discipline	Globale opsomming van acties Actieplannen (1, 2, 3)
7.	Zijn ik en mijn vertegenwoordigers akkoord met het IOP?	Bespreking cliënt, cliënt-systeem, persoonlijk begeleider	Akkoordverklaring met het IOP
8.	Wanneer gaan we de plannen evalueren en voeren we een nieuwe PTP uit?	Gesprek	Afspraken
9.	Ben ik tevreden over de afspraken die zijn gemaakt en worden de afspraken gehaald en nagekomen?	Tussentijdse evaluaties Tevredenheidsmeting Actieplannen (indien van toepassing)	Evaluatie Bijstellingen

Individueel Ondersteuningsplan-bijeenkomst

Een heel belangrijk onderdeel van het proces zijn de IOP-bijeenkomsten. In deze bijeenkomsten staat de cliënt centraal.

De agenda voor een IOP-bijeenkomst kan er als volgt uitzien.

1 Opening en kennismaking
2 Vaststellen van de agenda
3 Beeldvorming (eerste keer nieuw; vervolgens bijstelling)
4 Persoonlijke toekomstplanning aan de hand van de PTP-methode
5 Afspraken over de actieplannen (wie en wanneer)
6 Vaststelling IOP (verifiëren van de gemaakte afspraken en evaluatiemomenten)
7 Afsluiting

1 Wie ben ik?	Observatie, schalen, lijsten, gesprekken	*Beeld:* – Levensverhaal – Beeld naastbetrokkenen – Persoonsbeeld – Bijdragen overige professionals

Voordat er een bespreking kan plaatsvinden, moet getracht worden een zo volledig mogelijk beeld van de cliënt te verkrijgen.
Van belang is dan vooral het beeld dat de cliënt van zichzelf kan geven door het (laten) opschrijven van het *levensverhaal*. Dit kan worden geschreven aan de hand van vragen die gaan over de gezinsopbouw, de situatie thuis, de woongeschiedenis, de jeugd, de beperking, het nu, toekomstplannen, enz. Hiervoor zijn uitstekende vragenlijsten beschikbaar. Zie ook bijvoorbeeld de websites kavanah.nl of weerklank.nl. Voorbeelden van vragen hieruit zijn:

- Wat waren/zijn de regels en gewoontes thuis?
- Waarmee kan ik worden getroost? (Waarmee kunt u hem/haar troosten?)
- Had ik met een broer of een zus een speciale band? Waaruit blijkt dit?
- Kon er thuis over seksualiteit gesproken worden?
- Was er vroeger al een besef van 'anders zijn'?
- Waaruit blijkt dit?

Verder kan aan *naastbetrokkenen* gevraagd worden om een beeld te geven. Dit kan door het invullen van een vragenlijst waarin zij aangeven wat ze belangrijk vinden voor de ondersteuning van hun kind, broer of zus. Een bruikbare methode is 'Partnerschap, een methode voor naastbetrokkenen' een uitgave van het NIZW/WOI (2001). De vragen gaan over dagbesteding, relaties, participatie, veiligheid, gezondheid, emotioneel welbevinden en identiteit. Zie ook www.vilans.nl.

De persoonlijk begeleider schrijft met behulp van de gezondheidspatronen van Gordon een *persoonsbeeld* waarin een beschrijving wordt
gegeven van het lichamelijk, psychisch, sociaal en levensbeschouwelijk functioneren van de cliënt. Deze indeling wordt per patroon nader uitgewerkt. Bij ieder patroon staan vragen geformuleerd die betrekking hebben op de mogelijkheden en aandachtspunten van een cliënt. Het is wenselijk om met de mogelijkheden te beginnen.

Gezondheidspatronen	Voorbeelden van vragen
Gezondheidsbeleving en -instandhouding	Kan ik aangeven hoe ik mij voel? Weet ik wat (niet) goed voor mij is? Wat kan ik goed en waar heb ik hulp bij nodig als het gaat om persoonlijke verzorging? Welke hulpmiddelen heb ik nodig (bijv. om mij te verplaatsen)
Voeding en stofwisseling	Hoe geef ik aan wat ik wel en niet lust? Heb ik een dieet? Vind ik het moeilijk om mij daar aan te houden? Wat is mijn basislichaamstemperatuur?
Uitscheiding	Wat kan ik wel met betrekking tot urineren en ontlasting (verzorging bij menstruatie)? Welke hulp heb ik nodig?
Activiteiten, slaap/rust	Ben ik een goede slaper? Hoeveel uur, uitgerust wakker? Wat doe ik het liefst aan hobby's? Welke hulp heb ik nodig bij het uitoefenen ervan? Heb ik voldoende variëteit in mijn activiteiten? Kan ik zelf bezoek uitnodigen en ontvangen?
Cognitie en waarneming	Op welke wijze druk ik mij uit? Heb ik of de ander hulpmiddelen nodig om mij te verstaan? Op welke wijze oriënteer ik mij in tijd, plaats en persoon? Welke ondersteuning heb ik nodig?
Zelfbeleving	Hoe uit ik mij als ik het moeilijk heb? Hoe ga ik om met tegenslag, kritiek en conflictsituaties? Waar heb ik ondersteuning bij nodig? Heb ik gedrags- en/of psychiatrische problemen? Hoe uit ik dat?
Rollen en relaties	Wat kan ik goed in het leggen van contacten? Hoe ben ik in het leggen van contacten: actief, passief, positief, negatief, aarzelend, zelfverzekerd? Hoe laat ik zien dat ik rekening hou met anderen, dat ik me betrokken voel bij anderen?
Seksualiteit en voortplanting	Op welke wijze uit ik mijn behoefte om bij iemand te zijn (intimiteit)? Hoe laat ik mijn seksuele behoeftes zien? Kan ik aangeven als ik vervelende ervaringen heb op het gebied van seksualiteit? Waar heb ik ondersteuning bij nodig?

Stressverwerking	Wat doe ik als er spanningen zijn? Kan ik spanningen zien aankomen? Blijf ik lang rondlopen met dingen die ik lastig vind?
Waarden en levensovertuiging	Welke betekenis hebben verhalen, symbolen, rituelen, muziek en gebeden in mijn leven? Wat vind ik belangrijk in het leven? Hoe wil ik worden aangesproken?

Het levensverhaal en het persoonsbeeld, en eventueel het beeld van de naastbetrokkenen samen leveren het *beeld* van de cliënt op dat wordt vastgesteld aan het begin van de IOP-bespreking. Deze informatie is van belang om de aandachtspunten (stap 4) te helpen formuleren alsmede de grondhouding stap 5) te helpen bepalen.

2 Hoe wil ik dat mijn toekomst eruitziet?	PTP-methode	Perspectief

Met behulp van een Persoonlijke Toekomst Planning methode wordt de toekomst besproken. Dat levert een schets op van het *perspectief*. PTP is een middel om de toekomst te helpen vormgeven en uitstippelen. Hierin staan de cliënt en de mensen om hem heen centraal. Op verzoek van de cliënt worden vrienden, familie, begeleiders en anderen uitgenodigd en spreekt eenieder die deel uitmaakt van zijn steungroep over (de planning van) de gewenste toekomst. Deze zogeheten *steungroep* speelt een belangrijke rol bij het realiseren van de toekomstwensen. Stap voor stap wordt een beeld geschetst van de gewenste toekomst, vindt een verkenning plaats van mogelijkheden die zich voordoen om deze toekomst te realiseren en worden heldere afspraken gemaakt over wie wat doet.

Er zijn verschillende manieren waarop een PTP kan worden uitgevoerd. Een veelgebruikte manier is de zogenaamde padplanning. Het is een manier om positieve mogelijkheden voor de toekomst te plannen. Hiertoe worden alle mensen uitgenodigd die hierbij een rol kunnen spelen. Men werkt als een team van betrokkenen: ‘samen zijn we beter’ wordt een levende realiteit. Tijdens het doorlopen van de stappen worden de discussies op een grafische manier weergegeven (kleurrijke plaatjes, tekeningen, foto’s). De bijdrage van iedereen verschijnt op flip-over vellen op de muur. Een belangrijk kenmerk van deze methode is dat ze bijdraagt aan de slagvaardigheid en de kracht van een team. Een coach (een getrainde persoonlijk begeleider of een leidinggevende) ondersteunt het proces, de steungroepleden zijn echter de eigenaren van de uitkomsten. Zij bepalen mede wat er gebeurt. In een rustige omgeving worden, met ondersteuning van de coach/gespreksleider, de volgende stappen doorlopen.

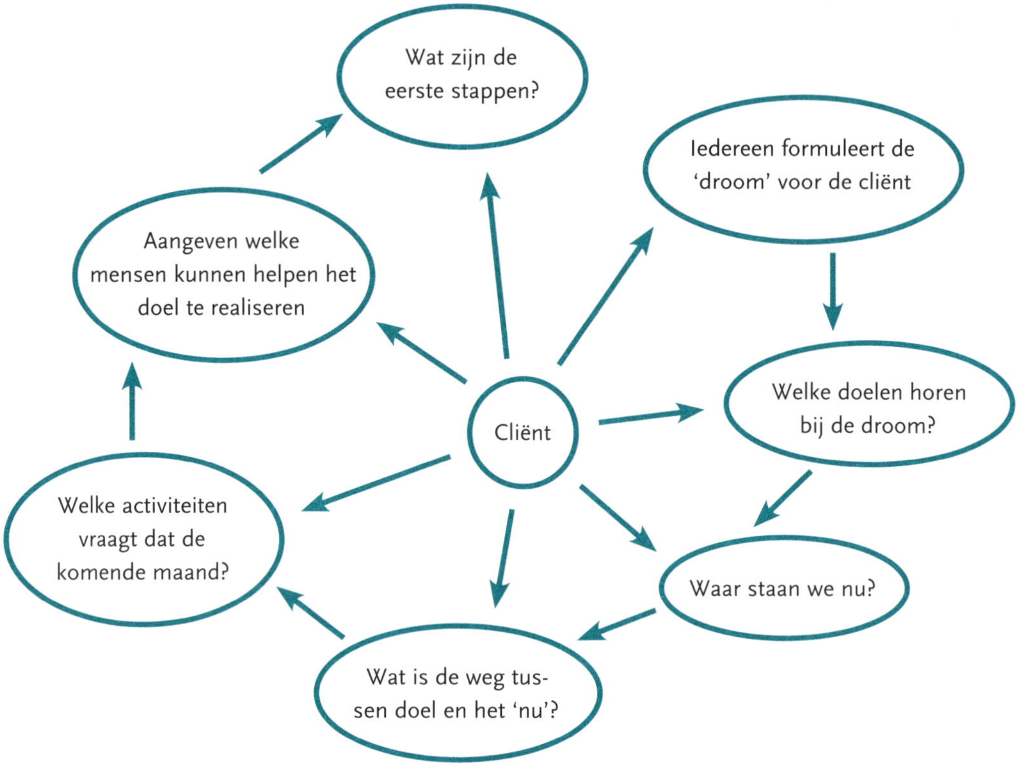
Wat zijn de eerste stappen?
Iedereen formuleert de 'droom' voor de cliënt
Aangeven welke mensen kunnen helpen het doel te realiseren
Cliënt
Welke doelen horen bij de droom?
Welke activiteiten vraagt dat de komende maand?
Waar staan we nu?
Wat is de weg tus-sen doel en het 'nu'?

3

Hoe komen we bij dat toekomstbeeld?	PTP-methode	Hoofddoelen

Bij stap 2 werd beschreven hoe bij het gebruik van de PTP-methode aandacht wordt besteed aan wat een cliënt en zijn steungroep als toekomst zien, hoe de huidige situatie is én wat het verschil daartussen is. Wat zou men willen bereiken op langere termijn? Dit worden de hoofddoelen genoemd. En hoewel de hoofddoelen in tijd verder weg zijn, worden ze zo concreet mogelijk geformuleerd. Niet aan alle hoofddoelen zal gewerkt gaan worden, dat wordt in de volgende stappen bepaald. Maar ook al wordt er niet aan alle hoofddoelen gewerkt, het is van belang dat ze allemaal genoemd staan.

4

Wat mag beslist niet worden vergeten? Wat beperkt me in mijn doen en laten?	Gesprek	Aandachtspunten Middelen en maatregelen

Vastgesteld moet worden welke aandachtspunten gelden in de gevraagde ondersteuning. Het gaat over aandachtspunten met betrekking tot alle onderdelen die

in het levensverhaal zijn beschreven (bijvoorbeeld maandelijks telefonisch contact met een broer regelen) en in het persoonsbeeld. Een aandachtspunt kan dan zijn het opnemen van een protocol in het IOP om de cliënt te beschermen tegen seksueel misbruik of het weergeven van de tijden waarop de cliënt herinnerd moet worden aan het innemen van medicatie. Voor de aandachtspunten wordt een apart vel in het IOP opgenomen. Dit is dan een zogenoemd 'risicoprofiel': het is voor alle partijen duidelijk én op papier gezet wat de mogelijke gevolgen zijn van bepaalde vrijheden, maar deze worden ondergeschikt geacht aan het kunnen genieten van de vrijheden; bijvoorbeeld een cliënt die zelf naar zijn werk fietst.
Verder worden (ook op een apart vel) eventueel van toepassing zijnde middelen en maatregelen beschreven. Wat beperkt me in mijn doen en laten? Ook in het kader van de Wet BOPZ (Wet bijzondere opneming psychiatrische ziekenhuizen).

5		
Hoe wil ik dat in grote lijnen met me wordt omgegaan?	Gesprek	Grondhouding

Hier wordt de grondhouding beschreven. Welke bejegening stel ik op prijs, in grote lijnen? Heb ik behoefte aan veel of weinig vrije ruimte? Vraag ik om een losmakende of om een meer structurerende benadering? Deze antwoorden helpen de ondersteuner een goede en doeltreffende relatie met de cliënt aan te gaan, zeker als de cliënt dit zelf niet zo gemakkelijk kan verwoorden of wordt geconfronteerd met veel begeleiders.

6		
Waaraan moeten we samen gaan werken?	PTP-methode Bespreken en opstellen per discipline	Globale opsomming van acties Actieplannen (1, 2, 3)

Vanuit de hoofddoelen en de aandachtspunten worden actieplannen gemaakt. Een actieplan voor de verschillende levenssferen waar een cliënt gebruik van maakt.

Bijvoorbeeld:

- de woning/de woonondersteuning;
- de dagbesteding, school of het werk;
- vrijetijdsbesteding;
- relaties;
- (eventueel) behandeling en therapieën.

Leden van de steungroep geven aan wat zij kunnen bijdragen en iedere discipline maakt vanuit hetgeen is vastgesteld in het IOP een actieplan. Hierin worden (één of meer) hoofddoelen en aandachtspunten vertaald in werkdoelen, acties en wordt vastgesteld wie wat doet. Deze actieplannen worden regelmatig geëvalueerd en zo nodig bijgesteld en vormen voor de volgende IOP-bijeenkomst (na één of twee jaar) weer materiaal ter bespreking.

7 Zijn ik en mijn vertegenwoordigers akkoord met het IOP?	Bespreking cliënt, cliëntenysteem, persoonlijk begeleider	Akkoordverklaring met het IOP

Het IOP is een overeenkomst tussen cliënt en zorgaanbieder en is daarmee een concretisering van de algemene dienst- of zorgverleningsovereenkomst (zie hoofdstuk 4). Partijen worden geacht zich aan de overeenkomst te houden totdat anders is bepaald.

8 Wanneer gaan we de plannen evalueren en voeren we een nieuwe PTP uit?	Gesprek	Afspraken

Aan het eind van de bijeenkomst wordt vastgesteld wanneer de volgende bijeenkomst plaatsvindt. Ook wordt vastgesteld wanneer en hoe tussentijds wordt geëvalueerd.

9 Ben ik tevreden over de afspraken die zijn gemaakt en worden de afspraken gehaald en nagekomen?	Tussentijdse evaluaties Tevredenheidsmeting	Evaluatie Bijstellingen Actieplannen (indien van toepassing)

Regelmatig wordt de cliënttevredenheid onderzocht. In eerste instantie wordt gemeten of de gemaakte afspraken zijn nagekomen en tot welke resultaten is gekomen. Daarnaast wordt de kwaliteit van bestaan of leven in de breedste zin van het woord getoetst. Hiervoor zijn vele schalen en lijsten beschikbaar. Een willekeurige greep hieruit:

- Vincentius Welbevinden Schaal (VWS)
- Meetinstrument Kwaliteit van Bestaan (MKB)
- Intellectual Disability Quality of Life (IDQOL)
- Kwaliteitscriteria van Esdege – Reigersdaal
- Partnerschapmethode (bedoeld voor verwanten en naasten van cliënten)

De VWS is ontwikkeld door Vincentius in Udenhout en poogt het welbevinden van mensen met een verstandelijke beperking te meten. Het instrument bestaat uit een algemeen deel en twee specifieke delen. In het algemeen deel worden (zo veel mogelijk aan de cliënt zelf) vragen gesteld die gericht zijn op de wijze waarop het eigen algemene welbevinden ervaren wordt. Het eerste specifieke deel is de behoefteschaal, hierin worden de behoeften vastgesteld aan de hand van concrete vragen. Het tweede deel is de realisatieschaal. Hierin wordt aangegeven in hoeverre behoeften zijn gerealiseerd.

O P D R A C H T

1 Maak voor de verschillende levensterreinen (wonen, werken, vrije tijd en persoonlijke relaties) een lijst met tien punten aan de hand waarvan je de kwaliteit van leven zou willen toetsen. Vul deze lijst voor jezelf in, voor iemand met een beperking en voor iemand die in een woonvorm woont.
2 Vergelijk de uitkomst van je opdracht onder 1 met die van maximaal 4 medestudenten. Welke overeenkomsten tref je aan, welke verschillen en welke conclusies kun je samen trekken?

Individueel Ondersteuningsplan (IOP)

Het IOP is meestal een onderdeel van het cliëntdossier. Steeds vaker is dit in elektronische vorm beschikbaar (ECD). Bij de aanschaf en de inrichting van een ECD kan de zorgaanbieder meestal bepalen welke vorm het individuele plan krijgt maar er zijn ook leveranciers die deze mogelijkheid niet of beperkt bieden.

In het cliëntdossier worden ook de gegevens bewaard die niet elke dag nodig zijn, zoals de beelden waaronder het persoonsbeeld en het levensverhaal, (para) medische en gedragskundige verslaglegging, en de uitkomsten van tevredenheidonderzoek. Dit zijn de gegevens onder de punten 1, 7, 8 en 9. Verder zitten in het dossier overige privacygevoelige informatie en gegevens die niet voor iedereen die bij de cliënt betrokken is direct toegankelijk is. Te denken valt aan een kopie van de dienstverleningsovereenkomst, beheer financiën, eventuele polissen en wensenformulier bij overlijden. Voor de praktijk van alledag is het zorgplan, zorgleefplan of het *individueel ondersteuningsplan (IOP) het belangrijkst.* Deze bevat informatie die dagelijks wordt gebruikt in de ondersteuning van de cliënt en bevat naast de persoonlijke gegevens een beschrijving van het perspectief, de hoofddoelen, de grondhouding, aandachtspunten, eventueel middelen en maatregelen in het kader van de Wet BOPZ, de actieplannen en uiteraard de dagelijkse en samenvattende rapportages. Dit zijn de gegevens onder de punten 2, 3, 4, 5, en 6.

Via onderstaande links kun je meer informatie vinden over (individuele) ondersteuningsplannen voor mensen met een verstandelijke beperking.

https://www.google.nl/?gws_rd=ssl#q=handreiking-ondersteuningsplannen-2013.pdf
https://www.zideris.nl/.../Presentatie%20Individueel%20Ondersteuningsplan%20IOP.pdf

PATROON

1

Gezondheidsbeleving en -instandhouding

TYPOLOGIE Het patroon van gezondheidsbeleving en -instandhouding omvat wat de cliënt van zijn gezondheid en welzijn vindt en hoe hij voor zijn gezondheid zorgt.

1.1 Inleiding

Voordat je je kunt bezighouden met de vraag hoe iemand zijn gezondheid beleeft en in stand houdt, zal eerst duidelijk moeten worden wat er onder 'gezondheid' verstaan wordt.

O P D R A C H T

- Schrijf individueel vijf aanvullingen op de volgende zin:
  Iemand is gezond als hij/zij...
- Vergelijk de gegeven aanvullingen; hoe kun je de verschillen verklaren?
- Angelique weet niet dat zij een tumor in haar lichaam heeft. Zij zegt: 'Ik voel me zo gezond als een vis.' Wat vind je daarvan?
- Angelique weet wel dat zij een tumor in haar lichaam heeft. Zij zegt: 'Ik voel me gezond.' Wat vind je daarvan?

Er zijn verschillende definities van gezondheid. De WHO (Wereldgezondheidsorganisatie) omschrijft gezondheid als: 'Een toestand van volledig lichamelijk, psychisch en sociaal welbevinden en niet slechts de afwezigheid van ziekte of gebrek.' De kritiek op deze definitie is dat het zeer te betwijfelen valt of er ooit een duurzame toestand van volledig lichamelijk, psychisch en sociaal welbevinden voor mensen of groepen kan bestaan. Deze definitie leidt tot niet reële hoop.
Sociologen zeggen dat het gevolg van een dergelijke kijk op gezondheid is dat alles wat verband houdt met ziekte, sterven en lijden een zeer negatieve lading krijgt en uit het leven van alledag wordt verbannen (Stapel, 2016).
Illich, een filosoof, zegt dat gezondheid het vermogen is zich aan te passen aan veranderingen van het milieu, aan opgroeien en ouder worden, aan genezen als men door ziekte of letsel getroffen is, aan lijden en aan rustig afwachten van de dood.
Hoe mensen over gezondheid denken is tijd- en cultuurbepaald. Honderd jaar geleden stierven mensen op veel jongere leeftijd dan nu. Gezondheid was vooral gericht op het bruikbaar blijven voor het arbeidsproces. Gezondheid heeft tegenwoordig veel meer te maken met uiterlijk, alternatieve geneeswijzen, verzekeringen.
In de Antilliaanse visie is een gezond persoon iemand die ietwat gezet is, levenslustig en vrolijk is, een goede eetlust heeft, een goede lichaamsbouw heeft, sportief is, goed verzorgd is, niet klaagt over kwalen, tevreden is en Antilliaans is georiënteerd (Voordouw, 1991).

In samenwerking met de Gezondheidsraad en ZonMw heeft de Nederlandse arts/onderzoeker Machteld Huber (2010) een nieuwe definitie voorgesteld. Deze definitie werd ondersteund door een groot aantal (internationale) experts in een bijeenkomst gefaciliteerd door ZonMw en de Gezondheidsraad. "Health as the ability to adapt and to self manage, in the face of the social, physical and social challenges" oftewel: Gezondheid als het vermogen om je aan te passen en je eigen regie te voeren, in het licht van de sociale, fysieke en emotionele uitdagingen van

het leven. Deze definitie vervangt de ziektegerichtheid bij een aandoening en kijkt vooral naar de vermogens van mensen. Mensen met een aandoening kunnen dan toch gezond functioneren.
Huber heeft in vervolgonderzoek onder patiënten, beleidsmakers, verzekeraars, Public Health actors, burgers en onderzoeker een zestal hoofddimensies ontwikkeld. Deze vormen de pijlers voor de *beleving* van gezondheid. Deze pijlers zijn opgenomen in een meetinstrument (in de vorm van een spinnenweb) waarin de persoon in kwestie kan aangeven op een schaal van 0 tot 10 hoe hij deze waardeert. Daarmee is het een middel om (met interventies en in de tijd) te vergelijken en tevens is het een middel om het gesprek over de gezondheid en gezondheidsproblemen te voeren met onder andere behandelaren.

Pijlers voor positieve gezondheid

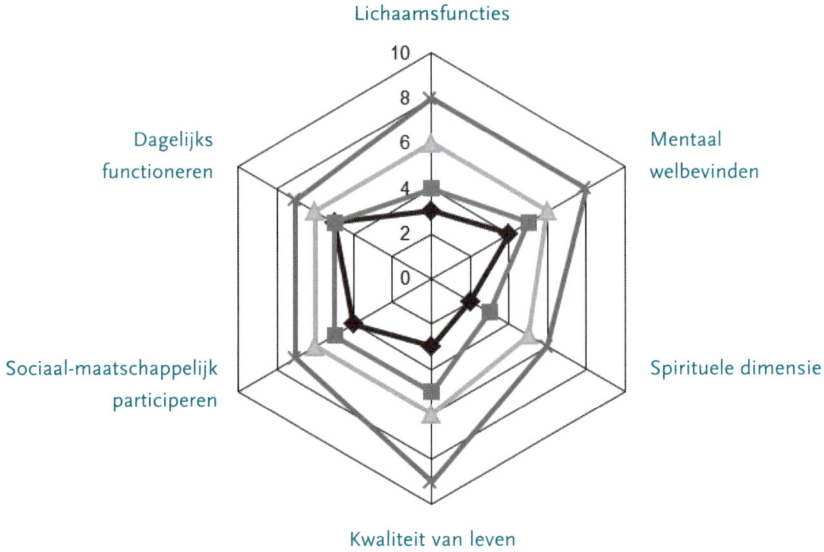

In haar definitie stelt Huber de competenties of het vermogen om aan te passen en eigen regie te voeren, centraal.
De (nieuwe) definitie van gezondheid (Huber) benadrukt eigen regie, veerkracht en de potentie om gezond te zijn of worden ook wanneer er sprake is van ziekte. Met andere woorden er is oog voor de persoonlijke, subjectieve, beleving en onderkenning van 'gezond voelen' en 'welzijn'. Als er sprake is van een (chronische) ziekte kan dit van invloed zijn op de beleving van gezondheid en de kwaliteit van leven maar dit hangt dan in hoge mate af van het aanpassingsvermogen en de mate waarin eigen regie gevoerd kan worden. Gezondheid valt in deze definitie sterk samen met de definitie van welzijn of kwaliteit van leven waarbij het ook gaat om eigen regie (en aanpassingsvermogen).

Er zijn nog meer factoren van invloed op de manier waarop iemand zijn gezondheid al dan niet in stand houdt, zoals cultuur. Hoeveel zorg en ondersteuning kun je van anderen verwachten, hoeveel belang wordt er gehecht aan uiterlijk, aan dieet. In niet-westerse culturen is het heel gewoon dat je voor oudere familieleden zorg draagt. In westerse culturen is dat niet meer zo vanzelfsprekend. Je zult zelf ervoor moeten zorgen dat je zaakjes goed geregeld zijn als je ziek mocht worden. Er verschijnen in de krant veel artikelen over de relatie tussen de sociale klasse en de mate van gezondheid. Mensen met een heel laag inkomen kunnen minder besteden aan goede voedingsproducten, wonen in relatief slechtere woningen, zijn niet zo uitgebreid verzekerd. Ook zullen factoren als leeftijd, woonomgeving en ontwikkelingsniveau van invloed zijn op de wijze waarop mensen hun gezondheid instandhouden. In de Volksgezondheid Toekomst Verkenning van het RIVM (2010) wordt vermeld dat de levensduur van mensen die een zogenaamd lage sociaal-economische status (SES) hebben ongeveer 6 jaar korter is dan van mensen die een hogere opleiding hebben genoten en in een redelijke welstand verkeren.

OPDRACHT

Download de spinnenweb van Huber (de pijlers voor positieve gezondheid (http://www.kennispleinchronischezorg.nl/images/KCZ/Positieve_gezondheid_Machteld_Huber2.jpg)
Geef individueel per dimensie met een kruisje op de as aan je eigen waardering op de schaal van 0 tot 10 waarbij 0 de laagste en 10 de hoogste score is. Verbind de kruisjes met een lijn.
Bespreek in een subgroepje je waardering en je profiel aan de hand van de volgende vragen:
Komt de waardering van de dimensies overeen met je beleving van je gezondheid? Waarom wel of waarom niet?
Welke dimensie(s) zou je willen verbeteren? En wat kun je daar zelf aan doen
Welke definitie van Gezondheid komt het meest overeen met je opvatting over gezondheid. De definitie van de WHO of de definitie van Huber? En geldt dit naar jouw mening ook voor mensen met een verstandelijke beperking?

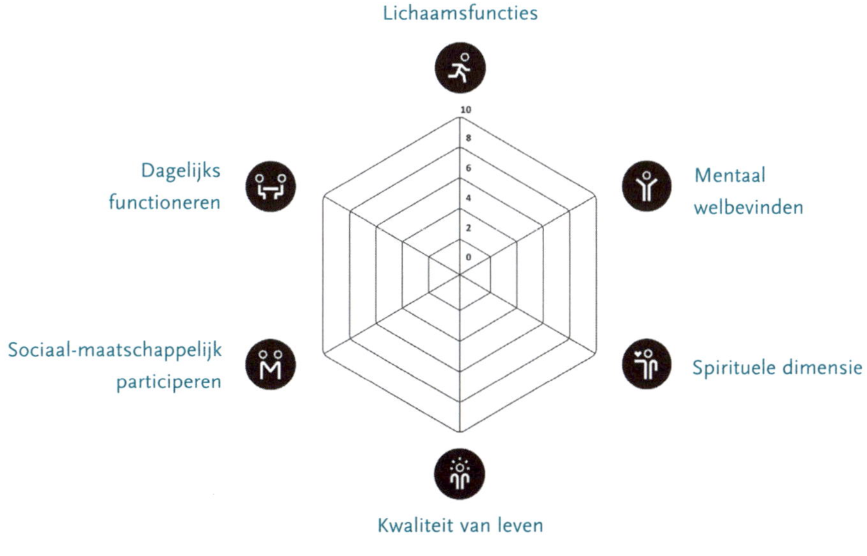

1.2 Gezondheidsbeleving en -instandhouding in de zorg voor mensen met een verstandelijke beperking

Een van de belangrijkste reden waarom mensen met een verstandelijke beperking ondersteuning nodig hebben, is dat zij in meer of mindere mate niet in staat zijn om een optimaal welzijn of een optimale gezondheid te realiseren.
Het gaat hierbij dus niet alleen om de lichamelijke en geestelijke gezondheid, maar ook om het 'welbevinden' (de subjectieve beleving van gezondheid).
Hoe kom je er nu achter of iemand met een verstandelijke beperking zich als 'gezond' beleeft?

- Door simpelweg te vragen. Hoewel de vraag: 'Voelt u zich over het algemeen gezond?', door de meesten niet direct beantwoord kan worden.
  Bij mensen met een lichte verstandelijke beperking zul je door concrete vragen te stellen een goed beeld kunnen krijgen van hun idee over de eigen gezondheid. Bij mensen met een matige verstandelijke beperking zul je naast de vragen die je hun kunt stellen ook moeten observeren en andere bronnen moeten raadplegen. Bij mensen met een ernstige verstandelijke beperking ben je vrijwel geheel afhankelijk van observatie en andere bronnen.
- Ouders/familie/verzorgers zijn vervolgens de belangrijkste informatiebron. Immers, ouders of familie zijn de rode draad in het leven van mensen met een verstandelijke beperking. Zij kennen de levensgeschiedenis van hun kind, weten wat hun kind prettig vindt, kunnen aangeven wanneer zij de indruk hebben dat het zich 'gezond' voelt. De methode 'partnerschap' (zie inleiding hoofdstuk 2) kan hierbij een bruikbaar middel zijn.
- Eerdere rapportage. De tijd dat er jarenlang van iemand in de rapportage kon staan: 'g.b.' is gelukkig voorbij. Het belang van nauwkeurig rapporteren van niet alleen problemen of ziekte, maar juist van die dingen die bijdragen aan iemands welzijn mag duidelijk zijn.
- Observatie (zie volgende opdracht).

OPDRACHT

Omdat observeren en de observaties met elkaar bespreken bij de zorg voor mensen met een verstandelijke beperking belangrijk is, de volgende opdracht:

- Schrijf vijf observatiepunten op, waarvan jij denkt dat ze een beeld geven van het welbevinden van iemand met een ernstige verstandelijke beperking. Geef bij ieder punt een motivatie.
- In hoeverre wijken deze punten af van wat jij belangrijk vindt voor jouw eigen welbevinden?
- Zo is bijvoorbeeld het hebben van vrienden voor jou belangrijk. Heb je dit als observatiepunt genomen voor deze mens? Waarom wel, waarom niet?
- Vergelijk in de leergroep de gekozen observatiepunten en maak samen een lijst.

Extra
Neem de lijst mee als je op stage gaat, voer de observatie uit en bespreek met je begeleider de sterke en zwakke kanten van deze lijst.

Dat het beleven van gezondheid een bepaalde mate van subjectiviteit kent, zal uit bovenstaande opdrachten naar voren zijn gekomen. En toch zal de begeleider duidelijk moeten krijgen en maken wanneer deze cliënt zich goed voelt. Bij cliënten die zich niet of nauwelijks kunnen uiten of gedrag vertonen waarvan de betekenis moeilijk te begrijpen is, is het voor de begeleiders een uitdaging om hier zicht op te krijgen.

Tests of vragenlijsten geven vaak nauwelijks antwoord, bijvoorbeeld de SRZ (sociale redzaamheidsschaal voor mensen met een verstandelijke beperking). Ze geven alleen een beeld van de mogelijkheden die iemand heeft om zich te bewegen in zijn sociale omgeving.
Er zijn wel algemene vragenlijsten beschikbaar, die het welbevinden van cliënten meten. Een voorbeeld hiervan is de Vincentius Welbevinden Schaal zoals beschreven in de inleiding van dit hoofdstuk of de meer recente POS (Persoonlijke Ondersteuningsbehoeften Uitkomstenschaal) van Van Loon e.a.
http://www.kennispleingehandicaptensector.nl/docs/KNP/verbinding/pdf/Bijeenkomsten/Focus2011/Overig/Algemeen%20van%20Loon.pdf

Zorg voor de omgeving

We hebben gekeken naar het welbevinden van mensen met een verstandelijke beperking en enkele lichamelijke aspecten die daartoe kunnen bijdragen verder uitgewerkt. Maar minstens even belangrijk is het dat iemand prettig woont. En ook hierin zijn mensen met een verstandelijke beperking in meer of mindere mate aangewezen op ondersteuning van een (persoonlijk) begeleider.

Bij omgeving spelen een rol:
- samenstelling van de woongroep;
- inrichting en sfeer, leefomgeving en leefklimaat.

Samenstelling van de woongroep
Als je heel consequent zou uitgaan van de 'zorg op maat'-gedachte, zouden cliënten en hun ouders zelf moeten kunnen kiezen wat zij de meest geschikte woonvorm en leefomgeving vinden. Helaas is dit nog lang niet altijd mogelijk. Anno 2010 zijn de wachtlijsten voor met name de groep licht verstandelijk gehandicapten (LVG jeugd) nog altijd lang. Er wachten nog ongeveer 2200 jongeren op een plaats in een instelling voor verblijf met of zonder behandeling, actiefwachtend of wenswachtend.

Vanuit de visie die een instelling heeft, kan worden afgeleid hoe men vorm wil geven aan de grootte en samenstelling van groepen. In hoofdstuk 1 heb je kunnen lezen over de veranderende visie op mensen met een verstandelijke beperking. Je kunt je dus wel voorstellen dat de medische of defectvisie ertoe leidde dat groepen werden samengesteld naar de 'mate van zwakzinnigheid' en 'bijkomende beperkingen' en in die tijd ook nog sekse.
De ontwikkelingsvisie leidde ertoe dat de groepen werden samengesteld op basis van begeleidingsbehoefte, bijvoorbeeld verzorging of structuur. De huidige ontwikkelingen lopen niet parallel aan het zorgaanbod. Binnen de instellingen ontstaan

verschillende ideeën over hoe de basisgedachte ten aanzien van groepssamenstelling moet zijn. Aparte groepen voor autisten, dementen en mensen met gedragsproblemen of juist een mix. Cliënten van hetzelfde niveau of van dezelfde leeftijd bij elkaar of juist een mix van verschillend niveau en verschillende leeftijden. Meer en meer wordt het vraagstuk benaderd vanuit de individuele wens van cliënten en wordt getracht woonvormen te ontwikkelen, die hierbij aansluiten en betaalbaar zijn. Dit loopt uiteen van individueel wonen in een appartement tot het wonen in groepsverband met vijf of zes andere cliënten. Zie ook hoofdstuk 4.1 de ontwikkelingen in de kleinschaligheid en de veranderende infrastructuur.

OPDRACHT

De directie heeft jou gevraagd om mee te denken over de nieuwe samenstelling van de groepen. Zij wil dit bespreken vanuit twee gezichtsvelden:

- vanuit de cliënten
- vanuit de begeleiders.

Natuurlijk wil je niet onvoorbereid komen. Je gebruikt de leergroep om jouw standpunt te bepalen. Bespreek met elkaar:

1. Wat zouden cliënten willen; denk hierbij aan locatie, groepsgrootte, soorten relaties die men onderling onderhoudt, groepsleven.
2. Wat zouden begeleiders willen; homogeen, om zich te kunnen specialiseren; heterogeen, vanwege de afwisseling.
3. Zijn bij 2 de voordelen van het één tevens de nadelen van het ander? Welke wel, welke niet en hoe komt dat?

Kies uit de groep drie directieleden die ieder een aandachtsgebied hebben: financiën, bouw, zorg. Ga met hen in gesprek.

Zorg voor inrichting en sfeer

Hoewel het uitgangspunt is dat cliënten zelf zo veel mogelijk invloed moeten hebben op de inrichting van de ruimtes waarin zij wonen, zullen er toch nog veel ruimtes door begeleiders en familie aangekleed moeten worden. Zij dienen zich hierbij bewust te zijn van:

- de afweging tussen individueel en groepsbelang
- het bewaken van de eigenheid van de cliënt
- het feit dat het een woonomgeving is voor de cliënt en een werkomgeving voor de begeleiders
- het feit dat aan verzorgingsbehoeften en woon-/leefbehoeften moet kunnen worden voldaan
- eigen normen en waarden: de wijze waarop een cliënt de omgeving ervaart kan heel anders zijn
- het feit dat functionaliteit soms tegenover mooi of gezellig staat.

O.F. Bollnow (2011) geeft een aantal kenmerken over het bewoonbaar zijn van een huis. Wij vullen deze aan met specifieke eisen die mensen met een verstandelijke beperking kunnen stellen.

- Beslotenheid, geen afgeslotenheid.
  Juist daar waar er meer groepen zijn in een gebouw, dient de begeleider er zorg voor te dragen dat bijvoorbeeld de deur gesloten is en dat niet iedereen zomaar naar binnen kan.
- Ruimtes op mensenmaat, niet te groot en niet te klein.
  In woningen waar mensen wonen die zich in een rolstoel voortbewegen, moet de inrichting zodanig zijn dat zij goed kunnen draaien. Er moet ruimte voor hen zijn in het zitgedeelte, het eetgedeelte en de ontspanningsruimte.
- Geen koude, lege ruimtes: meubilair vult de kamer.
  Tegenwoordig zijn er veel ontwerpers die zich bezighouden met meubilair dat intensief gebruikt wordt en nat kan worden (urine), maar toch smaakvol is. De tijd is voorbij dat cliënten op banken moeten zitten die bekleed zijn met een materiaal dat 's zomers plakt aan de blote benen en 's winters te koud is om op te gaan zitten.
  Er zijn speciale tafels waar mensen met een rolstoel goed aan kunnen zitten. Krasvrij veiligheidsglas om de tv af te schermen en comfortabele ligstoelen.
- Aangename temperatuur. Ook kleuren hebben temperatuur.
  Mensen die weinig bewegen of wat ouder zijn, hebben het sneller koud vanwege een verminderde doorbloeding. De temperatuur op deze groepen zal dus over het algemeen iets hoger moeten zijn dan op groepen waar de hele dag druk gerend wordt.

OPDRACHT

'Kleuren hebben temperatuur'

- Zoek eens op wat voor uitstraling verschillende kleuren hebben. Met name binnen de antroposofie wordt hier heel veel aandacht aan besteed.
- Maak in subgroepjes een kleurenvoorstel voor een groep met oudere mensen, jonge kinderen, volwassenen en een groep met mensen met een zintuiglijke beperking.
- Bespreek in de leergroep elkaars voorstellen.

Men moet liefdevolle zorg aan dingen kunnen zien. Pijnlijke orde of wanorde maken 'wonen' onmogelijk.
Een van de belangrijkste taken die begeleiders hebben in de zorg voor een goede leefomgeving is het aanbieden van prikkels. Cliënten moeten de kans krijgen om ervaringen op te doen. Dit gebeurt via de zintuigen.
De sensoriek (het zintuiglijk functioneren) kan op twee manieren bedreigd worden. Enerzijds doordat iemand meer zintuiglijke prikkels krijgt dan hij aankan, waardoor hij deze niet goed meer kan waarnemen en/of ordenen en/of verwerken. Dit heet sensorische overprikkeling. Anderzijds kan iemand onvoldoende zintuiglijke prikkels krijgen. Dit heet sensorische deprivatie. Zowel onderprikkeling als overprikkeling kan leiden tot 'moeilijk verstaanbaar gedrag'.

- Een interieur moet 'gebruikt' worden, het mag geen museum zijn.
- Een interieur mag 'geschiedenis' hebben, alles moet niet ineens nieuw zijn.

- De woning drukt het 'samenleven' uit: foto's, persoonlijke souvenirs. Naarmate meer cliënten een eigen kamer hebben die ze in hun eigen sfeer kunnen inrichten, ontstaat de neiging om de gezamenlijke woonruimtes zo neutraal mogelijk te houden.
- De intieme woning straalt gastvrijheid uit. Voor cliënten, maar zeker ook voor ouders en bezoekers is het belangrijk om het gevoel te hebben welkom te zijn. Naast de inrichting van het woongedeelte speelt de attitude van de begeleiding hierin een heel grote rol. Neemt men even de tijd om bij te praten en te luisteren als de ouders op bezoek komen? Staat de koffie klaar? Voelen de bezoekers betrokkenheid?
- Er moet iets van levensprocessen te zien zijn, zoals planten, huisdieren. Steeds meer worden er mogelijkheden geboden om huisdieren te houden en legt men kleine groentetuinen aan.

Steeds meer mensen met een verstandelijke beperking maken de keuze om alleen of met een paar mensen samen te wonen. Zij kunnen hun eigen sfeer geven aan alle ruimtes. Zij noemen dat én het feit dat ze zelf meer beslissingen kunnen nemen als een van de belangrijkste punten voor hun welbevinden.

OPDRACHT

Ine: 'De woning was altijd versierd en er stonden leuke dingen op tafel. Tot Jeremy kwam. Hij rende zo onbesuisd rond dat alles van de tafel viel. Hij at van de planten; hij gooide alles van de vensterbank en trok wat los stond omver. Nu hebben we planten op het raam geverfd, met een poes in de hoek; de echte planten hangen op twee meter hoogte en er ligt geen kleedje meer op de tafel. Ik vind het gewoon zielig voor de andere cliënten.'

- Ben jij het met Ine eens? Waarom wel, waarom niet?
- De ouders van Charlotte komen op bezoek en zeggen tegen jou: 'Wij snappen niet, dat jullie niet vragen of hij kan worden overgeplaatst.' Wat is je antwoord?

Hierboven zijn aspecten beschreven die vooral op de materiële kant van het leefklimaat betrekking hebben. Net zo belangrijk of nog belangrijker is de wijze waarop begeleiders er inhoud aan geven: de sfeer. Want een ruimte kan nog zo mooi zijn ingericht, als er veel onvrede, onrust of 'kilte' is, zal het niet aangenaam zijn om er te verblijven.
De begeleider kan in zijn houding een bijdrage leveren aan de sfeer door:

- Een respectvolle houding en bejegening. De begeleider moet zich realiseren dat hij als het ware te gast is bij de cliënten.
  Dit kan betekenen: kloppen op de deur van slaapkamer voordat je binnengaat, iemand die ouder is met u aanspreken, acceptatie van 'eigenaardigheden'.
- Kritisch en soepel het dagprogramma te hanteren, door zowel een onderscheid te maken in de dagen van de week, feesten en vakanties als rekening te houden met de stemming van cliënten.
- Een gevarieerd aanbod van activiteiten, zowel individueel als groepsgericht.
  Dit moet zijn gericht op alle zintuigen (geuren, smaken, verschillende soorten muziek).

- Betrekken van cliënten (en ouders) bij de inrichting van een (slaap)kamer of veranderingen daarin, of beter nog dit aan hen overlaten.

OPDRACHT

Je werkt op een groep van oudere cliënten met een ernstige verstandelijke beperking. Er moeten nieuwe schilderijen of posters aan de muur komen. Frits zegt: 'Ik vind dat het aangepast moet zijn aan hun niveau; Bert en Ernie en leuke dieren.' Harm zegt: 'Ik vind dat het aangepast moet zijn aan hun levensfase; een mooi schilderij met bloemen.'

► Wat is jouw mening? Welke motieven heb je daarvoor?

Zorg voor veiligheid

Bij veiligheid moet je denken aan:

- factoren in of uit de omgeving die kunnen leiden tot gevaar;
- preventie van infecties en hepatitis.

(HIV wordt behandeld bij patroon 9: Seksualiteit en voortplanting.)
Allereerst komt hier de veiligheid met betrekking tot omgevingsfactoren aan bod. Daarna gaan we in op veiligheid in de zin van preventie tegen infecties, waaronder hepatitis B.

Omgevingsfactoren
In de circa vier miljoen Nederlandse huishoudens gebeuren jaarlijks alles bij elkaar ruim twee miljoen ongelukken en ongelukjes waar een arts aan te pas moet komen. In organisaties waar veel mensen wonen die speciale eisen stellen aan hun woonomgeving, is de kans op ongelukken groter. De begeleider heeft de taak om deze zo veel mogelijk te voorzien en te voorkomen.
Bijkomende beperkingen die extra maatregelen vragen, zijn:

- Motorische beperkingen: gemakkelijk te bereiken en te bedienen elektrische deuren, brede doorgangen zonder scherpe randen, geen losse kleedjes, vloeren niet te glad, aangepast bestek, goede verlichting.
- Zintuiglijke beperkingen: vaste plaats meubilair; letten op uitsteeksels, obstakels, drempels, een touw langs de muur of verschillende kleuren voor de oriëntatie; afscherming van hittebronnen.
- Epilepsie: geen scherpe hoeken en punten, goede materiaalkeuze van muurbekleding, juist gedoseerde impulsen (licht en geluid); geen vloertegels of stenen vloer.
- Ouderen: geen drempels, hulpmiddelen bij in en uit bed stappen, geen losse kleedjes, herkenningspunten, toegankelijkheid van ruimten gezien de afstand en motoriek, bijvoorbeeld extra zitmogelijkheden.
- Specifiek (risicovol) gedrag: plaats van schoonmaakmiddelen, medicijnen, planten, toiletartikelen, gebruik van glas, sloten op kasten en deuren; prikkelaanbod door middel van geluid en kleur, attent zijn op kleine voorwerpen als punaises, sigarettenpeuken, pluisjes.

Begeleiders zullen goed moeten observeren om in te schatten wat cliënten wel en niet aankunnen. De grens tussen bescherming en betutteling is soms moeilijk te bepalen, maar zal steeds onderwerp van gesprek moeten zijn.

Hepatitis B

De reden dat dit onderwerp wat uitgebreider behandeld wordt, is het feit dat mensen met een verstandelijke beperking relatief vaker drager zijn van dit virus en je als begeleider dus moet weten hoe je moet handelen om besmetting te voorkomen. Hepatitis B is een van de vormen van geelzucht en wordt veroorzaakt door een virus. Het virus komt voor in bloed en – zij het in veel geringere hoeveelheden – in speeksel en zaad. Later onderzoek toonde het virus ook aan (in zeer kleine hoeveelheden) in urine en feces.

De besmetting vindt meestal plaats via besmet bloed, waarin het virus aanwezig is. In ongeveer 90% van de besmettingen zal het afweermechanisme van het lichaam, door het voldoende aanmaken van afweerstoffen, erin slagen de virussen te vernietigen. In 5 tot 10% van de gevallen is de afweerreactie niet voldoende en blijft iemand drager van het hepatitisvirus.

Besmetting kan plaatsvinden tijdens normale situaties en gebeurtenissen zoals: menstruatie, neusbloeding, verwonding, pedicure, kapper, oorlelperforatie, (homo) seksuele contacten, injecties bij een drager, bloed afnemen.

Cliënten die wonen in een instelling voor mensen met een verstandelijke beperking blijken een sterk verhoogde kans te hebben om besmet te worden. Als risicofactoren worden genoemd:

- Het aantal besmettelijke dragers in een instelling is groter dan onder mensen die niet in een instelling verblijven. Bij mensen met het syndroom van Down schiet het afweermechanisme tekort (dus ook tegen hepatitis B). Onder hen worden dan ook relatief veel dragers gevonden.
- Er zijn veel intensieve contacten.
- Bepaalde gedragingen die eigen zijn aan een aantal mensen met een verstandelijke beperking: kwijlen, spuwen, automutilatie.
- Werkmethoden van begeleiders: gezamenlijk gebruik van scheerapparaat, bestek, soms tandenborstel.

Op dit moment is er geen effectieve behandeling. De nadruk dient dus te liggen op het voorkomen. Dat is mogelijk door:

1. maatregelen van hygiënische aard
2. passieve immunisatie
3. actieve immunisatie (= vaccinatie).

Ad 1 Maatregelen van hygiënische aard

Richtlijnen ten aanzien van de besmettelijke persoon:

- bestek, bord en beker (liefst eigen), na gebruik in de vaatwasmachine;
- eigen toiletartikelen, scheerapparaat, tandenborstel;
- ondergoed op 100°C wassen;
- tijdens menstruatie, maandverband of tampon in plastic zak en na de verzorging handen laten wassen;
- gebruik van condoom tijdens geslachtsgemeenschap;

- besmettelijke cliënten die veel neuspeuteren of nagelbijten niet betrekken bij het bereiden van voedsel of verzorging. Laat hen eventueel handschoenen dragen of bied hun een andere taak aan.

Richtlijnen ten aanzien van medewerkers:

- lijst van namen met besmettelijke personen dient te worden aangelegd op een wijze waarbij de privacy van personen wordt gewaarborgd;
- extra voorzichtigheid als je zelf wondjes hebt;
- na elk contact met een besmettelijk persoon goed de handen wassen;
- bij handelingen waarbij contact met bloed mogelijk is, niet-steriele plastic handschoenen dragen (bijvoorbeeld tandenpoetsen, verschonen bij menstruatie);
- gemorst bloed opnemen met niet-steriele handschoenen en celstofluier. De plek daarna goed schoonmaken met een chlooroplossing of wat er voorgeschreven is (ingedroogde bloedvlekken blijven infectieus!);
- voorwerpen die erg met bloed besmeurd zijn, goed huishoudelijk schoonmaken en vervolgens volgens voorschrift desinfecteren;
- zwangere werkneemsters kan worden geadviseerd om niet werkzaam te blijven op een groep waar een besmettelijke drager woont.

Ad 2 Passieve immunisatie
Hierbij worden antistoffen tegen hepatitis B toegediend aan iemand die duidelijk risico op besmetting heeft gelopen.
Twee maanden na toediening zijn deze antistoffen uit de bloedcirculatie verdwenen.
Ad 3 Actieve immunisatie
Door het toedienen van antigenen wordt het afweermechanisme van de betrokkene gestimuleerd om antistoffen te maken. Mocht er een besmetting plaatsvinden, dan wordt dit virus onmiddellijk vernietigd. De bescherming duurt een aantal jaren. Om die reden wordt geadviseerd om na tien jaar een 'herhalingsdosis' (= revaccinatie of booster) te geven (Kleijnen).
Voor meer informatie zie ook www.hepatitis.nl

OPDRACHT

Merel gaat stage lopen in een woonvoorziening voor mensen met een verstandelijke beperking.
Na drie weken komt ze erachter dat er op de groep een cliënt drager van het hepatitis B virus is. Ze schrikt hier erg van en vraagt zich af wat ze nu moet doen.

- ► Bespreek in de leergroep wat Merel het beste kan doen.
- ► Wie moeten op de hoogte gesteld worden? Motiveer het antwoord.
- ► Ga in discussie over de volgende stellingen:
  - alle medecliënten van iemand die drager is, moeten worden gevaccineerd;
  - alle medewerkers die werken op een groep waar dragers wonen, moeten worden gevaccineerd. Het is de eigen verantwoordelijkheid van alle medewerkers die werken op een groep waar dragers wonen om zich te laten vaccineren (kosten ongeveer € 250,-).

In het infectieziektebulletin van het RIVM worden onder andere personen in opleiding voor medisch en paramedisch beroep genoemd als groep met verhoogd risico; 'Om voor de toekomst een sluitende bescherming te bereiken, wordt geadviseerd tijdens de opleiding voor medische en daarvoor in aanmerking komende paramedische beroepen de mogelijkheid tot vaccinatie aan te bieden vóór de aanvang van stages of praktische werkzaamheden. Een bijkomend argument is dat onervaren leerlingen vaak een verhoogd risico hebben'.
De studenten die de leerweg 'beroepsbegeleidend' volgen zullen de vaccinatie meestal door de instelling vergoed krijgen.

Preventie en GVO
Preventie is het voorkomen van gezondheidsproblemen. In de krant en op de televisie worden we overspoeld met tips en adviezen om risicofactoren tot een minimum te beperken. Risico's die te maken hebben met gedrag (roken, overmatig alcoholgebruik), met het lichaam (overgewicht, eenzijdige voeding, verhoogde bloeddruk) en met de omgeving (sociale controle, milieuvervuiling, blootstelling aan schadelijke stoffen tijdens beroepsuitoefening).
De gedachte is dat vermindering van die risico's leidt tot een afname van latere gezondheidsproblemen (Albersnagel, 2007).
Het is de taak van de begeleider om die risicogedragingen en risicovolle situaties op te sporen, die het gezonde bestaan van een individu of groep bedreigen. Pas als dat helder is, kan deze met medewerking van een verpleegkundige of arts (gezondheidscentrum) een plan maken, waarin staat hoe hij mensen ondersteuning kan bieden en van informatie kan voorzien.

OPDRACHT

Een belangrijke taak van een begeleider is preventie.
Er wordt een onderscheid gemaakt in primaire, secundaire en tertiaire preventie.
- Wat wordt bedoeld met primaire, secundaire en tertiaire preventie?
- Geef van elk twee voorbeelden die betrekking hebben op de zorg voor mensen met een verstandelijke beperking.

Gezondheidsvoorlichting
Als je praat over gezondheidsinstandhouding, moet je natuurlijk wel weten hoe je dat moet doen. En daarvoor is voorlichting nodig. Als begeleider zul je over kennis en vaardigheden moeten beschikken om aan anderen duidelijk te maken waarom zij iets moeten doen of laten. Je kunt niet alleen wat informatie geven, voorlichting is meer dan dat. De informatie moet zijn afgestemd op het ontwikkelingsniveau en het belevingsniveau van de cliënt. En vooral van belang is dan ook het op de hoogte zijn van de condities en de mate van kennis, motivatie, vaardigheden en gedragsalternatieven die een cliënt beschikbaar heeft. Deze mogelijkheden zijn het vertrekpunt voor de aanpassingen die in de voorlichtingsprogramma's en het materiaal gemaakt moeten worden.

Uitgebreide kennis van beïnvloedingsstrategieën, interventiemethodieken en motivatie/stimulatietechnieken is essentieel.

OPDRACHT

Voorlichting aan mensen met een verstandelijke beperking vraagt aanpassingen. Daarom de volgende opdracht.

- Maak groepjes van vier studenten.
- Maak vervolgens een keuze uit de volgende onderwerpen.
  - Brandveiligheid en ontruiming.
  - Verkeersregels.
  - Nieuwe inrichting van de woonkamer van mensen die naar een huis in een woonwijk verhuizen. Er is geld genoeg en zij bepalen hoe het eruit komt te zien.
  - Hoe moet je jezelf verzorgen als je menstrueert. Op de groep wonen vijf meisjes in de leeftijd van tien tot vijftien jaar die nog niet menstrueren.

- Maak een opzet voor een bijeenkomst, zorg voor materiaal.
- Voer de bijeenkomst uit (of een gedeelte daarvan). Bespreek de bevindingen met de leergroep.

Richtlijnen bij het opstellen van een programma
Vooraf

- Onderwerp omschrijven. Door dit nauwkeurig te beschrijven, kun je steeds terugkijken of hetgeen je verder doet er nog op aansluit.
- Doelgroep bepalen. Wie is of zijn de mensen aan wie je iets wilt vertellen? Wat is het niveau? Let op begripsvermogen, belemmeringen door niet goed zien of horen.
- Motivatie: komt het van de cliënt zelf of is het iets dat nodig geacht wordt door de begeleiding?
- Doel vaststellen. Wat is de bedoeling? Moet iemand meer weten, iets aanleren, iets (leren) bespreken, zijn mening geven?
- Voorkennis meten. Wat weet iemand al van het onderwerp af? Heeft hij het al eerder gedaan? Waar wil je op aansluiten?
- Wat is de emotionele waarde van het onderwerp? Ligt het gevoelig of niet?
- Keuze voor individu, kleine of grote groep. Waarom deze keuze?
- Materiaalkeuze. Dit is voor een groot deel afhankelijk van het niveau. Film, foto's, muziek, plaatjes. Moeten de deelnemers zelf iets maken of doen?
- Planning. Hoe lang gaat het duren, is het eenmalig of komt er een vervolg? Het programma met tijdsindeling uitschrijven.
- Praktische zaken. *Ruimte:* op iemands kamer, in de woonkamer of in een aparte ruimte. Moet er iets gereserveerd worden? *Materiaal:* overheadprojector, pen en papier, scharen, video.
  Uitnodigingen verzorgen.

Uitvoering

- Zorg voor een prettige sfeer. Welk onderwerp er ook besproken moet worden, of het nu gaat over carnaval of over begeleid wonen, als mensen binnenkomen en het is niet aangenaam, wordt de start moeilijker.
- Welkom, uitleggen wat de bedoeling is en hoe de bijeenkomst eruitziet.
- Stap voor stap. Als de bedoeling duidelijk is, heeft men een beeld van het geheel. Dat geheel kan nu worden ingevuld. Let op dat bij te veel of te kleine stapjes, de cliënten het geheel nog wel blijven snappen.
- Tempo aanpassen aan het individu of de groep.
- Concrete voorbeelden. Verwijs naar dingen uit het dagelijks leven, liefst uit hun eigen leven of omgeving. De voorbeelden moeten aansluiten bij de belevingswereld.
- Veel herhalen. Zowel zelf doen als door de cliënt(en) laten doen. Laat iemand vertellen wat hij aan het doen is of waarover zo-even gepraat is.
- Sluit ieder onderdeel goed af voordat je verder gaat. Overtuig je ervan dat de bedoeling overgekomen is.
- Bespreek de bijeenkomst na.

Evaluatie

- Wat is je algemene gevoel over de bijeenkomst?
- Waarover ben je tevreden, waarover niet?
- Ga de punten van de voorbereiding en uitvoering na en zet bij ieder punt een plus- of een minteken.
- Probeer bij de minpunten te achterhalen wat de beïnvloedende factoren zijn geweest.
- Wat zul je de volgende keer anders doen en waarom?

2

Voeding en stofwisseling

TYPOLOGIE Het voedings- en stofwisselingspatroon omvat de inname van vocht en voedsel in verhouding tot de fysiologische behoeften, alsmede indicatoren van de plaatselijk aanwezige voedingsmiddelen. Inbegrepen zijn individuele eet- en drinkpatronen, de dagelijkse eettijden, soorten en hoeveelheden geconsumeerd vocht en voedsel, bepaalde voedselvoorkeuren en het gebruik van voedings- en vitaminesupplementen.

2.1 Inleiding

'Heel, heel lang geleden ging je 's ochtends in het bos iets eetbaars zoeken. Vond je wat, dan at je het op. Vond je niets, dan had je honger. Dat werd vervelend en op den duur probeerde men eetbare dingen in de buurt van het huis te krijgen: vangen en aaien van beesten, planten en sproeien van gewassen.'
RAOUL CHAPKIS

Eten en drinken is een dagelijkse levensbehoefte. Voor iedereen geldt: wie goed gevoed is, voelt zich prettiger en is beter bestand tegen ziekten. Aan eten en drinken zijn de volgende aspecten te onderscheiden:

- Het belang voor de gezondheid. In reclame en voorlichting wordt veel aandacht besteed aan gezond eten. Op verpakkingen moeten alle ingrediënten vermeld staan. Het feit dat de lengte van jonge mensen de laatste jaren is toegenomen en bepaalde ziektes niet meer voorkomen, wordt toegeschreven aan een betere voeding.
- Sociaal aspect. Eten en drinken zijn ook verbonden met saamhorigheid, gezelligheid en gastvrijheid. Feestelijke gebeurtenissen worden 'beklonken'.
- Cultureel en religieus aspect. Bepaalde religies verbieden het eten van vlees of kennen andere geboden en verboden ten aanzien van de bereiding en het eten zelf. Veel mensen in Nederland houden ramadan. Bij Turkse mensen is het gebruikelijk dat elke gast mee-eet. In Frankrijk eet men veel brood en weinig rijst, in andere landen is dat precies omgekeerd.

Daarnaast bereiken ons dagelijks berichten van mensen die op geen enkele manier aan deze eerste levensbehoefte tegemoet kunnen komen. Zij zijn op de vlucht, hun land is geteisterd door droogte of hun oogsten zijn vernietigd.
Berekeningen van de Wereld Gezondheidsorganisatie (WHO) over de totale voedselvoorraad op aarde, laten zien dat bij een eerlijke verdeling er genoeg eten zou zijn voor iedereen. Nu exporteren sommige landen voedsel, terwijl de inwoners van dat land honger lijden.
Mensen die zijn opgenomen in een algemeen ziekenhuis vertellen het bezoek niet alleen over de behandeling en 'de aardige zusters', maar vaak gaat het over wat zij gegeten hebben en hoe het smaakte.

OPDRACHT

Het eetpatroon van een medestudent

Doel: in beeld krijgen en beoordelen van het eetgedrag van een medestudent

1. Stel een vragenlijst op waarmee je erachter kunt komen hoe het eetpatroon van iemand anders is; denk ook aan vragen over tussendoortjes, tijdstip van eten, hoeveelheden.
2. Maak tweetallen en neem bij elkaar deze vragenlijst (voedingsanamnese) af; noteer de antwoorden.

3 Geef de resultaten aan een ander tweetal en laat hen er commentaar bijzetten.
4 Ga met z'n vieren een discussie aan over het waarom van het commentaar. Let hierbij vooral op: wie geeft welk commentaar, waar komt dit uit voort, welke normen en waarden spelen een rol, vind je het een gezond voedingspatroon en waarom wel/niet?

BMI (Body Mass Index) ook wel Quetelet Index genoemd
De BMI wordt berekend door het gewicht in kilo's te delen door de lengte in het kwadraat (World Health Organization, 2012). Een BMI tussen de 20 en 25 staat voor een normaal gewicht; een BMI van >25 betekent (neiging tot) overgewicht.
Een hoge BMI kan leiden tot gezondheidsrisico's zoals diabetes, hoge bloeddruk of moeite met bewegen. Er is discussie of de BMI de meest juiste maatstaf is omdat het geen beeld geeft van het vetpercentage van iemand of hoe het vet is verdeeld. Sommigen achten de omvang van de middel (buikomvang) een adequatere maatstaf. Onderstaande tabel geeft een indicatie (in centimeters)

Vrouw	Man	Risico
< 80	< 94	geen
80 - 88	94 - 102	niet direct, aanbevolen af te vallen
> 88	> 102	verhoogd

2.2 Voeding en stofwisseling in de zorg voor mensen met een verstandelijke beperking

Ook in de zorg voor mensen met een verstandelijke beperking neemt eten en drinken een belangrijke plaats in. Niet in de laatste plaats omdat de cliënten er zelf veel mee bezig zijn. Er zijn groepen waar men het woord 'koffie' niet hardop durft uit te spreken. Het tijdstip van de maaltijden, koffie- en theedrinken kan een cliënt houvast geven in het ordenen van zijn dag. 'Na het avondeten gaan we nog een stukje fietsen.' Het zijn de momenten waarop iedereen met hetzelfde bezig is en bij elkaar is; het sociale aspect komt tot uitdrukking.

Het eten kan echter ook problematisch zijn voor cliënten en begeleiding. Het is moeilijk omdat iemand niet wil of kan eten, niet met anderen aan tafel wil zitten of eten van de buurman afpakt. Het is moeilijk omdat de cliënt een aandoening heeft die de voedselinname beïnvloedt: epilepsie, spasticiteit, maag- /darmstoornissen, kauw- en slikproblemen. Het is moeilijk omdat de cliënt steeds braakt, een reflux heeft, eten ophaalt of een slechte eetlust heeft door gebruik van bepaalde medicijnen.
In het algemeen geldt dat de behoefte aan voedingsstoffen bij mensen met een

verstandelijke beperking niet afwijkt van die van andere mensen en net zo afhankelijk is van beweging en activiteiten als bij iedereen.

CASUS

Jos, een man van 26 jaar met een ernstig verstandelijke beperking, woont sinds 12 jaar in een woonvoorziening. Iedere zondagmiddag komt zijn moeder op bezoek. Een kwartier voordat zij komt, is Jos al onrustig. Hij loopt rond, maakt veel geluiden en vraagt steeds hoe laat het nu is. Als hij zijn moeder ziet aankomen holt hij naar de deur en voordat zij hem heeft kunnen begroeten, graait hij in haar handtas. Hij weet dat daar altijd minstens twee zakken snoep in zitten. Jos eet deze zakken binnen twintig minuten leeg.
Zijn moeder probeert hem steeds aan te halen, maar Jos heeft alleen aandacht voor de snoep. Als de snoep op is, wil hij zo snel mogelijk naar buiten om te gaan fietsen... alleen. Zijn moeder ziet hij nauwelijks meer zitten.

Het niveau van verstandelijk functioneren is van invloed op mogelijke problemen.
Cliënten met een ernstige verstandelijke beperking zijn voor het merendeel niet in staat om zelfstandig te eten of een keuze kenbaar te maken. Zij zijn afhankelijk van degene die hun eten geeft. Bijkomende handicaps als spasticiteit, epilepsie, blind- of doofheid bemoeilijken vaak het opnemen van voedsel. Bij deze groep cliënten is het gevaar voor ondervoeding het grootst. Cliënten met het syndroom van Prader-Willi of Cri du Chat (zie hoofdstuk 3) zijn erg gefixeerd op eten of eten dingen die niet eetbaar zijn.
Cliënten met een matige verstandelijke beperking zijn vaak in staat om zelfstandig te eten. Er zijn veel hulpmiddelen die dat mogelijk maken: aangepast bestek of bekers, bordranden, antislipmatjes, enzovoorts. Zij kiezen zelf wat zij willen eten en drinken. De hoeveelheden worden meestal nog wel door de begeleiding bepaald.
Steeds meer wordt er zelf gekookt, óf door cliënten óf met hulp van groepsleiding. Dit laatste werd door een cliënt opgemerkt, toen een bezoeker aan de cliënt vroeg of hij de groepsleiding mocht helpen bij de bereiding: ‘Nee,’ zei de cliënt, ‘zij helpt mij mee.’

OPDRACHT

Ervaar het zelf

Aangewezen op de hulp van anderen bij het eten; voor veel mensen met een verstandelijke beperking de dagelijkse realiteit. Om te ervaren hoe dat is, deze opdracht.
- *Voorbereiding*
  Neem een pak vla, drinken en bijvoorbeeld erwtjes mee naar school.
- Uitvoering
  Maak tweetallen (A en B). Er mag niet gesproken worden!
  - Eerst geeft A eten aan B.
  - A wordt geblinddoekt en krijgt eten van B.

► Bespreek met elkaar
- Hoe het was om eten te krijgen van iemand anders.
- Is er gelet op de houding ten opzichte van elkaar?
- Tempo, geblinddoekt zijn, geur, niet praten.
- Waarop ga je zeker letten als je stage gaat lopen of gaat werken bij mensen met een verstandelijke beperking?

Taken van een begeleider
De taak van de begeleider is allereerst om ervoor te zorgen dat iedere cliënt voldoende eet en drinkt. Maar minstens zo belangrijk is de wijze waarop aan de maaltijden wordt vormgegeven. Hoe is de tafel gedekt, hoeveel tijd wordt er voor de maaltijd uitgetrokken, mag de radio aan, hoe is de tafelschikking, welke tafelmanieren worden gevraagd? Het is goed om hierover van gedachten te wisselen; eigen normen en waarden spelen een grote rol.
'Bij ons in de woning krijgen de cliënten twee kopjes koffie.'
'Als Jacqueline haar bord niet leeg eet, krijgt ze geen toetje.'
'We hebben een lijst gemaakt waarop de cliënt één soort groente mag aangeven die hij niet lust; die hoeft hij dan niet te eten, verder eet hij met de pot mee.'
'Wij vinden het eten met mes en vork erg belangrijk, ook brood.'
'Wie te laat aan tafel komt, krijgt geen soep.'
'Een biertje is voor het weekend of een verjaardag.'
'Wij drinken altijd gezellig samen koffie en thee.'
'Peter wil alleen maar pindakaas op z'n brood en hij heeft al zo'n slecht gebit.'

Problemen rondom eten

- ondervoeding
- overgewicht
- pica
- gastro-oesofageale reflux
- luchthappen
- rumineren
- het weigeren van eten.

Ondervoeding

Vanaf 2014 hanteert men een nieuwe definitie voor risico op ondervoeding en op ondervoed zijn. Er is sprake van risico op ondervoeding als iemand in de laatste 6 maanden onbedoeld meer dan 5-10% van het lichaamsgewicht verloren heeft. Er is sprake van ondervoed zijn bij een BMI < 18,5 (en bij mensen boven de 65 een BMI < 20) of bij een onbedoeld gewichtsverlies van meer dan 10% in de laatste 6 maanden of meer dan 5% in de laatste maand. De Universiteit van Maastricht heeft in 2005 ondervoeding en risico op ondervoeding gemeten in verpleeg- en verzorgingshuizen, de thuiszorg, revalidatiecentra en de gehandicaptenzorg (zowel lichamelijk als verstandelijk beperkte mensen). De resultaten voor de gehandicaptenzorg lieten zien dat 21,4% een risico had op ondervoeding en dat 14.7% daadwerkelijk ondervoed was (de groep van 14.7% maakt ook deel uit van de 21.4%).

Het is dus van belang om van alle cliënten in ieder geval hun gewicht / BMI te weten, waardoor het risico op ondervoeding snel duidelijk kan worden. Inschakelen van een diëtist kan problemen voorkomen.

Overgewicht

Van overgewicht en risico voor de gezondheid is sprake bij een BMI van 25-29. Een BMI boven de 30 geeft een medische noodzaak tot afvallen. In het onderzoek GOUD (Gezond ouder met een verstandelijke beperking, Evenhuis 2013) bleek dat van ouderen met een verstandelijke beperking 26% obesitas had tegenover 10% van de algemene oudere bevolking in Nederland.
Uit een onderzoek van het Universitair Medisch Centrum Groningen en Erasmus MC blijkt dat 90 % van de verstandelijk beperkte ouderen zo weinig beweegt dat hun gezondheid ernstig in gevaar is en dat van de vrouwen met een verstandelijke beperking meer dan 80 % overgewicht heeft. Als mogelijke oorzaken denkt men onder andere aan beschermend gedrag; als een verstandelijk beperkte niet wil, dan hoeft het niet (bv. wandelen/bewegen) en de invloed van langdurig medicijngebruik.
De neiging om veel te eten en te snoepen is vaak aangeleerd. Bij mensen met een verstandelijke beperking is dit in de regel niet anders. Niet zelden wordt dit door ouders (of begeleiding!) versterkt. Zij zijn geneigd om toe te geven als er gevraagd wordt om snoep of een extra portie eten. Zij doen dit omdat zij bang zijn voor boosheid of afwijzing.
'Want ik wil zo graag dat het weekend gezellig is.'

Ook belonen in de vorm van snoep of eten komt regelmatig voor. 'Als je je schoenen zelf gestrikt hebt, krijg je een lolly.' En dat gebeurt niet alleen naar anderen toe. Welke student zegt niet tegen zichzelf: 'Als ik deze bladzijden bestudeerd heb, trakteer ik mezelf op...'

Het is algemeen bekend dat overgewicht niet gezond is. Een aantal ziekten (hartproblemen, kortademigheid) komen bij te zware mensen vaker voor. Toch moet het probleem niet worden overdreven. Een lichte mate van overgewicht moet niet als groot probleem worden gezien. Als hier overdreven aandacht aan wordt geschonken, kan het zelfs leiden tot het tegengestelde effect: de drang tot eten kan worden versterkt door de overmatige aandacht.
Er is een aantal syndromen dat een verhoogde kans tot overgewicht met zich meebrengt. Met name bij mensen met het syndroom van Down en het syndroom van Prader-Willi is dit bekend.

OPDRACHT

Hoezo meer?

Mensen hebben de neiging om meer te eten of te snoepen dan zij nodig hebben. Bedenk minimaal vijf redenen waarom mensen meer eten dan goed voor hen is.

- Bespreek in de onderwijsgroep welke redenen iedereen gevonden heeft en bekijk of deze redenen ook gelden voor mensen met een verstandelijke beperking. Moeten er redenen worden toegevoegd?
- Maak een schatting van de BMI van enkele cliënten die je kent/begeleidt. Bereken vervolgens de BMI. Is er een verschil? Zo ja, hoe verklaar je dat?

Ondersteuning

De volgende aandachtspunten zijn van belang voor de ondersteuning:

- Als cliënten een neiging hebben tot veel eten, dan is het beter meerdere keren per dag kleinere hoeveelheden te geven.
- Probeer dikmakende voedingsmiddelen zo veel mogelijk te vervangen door (eveneens lekkere) magere alternatieven. Gebruik halvarine, halfvolle melk, weinig suiker en vervang dikmakende tussendoortjes als chips en worst door komkommer, vis en wortelen.
- Activiteiten leiden af. Als een cliënt voortdurend geobsedeerd is door alles wat eetbaar is, dan kan het aanbieden van activiteiten de aandacht afleiden. Bovendien zijn activiteiten die gepaard gaan met lichaamsbeweging aan te raden: afleiding en energieverbruik.
- Overleg met de diëtiste over alternatieven ten aanzien van de voeding. Zij heeft dikwijls, vanuit haar praktijkervaring, een schat aan ideeën om het overgewicht terug te dringen. Bijvoorbeeld het gebruikmaken van een plat bord voor het warm eten. Het lijkt dan meer.

Het eten van niet-eetbare zaken (Pica)

Door verschillende oorzaken, onder andere het ontbrekend besef van wat eetbaar en niet-eetbaar is, kan een situatie ontstaan waarbij cliënten allerlei oneetbare, dus ook gevaarlijke en giftige zaken eten. Bijvoorbeeld kerstboomballen, planten, pluizen van het tapijt. Onder anderen mensen met het syndroom Cri du Chat (zie hoofdstuk 3) hebben deze neiging. Volgens de DSM 5 is sprake van pica als er niet eetbare dingen worden genuttigd, gedurende ten minste 1 maand, niet passend bij de ontwikkelingsleeftijd. Baby's en heel jonge kinderen stoppen van alles in de mond, dat is passend bij de ontwikkelingsleeftijd. Directe oorzaken zijn niet aan te wijzen en de gevolgen kunnen desastreus zijn.
Gedragsdeskundigen die ervan uitgaan dat het gedrag is aangeleerd, zullen trachten via een gedragsmatige behandeling dit gedrag ook weer af te leren.

Een bijzondere vorm is de tricho(tillo)fagie waarbij de eigen lichaamsharen worden uitgetrokken en opgegeten. Belangrijk voor de begeleiders is om te zorgen voor een veilige omgeving en oplettendheid.
Een arts zal regelmatig moeten controleren of er zich geen haarbal in de maag gevormd heeft. Verschijnselen hiervan zijn verminderde eetlust en braken. Als dit het geval is, moet de haarbal of de obstructie operatief verwijderd worden.

Gastro-oesofageale reflux

Een veelvoorkomend probleem bij mensen met een verstandelijke beperking is de gastro-oesofageale reflux. Bij deze aandoening is er sprake van teruglopen van eten uit de maag, vermengd met maagzuur, naar de slokdarm. De oorzaak hiervan is het minder goed functioneren van de maagmond door spierverslapping of een minder goede bezenuwing van de spieren.
In een Belgisch instituut voor mensen met een meervoudige en verstandelijke beperking bleek dat ruim 50% van de cliënten hier last van had.
De verschijnselen van een gastro-oesofagale reflux zijn:

- braken (natte boeren, met golfjes of explosief braken)
- niet goed groeien of gewichtsverlies
- rumineren (zie verderop)
- cariës, nare geur uit de mond (door het zuur)
- ontbrekende eetlust en pijn tijdens het eten
- bloedarmoede door chronisch bloedverlies (bij ontsteking van de slokdarm).

De gevolgen van deze reflux, zeker op langere termijn, zijn:

- aantasting van het gebit
- vernauwing van de slokdarm (door de vorming van littekenweefsel)
- verslikpneumonie
- vermagering en verminderde lichamelijke weerstand.

Aandachtspunten voor ondersteuning:

- let op de houding van de cliënt, zoveel mogelijk rechtop tijdens en na de voeding
- vaste voeding en vocht zoveel mogelijk afzonderlijk gegeven
- geef kleine hoeveelheden, verspreid over de dag
- geen of minder chocola, vet voedsel, alcohol en koffie consumeren
- eten onmiddellijk voor het slapengaan vermijden
- het hoofdeinde van het bed wat omhoog zetten
- medicijnen vermijden die het maagzuur neutraliseren of het transport in de maag bevorderen of een barrière vormen op de maaginhoud.

Voor begeleiders is er een deelrichtlijn geschreven over de gastro-oesofageale refluxziekte, te raadplegen op http://www.nivel.nl/sites/default/files/bestanden/Rapport-Refluxziekte-mensen-met-verstandelijke-beperking-deel-1.pdf

Luchthappen (aerofagie)

CASUS

Jonas is twaalf jaar en ernstig verstandelijk beperkt. Tijdens het eten slikt hij met het eten ook telkens een hap lucht in. Ook zonder te eten slikt hij lucht in. Je kunt het goed zien, want zijn buik staat overdag strak gespannen. 's Nachts stroomt de lucht weer weg door de darmen of de slokdarm.
Om de lucht weg te laten lopen probeert de groepsleiding hem te laten boeren door hem te kietelen en veel te laten bewegen. Soms brengen ze een rectumcanule (schoorsteentje) in. De dokter heeft Dimeticon (aeropax) voorgeschreven; hierdoor verandert de oppervlakte van een vloeistof zodanig dat er lucht in kan. De lucht verdwijnt in het maagsap. Maar echt

effectief is het middel niet. De begeleiders maken zich zorgen, want een complicatie als een darmperforatie is niet uitgesloten.

In de literatuur wordt aerofagie veelal gezien als een gedragsstoornis en van daaruit ook het advies te behandelen met gedragstherapie of logopedie.

Rumineren

Rumineren is het bewust omhoog halen van de maaginhoud, het uitspugen en herkauwen van voedsel en soms weer doorslikken. Net als bij de gastro-oesofageale reflux kan de wand van de slokdarm door de zure maaginhoud worden aangetast met als gevolg littekenweefsel, waardoor een vernauwing van de slokdarm kan ontstaan. Andere gevolgen zijn sterke vermagering (zeker als het omhooggehaalde voedsel wordt uitgespuugd) en beschadiging van gebitselementen.
Opvallend is dat dit met name bij mensen met een ernstig verstandelijke beperking voorkomt, omdat de maaginhoud zuur en ronduit vies van smaak en geur is.
Door het rumineren ontstaat er een antiperistaltische beweging van de slokdarm, waardoor het steeds eenvoudiger wordt eten 'op te halen'. Een cliënt die in eerste instantie een gastro-oesofageale reflux had, kan gaan rumineren.

Bij het ontstaan van rumineren kunnen de volgende oorzaken of aanleidingen een rol spelen:

- voor sommige cliënten is het een manier om te communiceren, of meer het onvermogen om op een andere manier te communiceren;
- activiteiten die de cliënt wil vermijden, zoals naar bed moeten of naar therapie moeten; door te rumineren ontsnapt de cliënt daaraan; het is dan zogeheten aangeleerd vermijdingsgedrag;
- behoefte aan (lichamelijke) aandacht (knuffelen);
- te weinig prikkels kunnen leiden tot verveling en dat weer tot rumineren;
- een te strak of te onduidelijk dagprogramma. Cliënten die onzeker raken over wat er met hen staat te gebeuren of gebeurt, hebben wel de zekerheid over iets dat zij wel in de hand hebben;
- veranderingen in begeleiding, cliënten, tijden en activiteiten, kortom alles wat een cliënt onzeker kan maken;
- er is te weinig tijd om de cliënt rustig eten te geven. Om de duur te verlengen en ook de aandacht van de begeleider te behouden, kan een cliënt het eten gaan ophalen.

Deze gewoonte is vaak moeilijk te veranderen. Eerst zal de problematiek en de context hiervan goed in kaart moeten worden gebracht. Het is van groot belang dat lichamelijke oorzaken worden uitgesloten en dat de sociale omgeving wordt geanalyseerd. Welke mogelijke prikkels gaan vooraf aan het gedrag, hoe verloopt het rumineren, wat volgt er aan reacties op het rumineren?
Bindmiddelen in het drinken en in de pap maken het rumineren moeilijker. Doordat het voedsel en het vocht compacter is in de maag, is het ophalen niet meer zo eenvoudig. Overdacht moet worden of deze maatregel opweegt tegen

smaakverlies en het feit dat de cliënt geen verschillen in consistentie van eten meer ervaart.

Bij bedlegerige cliënten is het van belang na het eten een goede houding te bieden (niet-liggend), waardoor het ophalen van voedsel moeilijker verloopt.
Wanneer verveling en onderstimulering als mogelijke oorzaak gelden, is het belangrijk zorg te dragen voor een goed dagprogramma en voldoende aandacht. Deze aandacht moet dan vooral worden gegeven als de cliënt niet rumineert. Tijdens of direct na het rumineren moet te veel aandacht worden vermeden, dit zou als bekrachtiger kunnen gaan werken. Dit betekent dat er juist veel aandacht gegeven moet worden op de momenten dat de cliënt niet rumineert.
Om het gebit te kunnen behouden: fluoride in hoge concentratie op de tanden laten aanbrengen om de weerstand van het glazuur tegen ontkalking te verhogen. Daarnaast liefst sacharosenvrije voeding en minimaal eenmaal per dag heel goed poetsen met gebruik van tandenstokers en flossdraad.

Er bestaan verschillende ideeën over de behandeling, deze lopen uiteen van het geven van middelen, bijvoorbeeld kinine, die bij het ophalen een heel vieze smaak in de mond geven tot elektro-aversieve therapie. Omdat hier veelal sprake is van complexe problematiek vraagt het een multidisciplinaire aanpak, met name omdat dit gedrag veel aversie en weerstand oproept.
De persoonlijk begeleider zal ervoor moeten zorgen dat mogelijke oorzaken en beïnvloedende factoren systematisch worden onderzocht. Heldere rapportage is hiervoor vereist, met name gericht op het gedrag van de begeleiders, omdat dit een belangrijke factor kan zijn.
Medicijnen die hierbij gebruikt worden, zijn dezelfde als bij de gastro-oesofageale reflux.

Het weigeren van eten

Als een cliënt niet eet of zeer slecht eet, zijn er verschillende oorzaken denkbaar:
- Hij vindt het niet lekker. Dit kan komen omdat het exotisch eten is of eten van een bepaalde kleur (alles wat rood is) of er zit jus op of doorheen.
- Een onrustige, onveilige of gehaaste eetsituatie.
- De cliënt heeft last van zijn tanden of kiezen, heeft aften (zweertjes op het mondslijmvlies) of een zere keel.
- Verdriet, angst of pijn.
- Bloedarmoede: door de bloedarmoede ontstaat een slechte eetlust en door het slechte eten wordt de bloedarmoede er niet beter op.
- Machtsmiddel. Bij jonge kinderen zien we vaak dat het kind eten kan gebruiken als middel om zijn grenzen uit te proberen en te verleggen. Het heeft reeds in een vroeg stadium door hoe belangrijk ouders eten vinden en hoe hij hen kan beïnvloeden door te weigeren aan tafel te komen, door te spelen met eten en door weinig of niets te eten. Wanneer deze machtsstrijd zich tijdens iedere maaltijd afspeelt, wordt deze tot een gebeurtenis vol spanning en onrust, waar iedereen tegen op gaat zien. Zo zullen ook cliënten die weinig andere mogelijkheden hebben om zich te uiten, kunnen grijpen naar het niet willen eten. Deze strijd oplos-

sen vraagt meestal een verandering in de benaderingswijze van de ouder of de begeleider.

- Ernstige psychische problemen van de cliënt, met name een depressie, kunnen leiden tot het (bijna) niet meer eten. Dit komt vooral voor bij mensen met een lichte verstandelijke beperking.

De zorg die de begeleider zal moeten geven, wordt natuurlijk in eerste instantie bepaald door de vermoedelijke oorzaak van het probleem.
Zo zal soms de omgeving moeten worden aangepast door bijvoorbeeld de plaatsen aan tafel te veranderen of een andere tijdsindeling te maken.
Als een depressie als oorzaak wordt vermoed, dan zal men de behandeling daarvan als ingang moeten nemen en vervolgens het eten. Als er sprake is van een machtsstrijd, dan zal de begeleider trachten de situatie te normaliseren. Het is dan van belang het eten zo min mogelijk beladen te laten verlopen. Als een cliënt dan een keer niet eet, moet er geen punt van worden gemaakt. Mogelijk dat zijn hongergevoel op een later moment wel zorgt dat hij of zij eet. In zo'n situatie zullen allerlei tussendoortjes moeten worden vermeden. Drop, chocolade, maar ook koffie nemen het hongergevoel weg.
Soms kan voedselweigering, al dan niet in combinatie met rumineren, leiden tot een levensbedreigende situatie. In deze gevallen zal interdisciplinair een oplossing moeten worden gezocht om verbetering in de situatie te brengen. Kunstmatig toedienen van voeding kan dan een (tijdelijke) oplossing zijn.
Momenteel zijn er aan enkele instituten in Nederland plaatsen toegewezen (o.a. de Seyscentra) voor de behandeling van voedselweigering. Men gaat er bij deze behandeling van uit dat de oorzaak van de voedselweigering ligt in het feit dat het kind op zeer jonge leeftijd traumatische ervaringen heeft gehad in het mond- en keelgebied. Bijvoorbeeld omdat het te vroeg geboren is, een operatie aan de slokdarm heeft gehad of veel pijn had bij het slikken. Deze kinderen zijn vaak lang met een sonde gevoed. Prettige ervaringen die gezonde baby's overhouden aan het krijgen van voeding hebben deze kinderen niet gehad. Soms geeft het zien van een slab of het dekken van de tafel al een afweerreactie. Met een zeer gestructureerd programma op basis van leertheoretische principes, wordt de behandeling ingezet door een orthopedagoog en overgenomen door de groepsleiding.
Een andere therapie is de zogenaamde 'hongerprovocatie'. Men gaat ervan uit dat kinderen het motief om te eten, namelijk honger, weer moet worden bijgebracht. Via de sonde wordt steeds minder voeding aangeboden. Tegelijkertijd biedt de begeleider alternatieven aan via de mond. Langzamerhand komt dan de hongerprikkel terug.

OPDRACHT

Bespreek in de leergroep de volgende vraag.
Een jonge vrouw van negentien jaar met een lichte verstandelijke beperking weigert voedsel. Mag zij door de begeleider gedwongen worden te eten, desnoods door middel van sondevoeding?

Sondevoeding en PEG (percutane endoscopische gastrostomie)

Soms is het toedienen van voeding en vocht via een sondesysteem tijdelijk of blijvend noodzakelijk. De afweging hiertoe dient heel zorgvuldig te gebeuren en in samenspraak met alle betrokkenen. Vooral als sondevoeding blijvend nodig is, wordt dit door de ouders, maar ook door de begeleiders vaak ervaren als achteruitgang.

Redenen die kunnen leiden tot het besluit om over te gaan op sondevoeding zijn onder andere:

- een onvermogen tot slikken of verstikkingsgevaar door lichamelijke achteruitgang of door de mate van ontwikkelingsachterstand;
- het niet meer kunnen slikken door bewustzijnsverlies;
- absoluut weigeren van voedsel en drank, waarbij de oorzaak nog niet achterhaald kan worden. De cliënt is dusdanig verzwakt, dat hij niet meer aan het dagelijks leven kan deelnemen.

Door het geven van sondevoeding herstelt de verminderde fysieke conditie van de cliënt zich meestal snel.
Een alternatief voor voeding per neussonde is de PEG (percutane endoscopische gastrostomie). Met behulp van een endoscoop wordt onder (plaatselijke) verdoving via een klein gaatje (stoma) in de buikwand, een voedingssonde rechtstreeks naar de maag aangelegd. De meeste nadelen van een neussonde zoals decubitusplekjes aan de neus, irritaties van slijmvliezen, keel en slokdarm worden zo weggenomen. Ook infecties treden minder gemakkelijk op en het uittrekken van de sondeslang wordt voorkomen. Het bezwaar van het 'wegnemen van de smaakervaring' blijft bestaan en ook aan PEG kleven bezwaren. Niet in de laatste plaats omdat de ingreep onder (plaatselijke) verdoving plaatsvindt. Ouders en verzorgers moeten goed worden geïnstrueerd. Zorgvuldig en hygiënisch werken is een voorwaarde. Het is prettig dat er naast de neussonde nu ook een alternatief is.
Een van de laatste ontwikkelingen op dit gebied is de zogenaamde 'Mic-key button': een sonde die op de buikhuid een soort drukknoopsysteem heeft, waardoor cliënten niet met een stukje slang hoeven te lopen. Er zijn buttons met een redelijk grote doorsnede die geen ballon meer in de maag hebben en die drie jaar kunnen blijven zitten.

Lichaamstemperatuur en huid
Ervan uitgaande dat een goede voedingstoestand van invloed is op lichamelijke processen als temperatuur en de toestand van de huid, besteden we kort aandacht aan de mogelijke problemen die zich hierbij kunnen voordoen.

Lichaamstemperatuur
Ten aanzien van de lichaamstemperatuur is het belangrijk om te weten wat de normale waarde is. Bij mensen met een ernstige en meervoudige beperking komt het regelmatig voor dat de lichaamstemperatuur gemiddeld lager is, namelijk tussen de 36°C en 36,5°C. Dit wordt veroorzaakt door hun vaak al slechte lichamelijke conditie in combinatie met weinig tot geen (actieve) beweging. Bij hen spreken

we dus ook pas van ondertemperatuur of hypothermie als deze lager is dan 35°C. Maatregelen die hierbij genomen kunnen worden zijn extra warmtetoevoer door hydrobaden, bedsokken en extra dekens, eiwitrijke voeding en passief doorbewegen.
Veel mensen met een verstandelijke beperking vinden het vervelend om de temperatuur te laten opnemen. Met een stripje op het voorhoofd kun je globaal zien wat de temperatuur is. Een oorthermometer is heel praktisch, maar reageert ook op schilfers in de oren en geeft dan een minder juiste uitslag.

Huid, decubitus
Met name bij cliënten die zich niet of weinig zelfstandig kunnen bewegen, spastisch zijn of in een slechte conditie, zal veel aandacht aan de huid moeten worden besteed.
Smetplekken ontstaan door irritatie in een huidplooi wanneer er huid-op-huid-contact is. Kwetsbare plaatsen zijn liesplooien (door de 'zitbroeken' in een rolstoel en incontinentiemateriaal), bilnaad, vingers en tenen, de oksels. Achter de oren kunnen smetplekken ontstaan bij cliënten die veel liggen en speeksel uit de mond laten lopen. Bij vrouwen met zware borsten moet extra gelet worden op de huid onder de borsten.
Naast regelmatig wassen zonder zeep en deppend drogen, moet er gelet worden op de kleding. Deze mag niet te strak zitten, omdat er dan veel meer transpiratie ontstaat en schuurplekken. Eventueel kan de huid heel dun gepoederd worden.

Decubitus komt in de zorg voor mensen met een verstandelijke beperking relatief weinig en steeds minder voor. Dit is een groot compliment voor de mensen die hen verzorgen. Aandacht voor wisselligging, waterbedden, eiwitrijke voeding en huidverzorging neemt op groepen met veel immobiele cliënten een belangrijke plaats in. Al genoemd is de verzorging van de neusvleugels bij mensen die een sondeslang hebben, omdat daar decubitusplekjes kunnen ontstaan. Zie ook: www.zorgvoorbeter.nl

OPDRACHT

1 In de woonvoorziening waar je werkt woont een cliënt met een eetverslaving. Hij eet werkelijk alles wat los en vast zit. De laatste tijd verdwijnt er regelmatig eten uit de koelkast. Genoemde cliënt wordt verdacht, maar is tot op heden niet betrapt. Een gedeelte van het team stelt voor al het eten achter slot en grendel te doen. De andere helft vindt dat je daarmee de rest van de cliënten wel erg belemmert. Gisteren is er door de politie gebeld dat de bewuste cliënt betrapt is op winkeldiefstal (een pak gevulde koeken). Hoe ga je dit aanpakken?

2 Een cliënt van je groep besluit principieel vegetariër te worden. Het eten van vlees is vanaf nu een taboe. Ze werkt sinds kort op de kinderboerderij en kan nu ze voor al die lieve dieren zorgt geen vlees meer door haar keel krijgen. Ze krijgt een vegetarisch dieet uit de keuken, maar vindt het niet lekker. Ze gaat steeds slechter eten en is binnen twee weken tijd vijf kilo afgevallen. Wat ga je doen?

3 Een cliënt heeft een voedselallergie voor eieren en chocolade. Het is Pasen en al het voedsel staat in het teken van eieren. Er worden eieren verstopt en wie ze vindt mag ze opeten. Er worden eieren geverfd en ouders nemen voor de kinderen chocolade-eieren mee. Wat ga jij de genoemde cliënt aanbieden om het paasfeest niet geheel te bederven?

PATROON

3

Uitscheiding

TYPOLOGIE Het uitscheidingspatroon omvat de uitscheidingsfunctie van darmen, blaas en huid. Inbegrepen zijn de subjectief beleefde regelmaat van de uitscheiding, eventueel gebruik van laxantia of andere middelen om de ontlasting op te wekken en eventuele veranderingen of problemen wat tijd, wijze, kwaliteit en/of kwantiteit van de uitscheiding betreft. Ook eventuele hulpmiddelen (katheter, plaswekker, stoma-artikelen) vallen onder het uitscheidingspatroon.

3.1 Inleiding

'Ik ga altijd boven naar de wc als ik moet poepen, anders stinkt de hele gang beneden.'

Altijd en overal zullen mensen hun 'afvalproducten' kwijt moeten. Wie je ook bent en wat voor positie je ook bekleedt, je moet eens naar de wc. Iedereen komt wel eens in een situatie dat 'het zweet hem uitbreekt'.
Vlak voor een moeilijk examen moeten veel mensen nog even naar de wc en sommigen doen het van angst letterlijk in hun broek. Ontlasting en urineproductie zijn geen gangbare gespreksonderwerpen. 'Heb je gisteren lekker gegeten?' is iets wat je wel vraagt aan vrienden of vriendinnen. Bij de vraag of hij/zij gisteren ontlasting heeft gehad, zal zeker raar gekeken worden. Helemaal als je dan ook nog zou vragen naar geur, kleur en consistentie.
In reclame komt het transpireren en bestrijden ervan wel aan bod, maar een onderwerp als druppel-incontinentie wordt bedekt besproken.

Op uitscheiding rust een taboe. Het is iets dat iemand alleen doet, in afzondering van anderen. Mensen schamen zich voor de geur die hun ontlasting na toiletgebruik veroorzaakt. Het schijnt dat vrouwen deze gevoelens van schaamte sterker hebben dan mannen. Veel vrouwen houden hun ontlasting op het werk of elders op tot ze thuis ongestoord en zonder te storen naar hun eigen toilet kunnen (Van der Bruggen, 1991).
Culturele verschillen zijn er ook rond uitscheiding. In een aantal niet-westerse landen is het gebruikelijk, vanuit hygiënisch oogpunt, om de billen te spoelen met water. Mensen gebruiken daarvoor hun linkerhand. Het aantal mensen dat ook in Nederland op deze wijze hun billen reinigt, neemt toe.

Ter illustratie een inmiddels historisch artikel met nog steeds een hoge actualiteitswaarde uit het *Eindhovens Dagblad*.

Vrouwen tobben meer met hun ontlasting dan mannen, maar zitten voor het deponeren van de grote boodschap korter op het toilet.

Dit is één van de uitkomsten van een promotieonderzoek van H. van der Bruggen uit 1991 naar de stoelgang van gezonde mensen.
Zijn conclusie is dat er geen 'normaal' ontlastingspatroon bestaat, maar dat er wel vaste verschillen zijn tussen mannen en vrouwen. Zo is de hoeveelheid feces van vrouwen geringer en de consistentie harder en ze moeten vaker 's morgens.
Doordat vrouwen meer met hun ontlasting tobben, grijpen ze eerder naar (natuurlijke) laxeermiddelen. Ze hebben de neiging hun bezoek aan de wc uit te stellen als de hygiënische omstandigheden niet voldoen of als ze het gevoel hebben dat ze niet rustig kunnen zitten omdat er vreemden in de buurt zijn.
Ook tussen jongeren en ouderen valt onderscheid te maken. Ouderen kennen een grotere regelmaat. Ze gaan over het algemeen op een vast moment van de dag. In

tegenstelling tot jongeren zit er ook weinig variatie in de hardheid en hoeveelheid van hun uitwerpselen.
Van der Bruggen liet 150 gezonde mensen twee weken een dagboek bijhouden over hun wc-bezoek. Hij deed dit omdat hij de stoelgang van deze groep wilde vergelijken met die van patiënten in een ziekenhuis.
Uit het proefschrift blijkt dat er op een gemiddelde verpleegafdeling met 30 patiënten, die niet zijn opgenomen voor ziekten aan het spijsverteringskanaal, er ongeveer 12 problemen krijgen met de stoelgang. Oorzaak is een gebrek aan privacy. De kwaliteit van de verpleging zou in zijn ogen dan ook moeten verbeteren om deze problemen te voorkomen.
Volgens van der Bruggen komt het vaak voor dat patiënten hun grote boodschap ophouden tot zij ontslagen zijn. In één hem bekend geval duurde dat 14 dagen. Ook gebeurt het dat patiënten in gipsen korsetten die niet uit bed mogen, 's nachts bij de wisseling van de verpleegwacht stiekem over de gang naar het toilet gaan.
Van der Bruggen zegt dat er over de stoelgang weinig wetenschappelijk onderzoek is verschenen, alhoewel bijna iedereen zich persoonlijk met dit onderwerp bezighoudt. Hij denkt dat er voor veel wetenschappers nog een taboe op rust of dat zij het onderwerp 'te gewoon' vinden.

OPDRACHT

Deze opdracht heeft als doel om te oefenen in het praten over een onderwerp als uitscheiding en individuele patronen en rituelen te ontdekken.
Beantwoord de volgende vragen eerst individueel, bespreek ze vervolgens in een groep van vier studenten.

- Heb jij bepaalde 'rituelen' tijdens het wc-gebruik. Zo ja, welke?
- Welke eisen stel jij aan een wc?
- Heeft stress invloed op jouw uitscheiding? Hoe uit zich dat?
- Geeft bezoek aan anderen en vakanties een ander patroon?
- Bewaar de bevindingen, je hebt ze later nog nodig.

3.2 Uitscheiding in de zorg voor mensen met een verstandelijke beperking

In de zorg voor mensen met een verstandelijke beperking wordt relatief veel aandacht geschonken aan de uitscheiding. Op lijsten wordt bijgehouden wie, wanneer ontlasting heeft gehad en de hoeveelheid/consistentie krijgt een tekentje (bijvoorbeeld voor diarree). Na x dagen geen ontlasting volgt een maatregel; de cliënt krijgt een zetpil of een klysma.
Als mensen bijkomende lichamelijke beperkingen hebben, is de kans op problemen rond de uitscheiding groter. Zij kunnen zich minder goed bewegen, hebben vergroeiingen of moeten veel liggen.
Cliënten die een redelijke mate van zelfstandigheid bezitten, kunnen veelal zelf zorg dragen voor het tijdig naar de wc gaan en het afvegen van de billen. Zij mel-

den het wel als de ontlasting heel hard is, als ze buikpijn hebben of diarree. Voor hen worden er ook in principe geen lijsten bijgehouden.

Iedere begeleider weet dat de uitscheiding afhankelijk is van een aantal factoren. Dat wat er gegeten wordt, is van grote invloed. Beweging is zeer bevorderlijk voor de stoelgang en privacy is een niet te onderschatten factor. Bij de zorg voor mensen met een verstandelijke beperking komt daar nog bij: wat snapt een cliënt, is het mogelijk om hem/haar bepaalde dingen te leren, heeft de begeleider zicht op wat voor deze cliënt stressvolle situaties zijn, zijn er bijkomende beperkingen die van invloed kunnen zijn.

O P D R A C H T

Edwin loopt vaak met z'n hand in zijn broek. Hij kriebelt aan en in zijn anus en steekt vervolgens zijn hand naar begeleiders uit om mee te gaan wandelen. 'Ik moet altijd wat overwinnen om naast hem te gaan zitten en veel collega's doen het al niet meer.' Daarom krijgt hij nu een speciale overall aan met een rits van achteren; dan kan hij niet meer in zijn anus krabben. 'We hopen dat hierdoor zijn sociale contacten zullen verbeteren.'

- Welke relatie zou er kunnen bestaan met uitscheiding?
- Wat vind je van de gekozen oplossing?

Incontinentie

'Maar er gebeurt niets! Geen druppel! Ik zak wat door mijn knieën en buig mij verbijsterd voorover.
Mijn eikel zwijgt. Maar dan komt er van weerszijden achter mijn bekken, een loeiende heidebrand aangekropen die zich een weg vreet door mijn pisbuis, een onzichtbaar propje uit mijn knop schiet en de closetpot kletterend onder stroom zet. Voor het eerst sinds twintig jaar roep ik hardop in mijn eentje au.'
KEES VAN KOOTEN, VEERTIG

Kinderen worden meestal zindelijk na het tweede levensjaar. Er is een lichamelijke en verstandelijke rijpheid voor nodig. Het kind moet zijn sluitspieren kunnen beheersen, de aandrang kunnen voelen en begrijpen dat het dan naar de wc moet gaan. Wie kent niet het beeld van een trotse peuter (en zo mogelijk een nog trotsere ouder) die met de pot met het resultaat erin rondgaat om zowel het resultaat als zichzelf te laten bewonderen. Het is een stap naar onafhankelijkheid. Van belang is ook dat het kind steeds voorbeelden ziet van mensen die naar het toilet gaan. Kinderen zijn over het algemeen eerder overdag zindelijk dan 's nachts en eerder zindelijk voor urine dan voor ontlasting.
En dat is al een heel groot verschil met mensen met een (zeer) ernstige verstandelijke beperking.
Een groot deel van hen zal niet zindelijk worden. Zij kunnen de sluitspieren niet beheersen of begrijpen niet dat ze naar de wc moeten bij aandrang. Een aantal

cliënten is 'klokzindelijk', dat wil zeggen dat zij door de begeleider op vaste tijden naar de wc gebracht worden en op die manier 'droog blijven'.
Het niveau van functioneren is bij mensen met een verstandelijke beperking vrijwel altijd de oorzaak van de incontinentie. Vaak zijn zij overdag wel zindelijk, maar 's nachts niet. Ook komt het voor dat zij wel zindelijk zijn wat betreft ontlasting, maar niet wat betreft urine. Andersom komt bijna niet voor.
Als andere oorzaken voor incontinentie kunnen worden genoemd:

- lichamelijke oorzaken zoals spasticiteit, aandoeningen van de zenuwen die de prikkels moeten doorgeven, aandoeningen aan de darmen of blaas;
- de cliënt is niet in staat om te zitten;
- psychische oorzaken zoals stress, spanning, angst, aandacht willen krijgen, regressie;
- omgevingsfactoren zoals een toiletruimte die niet aangenaam is of niet voldoende de privacy waarborgt.

Het verlies van urine en/of feces dat kan voorkomen tijdens een epileptisch insult is een normaal bijverschijnsel bij veel vormen van epilepsie en als zodanig geen incontinentie.

Naast de voortdurende incontinentie wordt er nog gesproken over:

- *stress- of spanningsincontinentie;* als iemand niest of lacht of iets zwaars op moet tillen verliest hij wat urine. Bij vrouwen kan dit komen door verzwakte bekkenbodemspieren;
- *urge-incontinentie;* als iemand aandrang krijgt om te plassen, moet hij eigenlijk gelijk op het toilet kunnen zitten, anders is hij te laat;
- *overloopincontinentie;* op het moment dat de blaas gevuld is, loopt de urine 'over'.

Deze vormen van incontinentie zijn moeilijk te ontdekken bij mensen met een verstandelijke beperking, vooral als zij voortdurend incontinentiemateriaal dragen. De begeleider moet echter wel op deze vormen van incontinentie bedacht zijn, vooral bij mensen die ouder worden.
Bij mannen die incontinent zijn wordt vaak gebruikgemaakt van een condoomkatheter ofwel uritip. De onaangename gevolgen van het incontinent zijn worden hiermee voorkomen. Een uritip kan zowel bij mobiele als bij bedlegerige mensen gebruikt worden.

Controle op blaasontsteking en suikerziekte (diabetes)

Mensen die incontinent zijn, zullen regelmatig gecontroleerd moeten worden op blaasontsteking en opstijgende infecties. Vooral bij vrouwen is de kans op infecties groter. Door het dragen van incontinentiemateriaal wordt het gebied rond de urethra warm en broeierig. Bacteriën kunnen zich dan makkelijker vermenigvuldigen. Verschijnselen zijn pijn bij het plassen en vaak kleine beetjes plassen. Bij een geconstateerde blaasontsteking zal de cliënt veel drinken aangeboden moeten krijgen en meestal worden er door de arts medicijnen voorgeschreven.

Als cliënten veel drinken en veel plassen is het raadzaam om ze te laten controleren op de eventuele aanwezigheid van suikerziekte (diabetes). Vooral als er ook nog gedragsveranderingen bij zijn. Bij oudere cliënten komt diabetes vaker voor, de zogenaamde ouderdomsdiabetes (type II).

Uitscheiding en gedragsveranderingen

Als er sprake is van plotselinge of geleidelijke veranderingen in het gedrag van mensen met een (ernstige of matige) verstandelijke beperking, dan wordt gemakkelijk voorbijgegaan aan een pijnbron als oorzakelijke verklaring. Niet zelden hebben problemen in of met het gedrag een onaangename lichamelijke sensatie of pijn als oorzaak. Met name obstipatie en urineweginfecties gaan nogal eens gepaard met moeilijk verstaanbaar gedrag. Ook zelfverwonding kan het gevolg zijn van pijn door obstipatie of infecties van urinewegen. Cliënten kunnen het niet kenbaar maken. Onderzoek hiernaar zou dan ook de eerste stap in het diagnostisch proces moeten zijn. Natuurlijk moeten dan ook alle andere mogelijke lichamelijke en niet lichamelijke oorzaken worden overwogen.

Zindelijkheid(straining)

Zindelijkheid is het vermogen blaasdruk of rectumdruk te onderkennen en te laten volgen door een aantal gedragingen, zoals de wc zoeken, zich van de nodige kleding ontdoen, op de wc gaan zitten, daarop urineren dan wel defeceren (ontlasting hebben), zich verschonen, doorspoelen en na hygiënische maatregelen uitgevoerd te hebben de kleding weer aantrekken, de handen te wassen en de toiletruimte verlaten. Maar een klein percentage kinderen met meervoudige (verstandelijk en motorische) beperking kan hieraan voldoen. Bij kinderen met meervoudige beperking kan zindelijkheid, al dan niet gedeeltelijk, bijdragen aan een positieve ontwikkeling van het kind en zijn eigenwaarde. Een aantal signalen bij het kind kan duiden op een geschikt startmoment met de zindelijkheidstraining. Een multidisciplinaire benadering is hierbij van groot belang.
Het zindelijk zijn kan vanuit sociaal, emotioneel en motorisch perspectief bijdragen aan een positieve ontwikkeling van het kind en zijn eigenwaarde. Het kan hierdoor bijvoorbeeld makkelijker mee op weekend of vakantie. Een multidisciplinaire benadering is hierbij van groot belang.

Geschikt startmoment voor een zindelijkheidstraining

Een aantal tekenen en voorwaarden die kunnen duiden op het starten met de zindelijkheidstraining, zijn:

- het kind is op het gebied van zijn grote motoriek in staat om zelfstandig te gaan staan of te gaan zitten;
- de stoelgang van een kind is regelmatiger en voorspelbaarder geworden;
- het kind ontwikkelt een zintuiglijk besef. Het kind lijkt te weten dat hij plast of poept of voelt dat hij nat of vies is;
- het kind kan zijn aandacht een aantal minuten achter elkaar op een opdracht richten;

- het kind kan in zijn eigen woorden of met mimiek vertellen dat hij gepoept of geplast heeft;
- het kind heeft afkeer voor het nat zijn ontwikkeld;
- het kind is nieuwsgierig naar het toilet;
- het kind heeft de "negatieve" ontwikkelingsfase, de nee-fase, grotendeels achter de rug.

OPDRACHT

Ga in de leergroep een discussie aan over de volgende stelling:
'Zindelijkheidstraining is niet voor de mens met een verstandelijke beperking, maar voor de begeleider van belang.'

Obstipatie

'Nergens worden zoveel pruimenpapjes gegeten als in de zorg voor mensen met een verstandelijke beperking.'

Omschrijving
Men spreekt van obstipatie bij een defecatiepatroon dat wordt gekenmerkt door harde, droge ontlasting ten gevolge van een vertraagde passage van onverteerde voedselresten; minder dan drie keer per week.
Mogelijk oorzaken zijn: voeding (te weinig vezelrijk), vocht (te weinig drinken), medicatie (met invloed op de darmwerking), beweging (te weinig), psychische en neurologische factoren, ziektes zoals Prikkelbare Darm Syndroom.

Verschijnselen bij de cliënt:
- heeft harde ontlasting
- klaagt over buikpijn
- zit erg lang op de wc, moet heel hard persen
- heeft langer dan gewoonlijk geen ontlasting.

OPDRACHT

Lieke is een jonge vrouw van 23 jaar. Zij woont in een groep waar de cliënten veel zorg nodig hebben. Zij kan zichzelf met hulp aankleden en als het eten opgeschept is kan ze zelf eten. Ze gaat vijf halve dagen per week naar dagbesteding. Zij is mobiel, maar kan niet alleen in de woonwijk lopen. Sinds kort heeft zij last van obstipatie. Zij slikt geen medicijnen.

► Verdeel de groep in vier subgroepen:
– één subgroep stelt het ontbijt samen
– één subgroep stelt de lunch samen
– één subgroep stelt de warme maaltijd samen
– één subgroep stelt koffie, thee en tussendoortjes samen.

- Alle uitwerkingen worden samengevoegd.
- Wat valt op, is het volledig, te veel, te weinig?
- Zou het geheel van de maaltijden en tussendoortjes vermindering van de obstipatie kunnen bewerkstelligen?

Diarree

Omschrijving
Een dunne, vloeibare ontlasting; waardoor een cliënt meer dan 3 x per dag naar de wc moet.

Verschijnselen bij de cliënt:
- heeft dunne tot zeer dunne ontlasting
- heeft buikkrampen, laat winden
- is misselijk
- heeft gebrek aan eetlust

Gevolgen van diarree
- uitdroging
- vermagering

Manueel verwijderen van feces

Als cliënten niet (meer) reageren op laxantia of als er sprake is van ernstige opeenhoping van feces in het rectum, kan er in samenspraak met de arts voor gekozen worden om de begeleider de feces met de hand te laten verwijderen. Soms krijgt de cliënt eerst een klysma.

CASUS

Maden
In een groep met jonge kinderen wordt veel buiten gespeeld. Schommelen, in een oude auto zitten en een grote zandbak zijn favoriet.
Opvallend is het vaak voorkomen van maden (oxyuren), wat te zien is aan witte wormpjes bij de anus en de ontlasting. Ook hebben de kinderen jeuk aan de anus.

OPDRACHT

- Ga na waardoor maden veroorzaakt kunnen worden.
- Welke maatregelen kunnen genomen worden om deze te voorkomen?
- Welke maatregelen moeten genomen worden als het ontdekt is?

Transpiratie

OPDRACHT

Transpireren doet iedereen. Bij de een zie je al na vijftig meter hardlopen de eerste druppels en plekken verschijnen, bij een ander zie je na een kilometer rennen nog maar een klein plekje onder de oksel. Daarbij ruikt de een verschrikkelijk naar zweet en de ander niet.

- Ga na hoe het komt dat er zoveel verschil is.
- Zoek oorzaken/factoren die bij mensen met een verstandelijke beperking van invloed zijn (denk onder andere aan medicijnen en mobiliteit).
- Wat kunnen eventueel vervelende gevolgen zijn (zowel lichamelijk als sociaal)?
- Wat zijn haalbare en realistische oplossingen voor cliënten met een ernstige verstandelijke beperking die erg transpireren?

PATROON

4+5

Activiteiten, slaap en rust

TYPOLOGIE Activiteitenpatroon omvat het geheel van lichaamsbeweging, activiteiten, ontspanning, recreatie en vrijetijdsbesteding. Hieronder vallen alle activiteiten van het dagelijks leven (ADL) die energie kosten, zoals wassen, kleden, koken, boodschappen doen, eten, werken en het huishouden. Ook de soort, kwaliteit en kwantiteit van lichaamsbeweging en regelmatig beoefende sport horen tot dit patroon. Eveneens inbegrepen zijn factoren die een belemmering vormen voor het gewenste of verwachte individuele patroon, zoals neuromusculaire functiestoornissen, benauwdheid, pijn op de borst of spierkrampen bij inspanning. Tot slot maken de vrijetijdsbesteding en alle recreatieve activiteiten die de cliënt alleen of met anderen onderneemt, deel uit van dit patroon. De nadruk ligt op activiteiten die van groot belang zijn voor de cliënt.

Het slapen en rusten omvat het patroon van perioden van slaap, rust en ontspanning verspreid over het etmaal. Inbegrepen zijn ook de subjectieve beleving van de kwaliteit en kwantiteit van slaap en rust en de hoeveelheid energie, alsmede eventuele hulpmiddelen zoals slaappillen of bepaalde gewoonten voor het slapen gaan.

4.1 Inleiding

'Hij leefde zo gestructureerd en overzichtelijk dat hij niet anders kon dan kwaad worden als de werkelijkheid zich niet hield aan de wijze waarop alles in zijn hoofd georganiseerd was.'

LEON VAN WOERDEN, EEN AAP DIE KON TYPEN

Ieder mens heeft behoefte aan een bepaalde hoeveelheid activiteit en rust. De mate waarin men rust zoekt of actief is, is individueel bepaald.
Er zijn mensen die voortdurend van hot naar haar vliegen en een enorme productiviteit aan de dag leggen. Zo schreef de wetenschapper/sciencefictionauteur Isaac Asimov ongeveer één boek per maand. Zijn oeuvre omvatte zo'n 450 boeken. Thomas Rosenboom, daarentegen, heeft zeven jaar gewerkt aan één boek (*Gewassen vlees*) en vijf jaar aan het volgende (*Publieke werken*).
Er zijn velerlei motieven of oorzaken waarom mensen al dan niet actief zijn. Sommige mensen zijn druk bij wijze van verdringing. Door hard te werken buitenshuis of hun huis continu te poetsen reageren ze innerlijke spanningen af zonder daar veel over te hoeven nadenken. Anderen hebben gewoon veel energie, lijden aan een schildklierprobleem, zijn verliefd of hebben een hersenafwijking waardoor ze steeds maar bezig zijn of niet kunnen slapen. Weer anderen zijn inactief omdat ze chronisch moe, gehandicapt of somber en neerslachtig zijn. Of ze zijn gewoon liever lui dan moe.
Je kunt actief zijn zonder dat het zichtbaar is. Zo draaien tijdens de slaap allerlei biologische processen zoals celdeling en eiwitsynthese op volle toeren en maken onze hersenen overuren door te dromen.
De schaker die in diep gepeins verzonken bewegingloos over het speelbord gebogen zit, is zo actief dat hij na enkele uren zelfs fysiek uitgeput kan zijn.

Actief zijn is dus iets anders dan de aanwezigheid van beweging en handelen.

OPDRACHT

Om zicht te krijgen op de individuele verschillen, hoef je helemaal niet ver te kijken. Aan de leergroep zelf heb je genoeg.

- Beschrijf hoe jouw activiteitenpatroon eruitziet in een tijdsbestek van een week. Denk hierbij aan lichaamsbeweging, activiteiten, ontspanning, recreatie en vrijetijdsbesteding.
- Kies vervolgens uit deze inventarisatie de tien voor jou belangrijkste activiteiten.
- Vergelijk jouw lijst met de lijst(en) van medestudenten en geef aan waar de lijst(en) overeenkomt en waar hij afwijkt.
- Bespreek de resultaten in de leergroep.

4.2 Activiteiten, slaap en rust in de zorg voor mensen met een verstandelijke beperking

'Oblomovs liggende houding kwam niet uit noodzaak voort, zoals bij een zieke of bij iemand die slapen wil, het was geen toeval omdat hij vermoeid was, noch genotzucht als van een luiaard, het was zijn normale houding. Wanneer hij thuis was – en hij was bijna altijd thuis – dan lag hij onveranderlijk in bed en altijd in dezelfde kamer...'
IVAN GONTSJAROV, OBLOMOV

We gaan eerst in op de ondersteuning bij de activiteiten van het dagelijks leven (ADL). Vervolgens geven we een kort overzicht van de motorische ontwikkeling. Want kennis van deze ontwikkeling is niet alleen van belang bij het onderkennen van problemen, maar ook bij het opzetten en aanbieden van activiteiten die mensen kunnen ondernemen.
Daarna gaan we van spel en ontspanning, vrijetijdsbesteding, sport en vakantie naar werk. In het gedeelte over slapen gaan we in op de behoefte eraan en rituelen die mensen kunnen hebben.

Activiteiten van het dagelijks leven

Bij de beschrijving van ADL valt op dat het een ruim begrip is. En bij vrijwel alle activiteiten hebben mensen met een verstandelijke beperking begeleiding nodig. Er wordt naar gestreefd de cliënt zo veel mogelijk handelingen zelfstandig te laten uitvoeren. In het ondersteuningsplan zijn de doelen te vinden die betrekking hebben op de (on)mogelijkheden tot het zorgen voor zichzelf. Met name bij mensen met een ernstig verstandelijke beperking zal de ondersteuning meer betrekking hebben op contactmogelijkheden en stemming bij de verzorging, dan op datgene wat zij zelf kunnen. Voor een aantal cliënten zijn het ook de meest aangename momenten van de dag.

CASUS

Peter is een man van 28 jaar. Doordat hij veel vergroeiingen heeft, kan hij niet in een rolstoel zitten. Hij geniet van het kijken naar voorwerpen en het krijgen van aandacht. Als je tegen hem praat op een vrolijke toon, tovert hij een brede lach te voorschijn.
Hij woont op een groep waar de meeste cliënten erg veel zorg nodig hebben. Hij ziet veel mensen langs zijn bed heen en weer rennen. Echt tijd voor hem hebben ze eigenlijk niet. Behalve op dinsdag- en vrijdagmiddag: dan is het zijn tijd. De badkamer is vrij, een lekker geurend bad wordt voor hem klaargemaakt en terwijl hij erin ligt, staat de muziek op die hij fijn vindt. Zijn armen, benen en rug worden lekker gemasseerd.
Hij zou wel willen dat dit iedere dag kon.

De mate waarin ondersteuning van de lichamelijke verzorging plaatsvindt, verschilt per cliënt. Het wordt bepaald door onder andere bijkomende motorische stoornissen, de conditie en psychische omstandigheden als angst of depressie.

Om de mate van afhankelijkheid in kaart te brengen, gebruikt Gordon een codering: de zogenaamde 'functieniveaus'

niveau 0
volledig vermogen tot persoonlijke zorg
niveau 1
heeft apparaten of hulpmiddelen nodig
niveau 2
heeft hulp of begeleiding van anderen nodig
niveau 3
heeft hulp van ander (en hulpmiddelen en apparatuur) nodig
niveau 4
is volledig van anderen afhankelijk

OPDRACHT

De begeleiders van woning Hazelaar 28 zijn het zat. Iedere morgen haasten zij zich om voor 10.00 uur klaar te zijn met alles. Acht cliënten wassen, aankleden, helpen met eten, tandenpoetsen en liefst ook nog koffie. De huishoudelijke taken als bedden opmaken, lijsten invullen, was sorteren en buiten zetten moeten dan ook gedaan zijn, omdat er niemand in de woning achterblijft. De slaapdienst gaat weg en degene die achterblijft 'moet' mee naar de activiteitenbegeleiding.
Wat de begeleiding wil? Veel minder activiteiten buiten de deur en meer tijd voor de verzorging. De ouders zijn tegen.
Vorm twee groepen: één groep begeleiders, één groep ouders.

- Inventariseer en bespreek in elke groep de argumenten die gebruikt kunnen worden in een gesprek.
- Voer het gesprek.

In woonvormen waar mensen met een lichte verstandelijke beperking streven naar zo veel mogelijk zelfstandigheid, zullen de cliënten verschillen in opvattingen over hoe een goede hygiëne bereikt moet worden. Dit is soms een bron van onenigheid en discussie tussen de begeleiding en de cliënten.

CASUS

Hanneke (21 jaar) woont sinds enkele weken in een woongroep aan de Binnenweg en heeft het prima naar haar zin. Maar... thuis ging zij tweemaal per week onder de douche en waste zich verder van boven aan de wastafel. Van Marjan, haar persoonlijk begeleider moet zij iedere dag onder de douche. 'Dat doen alle andere cliënten en begeleiders ook.'

Het helpen bij koken, boodschappen doen en huishoudelijk werk is voor veel cliënten een belangrijke activiteit. Zij ontlenen er eigenwaarde aan en veel plezier. Zelfs op groepen waar de cliënten niet uit zichzelf tot activiteiten komen of de indruk geven niet bij de groep betrokken te zijn, is het belangrijk om mensen deel te laten nemen aan taken die horen bij het wonen/leven met elkaar.

Juist het betrekken bij de dagelijkse gang van zaken zorgt ervoor dat cliënten greep krijgen op zichzelf en hun omgeving. Vroeger (en dat is voor sommigen nog niet eens zo lang geleden) kwam geen enkele cliënt buiten de poorten. Hoe groenten groeiden en waar melk vandaan kwam, wisten ze niet te vertellen.

CASUS

Freek kon zijn ogen niet geloven, toen hij zag dat er aardappels gerooid werden. 'Als je maar niet denkt dat ik die vieze dingen eet! Nee, ik koop ze wel in de supermarkt.'

Verminderd vermogen voor zichzelf te zorgen

Door verschillende oorzaken kunnen cliënten minder aandacht gaan besteden aan hun eigen verzorging: zich wassen, zich aan kleden, eten en naar het toilet gaan. Vaak gebruiken mensen met een verstandelijke beperking deze signalen om aan te geven dat er iets niet goed is.
Mogelijke oorzaken kunnen zijn:

- angst om te falen, maar ook angst voor bijvoorbeeld medecliënten of begeleiding;
- depressie;
- verandering van of in de omgeving. Dit kan bijvoorbeeld een verhuizing zijn, maar ook veranderde samenstelling van de groep of de begeleiding;
- te weinig mogelijkheden voor privacy.
- afgenomen kracht en/of uithoudingsvermogen door ziekte of nawerking daarvan;
- pijn of gevoeligheid in lichaam of ledematen;
- veroudering;
- bijwerking van medicijnen.

Hier wordt het belang zichtbaar van een goede rapportage. Want door regelmatig te inventariseren welke mogelijkheden iemand heeft, kun je in kaart brengen waar en wanneer er veranderingen optreden/zijn opgetreden. De codering van Gordon over de mate van afhankelijkheid kan daarbij gebruikt worden.
Nadat is vastgesteld om welke veranderingen het gaat en welke vaardigheden het betreft, wordt besproken wat de begeleiders gaan doen: proberen de eigen verzorging weer op het oude niveau te brengen of de cliënt te ondersteunen en te leren accepteren dat er dingen zijn die hij niet meer zelf kan.

Passiviteiten van het Dagelijks Leven (PDL)

Cliënten die niet meer in staat zijn tot het verrichten van activiteiten hebben daarmee niet meer de mogelijkheid mee te werken aan het behouden van hun zelfredzaamheid
PDL is een methode, bestaande uit handelingen, voorzieningen en maatregelen die bijdragen aan optimale begeleiding, verzorging of verpleging van passieve cliënten. De primaire doelen van PDL zijn het voorkomen van decubitus en contracturen en het teweegbrengen van ontspanning.

De benadering kenmerkt zich door een empathische en rustgevende bejegening en is een 24 uurs benadering. Er worden zeven aandachtspunten onderscheiden:

- *Liggen*
  Om decubitus en contracturen te voorkomen wordt respectievelijk wisselligging toegepast en dynamische ligvoorzieningen.
- *Zitten*
  De zitelementen worden aangepast aan het lichaam van de passieve cliënt.
- *Wassen en verschonen*
  Hier worden technieken gebruikt die de ontspanning bevorderen en daardoor de verzorging vergemakkelijken. Fysio- en ergotherapeuten hebben hierin een adviserende en instruerende rol.
- *Kleden*
  Hier gaat het om vaardigheden maar vooral ook om aangepaste kleding waarmee vooral het comfort voor de cliënt wordt vergroot.
- *Tillen en verplaatsen*
  Ook hier gaat het om handigheid en techniek maar vooral ook een individueel beleid waarbij wederom de ergo- en de fysiotherapeut adviseren.
- *Eten en drinken*
  Hierbij is de houding erg belangrijk. Voorop staat het behouden van het plezier in eten en drinken en het creëren van veiligheid: voorkomen van verslikken. De persoonlijke benadering en een rustige benadering zijn bevorderlijk.
- *Primaire activering*
  Snoezelen kan hierbij een waardevolle interventie zijn. Via de zintuigen kunnen cliënten reageren op wat ze prettig en niet prettig vinden waardoor geborgenheid en veiligheid ontstaat.

Adviezen die binnen de PDL gegeven worden voor het leggen van contact met de cliënt zijn gebaseerd op de haptonomie. Adviezen hierbij zijn:
- het maken van oogcontact;
- de houding van het hoofd op dezelfde hoogte als het hoofd van de patiënt;
- het vermijden van snelle bewegingen;
- het spreken niet zozeer als informatiekanaal, maar voornamelijk als rustgevend middel gebruiken;
- het beperken van fysieke handelingen;
- aanraken.

www.stichtingpdl.nl

Motorische ontwikkeling

Omdat veel mensen met een verstandelijke beperking ook problemen hebben op het gebied van de motoriek, is het van belang kennis te hebben over de motorische ontwikkeling. In hoofdstuk 3 wordt dieper ingegaan op motorische stoornissen.

Normale ontwikkeling
Belangrijke momenten in de normale ontwikkeling van de grove motoriek zijn het opheffen van het hoofd in buikligging, omdraaien, zitten, kruipen en lopen. Dit

alles vindt plaats in de eerste anderhalf jaar. Ook de fijne motoriek kent een snelle ontwikkeling in deze tijd. Het begint met het volgen met de ogen, spelen met eigen handen en het kunnen pakken van een voorwerp in het eerste halfjaar. Daarna komt het overpakken van voorwerpen, een propje pakken tussen duim en wijsvinger, een blokje in en uit een doos doen en iets geven en aanpakken. Dit laatste kan een kind bij ongeveer anderhalf jaar.
Een peuter kan staan op één been, lopen op de tenen, een bal vangen en trappen, de trap op klimmen en een driewieler rijden en besturen. Rond drie jaar kan een kind rennen en dit gebruiken bij zijn activiteiten (vangertje). Wat betreft de fijne motoriek kan de peuter papier knippen, blokken recht op elkaar zetten en een pen of potlood goed vasthouden.
Een kleuter kan afwisselend hinkelen, langs een lange rechte lijn lopen, klimmen, glijden en schommelen. Het rennen gaat beter, het kind kan snel stoppen en omdraaien. De fijne motoriek ontwikkelt zich ook steeds verder. Hij kan een draad in een naald steken, voorwerpen natekenen en kleuren in een kleurboek.
Met vier jaar tekent de kleuter een 'kopvoeter' (gezicht waaraan direct armen en benen vastzitten) en met vijf jaar kan hij al redelijk een menselijke gestalte tekenen.

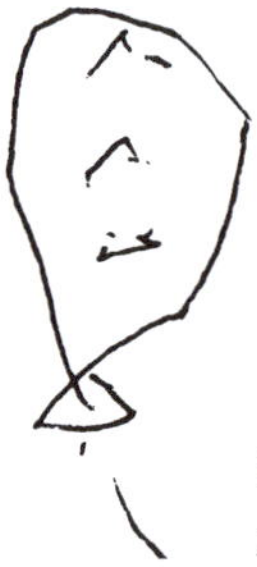

Een man getekend door Yuri, 38 maanden

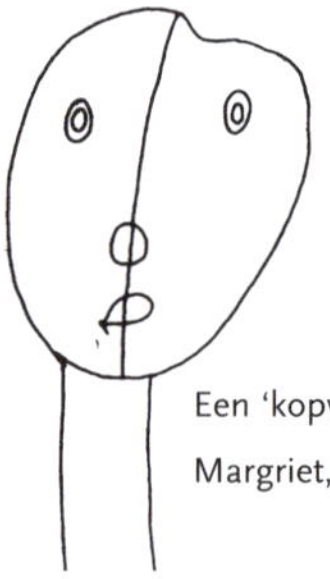

Een 'kopvoeter' getekend door Margriet, 50 maanden

De meeste praktische motorische vaardigheden kan de kleuter uitvoeren: knopen dichtmaken, veters strikken, haren kammen, tandenpoetsen en het bestek juist hanteren.

CASUS

Pas toen Pim opgroeide, werd het voor ons pijnlijk duidelijk hoeveel achterstand Mirjam had. Omdat zij ons eerste kind was, hadden we geen idee hoe snel een ontwikkeling kon gaan. Nu is zij vijf jaar en Pim is twee. Hij is haar motorisch al ver vooruit.

Pas toen Pim opgroeide, werd het voor ons pijnlijk duidelijk hoeveel achterstand Mirjam had. Omdat zij ons eerste kind was, hadden we geen idee hoe snel een ontwikkeling kon gaan. Nu is zij vijf jaar en Pim is twee. Hij is haar motorisch al ver vooruit.

De motorische bekwaamheden worden gedurende de schoolkindfase (zes tot twaalf jaar) steeds beter, zowel de grove motoriek als de fijne motoriek.

Het grijpen, slaan, gooien, vangen en veranderen van lichaamspositie gaat steeds beter. Het evenwicht verbetert, het lopen over smalle muurtjes vormt geen probleem meer. Het werken met de vingers wordt steeds vrijer en veelzijdiger: op negenjarige leeftijd kan het kind beide handen onafhankelijk van elkaar gebruiken. Vanaf de puberteit ontwikkelen de motorische vaardigheden zich onder invloed van sport en hobby's.

Het is de vraag of de motorische ontwikkeling bij mensen met een verstandelijke beperking gelijk verloopt en er alleen maar sprake is van een 'achterstand' of dat de ontwikkeling 'anders' verloopt.
Het standpunt dat de ontwikkeling vertraagd verloopt, vindt in diverse onderzoeken en publicaties weinig ondersteuning. Het zou ook bijna te mooi zijn. Want als dit het geval zou zijn, betekent het, dat er met behulp van stimuleringsprogramma's een deel van de achterstand kan worden weggewerkt.
Onderzoeken tonen aan dat er ook sprake kan zijn van een ander verloop van de ontwikkeling. Bij groepen mensen met een lichte verstandelijke beperking kwam naar voren dat bijvoorbeeld de controle van de lichaamshouding, het handhaven van de stabiliteit en ontwikkeling van coördinatiepatronen van armen en benen op een andere wijze verloopt dan bij kinderen/mensen zonder een verstandelijke beperking.
Dit betekent niet dat er moet worden afgezien van stimuleringsspel en -materiaal. Het betekent wel dat er aanpassingen gemaakt moeten worden. Dit is zowel een taak van de activiteitenbegeleiding als van de woonbegeleiders.
De invloed van de omgeving moet niet worden onderschat. Kinderen met het syndroom van Down die eerst thuis woonden, ontwikkelden zich motorisch wat beter dan kinderen die al op jonge leeftijd in een instelling waren geplaatst.

'Het is van groot belang dat kinderen met een verstandelijke beperking blijvend gestimuleerd worden met allerlei activiteiten en een grote variëteit van objecten, bewegingen en posities in een verscheidenheid van situaties uitproberen.'

Spel en ontspanning

Van mensen met een ernstige verstandelijke beperking wordt vaak gedacht dat ze niet kunnen spelen. J. Fennis spreekt in dit verband over 'het grote misverstand in de zwakzinnigenzorg'. Hij stelt dat iemand met een verstandelijke beperking wel speelt als je hem maar laat spelen op zijn eigen niveau. Anders kan hij niet spelen, hoe duur, kleurrijk, ingenieus of aantrekkelijk het spelmateriaal ook is.
'Niet alleen geeft de mens met een verstandelijke beperking zijn spelniveau aan, maar daarmee ook zijn ontwikkelingsniveau en zijn persoonlijke mogelijkheden en interesses.
Hij geeft de weg aan waarlangs hij tot ontplooiing kan komen, ja, zelfs de middelen die daartoe het meest geschikt zijn.'

Ook stelt hij: 'Spelen leidt tot inzicht en met inzicht komt men verder. Spel staat in dienst van de zelfontplooiing. Spelen betekent creatief zijn, fantaserend en handelend, proberend en denkend zich ontwikkelen en ervaring krijgen met zijn mogelijkheden van bewegen, zien, luisteren, opletten en reageren. En ook de ervaring krijgen met de wereld die aanvankelijk onduidelijk, ingewikkeld en onoverzichtelijk was.'

Een bruikbare indeling om bij mensen met een verstandelijke beperking zicht te krijgen op het niveau van spelen en daarmee op de aan te bieden activiteiten is die van D. Timmers-Huigens (2016). In hoofdstuk 1 is al aan bod geweest welke drie fasen er zijn in de wijze waarop iemand met een verstandelijke beperking de wereld ervaart.
We geven ze hier kort nog even aan met als aanvulling de spelmogelijkheden zoals door Timmers-Huigens beschreven.

Lichaamsgebonden ervaringsordening

In deze fase is er sprake van een lichaamsgebonden beleven zoals we dit zien bij zuigelingen en kunnen stadia beschreven worden: van strikt lichaamsgebonden beleven zonder contact met de omgeving, zoals duimzuigen, naar het ontstaan van lustgevende waarnemingen die worden herhaald zoals het met een rammelaar tegen de lippen slaan, tot het ontstaan van contact en nabootsing van geluiden en herkenning van personen.
Dit stadium is te vergelijken met de periode van de zuigeling; activiteiten als 'snoezelen', lichamelijk contact en verzorging zijn van groot belang.
Het contact gaat meestal uit van de begeleider.
Te denken valt aan spelletjes als:

- liedjes zingen, naam zingen, naam roepen, fluisteren
- aaien met of zonder iets, blazen, gekke gezichten trekken
- ophangen van materiaal vlak bij of boven de cliënt
- samen in bad, zwemmen
- grijpspelletjes, kijkspelletjes.

Associatieve ervaringsordening

Door regelmaat in contact en benadering kan de cliënt associaties gaan maken. Dat wil zeggen dat hij verband legt tussen gebeurtenissen. Als de potten rammelen, ga ik eten. Als de jassen voor de dag worden gehaald ga ik naar buiten. Ook deze fase bestaat uit een aantal stadia. Aanvankelijk is er slechts herkenning van personen, later worden mensen 'gebruikt' om behoeften te bevredigen.
Geleidelijk ontstaat er enig begrip van tijd en ook de taal gaat zich ontwikkelen en is vooral gericht op directe behoeftebevrediging.
Het functioneren is in deze fase te vergelijken met de peuterperiode. In deze fase kan de zelfredzaamheid worden bevorderd. Rituelen en herkenning zijn belangrijk:

- mimische spelletjes, contactspelletjes;
- balspel; overgooien, ergens iets in mikken;
- bewegingsspel, gymnastiek;
- puzzels, insteekmozaïek;
- zwemmen en muziek (actief en passief).

Structurerende/vormgevende ervaringsordening

In deze fase is het geheel meer dan de som der delen. Er wordt structuur gegeven aan de omgeving. In de vorige fase is het kind zich niet bewust van structuren. Een puzzel is in die fase een aantal stukken die aan elkaar passen. In de vormgevende fase is het een plaat die kan worden gemaakt uit stukjes. Een touw met kralen is niet langer een aantal kralen aan een koord, maar een ketting die je om kunt doen. Er ontstaat hierdoor meer wederzijdse sociale communicatie en diepgang in relaties. Er kunnen nu keuzes worden gemaakt. Deze fase is te vergelijken met de kleuterperiode en de periode van het jonge schoolkind:

- samen boodschappen doen
- gezelschapsspelletjes
- uitstapjes met een specifiek doel; iets gaan bekijken
- projecten ten aanzien van leren koken, uitgaan, vakantie
- tekenen, schilderen.

Lees verder in *Ervaringsordening* (Timmers-Huigens, 2016) of in Vlaskamp (2005).

Omdat het aanbieden van activiteiten een belangrijke taak is van begeleiders volgt nu een opdracht die nog verder ingaat op spelvormen en een opdracht voor de praktijk.

OPDRACHT

Via spel leert het kind tot oplossingen komen en in het spel komen fantasie en werkelijkheid samen. Naast de indeling van D. Timmers-Huigens zijn er andere indelingen mogelijk en gebruikelijk.

- Zo kunnen ook de volgende spelvormen onderscheiden worden:
- bewegingsspel en functiespel
- rollenspel en fantasiespel
- constructiespel.

Zoek op hoe deze verschillende spelvormen eruitzien.
Geef overeenkomsten en verschillen aan met de ervaringsfasen beschreven door D. Timmers-Huigens.
Activiteiten uit te voeren op de leefgroep of activiteitengroep waar je werkt of stage loopt:

- Kies een cliënt die je ten aanzien van zijn spelgewoonten wil observeren.
- Observeer en analyseer of er bij deze cliënt sprake is van:
  - bewegingsspel en functiespel
  - rollenspel en fantasiespel
  - constructiespel.

  Motiveer je keuze.

- Beschrijf in welke ontwikkelingsfase de cliënt zit ten aanzien van het spelen.
- Bedenk een spelvorm die aansluit bij het niveau van spelen van de door jou gekozen cliënt en beschrijf stapsgewijs hoe je deze gaat aanbieden.

- Schrijf een verslag waarin je uitgebreid antwoord geeft op bovenstaande vragen en bespreek deze met je werkbegeleider.
- Bied de door jou gekozen spelvorm aan aan de cliënt en bespreek het resultaat hiervan met je werkbegeleider.

Snoezelen

Niet alleen mensen met een verstandelijke beperking snoezelen. Ook mensen zonder een beperking snoezelen graag. We noemen dat chillen.

Snoezelen is een samenvoeging van snuffelen en doezelen. Het is al ontwikkeld in de jaren '70 van de vorige eeuw. Snuffelen staat voor primaire activering van met name de zintuigen met licht, geluid, geuren, voelbaar materiaal en temperatuur. Doezelen staat voor overgave aan een warm en behaaglijk gevoel van rust, ontspannen zijn. Andere benamingen zijn zintuigactivering, gevoelsactiviteit en sensomotorische stimulatie. Het wordt gebruikt bij mensen met een verstandelijke beperking en ook bij mensen met dementie.

Snoezelen vindt veelal plaats in een aparte ruimte met aangepaste hulmiddelen zoals vloeistofdia's, lichtslangen, tastmateriaal, muziek, ballenbad, luchtmatras of waterbed, ventilatoren en veel speciaal ontwikkelde apparaten zoals bubble units, klankschalen, lavalampen, massageapparaten, trilstoelen en windkokers.

Snoezelen omvat verschillende methodieken en invalshoeken die erop gericht zijn contact te leggen. Mensen met een verstandelijke beperking (maar ook kinderen en dementerenden) kunnen in hun waarnemen en communiceren geholpen worden via aangepaste activiteiten gericht op basale behoeften. Er wordt gezocht naar een toegang tot de zorgbehoevende mens die in zijn eigen belevingwereld leeft.

Snoezelen kent ook tegenstanders. Er wordt door sommigen gewaarschuwd voor de verwarring tussen lichamelijk contact en seksualiteit en weer anderen noemen het apartheid. In plaats van kinderen en volwassenen 'normale' ervaringen te laten opdoen in het echte leven, worden ze in dure snoezelkamers aan namaakervaringen blootgesteld. Snoezelen kan best, maar dan op het strand of op de kermis; plekken waar iedereen heen gaat.

- Wat vind je van het standpunt van de tegenstanders?
- Maak een lijst met de voor- en nadelen van snoezelen.

Vrijetijdsbesteding

In veel woonvoorzieningen is het heel gewoon als er 's avonds maar enkele mensen aanwezig zijn. Veel cliënten zijn de deur uit om een club of een andere activiteit te bezoeken. Dansen, zangclub, zwemmen, cursus, muziek maken, toneel, op bezoek, naar de film, een voetbalwedstrijd, er is veel te doen.
De activiteiten kunnen zowel door de instelling zelf georganiseerd zijn als door speciale voorzieningen en stichtingen opgericht voor het welzijn van jeugd en vol-

wassenen met en zonder verstandelijke beperking. Veelal wordt het mede gesubsidieerd door gemeentes en de naamgeving van deze welzijnstinstellingen verschilt per gemeente. Voorheen heette het GJVW (Gespecialiseerd Jeugd en Volwassenen Werk) maar deze naam komt nog weinig voor. Ze organiseren bijvoorbeeld allerlei activiteiten voor mensen met een verstandelijke beperking, zoals zaalvoetbal met competitie, dansexpressie, bowlen, yoga, soos- en discoavonden. Als cliënten willen deelnemen, betalen zij contributie.
Begeleiders moeten zich oriënteren op de mogelijkheden die er in de omgeving zijn en cliënten daar attent op maken.
Er zijn mensen met een verstandelijke beperking die nog nooit klassieke muziek gehoord hebben. Terwijl in een antroposofisch instituut iedere cliënt een aantal malen per jaar een muziekuitvoering of een opera bezoekt, al dan niet opgevoerd in de instelling zelf.

Een initiatief van de stichting KLOS-tv is de film voor mensen met een verstandelijke beperking. De naam KLOS staat voor Kleine Omroep Stichting. Deze stichting maakt films over duidelijke onderwerpen gericht op een bepaalde doelgroep. 'Het gezicht' is de eerste productie geweest die gericht is op mensen met een matige, ernstige of diepe verstandelijke beperking . In deze film worden allerlei emoties uitgedrukt in de gezichten van twee mimespelers. Smullen van iets dat je lekker vindt, gruwelen van iets vies dat in je mond wordt geduwd, genieten van over je hoofd geaaid worden, boos zijn, verdrietig zijn en getroost worden. Ook dagelijkse dingen als tandenpoetsen, het gezicht wassen, douchen en haren kammen komen in de film voor.
De film verloopt heel rustig, iedere handeling wordt een aantal keren herhaald. Behalve 'dag zeggen' wordt er in de film niet gesproken. Een andere productie is getiteld Kijken naar dieren. Het gaat in deze film veelal om langdurende opnames gericht op één enkel facet, met ondersteuning van natuurlijke geluiden. Lief en Lijf, vriendschap en seks is een van de laatste films. De producties zijn te verkrijgen via de website www.klosmedia.nl

Knoop in je zakdoek is een tv.programma voor mensen met een verstandelijke beperking.
In 2010 volgde het programma tien mensen die een heel nieuwe fase van hun leven ingaan. Zij verhuizen naar een eigen appartement.
Ieder jaar wordt het Knoop Gala georganiseerd met Paul de Leeuw als presentator.

Omdat veel mensen met een verstandelijke beperking niet zelfstandig kunnen lezen of hier veel moeite mee hebben, zijn er initiatieven ontwikkeld in ons land om speciale boeken en kranten te maken voor 'moeilijke lezers'. Boeken met eenvoudige woorden en toch een leuk verhaal. Ook zijn er boeken die je niet hoeft te lezen, maar die worden voorgelezen op een cassetteband. Soms is het een combinatie van beide.
Voorbeelden hiervan zijn:

- 'Zet 'm op': een krant op cassetteband
- 'De lijn': een krant voor licht verstandelijk gehandicapten en
- 'Blits': een krant op schrift en op band.

Sport

Hiervoor is al opgemerkt dat er verschillen zijn in de motorische ontwikkeling van mensen met en zonder een verstandelijke beperking.
Dit heeft gevolgen voor het beoefenen van verschillende vormen van sport. Er zal met aangepaste spelregels of materiaal gewerkt moeten worden. Vanuit de integratiegedachte wilde men eigenlijk dat mensen met een verstandelijke beperking van 'gewone' sportclubs lid zouden worden en net zo 'gewoon' mee moesten kunnen doen. Maar dat bleek soms averechts te werken.
'Het gaat bijna nooit goed als een cliënt van ons lid wordt van een gewone sport- of gezelligheidsvereniging. En dat is altijd een klap voor het zelfvertrouwen van de cliënt, maar ook een teleurstelling voor degene die hem heeft aangemoedigd.'
Sport beoefenen vraagt nu eenmaal naast motorische vaardigheden ook enige kennis om de basisspelregels te begrijpen.
Er zijn op dit gebied wel degelijk positieve ontwikkelingen. Steeds meer verenigingen stellen een elftal samen van mensen met een verstandelijke beperking, dat ten een andere vereniging uitkomt: een G-elftal De spelers zijn gewoon lid van de club, maken gebruik van alle faciliteiten en bezoeken alle feesten.
'Natuurlijk was er aanvankelijk enige wrijving in het clubhuis. Sommige leden wisten zich soms geen raad met hun houding. Ze ontdekten langzamerhand dat mensen met een verstandelijke beperking meer positieve dan negatieve eigenschappen bezitten. Ze leggen net als iedereen een kaartje, dammen een potje, of zitten aan de bar. Vooral in een clubhuis vallen veel verschillen weg. "De andere clubleden vonden het ook leuk dat wij naar de competitiewedstrijden van het eerste team kwamen kijken. We werden een deel van de club".'

O P D R A C H T

Mensen met een verstandelijke beperking willen zelf kunnen kiezen uit diverse activiteiten/mogelijkheden. Deze opdracht is bedoeld om hen daar een handje bij te helpen.

- Maak een brochure waarin verschillende mogelijkheden staan die mensen met een verstandelijke beperking kunnen doen in hun vrije tijd.
- Houd hierbij rekening met de mogelijkheden, het belevingsniveau en de verschillende interesses.
- Controleer of, en zo ja onder welke voorwaarden, mensen met een verstandelijke beperking kunnen deelnemen aan de desbetreffende activiteit.
Beschrijf duidelijk wat de voorwaarden zijn om deel te kunnen nemen aan de verschillende activiteiten (bijvoorbeeld wel/geen begeleiding, onkosten, verzekeringen, enzovoorts).

Vakantie

'Een aantal jaar geleden zaten we nog ruim in het geld en gingen alle cliënten minstens twee keer per jaar op vakantie. Nu moeten we rekenen om iedereen één keer te kunnen laten gaan.' De cliënten betalen de vakantie en de begeleiding uit

hun eigen inkomen (WAJONG-uitkering) maar na alle vaste lasten en uitgaven is er vaak nog maar weinig geld te besteden.
Vakantie, iedereen heeft het en is vaak al maanden van tevoren bezig om zich te verdiepen in allerlei heerlijke bestemmingen.
Vooral van cliënten met een ernstig verstandelijke beperking vraagt men zich wel eens af of 'zij er wat aan hebben'. Ouders zijn bang dat het ritme verstoord raakt, vinden dat hun kind meer gebaat is bij zijn vertrouwde omgeving.
Begeleiders zijn het er bijna altijd over eens dat de cliënten die mee zijn op vakantie 'anders' zijn; en zij bedoelen daarmee dan dat ze meer ontspannen, vaak actiever en alerter zijn. Dit moet natuurlijk ook toegeschreven worden aan het feit dat er nu een kleine groep is met 24 uur dezelfde mensen.
Er zijn ook vakantiebeurzen voor mensen met een verstandelijke beperking. Reisorganisaties presenteren daar hun aanbod met allerlei sportieve en luie vakanties.

CASUS

Paul gaat met drie medecliënten van zijn woongroep en twee begeleiders een weekje op vakantie. Ze gaan naar een bungalowpark, niet ver van de instelling vandaan. De begeleiders hebben deze bestemming gekozen omdat een van hen daar eerder een te gekke vakantie met zijn vrienden heeft gehad. Een week voor ze gaan vertelt de begeleider, Jenny, aan de cliënten dat ze over een week op vakantie gaan.
Ze maakt samen met hen een 'kalendertje' waar ze iedere morgen een bladzijde af mogen scheuren, tot de dag van vertrek.
Twan, een cliënt die ook meegaat, vindt het allemaal erg spannend en praat de hele dag dan ook nergens anders over. Hij blijft maar 'kamp, kamp' roepen en soms is dit niet te stoppen. De andere drie cliënten wachten rustig af en aan hen is niets bijzonders te merken. Jenny heeft Twan ook duidelijk kunnen maken dat ze niet op kamp gaan maar op vakantie. Ze vindt het verschrikkelijk dat cliënten vakantie nog steeds kamp noemen en kan zich indenken dat die massale uitstapjes in het verleden niet als positief ervaren zijn. Zij zelf heeft de 'schoolkampen' van vroeger ook niet echt leuk gevonden. Haar voorkeur ging dan ook uit naar vakanties met het eigen gezin. Deze vakanties zijn veel leuker, vindt Jenny. 'Gewoon zoals wijzelf ook op vakantie gaan, naar een vakantiepark waar wij zelf ook onze vakantie vieren. Dat vinden cliënten vast ook veel fijner'.
De dag van vertrek nadert. Paul zit als eerste in het busje en ook in de bungalow.
Na twee dagen waarin ze eens lekker anders dan anders hebben gedaan, scheurt Paul de bekleding van het bankje in de woonkamer kapot.
Jenny heeft gehoord dat hij dat wel eens eerder op een vakantie heeft gedaan toen hij gespannen was, maar nu was het toch ontzettend leuk? Zij en haar collega hadden toch hun uiterste best gedaan om zo veel mogelijk activiteiten met de jongens te ondernemen en hun veel aandacht te geven!
Die nacht maakt Paul ook nog een deken en een bedmatras kapot. Jenny neemt contact op met de instelling. De bereikbaarheidsdienst en een collega van de woning komen Paul ophalen. Helaas voor Paul is deze zo leuke vakantie vroegtijdig beëindigd. 'En we hadden nog zoveel leuke dingen in petto', vertelt Jenny.

OPDRACHT

Het is je bekend dat in een 'parc' per weekend niet meer dan 30% mensen met een verstandelijke beperking toegelaten wordt. Jij moet voor een week reserveren; voor een groep van zeven cliënten met drie begeleiders. De cliënten zijn allen mobiel.
Beantwoord eerst individueel de volgende vragen; bespreek ze vervolgens in de groep.

- Wat vind je van de stellingname van het 'parc'?
- Zeg je bij de reservering dat het gaat om een groep mensen met een verstandelijke beperking? (Wat is het verschil met een voetbalclub?)
- Maakt het voor jou verschil bij het reserveren of je kunt zien aan de mensen dat ze verstandelijk beperkt zijn?
- Vind je het jouw taak om bijvoorbeeld de directie aan te schrijven vanwege hun beleid? Bekijk hiervoor ook het beroepsprofiel en de beroepscode.

Werk

Werk is voor de meeste mensen veel meer dan een taak doen of geld verdienen. Mensen vinden werk ook belangrijk, omdat:

- er een beroep gedaan wordt op hun vaardigheden;
- werk hun een uitdaging biedt en de mogelijkheid schept tot ontplooiing;
- ze op een zinvolle wijze hun tijd kunnen besteden;
- ze zowel op als door het werk in contact komen met andere mensen.

Werk geeft een mens het gevoel erbij te horen en biedt structuur en regelmaat in zijn leven.
Ook mensen met een verstandelijke beperking hebben recht op arbeid.
Ook voor hen geldt dat deelname aan het arbeidsproces een belangrijk middel is tot persoonlijke vorming en het verkrijgen van een plaats in de samenleving. En ook zij hebben daarbij recht op een volwaardige beloning.
De Wet sociale werkvoorziening (WSW) draagt de gemeenten op aangepast werk te verschaffen aan degenen die in het vrije bedrijfsleven geen passend werk kunnen vinden. Van alle werknemers die werkzaam zijn vanuit de WSW is ongeveer een kwart verstandelijk beperkt. Er wordt van uitgegaan dat een werknemer die in dit verband werkzaam is minimaal 15% van de productie haalt van een werknemer in het bedrijfsleven. Verder moet de werknemer tenminste 1 uur aaneengesloten zelfstandig kunnen werken en niet meer dan 15% van de tijd begeleiding nodig hebben. De arbeid dient gericht te zijn op het behoud, herstel of bevordering van arbeidsgeschiktheid van de werknemer. De sociale werkvoorziening valt onder het ministerie van Sociale Zaken en Werkgelegenheid, dat ook grotendeels de kosten draagt.
De sociale werkvoorziening is sinds 2014 ondergebracht in gemeentelijke werkbedrijven, want de overheid wil dat zoveel mogelijk mensen die aangepast werk nodig hebben (arbeidsbeperking hebben) onder begeleiding bij een bedrijf werken. Dat is een belangrijk aspect van de Participatiewet; hieronder vallen alle mensen met een afstand tot de arbeidsmarkt (zie verder hoofdstuk 4).

Supported employment

Supported Emplyment betekent letterlijk 'begeleid werken'; een methodiek uit de Verenigde Staten als alternatief voor de beschutte werkplaatsen en dagcentra. Kernbegrippen van de methode zijn: betaald werk, integratie met niet-gehandicapten en continue begeleiding. Niet de beperkingen, maar de mogelijkheden van individuen zijn uitgangspunt.
Er wordt gebruik gemaakt van een job coach die de verantwoordelijkheid draagt voor alle facetten van een loopbaan, voor zover een werknemer dat zelf niet kan. De job coach heeft tot taak de arbeidssituatie, de arbeidsprestatie en de mate van integratie op de werkplek regelmatig te beoordelen. Op basis van deze bevindingen biedt hij vervolgtraining en/of begeleiding aan.
De ervaringen en resultaten zijn positief. Hoewel mensen met een verstandelijke beperking langzamer zijn en meer begeleiding nodig hebben, zijn zij als arbeidskracht betrouwbaar. Zij verzuimen heel weinig. Ook op andere gebieden heeft supported employment zijn uitstraling. Zo bleken mensen die via supported employment in de reguliere arbeidswereld aan het werk waren, wat taalontwikkeling, participatie in de samenleving en sociale vaardigheden betreft hoger te scoren dan hun collega's die in beschutte werkplekken aan het werk waren.

Dagbesteding in een dag- of activiteitencentrum

Mensen met een verstandelijke beperking die een dagcentrum bezoeken worden deelnemers of bezoekers genoemd. Een dagcentrum is toegankelijk voor mensen vanaf vijftien jaar die voorheen gewerkt hebben in het vrije bedrijf of een sociale werkvoorziening, die het speciale onderwijs afgerond hebben of afkomstig zijn uit instellingen. Zij wonen over het algemeen nog thuis, in een woonvorm met begeleiding en soms ook behandeling of een begeleidwonenproject. Educatie en vorming, lichamelijke ontwikkeling, ontmoeting en werk staan hierbij centraal. Men streeft ernaar om de deelnemers een zinvolle dagbesteding te bieden, dat wil zeggen dat de activiteiten:

- aansluiten bij de mogelijkheden en interesses;
- bijdragen aan de ontplooiing en ontwikkeling van de zelfstandigheid en zelfredzaamheid;
- bijdragen aan de integratie in en deelname aan de samenleving.

Voor iedere deelnemer wordt een begeleidingsplan opgesteld en daaruit weer een programma. Afhankelijk van de mogelijkheden en wensen die een deelnemer heeft, komt hij in een bepaalde groep. Er zijn groepen waarin vorming en training centraal staat, groepen met arbeidsmatige activiteiten, groepen voor ouderen en groepen met een duidelijk gestructureerd programma. Het accent ligt dus op activiteiten waarbij geen sprake van een productienorm is. Dat wil niet zeggen dat er niets van de deelnemers verwacht wordt.
Zowel hier als op de activiteitencentra van de instellingen wordt geprobeerd om producten te maken die verkocht kunnen worden. Vaak is er een speciale winkel waar je kennis kunt nemen van de creativiteit. Van schalen en bekers tot inpakpapier, kaarten en slingers. Ook schilderijen kunnen bekeken en het liefst gekocht

worden. Veel winkels hebben ook een kunstuitleen, waarvan je lid kunt worden en steeds nieuwe schilderijen of andere kunstproducten kunt lenen. Meer en meer wordt ook voor mensen met een matige of ernstige verstandelijke beperking een werkplek gevonden in bedrijven, vaak in een kleine groep en met begeleiding vanuit een zorginstelling.

Slapen en rusten

'De vader sliep veel en lang – van zonsondergang tot zonsopgang – want als hij niet sliep begon hij te piekeren, zich allerlei vergeten dingen in het hoofd te halen...'
ANDREJ PLATONOV, DE POTOEDAN

Voor veel mensen met een verstandelijke beperking is het vinden van voldoende rust en slapen een probleem. Net als trouwens bij veel mensen zonder verstandelijke beperking.

De mate waarin iemand behoefte heeft aan rust wordt door verscheidene factoren beïnvloed:

- De leeftijd; een baby heeft ongeveer 16 tot 18 uur slaap nodig; een kleuter ongeveer twaalf uur slaap per nacht; mensen van middelbare leeftijd en ouder zo'n zes tot acht uur per nacht.
- De gemiddelde volwassen Nederlander staat om 7.18 uur op en gaat om 23.24 uur naar bed, slaapt dus 7 uur en 26 minuten. Werkende mensen tussen 25 en 35 slapen gemiddeld 6 uur en 53 minuten. Nederlandse artiesten slapen maar 6 uur en 41 minuten. Sporters daarentegen slapen veel; zo'n 8 uur per nacht.
- Hoewel iedereen een strikt individueel patroon van slapen en waken heeft, is dat specifieke ritme toch min of meer gebonden aan de grenzen van de biologie.
- Medicijnen; enkele voorbeelden zijn:
  - neuroleptica kunnen slapeloosheid geven, naast allerhande vertraagde bewegingsstoornissen zoals: onwillekeurige slik- en kauwbewegingen; tics rond ogen en mond, ooglidknipperingen; buigen van de pols, schommelen van het gehele lichaam en schouderophalingen;
  - slaapmiddelen veroorzaken verschijnselen als sufheid, concentratiestoornissen, moeheid en ze verstoren de REM-slaap;
  - anti-epileptica kunnen, afhankelijk van welk middel wordt gebruikt, onder andere sufheid, duizeligheid, moeheid, spierzwakte, ataxie en visusstoornissen veroorzaken.

Rituelen

'Het is twee uur 's nachts. Ik ga naar bed maar ik kan de slaap niet vatten. Ik denk aan thema's voor nieuwe verhalen. Het wordt licht. Ik neem wat broom om te kunnen slapen.'
MICHAEL ZOSJTSJENKO, IN DE NACHT

Een opmerkelijke uiting van individualiteit is het ritueel. De individualiteit schuilt niet zozeer in het ritueel als zodanig maar in de vormgeving daarvan.

Veel kinderen, maar ook volwassenen (en mensen met een verstandelijke beperking), moeten bepaalde symbolische handelingen in een specifieke volgorde op een bepaalde manier uitvoeren voordat ze met een gerust hart kunnen gaan slapen.
Vaak verschillen de rituelen per levensfase, maar altijd wil men er een innerlijke rusttoestand mee creëren. Zo moet er bij Jan iedere avond voorgelezen worden uit hetzelfde boekje, moet het lichtknopje tweemaal aan- en uitgeknipt worden en moet het muziekdoosje worden afgespeeld. Eerder gaat Jan niet slapen.
Een ritueel is meestal zinvol en helpt iemand met een verstandelijke beperking zich op een overdrachtelijke manier te wapenen tegen de gevaren van het leven. Het maakt het leven voorspelbaar en overzichtelijk.
Soms kan een ritueel verworden tot een lege huls waaraan geen innerlijke bevrediging meer wordt ontleend. De handelingen worden nog wel uitgevoerd, maar ze hebben geen waarde meer.
Soms ook staat het ritueel verandering in de weg. Was de vaste, symbolische handelwijze in eerste instantie een garantie voor stabiliteit en zekerheid, nu is het geworden tot een noodzakelijk uitgevoerde handeling met een dwangmatig karakter. Het roept nu eerder angst en onzekerheid op dan bescherming en veiligheid.

OPDRACHT

- Welke rituelen (gewoonten) herken je bij jezelf voor het slapen gaan?
- Wat zou er gebeuren als je geen gehoor geeft aan deze rituelen?
- Beschrijf van twee cliënten (naar eigen keuze) hoe aan hun slaaprituelen vormgegeven wordt.
- Geef aan wat er zou kunnen gebeuren als hier geen gehoor aan wordt gegeven. Bespreek dit met je (werk)begeleider.

PATROON

6

Cognitie en waarneming

TYPOLOGIE Het cognitie- en waarnemingspatroon omvat alle cognitieve functies of kenvermogens. Tot de cognitieve functies behoren onder andere waarnemen, informatie verwerken, leren, denken en problemen oplossen. Ook de adequaatheid van zien, horen, proeven, voelen en ruiken en eventuele compensatiemechanismen of prothesen behoren hiertoe. De pijnzin en omgang met pijn vallen eveneens onder dit patroon, alsmede het taalvermogen, geheugen, oordeelsvermogen en de besluitvorming.

6.1 Inleiding

Cognitieve ontwikkeling is meer dan alleen maar de verstandelijke ontwikkeling. Het omvat alle mentale – geestelijke – processen zoals denken en geheugen, leren, waarneming, taal en fantasie, waardoor mensen de wereld om zich heen leren kennen (De Graaf, 1996). Cognitie verwijst naar de mens als informatieverwerkend systeem en het heeft betrekking op het verwerven, opslaan, transformeren en gebruiken van kennis. Cognities kun je uiteindelijk zien als een in het geheugen opgeslagen talig kennisbestand (Daansen, 2010).
Basis van dit kennisbestand vormen de waarnemingen en het geheugen. Via de zintuigen leer je hoe iemand eruitziet of hoe verschillende voorwerpen aanvoelen. Een veelheid aan waarnemingen, in combinatie met handelingen, wordt opgeslagen en vervolgens verwerkt in een bouwwerk van kennis (Verhulst, 1994). De mate waarin al deze vermogens functioneren hangt in de eerste plaats sterk af van de ontwikkeling die de hersenen doormaken tijdens de zwangerschap en de eerste jaren na de geboorte. Gelukkig zit de foetus tijdens de zwangerschap veilig in de baarmoeder, maar er zijn talloze factoren die dit bestaan kunnen bedreigen. Naast genetische factoren kunnen geneesmiddelen, stoffen uit het milieu, drugs (waaronder tabak) en alcohol en het voedingspatroon van de moeder de hersenontwikkeling van de foetus schade berokkenen (Swaab, 2010). Uiteindelijk kan dit resulteren in blijvend slechter verstandelijk functioneren.

De cognitieve ontwikkeling valt niet los te zien van allerhande parallelle ontwikkelingen, zoals de zintuiglijke, motorische, sociaal-emotionele, lichamelijke en taal- en spraakontwikkeling. De lichamelijke en motorische ontwikkeling bijvoorbeeld stelt een kind in staat om de wereld om hem heen, de sociale omgeving, steeds ruimer te verkennen. Het kind wordt dan geconfronteerd met nieuwe ervaringen en voorwerpen die ingepast worden in het groeiende kennisbestand. De mate waarin de cognitieve ontwikkeling gedijt hangt mede af van de rijkheid van de omgeving. Een gezonde dosis aan prikkels, ervaringen in een koesterende omgeving vormen een goede voedingsbodem. Een opgroeiend kind stimuli onthouden verarmt diens cognitieve rijping.
Een al wat ouder onderzoek (Feinstein, 1970) is hier illustratief.

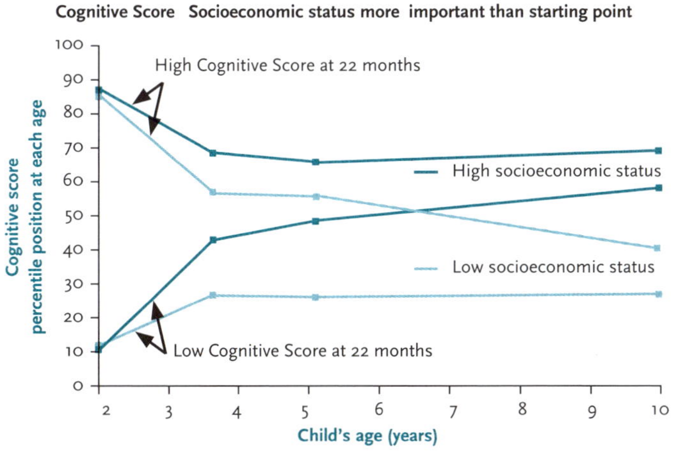

Feinstein.
Inequality in cognitive development.
1970 British Births.
Economica 2003; 70:3-97
(from The Marmot Review 2010)

In de grafiek zien we de cognitieve scores van groepen kinderen gekoppeld aan de sociaaleconomische status van het gezin waarin ze opgroeien. Wat opvalt is dat kinderen met een hoge score maar van minder welvarende afkomst over de jaren heen een lagere score hebben. Kinderen uit welvarende kringen met een lage score maken door de jaren heen een aanzienlijk groei door, zelfs zo dat ze op 10-jarige leeftijd uitsteken boven de scores van kinderen uit lagere sociaaleconomische milieus met een oorspronkelijk hoge score.

Zintuiglijke ontwikkeling

Al in de baarmoeder is de baby in staat geluiden op te vangen. Ook op andere indrukken, bijvoorbeeld het strelen van de buik, kan de baby reageren. Na de geboorte treedt er in het eerste jaar een verschuiving op van de voorkeur voor het gebruik van de nabijheidszintuigen als de tastzin naar het gebruik van zintuigen als zien en horen, de zogenoemde vertezintuigen.
Uiteindelijk is de mens een met name visueel ingesteld wezen. Omdat onze ogen ontelbaar veel prikkels opvangen moeten we een keuze maken, want als we alles wat we zien tot ons door zouden laten dringen dan zouden we overspoeld raken door prikkels. Mensen geven daarbij de voorkeur aan de veranderingen die zich in hun gezichtsveld voordoen. We hebben een voorkeur voor bewegingen en we zijn ons meestal niet bewust van dingen die hetzelfde blijven of die slechts langzaam veranderen (Van der Linden, 2006). Die voorkeur voor verandering heeft een evolutionaire basis. Een boom is in principe niet bedreigend voor ons, een vallende boom wel. Bij sommige dieren is dit principe heel duidelijk. Een stilzittende krekel voor de neus van een gekko wordt pas opgegeten op het moment dat hij weg springt, de gekko neemt de verandering waar en slaat onmiddellijk toe.
Vroeger dacht men dat jonge baby's nog weinig waarnamen. Het blijkt echter dat baby's van enkele weken oud al de richting van een geluidsbron kunnen lokaliseren en verschillen in visuele patronen herkennen. Ook met de andere zintuigen nemen baby's al waar. Zij kunnen bekende geuren herkennen (enkele dagen na de geboorte herkennen ze de geur van hun moeder al en uiteindelijk kunnen mensen naar schatting zo'n 10.000 verschillende geuren van elkaar onderscheiden), vieze smaken onderscheiden en veranderingen in temperatuur waarnemen.
Op het consultatiebureau en de basisschool wordt er gekeken naar de zintuiglijke ontwikkeling. Zo onderzoekt men het gezichtsvermogen, gehoor en kijkt men naar de psychomotorische ontwikkeling. De bevindingen worden vastgelegd op een lijst (veel gebruikt wordt het zogeheten Van Wiechenschema, waarin per leeftijdsperiode items zijn opgenomen om deze ontwikkeling te volgen) zodat men zicht heeft op de ontwikkeling van het specifieke kind in relatie tot wat voor zijn leeftijd gebruikelijk is.
Voor uitgebreide informatie over dit schema zie:
http://www.nji.nl/nl/Databank/Databank-Instrumenten/Zoek-een-instrument/Van-WiechenOnderzoek-(VWO)
Een normale score voor een kind van 14 maanden ligt tussen de 15 en 20 punten. Om enig idee te geven van items die in een dergelijke lijst zijn opgenomen: bij een leeftijd van één maand reageert het kind op toespreken en bij zes maanden draait het het hoofd naar de kant van het geluid. Bij achttien maanden wijst het twee

genoemde voorwerpen aan. Pasgeboren kinderen worden getest op hun gehoor. Dit is een korte test van een minuut die thuis wordt gedaan en de baby merkt er niets van. Met een apparaatje wordt de reactie van het gehoor gemeten op een bepaald geluid. Als de uitslag van de neonatale gehoorscreening onvoldoende is, wordt de test maximaal tweemaal herhaald. Als de uitslag negatief blijft worden de ouders met hun kind doorverwezen naar het Audiologisch centrum.
MacFarlane heeft aangetoond dat een baby de geur van de borst waarschijnlijk ook ruikt. Hij liet moeders van vijf dagen oude baby's lapjes dragen in hun bh. Zo'n lapje, dat dan moeders geur had gekregen, legde hij naast het hoofd van de baby tegen de wang aan. Aan de andere kant legde hij een schoon lapje. De kinderen draaiden veel vaker hun hoofd in de richting van moeders lapje.
De tastzin, het voelen wordt in sommige opvattingen het belangrijkste zintuig genoemd voor de baby. Men veronderstelt dat in de aanraking met andere mensen een baby het sterkst de ervaring krijgt 'er te zijn'. De mond neemt vanaf het begin als tastorgaan een bijzondere plaats in. Bij de ontwikkeling tot een persoon nemen de zintuiglijke ervaringen dus een centrale plaats in. Daarnaast is rijping van het geheugen cruciaal (Kohnstamm, 2002). Bij sommige mensen doet zich iets merkwaardigs voor, bij hen vermengen de zintuigen zich. Ze kunnen kleuren 'horen' of vormen 'proeven'. Dit verschijnsel heet synesthesie.

Het geheugen

Als je 's ochtends wakker wordt, weet je wie je bent. Als iemand je vraagt of je ooit in Londen bent geweest dan kun je daar bijna zonder na te denken antwoord op geven en er schiet je ineens '1584' te binnen als je een proefwerk geschiedenis maakt. Ongelofelijke hoeveelheden informatie, op de een of andere tot nu toe onbegrepen manier in de hersenen vastgelegd en oproepbaar, maken het leven mogelijk. Om een kleine indruk te geven van de fabelachtige capaciteit van het geheugen is het volgende onderzoek veelzeggend. Proefpersonen kregen tienduizend plaatjes te zien waarna ze 160 paren van plaatjes te zien kregen met als opdracht voor ieder paar aan te wijzen welk plaatje ze al eerder hadden gezien en welke niet. De proefpersonen scoorden gemiddeld in 83% van de gevallen goed. Over het algemeen werkt het geheugen dus vrijwel feilloos, snel en zonder dat je er moeite voor hoeft te doen.

Soms hapert je geheugen. Je kunt je plotseling een naam niet herinneren of je bent iets totaal vergeten, terwijl je het nog zo beloofd had. Dit wil niet zeggen dat de informatie verdwenen hoeft te zijn. Ze is er wel, maar op de een of andere manier kan ze niet te voorschijn gehaald worden. Soms lukt dit plotseling wel, vooral als je de juiste 'zoeksleutels' hebt. De naam van een meisje ligt op de punt van je tong, maar je komt er niet op totdat je het parfum ruikt dat ze gebruikt. Maar soms wordt dat wat ooit in het geheugen was vastgelegd definitief uitgewist. Dit gebeurt bij het gewone vergeten, maar ook bijvoorbeeld als iemand dementeert of bij hersenbeschadigingen ten gevolge van ongelukken of misbruik van alcohol of drugs. Bij een normale veroudering van het brein hoort ook een zekere achteruitgang van het geheugen. Dit betreft vooral het episodisch en werkgeheugen (zie hierna) terwijl het procedurele geheugen vrijwel onaangetast kan blijven.

Geheugenonderzoekers maken onderscheid tussen het kortetermijngeheugen (of werkgeheugen) dat weer is opgebouwd uit een geheugen voor verbale informatie en een geheugen voor visueel ruimtelijke informatie, en het langetermijngeheugen.

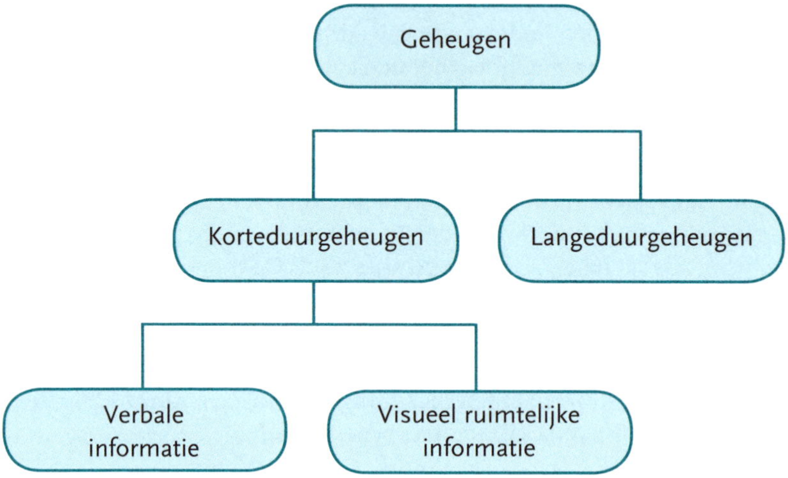

Beide systemen zijn onlosmakelijk met elkaar verbonden. Het werkgeheugen (korteduurgeheugen) is actief, het vestigt de aandacht op iets en besluit of iets belangrijk genoeg is om vastgelegd te worden in het langeduurgeheugen.
Dit kortetermijngeheugen heeft een beperkte capaciteit. Bij de mens minder dan twaalf onderdelen. En als je de informatie niet repeteert dan is het zo verdwenen zoals iedereen weet die wel eens een telefoonnummer probeert te onthouden.
Later kan het werkgeheugen informatie uit het langeduurgeheugen ophalen wanneer dat noodzakelijk is. Over de wijze waarop informatie precies in de hersenen wordt vastgelegd bestaan nog veel vragen, al is er inmiddels al wel meer zicht op de moleculaire veranderingen, zoals nieuwe eiwitten die nieuwe verbindingen tussen zenuwcellen vormen die samenhangen met het vastleggen van herinneringen. Wel is duidelijk dat het geheugen niet op een specifieke plek in de hersenen zit (verschillende onderdelen van een gebeurtenis worden in verschillende delen van de hersenen opgeslagen) en dat ingewikkelde biochemische processen op celniveau een belangrijke rol spelen.

Het geheugen speelt overigens niet alleen een rol bij dingen waar je je van bewust bent. Ook allerlei onbewuste verrichtingen hebben het geheugen nodig. Je hoeft niet na te denken over hoe je loopt en je kunt eten en praten tegelijkertijd. Ook voor al die onbewuste, automatische processen (en dat zijn er meer dan de zaken waarvan je je wel bewust bent) heb je een goed functionerend geheugen nodig.
Bij dementie bijvoorbeeld zie je dat het geheugen zo kan worden aangetast dat zelfs die automatismen niet goed meer verlopen. Zo weet iemand bijvoorbeeld niet meer hoe hij met mes en vork moet eten of hoe je een rok aan moet trekken.
Het korteduurgeheugen heeft een beperkte capaciteit en het werkt niet goed meer

als je wordt afgeleid. Het bekendste voorbeeld is altijd als je een telefoonnummer moet onthouden. Je repeteert de opeenvolgende cijfers, het liefst door ze op te delen in hapklare brokken. Dus niet 0487512425 maar 0487/512/425 maar als je tijdens het repeteren wordt gestoord, bijvoorbeeld omdat iemand tegelijkertijd de weg aan je vraagt, dan lukt het niet meer. Gemiddeld genomen kan het korteduurgeheugen ongeveer 7 cijfers aan. Ook is belangrijk dat de aangeboden informatie zinvol is. Zinloze, onsamenhangende informatie beklijft maar moeilijk. Wat zinvol is hangt natuurlijk samen met wat je al weet. Een informaticus zal de zin: 'De UltraSPARC IIIi processorchip bevat asynchrone data queues die informatie als geheugenchips accepteren', gemakkelijker reproduceren dan een leek die al snel de draad kwijtraakt omdat het voor hem zinloze informatie betreft. Van belang is dat het voortdurend herhalen van informatie voorkomt dat het geleidelijk aan weer wordt vergeten.

Maar herhaling alleen is niet voldoende om iets voor de lange termijn vast te leggen in je geheugen. Interesse en het concentratievermogen hebben er ook mee te maken. Van belang is dat nieuwe informatie wordt verbonden met reeds aanwezige informatie. Als je iets wilt onthouden construeer dan een netwerk van onderling verbonden kenniselementen waarmee je de onthouden informatie weer kunt terugvinden (Hamaker, 2000).

Naast het korte- en langetermijngeheugen wordt er ook wel een onderscheid gemaakt tussen het expliciete en het impliciete geheugen. Het eerste bevat feiten en gebeurtenissen, bijvoorbeeld dat ik weet dat Twello in Gelderland ligt of dat er vanavond een feest is waar ik met twee vriendinnen naar toe ga. Het impliciete geheugen betreft vaardigheden en gewoonten waarbij je je niet bewust hoeft te zijn van het feit dat je het weet. Een auto besturen, de salsa dansen of World of Warcraft spelen. Het geheugen voor aangeleerde bewegingen bevindt zich in de kleine hersenen. Dankzij dit geheugen kun je moeiteloos met je ogen dicht het topje van je neus aanraken. Training en herhaling zorgen ervoor dat bepaalde zaken impliciet worden. De geheugenfuncties van mensen met een verstandelijke beperking functioneren minder goed. Nieuwe informatie wordt moeizaam eigen gemaakt en pas na veel herhaling lijkt het te zijn vastgelegd. Omdat we niet precies weten hoe informatie wordt vastgelegd, welke biochemische en moleculaire processen in welke delen van de hersenen daar een rol bij spelen, weten we ook niet op welke punten deze processen precies afwijkend zijn bij mensen met een verstandelijke beperking.

Op grond van het bovenstaande kan wel gezegd worden dat het van belang is om slechts een beperkte hoeveelheid informatie tegelijkertijd aan te bieden en te herhalen. En dat in zinvolle gehelen zonder dat de mens met een verstandelijke beperking wordt afgeleid door andere zaken die zijn aandacht vragen. Daarbij geldt natuurlijk dat er een grotere kans op succes is als de informatie aansluit bij wat de persoon in kwestie interesseert. Zoals gezegd, over het algemeen is het zo dat mensen met een verstandelijke beperking milde tot ernstige geheugenstoornissen hebben. Met name hun vermogen om nieuwe informatie vast te leggen en te integreren in bestaande informatie schiet tekort.

De ernst van de geheugenproblemen bij mensen met een verstandelijke beperking wordt mede bepaald door hun relatie tot de omgeving. In een steunende omgeving zullen de gevolgen van een minder functionerend geheugen meevallen, zeker als de persoon in kwestie sociaal vaardig is of over adaptieve kwaliteiten beschikt. Ook in een omgeving die relatief weinig een beroep doet op cognitieve functies en/of geheugenfuncties zal het mindere functioneren niet opvallen en minder gevolgen hebben. Veel mensen met een verstandelijke beperking handhaven zich doordat ze zijn ingebed in een beschermende omgeving die niet te veel van hen eist, of omdat ze wellicht adaptieve vaardigheden hebben waardoor ze zich staande weten te houden. Een minder functionerend geheugen op zichzelf zegt dus niet zoveel, je moet dat altijd beschouwen in relatie tot andere vaardigheden en omgevingsfactoren. Je zou kunnen zeggen dat de (genetische) aanleg de grenzen van het IQ bepaalt, bijvoorbeeld tussen de 40 en 70, maar dat de omgeving bepaalt hoe hoog het IQ binnen die grenzen zal zijn. Een stimulerende omgeving waarin het kind van jongs af aan nieuwe ervaringen kan opdoen zal uiteindelijk een hoger IQ opleveren dan de omgeving die niet of nauwelijks reageert op het kind en het kind geen ervaringen aanbiedt.

Opmerkelijk genoeg zijn er talloze voorbeelden van mensen met een verstandelijke beperking die over exceptionele geheugens beschikken. Deze mensen werden ooit ietwat denigrerend aangeduid met de term 'idiots savants'. Sommigen kunnen verbazend goed hoofdrekenen of ze hebben de eeuwigdurende kalender in hun hoofd. Het zijn afgebakende talenten die als het ware geïsoleerd staan van hun verdere vermogens. Zo kent Kim Peek, de verstandelijk gehandicapte man op wie de film 'Rainman' is gebaseerd, 9000 boeken uit zijn hoofd en alle postcodes van de Verenigde Staten. Peek kan twee boeken tegelijkertijd lezen, met elk oog een. Leslie Lemke, een meervoudig gehandicapte man met een IQ van 58 componeert muziek en speelt op de piano foutloos duizenden muziekstukken. Hij hoeft een pianostuk maar een keer te horen om het zonder haperen na te spelen. Bij sommige mensen ontstaat het bijzondere talent (bijvoorbeeld heel mooi kunnen tekenen) als ze frontotemporale dementie (de ziekte van Pick) ontwikkelen. Bij 10% van de autisten zouden deze bijzondere talenten voorkomen, bij (andere) mensen met een verstandelijke beperking zou het om 1 op de 2000 mensen gaan. Het komt vaker voor bij mannen. Als mogelijke oorzaak van dit merkwaardige fenomeen wordt gesuggereerd dat het genetisch zou kunnen zijn of dat er misschien sprake is van beschadigingen aan specifieke hersenstructuren zoals de hippocampus en amygdala of dat beschadigingen in het linker deel van de hersenen het rechter deel die laten compenseren. Hoe het precies zit weten we niet (Treffort, 2004). Het is opmerkelijk dat dit bijzondere fenomeen zich 6 keer zo vaak voordoet bij mannen dan bij vrouwen.

Communicatieontwikkeling

The single biggest problem in communication is the illusion that is has taken place
GEORGE BERNARD SHAW

De ontwikkeling van communicatie en het verloop ervan zijn van veel factoren afhankelijk. Bijvoorbeeld het gehoor, cognitieve functies en spraak. In de hersenen zijn taalproductie en taalbegrip producten van complexe, samenwerkende netwerken die zich voornamelijk in de linkerhersenhelft bevinden. Wij willen hier ingaan op de taalontwikkeling als onderdeel van de communicatie. In het begin van dit hoofdstuk werd al opgemerkt dat cognities te beschouwen zijn als een in het geheugen vastgelegd *talig* kennisbestand.

Het begrip 'taal' kan worden omschreven als spraakklanken met behulp waarvan mensen samenwerken en gedachten en gevoelens aan anderen kenbaar maken. Dankzij dit ingewikkelde communicatiesysteem zijn wij in staat om kennis en cultuur aan elkaar door te geven. Zonder dit vermogen zouden we nooit de veelzijdige en ingewikkelde samenlevingen hebben kunnen opbouwen die we nu kennen.
Taal is een evolutionair product en het is ons aangeboren al is er een kritische periode waarin je gebruik moet gaan maken van de gesproken taal. Als kinderen geen taal krijgen aangeboden in hun eerste levensjaren dan kunnen ze dat tekort later nooit inhalen. Naast de spraak is er geschreven taal en gebarentaal; dit is een onderscheid naar uitingsvorm.

Je kunt ook een onderscheid maken in:

- Taalbezit (ook wel passieve taal genoemd).
  Taalbezit bestaat uit alle ervaringen die iemand heeft met taal en die innerlijk verwerkt zijn tot een zinvol geheel zodat anderen kunnen worden verstaan en kunnen worden begrepen. Taalbezit is af te leiden uit: reactie op gebaren, geluiden, woorden en zinnen. Dit is taalbegrip.
- Taalgebruik (actieve taal).
  Taalgebruik is het gebruik van klanken en het maken van klankcombinaties tot zinvolle gehelen, zodat een ander het kan begrijpen. Dit is taalproductie (Timmers-Huigens, 2005).

Daarnaast bestaat natuurlijk ook nog het vermogen te lezen en te schrijven; de geletterdheid. Naar schatting hebben in Westerse geïndustrialiseerde samenlevingen 10 tot 20 procent van de mensen moeite met lezen en schrijven. In Nederland zijn er rond de 250 duizend analfabeten en anderhalf miljoen laaggeletterden.
Al in zijn eerste levensmaand reageert een baby op geluiden. Als hij twee tot vier maanden is, ontstaat het zogenaamde vocaliseren (kirren). Met een maand of zes begint het kind brabbelachtige geluiden te maken. Ook dove kinderen maken die geluiden. Rond de negen maanden zegt het kind dada, baba of gaga. Het brabbelen wordt ook gebruikt om reacties bij anderen op te wekken, hij produceert geluidjes van verschillende hoogte. Rond de eerste verjaardag komt tot grote vreugde van de ouders het eerste woordje. De woordenschat breidt zich snel uit en rond de tweede verjaardag is de vocabulaire gegroeid tot zo'n 270 woorden. Als het kind ongeveer vijftien maanden is, zal het een paar woordjes gebruiken, waarvan hij ook begrijpt wie of wat het is: meestal papa, mama (De Vries, 2000).
Rond de leeftijd van twee jaar noemt het kind zich bij zijn eigen naam en een halfjaar later kent hij het onderscheid tussen ik en jij en benoemt dat ook zo. De taalontwikkeling gaat nu razendsnel. Tussen het derde en vierde jaar stelt het kind veel 'waarom'-vragen. Als hij eenmaal op de basisschool zit kan hij thuis vertellen wat hij heeft gedaan. Ook kent hij dan meer abstracte begrippen als dorst en

warmte. Voor de ontwikkeling van het schrijven is naast het beheersen van begrippen als 'op', 'onder', 'naast', 'voor' en 'achter' ook motorische vaardigheid nodig. Sommige kinderen kunnen niet (leren) schrijven omdat de motoriek nog niet leeftijdsadequaat is.
Na het vierde jaar blijft de woordenschat en het vermogen om abstract om te gaan met taal zich ontwikkelen. Ieder jaar komen er weer nieuwe woorden bij, zoals sms'en, chatten of woorden die een nieuwe betekenis krijgen zoals vet of wreed, zodat iemand op taalgebied nooit uitontwikkeld is.
Wanneer een jong kind ten opzichte van leeftijdgenootjes achterblijft dan is er sprake van een vertraagde spraak- en taalontwikkeling. Dit blijkt bijvoorbeeld uit het feit dat het kind weinig woorden kent, gesproken taal niet lijkt te begrijpen, veel fouten maakt of nauwelijks spreekt. Deze taalontwikkelingsstoornis kan vele oorzaken hebben, onder andere een verstandelijke beperking. Er wordt wel onderscheid gemaakt tussen een primaire- en een secundaire taalontwikkelingsstoornis. Bij een primaire stoornis is het probleem de taalontwikkelingsstoornis zelf, terwijl bij de secundaire stoornis het probleem zich voordoet als gevolg van een andere stoornis, bijvoorbeeld de verstandelijke beperking.

Cognitieve ontwikkeling bestaat dus uit verschillende componenten. Er zijn ook verschillende theorieën over hoe de mens zich cognitief ontwikkelt. Ze bieden een hypothetisch raamwerk met behulp waarvan we de cognitieve ontwikkeling van mensen proberen te begrijpen. Deze vier theorieën zijn:

- Theorie van Piaget
- Core Knowledge theorie
- De sociaal-culturele theorie en
- De theorie van de informatieverwerking

Cognitieve ontwikkeling volgens Piaget

Er zijn meer manieren waarop je naar de ontwikkeling van het leren kunt kijken. Een van de meest uitgewerkte theorieën is die van Piaget. Deze theorie wordt hier behandeld omdat begrippen die Piaget noemt, veel gebruikt worden en omdat zijn theorie zeer invloedrijk is gebleken.

In de theorie van Piaget is evenwicht of equilibrium een belangrijk begrip. Daarmee wordt het evenwicht bedoeld dat er is tussen de prikkels van buiten en iemands reactie daarop. Het zal duidelijk zijn dat dit evenwicht nooit werkelijk zal bestaan. Het is dus geen statisch, maar een dynamisch begrip want er is nooit een toestand van evenwicht. Je kunt het vergelijken met de getijden van de zee: eb en vloed vloeien steeds in elkaar over of met een koordanser die nooit echt helemaal in evenwicht is.Het evenwicht ondergaat steeds veranderingen door de omgeving of de mens zelf. En dat is de motor van de ontwikkeling.

In de ontwikkeling van het denken zijn volgens Piaget twee belangrijke processen (basisprincipes) te onderscheiden, namelijk organisatie en adaptatie.

- *Organisatie*
  Dit is de neiging om verschillende processen te combineren in samenhangende

structuren of systemen. Een voorbeeld is het grijpschema: organiseren van kijken, pakken en zuigen in een samenhangend systeem, het grijpen.

- *Adaptatie*
  Dit is de neiging tot het aanpassen aan/van de omgeving; het is een actief proces . Binnen adaptatie zijn nog eens twee processen te onderscheiden:
- *Assimilatie*
  Het opnemen van een nieuwe gebeurtenis in een bestaand schema. Een voorbeeld hiervan is het zuigen aan een bal. De bal is dan ook 'om te zuigen', de bal is dan opgenomen in een bestaand schema (het zuigschema). Zo kunnen kinderen zaken uit de omgeving inpassen in hun verworven ervaring, kennis en kunde.
- *Accommodatie*
  Het wijzigen van een bestaand schema of het creëren van een nieuw schema als antwoord op een nieuwe gebeurtenis in het leven. Kinderen passen zo interne structuren aan als reactie op gebeurtenissen buiten henzelf. Zo lost het kind problemen op.

Voorbeeld: de vallende bal. Het kind ziet dan (eerst toevallig) de relatie tussen het loslaten van de bal en het effect hiervan: stuiteren en rollen.

Dit accommoderen lukt alleen als het om problemen gaat die aansluiten op wat het kind kan: een tweejarige kan niet rekenen, daarvoor ontbreken nog de nodige voorwaarden (begrip van hoeveelheid, visuele discriminatie).

Het begrip 'schema of psychologische structuur' neemt in de theorie van Piaget ook een belangrijke plaats in. Een schema is niet iets dat direct aanwijsbaar is op de een of andere wijze of op de een of andere plaats. Hoe moeten we dat dan zien, zo'n schema?
Als een volwassene (of een kind) een bepaalde activiteit verricht, dan doet hij dat nooit tweemaal op precies dezelfde manier. Wel is het zo dat aan die activiteit een bepaalde basisstructuur, eenzelfde principe is te onderkennen. Dat is nu een schema. Je zou ook kunnen zeggen: een formule.

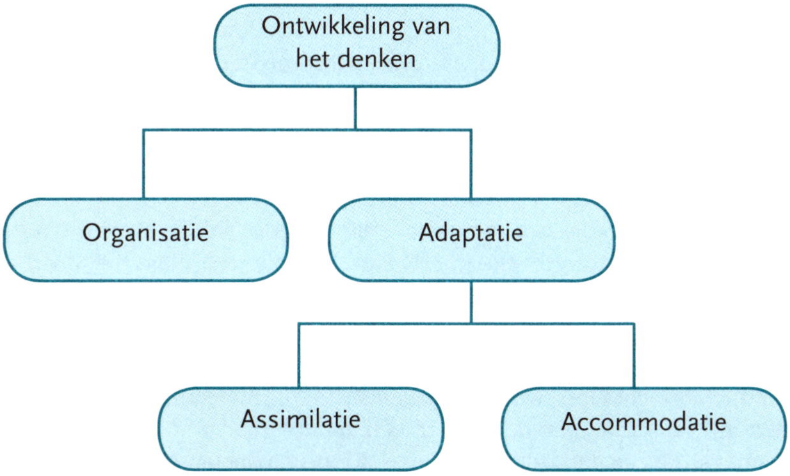

Bij een jong kind zijn het vooral sensomotorische schema's als kruipschema, grijpschema, zuigschema. Kinderen die ouder zijn dan twee jaar hebben zogeheten ognitieve of operationele schema's. Voorbeelden daarvan zijn het classificatieschema (soorten bij elkaar leggen) en het ordeningsschema (stokken van gelijke lengte bij elkaar leggen). Schema's zijn dus noodzakelijk voor een kind om kennis te verwerven. In de ontwikkeling van de cognitie in de tijd worden de volgende stadia onderscheiden:

Leeftijd	Stadium
0 – 2 jaar	**Sensomotorisch**
2 - 7 jaar	Preoperationeel
7 – 11 jaar	Concreet operationeel
11 > jaar	Formeel operationeel

- *Sensomotorisch stadium (0-2 jaar)*
  De pasgeborene beschikt over een aantal reflexen en gedragsschema's zoals zuigen, grijpen, zich heen en weer bewegen en tegen iets slaan.
  In deze periode gaat het om concrete handelingen in de vorm van motorische activiteit en niet om imaginaire of voorgestelde handelingen.
  Aanvankelijk is het kind louter reflexief. Er is nog geen enkele vorm van differentiatie tussen het kind en zijn omgeving. Pas later is er sprake van een onderscheid tussen hem en zijn omgeving, tussen subject en object.
  Dit laatste veronderstelt objectpermanentie, een soort innerlijke representatie van iets wat afwezig is. Het speeltje dat onder een deken wordt verstopt is dan niet echt weg. Moeder die zich in de keuken bevindt en uit het oog van haar kind is, is daarmee ook niet echt weg.
  Pas vanaf acht à negen maanden zoekt het kind objecten (voorwerpen) die verborgen zijn. Iets bestaat dan ook voor het kind als hij het niet direct ziet. Er moet dan dus sprake zijn van een innerlijke representatie van het voorwerp in het geheugen van het kind. Dit proces wordt wel decentrering genoemd: het kind komt los van zichzelf en komt ertoe zichzelf en de omgeving als afzonderlijke eenheden te zien.

- *Het preoperationeel stadium (2-7 jaar); peuter- en kleuterfase*
  In dit stadium is het kind in staat tot symbolisch gedrag. Dit betekent dat er een vorm van interne activiteit te bespeuren valt. Een symbool overstijgt het concrete gebeuren en verwijst naar iets wat het zelf niet is. Een voorbeeld hiervan is een woord. Het woord 'auto' verwijst naar een auto, een rijdend ding, maar is zelf geen auto.
  Het preoperationele kind is dus in staat systematisch taal te verwerven, uitgesteld te imiteren, mentaal te verbeelden. Het kan symbolisch spelen: het 'doen alsof spel'. Het kind kan dan de rol van moeder spelen, het kan doen alsof een pop een kind is.
  Kortom het kind heeft een voorstelling van de wereld om zich heen in zijn hoofd.
  Het preoperationele kind is nog sterk egocentrisch. Het kan zich volgens Piaget nog niet inleven in het perspectief van een ander.
  Echt samenspelen is dan nog uitgesloten. Kinderen spelen in dit stadium naast elkaar, niet met elkaar.

Verder is het preoperationele denken nog eendimensionaal ofwel gecentreerd. Het kind let nog maar op één dimensie. Dit wordt bewezen door een experiment met glazen water. Het kind zal na overgieten van twee gelijkgevormde en gelijkgevulde glazen in twee verschillende glazen (één hoog en smal en één laag en breed) zeggen dat het hoge, smalle glas het meeste water bevat. Het kind let dus op slechts één dimensie, in dit geval de hoogte van het glas.

Voorbeeld

Marieke, heb je een zusje? Ja. Hoe heet ze? Trudie. Heeft Trudie een zusje? Nee. De relatie 'subject is zus van Trudie' is voor het kind niet omkeerbaar. Het denken is nog onomkeerbaar.

Het concreet-operationeel denken (7-11 jaar); het schoolkind

Het concreet-operationele kind kan bijna alles wat het kind in het vorig stadium niet kon. Het kind heeft nu een grotere mate van decentratie.
Het denkt multidimensioneel. Het bewijs hiervoor wordt geleverd door de conservatie- experimenten. Zie het voorbeeld van de glazen water. Dit gaat nu ook op voor massa, volume en aantallen.
Ook denkt het kind nu reversibel (omkeerbaar). Zie het voorbeeld van het zusje.
Dit stadium heeft nog wel onvolkomenheden. De belangrijkste is, en dat zegt de naam van het stadium al, concreet-operationeel. Dit betekent dat het kind in staat is tot 'logische activiteiten' in het denken, maar die moeten wel gekoppeld zijn aan concreet aanwezig materiaal. Zo kan het kind wel classificeren als er materiaal aanwezig is (bijvoorbeeld leg de blokjes bij elkaar die bij elkaar horen: rood-vierkant, rood-rond, blauw-vierkant en blauw-rond). In verbale termen, dus zonder het zien van het materiaal of afbeeldingen daarvan, kan het kind dit probleem nog niet oplossen.

Piaget heeft een aantal criteriumtaken ontwikkeld waarmee de overgang van stadium 2 naar stadium 3 kan worden bepaald. Volbrengt het kind die taken, dan zit het in het concreet-operationele stadium.
Enkele voorbeelden daarvan zijn:

- serieel ordenen: orden stokjes van verschillende lengte. Het concreet-operationele kind kan dit;
- classificeren: het concreet-operationele kind kan dit; zie het voorbeeld van de blokjes;
- conservatiebegrip: het kind begrijpt dat bepaalde eigenschappen van een object onveranderlijk blijven ondanks bepaalde transformaties; zie het voorbeeld van de glazen water.

Het formeel-operationele stadium (vanaf 11 jaar)

Dit denken is zoals het ook bij de volwassene voorkomt. De twee belangrijkste kenmerken zijn hypothetisch-deductief denken en combinatorisch denken.

Voorbeeld van hypothetisch-deductief denken

Probleem: de schemerlamp doet het
Hypothesen: de stekker zit er niet in;

de lamp zit los;
de lamp is defect;
er zit een draadje los;
het stopcontact werkt niet.

Hypothetisch-deductief denken
In tegenstelling tot het kind dat concreet-operationeel denkt, gaat een kind nu een probleem analyseren door 'hypothetische oplossingen' te formuleren (dat wil zeggen, het veronderstelt een aantal oplossingen). Het kind leidt dan een bepaalde oplossingsstrategie af. Er worden dus verbaal oplossingsmogelijkheden geformuleerd (probleemoplossend denken is de basis voor het methodisch werken). In het voorbeeld van de kapotte schemerlamp loopt het kind deze hypothesen systematisch na. Een concreet-operationeel kind daarentegen gaat direct op het probleem in en probeert maar wat.

Voorbeeld van combinatorisch denken
Stel, je geeft het kind vijf glazen met vloeistof gevuld. Een bepaalde combinatie van deze vloeistoffen doet de gecombineerde vloeistof verkleuren. Het kind moet nu die typische combinatie achterhalen.

Combinatorisch denken
Dit ligt in het verlengde van het vorige. In het voorbeeld van de vijf glazen vloeistof zou een concreet-operationeel kind maar wat proberen. En als het dan bij toeval de juiste kleurencombinatie achterhaalt kan het deze niet zonder meer reproduceren. Het formeel-operationele kind nu stelt eerst een matrix of tabel op van alle theoretische mogelijkheden en probeert dan elke cel van deze matrix uit. Bereikt het kind de goede oplossing, dan kan het deze reproduceren.

Het werk van Piaget op het terrein van de cognitieve ontwikkeling overtreft in omvang alle andere onderzoekers. Het inzicht in het denken van kinderen is door zijn inspanningen toegenomen.

Kritiek op de opvattingen van Piaget

Er is ook kritiek op zijn werk en onderzoek. Zo wekken zijn proefjes weinig belangstelling op bij kinderen. Daarnaast zijn de verklaringen die hij geeft voor hetgeen is waargenomen te simpel. Het denken en doen van kinderen wordt verklaard door een veelheid aan factoren. De invloed van de taal krijgt te weinig aandacht. Ten slotte is gebleken dat kinderen op veel jongere leeftijd dan Piaget veronderstelde, bepaalde vaardigheden kunnen leren door training.
Volgens critici houdt Piaget in zijn theorie te weinig rekening met sociale en culturele factoren die ten grondslag kunnen liggen aan individuele verschillen tussen kinderen.
Voorts zou de nadruk te veel liggen op het verbale en is er te weinig aandacht voor de standaardisatie.
Ontegenzeglijk heeft Piaget veel wetenschappers geïnspireerd en zal hij dat waarschijnlijk blijven doen. Toch is er zoals gezegd kritiek op de oude meester. Er zijn

wetenschappers die pogen de opvattingen van Piaget te weerleggen en er zijn er die voortbordurend op zijn werk nieuwe inzichten in het theoretische bouwwerk proberen te integreren.
Volgens Piaget zijn basisbegrippen die mensen gebruiken (zoals tijd of oorzaak) noch aangeboren noch willekeurig, maar komen ze tot stand in een proces van autonome constructie.
Uit verscheidene ingenieuze onderzoeken echter blijkt dat basisbegrippen als bovengenoemde van de cognitie al veel eerder aanwezig zijn dan Piaget veronderstelde. Zeer jonge baby's blijken bijvoorbeeld al rationeel om te gaan met ervaringen.
Piaget beweerde ook dat de door hem geformuleerde stadia universeel zijn. De cultuur zou geen invloed hebben op de aard en de volgorde van de stadia, maar wel op de snelheid waarmee ze zich ontwikkelen.
Critici kunnen zich niet vinden in die universele opvatting. Zij wijzen erop dat de taken die Piaget beschrijft te sterk ingebed zijn in de Westerse cultuur. Net zoiets als de IQ-test. Piaget was van mening dat kinderen zich het best ontwikkelen als ze dat doen met kinderen van hetzelfde niveau. Talloze onderzoeken tonen echter aan dat dit niet het geval is, vooruitgang wordt meestal geboekt wanneer kinderen met een lager niveau geconfronteerd worden met kinderen van een hoger niveau. Als dit zo is dan heeft dat interessante gevolgen voor mensen met een verstandelijke beperking.
We moeten ons wel bedenken dat veel nog onopgelost is op dit terrein. Mentale processen als denken of het gebruik van taal zijn nog met veel raadselen omgeven en er zijn zelfs onderzoekers die menen dat een aantal vragen zoals bijvoorbeeld die over de aard van ons (zelf)bewustzijn nooit beantwoord kunnen worden. Kagan (2002) wijst er bijvoorbeeld op dat de verscheidenheid aan gedrag, gevoelens en cognities gebaseerd moet zijn op meer dan één mentaal basaal proces, en het werk van de neuroloog Damasio (2001) toont aan dat er een gunstige noodzakelijke samenhang bestaat tussen gevoel en verstand, dus dat bewustzijn en emotie op dezelfde biologische basis steunen. Beslissingen zijn kwalitatief goed als ze als het ware zijn ingebed in gevoelens. Alleen maar het rationele als uitgangspunt willen en proberen de gevoelens uit te schakelen, zoals ons door velen wordt voorgehouden is onmogelijk, behalve dan als je een bepaalde hersenbeschadiging hebt. Mensen met een dergelijke beschadiging maken vaak minder optimale keuzes (Tiemeijer, 2010).

Andere opvattingen over cognitieve ontwikkeling

Naast de theorie van Piaget, die dus uitgaat van opeenvolgende stadia in de cognitieve ontwikkeling, zijn er ook andere opvattingen. We noemen kort de sociaal-culturele theorie, de informatieverwerking opvatting en de core-knowledge theorie.

Sociaal-culturele theorie

Centraal in de sociaal-culturele theorie staat het idee dat de cultuur waarin je leeft en de mensen die je omringen bijdragen aan je cognitieve ontwikkeling. Je neemt als het ware deel aan een proces waarbij andere mensen die meer dan jij weten je invoeren in die kennis. Belangrijk is hier geleide participatie, een proces waarbij mensen met meer kennis activiteiten organiseren waardoor mensen met minder kennis kunnen leren. Vanzelfsprekend is de cognitieve ontwikkeling van kinderen sterk cultureel bepaald. De cultuur en de volwassenen die het kind omringen zullen natuurlijk vooral datgene overdragen wat ze zelf als belangrijk zien. De basis van de cognitieve ontwikkeling is in feite de mogelijkheid tot wederzijds begrip die mensen delen tijdens de communicatie. Het kind luistert naar zijn opvoeders of naar de meester of juf en maakt zich door samen met hen aandacht aan iets specifieks te geven kennis eigen. Competente anderen bieden het kind een soort van raamwerk waardoor die in staat is een hoger niveau te bereiken. Ook bieden de anderen het kind steun en raad in situaties die nieuw voor het kind zijn en waarin die zich (nog) niet weet te gedragen.

Core-knowledge theorie

Uitgangspunt in de core-knowledge theorie is de (menselijke) evolutie. De mens heeft in de loop van de evolutie capaciteiten ontwikkeld die hem in staat stellen informatie te verzamelen die relevant is voor het bestaan. Deze aangeboren capaciteiten (bijvoorbeeld taalgevoeligheid) stellen een kind in staat actief informatie vast te leggen en te categoriseren, om daar uiteindelijk problemen mee op te kunnen lossen. Pasgeborenen zijn dus in het bezit van aangeboren kennissystemen waarmee het kind grip krijgt op nieuwe informatie (bijvoorbeeld de taal die in zijn omgeving wordt gesproken). Zo snappen heel jonge kinderen al intuïtief hoe een bepaald object een ander object beïnvloedt (bijvoorbeeld als twee balletjes tegen elkaar botsen). Deze aangeboren vaardigheden gebruiken kinderen om als het ware te theoretiseren over oorzaken van gebeurtenissen en via de ervaring breiden deze 'theorieën' zich uit en ontstaat er een geheel aan kennis. Bij mensen met een verstandelijke beperking zijn wellicht deze aangeboren capaciteiten onvoldoende aanwezig en is het vermogen tot naïef theoretiseren beperkt of afwezig.

Informatieverwerkende theorieën

In ons computertijdperk ligt het voor de hand dat de wijze waarop informatie wordt verwerkt als model dient voor ons denken over cognitieve ontwikkeling. De hersenen zijn onze hardware, de informatieverwerkende (input) processen zoals coderen, interpreteren en vergelijken, onze software. Op grond van deze innerlijke processen zijn mensen in staat beslissingen te nemen, te plannen en problemen op te lossen (output). Bij die processen speelt het geheugen een vitale rol. De veronderstelling is dat kinderen voortdurend cognitief groeien en veranderen omdat ze zonder onderbreking blootstaan aan veranderingen. Ze zijn dus, net als computers, continu in de weer met het verwerken van informatie vanuit de omgeving en groeien op tot flexibele, actieve probleemoplossende mensen. Door de geleidelijke rijping van het zenuwstelsel zijn kinderen steeds beter en sneller in staat informatie te verwerken en op te slaan. Dat doen ze door gebruik te maken van het herhalen van informatie (rijtjes stampen), leren aandacht te richten op de informatie die relevant is en het (steeds) vaker gebruiken van pas geleerde effectieve strategieën (zo leer je bijvoorbeeld een instrument bespelen).

Signaleren cognitieve problemen

Er zijn talloze redenen waarom de cognitieve ontwikkeling ten opzichte van wat gemiddeld verwacht mag worden vertraagd verloopt of zelfs stokt. Opgroeien in een invaliderende omgeving (oorlog, weeshuizen, grote armoede, geweld....) of het krijgen van een lichamelijke aandoening bijvoorbeeld.

Signalen bij de geboorte zijn onder meer:

- Prikkelbaarheid
- Overmatig slapen
- Trage reacties op stimuli vanuit de omgeving
- Niet alert en ontbreken van interesse in de omgeving
- Niet of nauwelijks volgen met de ogen
- Problemen met voeding
- Motorische vertraging, bijvoorbeeld late grijphandelingen.

Signalen vanaf 1 jaar:

- Trage spraak- en taalontwikkeling
- Veel of juist nooit huilen
- Weinig tot geen sociale interactie
- Veel slapen
- Eenkennig.

Een andere reden waarom de cognitieve ontwikkeling vertraagd verloopt is natuurlijk omdat er sprake kan zijn van een verstandelijke beperking.

6.2 Cognitie en waarneming in relatie tot mensen met een verstandelijke beperking

In dit gedeelte gaan we in op de cognitie bij mensen met een verstandelijke beperking en vervolgens op de problemen die zich daarin kunnen voordoen, zoals problemen met het denken, het geheugen en de creativiteit. Vooraf: het zal duidelijk zijn dat wat cognitie en waarneming betreft de hersenen een essentiële rol vertolken. Opvallend is dan dat er relatief weinig onderzoek is gedaan naar hersenprocessen en hersenafwijkingen bij mensen met een verstandelijke beperking die zouden kunnen verklaren waarom bijvoorbeeld het geheugen niet goed werkt bij hen.

Op grond van het onderzoek dat wel is gedaan (in Nederland) stelt men vooralsnog dat een verstandelijke beperking meestal het gevolg is van afwijkingen tussen verbindingen van zenuwcellen in de hersenschors.

Doordat die verbindingen niet goed zijn, verloopt de verwerking van informatie (die via de zintuigen in de hersenen binnenkomt) niet optimaal.

Dit idee wordt ondersteund door uitkomsten van ander onderzoek waaruit blijkt dat bij enkele erfelijk bepaalde vormen van verstandelijke beperking genen, die er normaal gesproken voor zorgen dat zenuwcellen goed met elkaar zijn verbonden, gemuteerd zijn waardoor die verbindingen niet goed tot stand komen. Ook moeten we bedacht zijn op de valkuil alle cognitieve problemen zonder verder na te denken toe te schrijven aan de beperking als zodanig. Net zo goed als mensen met een goed stel hersens soms tijdelijk (onder invloed van uitwendige factoren) minder functioneren op cognitief vlak, zo geldt dat ook voor mensen met een verstandelijke beperking. Zo heeft langdurige stress negatieve gevolgen voor het functioneren van het geheugen.

Wanneer we wat inzoomen op de specifieke achterstanden dan gaat het bij mensen met een verstandelijke beperking om een afwijkende neurobiologische rijping op grond waarvan problemen met het geheugen, metacognitie en de snelheid waarmee informatie kan worden verwerkt, zullen ontstaan. Daardoor verloopt de ontwikkeling trager en bovendien is eerder het maximale bereikt. De cognitieve ontwikkeling stopt dus eerder dan bij mensen zonder beperking. Zo wordt over het algemeen het formeel operationele (zie hierboven) stadium, waarin sprake is van symbolisch en abstract denken, niet bereikt.

Wanneer we de opvattingen van Piaget verbinden met de cognitieve ontwikkeling bij mensen met een verstandelijke beperking dan kan het volgende worden opgemerkt.

Leeftijd	**Stadium**	**Beperking**
0 – 2 jaar	Sensomotorisch	Ernstig (IQ 20 – 35)
2 - 7 jaar	Preoperationeel	Ernstig (IQ 20 – 35) > Matig (IQ 35 -50)
7 – 11 jaar	Concreet operationeel	Licht (IQ 50 – 70)
11 > jaar	Formeel operationeel	

Cognitie

Een veelgehoorde uitspraak in de zorg voor mensen met een verstandelijke beperking is: 'Hij functioneert op een leeftijd van vier jaar.' Maar waarover heb je het dan? Over iemand zijn begripsvermogen, over iemands taalontwikkeling, zijn emotionele of sociale ontwikkeling? Vaak zegt dit alleen iets over de manier waarop mensen een persoon kunnen benaderen, hem iets duidelijk moeten/kunnen maken. Het geeft aan of je bijvoorbeeld twee of meer opdrachten in een zin kan geven ('Loop even naar de keuken en haal uit de bovenste la naast de koelkast een schaar').

Maar het verband met de sociale en emotionele ontwikkeling komt in bovenstaande uitspraak zeker niet tot uitdrukking. Zoals gezegd is cognitieve ontwikkeling meer dan alleen het denken. Het gaat ook over het geheugen en dat omvat het proces van informatie waarnemen, opslaan, vasthouden en reproduceren. En dat proces is weer afhankelijk van het goed functioneren van zintuigen, concentratie/aandacht, het kunnen structureren en integreren van informatie en de terugkoppeling naar de juiste situatie maken. Juist in dit proces zijn er veel stoornissen en beperkingen bij mensen met een verstandelijke beperking.

CASUS

Helga komt direct op je af als je binnenkomt en vraagt je het hemd van het lijf. 'Wanneer ben je geboren, wat is je huisnummer, wat is je telefoonnummer?' Als je haar antwoord geeft, lijkt ze de cijfers nog even na te kauwen, om ze vervolgens nooit meer te vergeten. Kom je een maand of een jaar later terug dan weet ze nog precies te vertellen wat jouw geboortedatum is. Maar vraag je haar wat ze vanmorgen op haar brood heeft gehad, dan moet ze je het antwoord schuldig blijven.

Het is, zoals hierboven al is gezegd, opvallend dat nogal wat mensen met een verstandelijke beperking een buitengewoon goed geheugen hebben voor een specifiek onderwerp. Sommigen weten alles van automerken of stofzuigers, alles van een bepaalde zanger of vertrektijden van bussen.
Om informatie weer uit het geheugen te halen, zul je iets moeten kunnen herkennen en je iets moeten kunnen herinneren. Het vermogen om te herkennen is al bij baby's aanwezig, terwijl het vermogen om zich bewust iets te herinneren pas in het derde en vierde levensjaar tot ontwikkeling komt. Hier hebben we weer te maken met de verschillende vormen geheugen. Een deel van onze vroegste ervaringen worden 'bewaard' in bepaalde hersenstructuren die onbewust zijn en blijven. Deze ontoegankelijke herinneringen kunnen nog wel invloed uitoefenen op het latere functioneren. Een moeder die bijvoorbeeld niet reageert op de emotionele behoeften van haar baby brengt iets teweeg dat het kind vastlegt in het geheugen zonder dat dat later in taal kan worden omgezet. Het zou bijvoorbeeld kunnen zijn dat het kind zich later gespannen voelt in relatie tot andere mensen zonder dat het in staat is te verwoorden waar die spanning vandaan komt. Zoals gezegd, vanaf het derde en vierde levensjaar komt, in samenhang met de zich ontwikkelende talige vermogens het meer expliciete geheugen tot stand. Mensen kunnen dus niet vertellen wat ze meemaakten toen ze 1 jaar waren maar sporen van die toenmalige gebeurtenissen kunnen onbewust nog wel invloed uitoefenen. Het is niet zo dat dit onbewuste bewust gemaakt kan worden.

Mensen met een zeer ernstige verstandelijke beperking komen wel tot herkenning. Zij lachen als een bekende bij hen komt, zij herkennen geuren. Iedere keer weer opnieuw. Zij kunnen zich echter geen voorstelling maken van iets wat er niet is. Nieuwe ervaringen kunnen dus niet verbonden worden met dat wat zij al weten. Dit betekent dat nieuwe ervaringen vaker aangeboden moeten worden, zodat ze ook herkend kunnen worden. Hierbij moet gewaakt worden voor de zogenaamde 'habituatie'; als een prikkel een aantal keren is aangeboden, gaat het plezier eraf en wordt er niet meer op gereageerd.
Mensen met een matige verstandelijke beperking kunnen zich situaties en personen herinneren en zijn daardoor in staat om hun gedragsrepertoire uit te bouwen. Zij leren vooral doordat zij beloond worden voor iets dat goed ging. Zij zullen die situatie dan ook willen herhalen. De kans is aanwezig dat daardoor dwangmatig gedrag ontstaat. Hulpverleners moeten ervoor zorgen dat nieuwe prikkels goed aansluiten bij dat wat zij al weten, kennen of kunnen. Het leren gebeurt veel door dingen na te doen.
Mensen met een lichte verstandelijke beperking hebben de meeste moeite met

abstract en probleemoplossend denken. Onze taal is vol symbolen en beeldspraken en zij kennen wel woorden en begrippen, maar die gaan over een waarneembare werkelijkheid.
Het zelfstandig problemen of situaties oplossen is moeilijk, omdat zij niet zo goed verbindingen kunnen leggen, geen samenhang zien tussen oorzaak en gevolg. Zodra de situatie minder voorspelbaar wordt, moet je kunnen 'generaliseren': het toepassen en vertalen van wat je hebt geleerd in andere situaties.
Het feit dat dat niet zo goed lukt bij mensen met een verstandelijke beperking wijten onderzoekers aan een tekort in 'algemene cognitieve vaardigheden', vaardigheden die niet taak-specifiek zijn. Mensen met een verstandelijke beperking geven weinig blijk van kennis over de manier waarop ze bepaalde taken moeten uitvoeren. En of dit nu komt omdat er werkelijk een tekort is en hij/zij in een van de ontwikkelingsstadia is blijven 'steken' of omdat de wijze van aanleren hierop niet is afgestemd, is niet altijd duidelijk.

Mensen met een licht verstandelijke beperking kunnen ook moeite hebben met de tijdsbeleving, dat wil zeggen:
- tijdsregistratie en tijdsoriëntatie;
- tijdsperspectief: de toekomst;
- het niet kunnen uitstellen: impulsiviteit.

Bij het leren moet er rekening gehouden worden met:
- *grondigheid:* niet even oppervlakkig iets zeggen, maar volledig zijn, goed inprenten, goed uitleggen;
- *motivatie en zinvolheid:* zij zullen iets beter begrijpen als de informatie aansluit bij hun behoefte en beleving. Algemene informatie wordt dan pas interessant, als ze nieuwsgierig gemaakt zijn;
- *feedback en herhaling:* dit is nodig om te zien of iets begrepen is en om het steeds opnieuw te onthouden;
- *hoofd-hand-hart-methode:* ervan uitgaan dat leren niet alleen cognitief (hoofd) is, maar dat bij leren ook de emotionele kant aan bod moet komen (hart), en dat er vaardigheden geoefend moeten worden (hand);
- *materiaal, tijd en ruimte.*

Mensen met een verstandelijke beperking moeten de kans krijgen om fouten te maken en zodoende te leren. Ouders en begeleiding zijn vaak geneigd om die situaties aan te bieden die veilig en bekend zijn. Dit noemen we *errorless learning* en het leidt tot vergroting van de afhankelijkheid.

De Israëlische psycholoog R. Feuerstein is ervan overtuigd dat als mensen met een verstandelijke beperking op een aangepaste manier worden opgevoed en opgeleid, zij veelal tot normale leerprestaties en sociaal gedrag in staat zijn, en tot abstract denken kunnen komen. De uitdrukking 'hij zit aan zijn plafond' is voor hem uit den boze. Ieder mens is veranderbaar, als ouders en begeleiders er maar in geloven.
Zijn methode is gebaseerd op het *ontdekkend leren.* Kinderen krijgen te maken met verschijnselen en worden gestimuleerd om erover na te denken. Begeleiders moe-

ten uitdagend en stimulerend zijn, nieuwsgierigheid opwekken. Iemand aan de hand nemen tot hij enig begrip gaat tonen en nieuwsgierig wordt.
Kinderen met een verstandelijke beperking moeten gewoon naar de basisschool en een 'instrumenteel verrijkingsprogramma' krijgen, dat wil zeggen: een serie oefeningen waarmee kinderen allerlei hersenfuncties trainen. En natuurlijk is er op de gewone basisschool de stimulerende invloed van leeftijds- en klasgenootjes.

O P D R A C H T

Deze opdracht is bedoeld om een relatie te leggen tussen de theorie van Piaget en de mensen met een verstandelijke beperking die je tegenkomt op je stage/in je werk.

- Zoek twee mensen met een verstandelijke beperking uit op jouw stageplaats/werk waarvan jij vindt dat ze een verschillend niveau hebben.
- Probeer, met behulp van de ontwikkelingsstadia zoals Piaget die benoemt, het ontwikkelingsstadium van die twee mensen te beschrijven.
- Kun je ook de begrippen assimilatie en accommodatie toepassen?
- Wat betekent het voor de dingen die je deze mensen kunt leren?
- Bespreek met je begeleider of de docent van school hoe het je gelukt is.

De sensoriek (het zintuiglijk functioneren)

Stoornissen van het zien en horen worden elders besproken. Hier gaan we in op het aanbod van prikkels.
De sensoriek kan op twee manieren bedreigd worden.
Enerzijds doordat iemand meer zintuiglijke prikkels krijgt dan hij aankan. Hij kan deze niet meer correct waarnemen en/of ordenen en/of interpreteren en/of verwerken. Dit heet *sensorische overprikkeling.*
Anderzijds kan iemand onvoldoende zinvolle zintuiglijke prikkels krijgen. Dit heet *sensorische deprivatie.*

1 *Sensorische overprikkeling*
Verschijnselen die kunnen duiden op sensorische overprikkeling zijn onder meer:

- moeheid en hoofdpijnklachten;
- nervositeit;
- prikkelbaarheid;
- druk tot agressief gedrag;
- automutilatie (zelfbeschadiging);
- slaapproblemen.

Als deze verschijnselen niet tijdig onderkend worden, kan dit uiteindelijk leiden tot:

- desoriëntatie (niet weten waar je bent);
- verwardheid;
- hallucinaties.

Dit overvragen gebeurt vooral als de mens met een verstandelijke beperking op het eerste gezicht van een hoger verstandelijk niveau lijkt te zijn dan hij in feite is. Het is mogelijk dat we onder de indruk raken van bijvoorbeeld zijn spreekvaardigheid en ons niet voldoende realiseren dat de zelfredzaamheid van de ander relatief beperkt is. Ook kan het zijn dat de mens met een verstandelijke beperking goed in staat is eenvoudige opdrachten zelfstandig uit te voeren, maar in paniek raakt als het wat moeilijker wordt.
De omgeving verlangt vaak te veel van de mens met een verstandelijke beperking, die niet kan voldoen aan de hoge eisen die worden gesteld. Ze worden stelselmatig overvraagd.
Zeker bij mensen met bijkomende gedragsstoornissen en psychiatrische problemen (moeilijk verstaanbaar gedrag) zien we nogal eens een disharmonieus ontwikkelingsprofiel. Er bestaan dan verschillen tussen het emotionele, cognitieve en sociale ontwikkelingsniveau, onder meer als gevolg van onder- of overstimulatie. Vaak is het emotionele niveau wat minder ontwikkeld dan het cognitieve, een gegeven waar hulpverleners rekening mee zullen moeten houden.
Als je kijkt naar de stadia van Piaget betekent het dat je iets vraagt van een cliënt die dat stadium (nog) niet bereikt heeft. Bijvoorbeeld het rekening houden met anderen; als een cliënt cognitief functioneert op een leeftijd van vijf jaar, zal hij dat niet goed kunnen en dus steeds beginnen met eten als het voor zijn neus staat.
Overvragen kan passief gebeuren, maar ook actief.
Passief overvragen gebeurt als we vinden dat de mens met een verstandelijke beperking een heleboel dingen alleen moet kunnen, zonder hulp.
Van actief overvragen was met name zo'n tien à twintig jaar geleden sprake, toen het zogenaamde ontwikkelingsmodel ontstond. Aan het begin hiervan stond de 'ontdekking' dat mensen met een verstandelijke beperking meestal veel meer bleken te kunnen dan men eerder vermoedde, als zij maar voldoende werden gestimuleerd. Er werden trainingsprogramma's ontwikkeld met soms opvallend positieve resultaten. Hier en daar werden mensen met een verstandelijke beperking, door deze zo goed bedoelde training, echter ook zo onder druk gezet, dat zij duidelijk overbelast raakten.
Onder invloed van deze benadering wordt de mens met een verstandelijke beperking eigenlijk permanent te zwaar belast en dit zal dan in zijn gedrag tot uitdrukking komen. Zowel systematisch overvragen als systematisch ondervragen kan leiden tot problemen met het gedrag van de mens met een verstandelijke beperking. Het vinden van de gulden middenweg is dikwijls echter verre van eenvoudig en vraagt om een voortdurende dialoog met de verstandelijk gehandicapte' (Kars 1995).

2 *Sensorische onderprikkeling (deprivatie)*
Mensen kunnen dus gestrest raken wanneer ze te veel tegelijk moeten doen. Ze worden overvraagd en raken daardoor uitgeput. Iets dergelijks kan zich echter ook voordoen als je juist ondervraagd wordt. Te weinig activiteit, te weinig uitdaging leidt eveneens tot een zekere uitputting of burn-out. Zo is bijvoorbeeld bekend dat mensen die leiden aan het chronisch vermoeidheidssyndroom er niet van opknappen door te gaan rusten en activiteiten te mijden. Mensen die geen werk hebben

klagen gemiddeld genomen ook meer over vermoeidheid dan mensen met werk. Mensen met een verstandelijke beperking die niet worden aangesproken op hun vermogens, ondervraagd worden of in andere woorden sensorisch zijn gedepriveerd, kunnen moeilijk verstaanbaar gedrag laten zien.
Degene die dit betreft:

- vertoont lusteloosheid
- trekt zich vaak terug of vaker dan voorheen
- vertoont stereotiep gedrag
- is snel angstig
- is snel geprikkeld en/of agressief
- vertoont automutilatie, wat eerder niet of minder voorkwam
- is incontinent van urine of feces, terwijl hij dat eerder niet was
- is gedesoriënteerd in tijd of plaats of persoon.

Communicatie In principe ontwikkelt de taal zich bij mensen met een verstandelijke beperking op dezelfde wijze als bij mensen zonder een verstandelijke beperking. Maar de ernst van de verstandelijke beperking en eventuele bijkomende beperkingen zullen leiden tot een vermindering van de mogelijkheden om taal te leren en de grenzen van wat haalbaar is worden sneller bereikt. Het waarnemen wat de omgeving aanbiedt, dit interpreteren en verwerken is voor hen een proces met veel stoorzenders erin. Met name het geheugen speelt hierbij ook een belangrijke rol. Veel mensen met een verstandelijke beperking kunnen geen indrukken bewaren, het lijkt alsof het steeds weer nieuw is.

De manier waarop mensen met een verstandelijke beperking communiceren zal naast spraak of beperkt praten bestaan uit andere communicatievormen, zoals lichaamstaal, gebaren en het gebruik van hulpmiddelen. Het uitgangspunt bij communiceren is begrijpen en begrepen worden. Om elkaar te kunnen begrijpen moet je elkaars uitingsvormen kennen. Er wordt onderscheid gemaakt in de volgende uitings- of communicatievormen):

- vocaal met stem (geluid);
- non-vocaal zonder stem (geluid);
- linguïstisch (symbolisch) gebonden aan taalregels en taalsymbolen;
- pre-linguïstisch (pre-symbolisch) niet echt gebonden aan taalsymbolen. Het kan wel aan regels gebonden zijn of met behulp van voorstellings- of verwijzingsmateriaal;
- non-linguïstisch (non-symbolisch). Er wordt geen gebruikgemaakt van taal of taalregels en symbolen.

Bij spreken en zingen (vocaal) zijn met name de para-linguïstische elementen van belang. Dit zijn luidheid, intonatie, ritme en accent.

Bovenstaande communicatievormen kun je combineren. Hiermee kun je dan een duidelijk beeld geven van de uitdrukkingsmogelijkheid die een persoon heeft. Dit zal als uitgangspunt genomen moeten worden bij de benadering en ontwikkeling.

1 Non-vocaal linguïstisch zijn alle uitingsvormen zonder geluid die onderworpen zijn aan taalregels:

- gebarentaal: officiële gebarentaal voor doven (de aangepaste gebarentaal wordt verderop behandeld);
- schriftvormen: schrijven of typen (aangepaste vormen worden verderop behandeld).

2 Vocaal-linguïstisch zijn alle uitingen door middel van geluid die onderworpen zijn aan regels:

- praten, zingen, één-woordzinnen tot complete zinnen.

3 Non-vocaal pre-linguïstisch zijn alle uitingsvormen zonder geluid die half onderworpen zijn aan taalregels:

- het aanwijzen of pakken van, het kijken naar (sleutel pakken als je naar buiten wilt);
- schriftvormen: het aanwijzen, kijken naar of pakken van plaatjes, foto's of tekeningen.

4 Vocaal pre-linguïstisch zijn alle uitingsvormen met geluid die half aan taalregels zijn gebonden en een duidelijke betekenis hebben:

- imiterend verklanken: toet, toet = auto; mmmmm = lekker; woef, woef = hond;
- gerichte vocalisaties; aandacht trekken met een bepaald geluid, afkeer of genoegen uiten met een gericht geluid.

5 Non-vocaal non-linguïstisch zijn alle uitingsvormen zonder geluid die niet aan regels zijn gebonden (lichaamstaal):

- lichamelijk: blozen, bleek worden, bibberen;
- ruimtelijk: bij verdriet in een hoekje gaan zitten;
- bewegingen: wapperen met de handen bij blijdschap, smijten;
- houding: bij angst het hoofd naar beneden houden;
- al dan niet aankijken of kijken naar: schuldig, niet kijken;
- aanraken: strelen, kloppen;
- kleding: om stemming duidelijk te maken; begrafenis zwart, bruiloft wit.

6 Vocaal non-linguïstisch zijn alle uitingen met geluiden die niet aan regels zijn gebonden:

- lachen, huilen, grommen, snikken, giechelen, zuchten.

Je kunt dus veel verschillende manieren gebruiken om iets duidelijk te maken. Mensen met een verstandelijke beperking zullen over het algemeen meer gebruik maken van andere communicatievormen dan het spreken. Terwijl daar juist in onze eigen communicatie zo de nadruk op ligt. Door zelf meer gebruik te maken van andere communicatievormen kun je de cyclus 'begrijpen en begrepen worden door mensen met een verstandelijke beperking' rond krijgen.
We spreken van *totale communicatie* als je bewust, naast het spreken, andere communicatievormen gebruikt, aangepast aan het niveau van de cliënt.

We moeten wel bedenken dat het niet zo is dat de taal een afgeleide is van de cognitie. Er bestaat tussen taal en cognitie een relatie van wederzijdse beïnvloeding. Daarbij kun je zeggen dat de cognitie via de taal de beschikking krijgt over symbolen (bijvoorbeeld combinaties van letters) waardoor het abstracte denken kan worden verbeterd. Zonder deze symbolen (taal) blijft de cognitieve ontwikkeling uit of achter (Verhofstadt-Deneve, 1995).

OPDRACHT

Lees de bovenstaande zes combinaties van uitingsvormen nog eens door en geef aan hoe iemand met een verstandelijke beperking op die manieren duidelijk kan maken:

- ik heb honger;
- ik moet naar de wc;
- ik ben bang.

Bedenk nu zelf een aantal zinnen of situaties en maak die met behulp van een van de bovenstaande manieren duidelijk aan de groep.
Zijn de groepsleden in staat om de uitingsvorm te herkennen?

Aangepaste gebarentaal voor mensen met een lichamelijke en/of verstandelijke beperking

Op de websites *http://www.kindmethandicap.nl/_tips_07.html en http://www.communicatiemethodenemb.nl/* staan talloze suggesties met betrekking tot het ondersteunen van de communicatie.

- Dominolan is een officiële eenvoudige gebarentaal waarbij de gebaren met één hand worden gemaakt. De gebaren worden logisch opgebouwd, bijvoorbeeld: eten = gebaar; koud = gebaar; nagerecht = gebaar. Dus ijs = gebaar eten + gebaar koud + gebaar nagerecht.
- Pedominolan is dominolan uitgevoerd met een voet en een getekende pop. Door met de voet lichaamsdelen van de pop aan te wijzen, worden dingen duidelijk gemaakt. De structuur is dezelfde als bij Dominolan.
- Beeldende natuurlijke gebaren: veelal door pantomimische handelingen en het aanwijzen van zaken uit de directe omgeving, zowel concrete als abstracte. Als taalstructuur wordt de structuur van de gesproken taal gebruikt, bijvoorbeeld: ik drink koffie.
  Gebaar ik + koffie zeggen; gebaar drinken + drink zeggen; gebaar koffie + koffie zeggen.
  Deze vorm kan voor veel niveaus gebruikt worden. Belangrijk zijn ook hier de para-linguïstische elementen; dus de nadruk of kracht die je aan de gebaren geeft.

Een ander voorbeeld is PECS; de afkorting van Picture Exchange Communication System, een met visuele middelen ondersteunde leermethode voor kinderen met een beperking.

Veel instellingen hebben een eigen gebarentaal ontwikkeld. Een aantal hiervan is in boekvorm uitgegeven.

Iets soortgelijks biedt Cloudina (www.cloudina.eu/nl) Het is weliswaar geen specifieke 'taal' maar het is een verzameling applicaties voor iedereen met een verminderde zelfstandigheid. Via deze op het individu toegesneden mobiele applicaties (bijvoorbeeld ten behoeve van makkelijk telefoneren of bijhouden agenda) wordt de communicatie ondersteund en het netwerk daarmee verruimd.

Aangepaste schriftvormen

- Met name op het gebied van computers is er een steeds grotere keuze, gericht op de individuele cliënt. Er zijn computers met aanpaste toetsenborden, waarbij de getypte woorden of zinnen worden uitgesproken. Er zijn de zogenaamde communicators, waarbij er een strookje papier aan de zijkant uitkomt waarop de getypte woorden staan.

- *Bliss-systeem* is een logisch opgebouwd tekensysteem. De tekeningen worden voor woorden gebruikt. Zowel abstracte als concrete begrippen kunnen hiermee worden duidelijk gemaakt. Het is een internationaal systeem, dat meestal gebruikt wordt bij mensen met een verstandelijke beperking die niet kunnen praten en hun armen niet zodanig kunnen gebruiken dat ze een gebarentaal kunnen leren. Met de handen/vingers of technische hulpmiddelen worden de tekeningen aangewezen.

- *Pictogrammen* kom je overal tegen en ze wijzen je de weg naar de parkeergarage, woonerf, bus of trein. Door hiervan gebruik te maken kunnen cliënten zowel concrete als abstracte begrippen duidelijk maken, bijvoorbeeld:
  - een bord met bestek ernaast betekent een maaltijd;
  - een gebouw met ringen betekent de gymzaal;
  - een tafel met mensen eromheen betekent een vergadering.
  - Met een foto van de cliënt erbij kan op deze wijze een individueel dagprogramma zichtbaar gemaakt worden. En niets is zo prettig als wanneer je weet wat je die dag te wachten staat (tandarts, afwassen, zwemmen).

- Ook handig zijn *foto's* van familieleden, het eigen huis, belangrijke plaatsen, gezichten met een emotie, begeleiders. Zo kun je laten zien wie er in dienst komt en aanwijzen in je eigen klapper met foto's wie er op bezoek is geweest.
- Als hulpmiddel door *plaatjes* of zelfs *stickers* van een pak melk, koffie, boter enzovoort te plakken op een briefje, kan iemand die niet kan lezen en/of onthouden zelfstandig boodschappen doen. *Observatie van communicatiegedrag*
  Om inzicht te krijgen in de communicatie van een cliënt, observeer je niet alleen zijn uitingsvormen, maar ook die van jezelf en de omgeving. De volgende aspecten zijn van belang:
- Welke communicatiewijzen worden er naar de cliënt toe gebruikt?
  - door de individuele begeleider;
  - door de andere personeelsleden;
  - door familie, therapeuten, minder bekende mensen.

- Wat begrijpt de cliënt aan communicatie?
  - tactiel contact: aanraken strelen;
  - functionele lichaamstaal;
  - gebarentaal (wat en hoe);
  - gesproken taal (wat en hoe);
  - geschreven taal of voorwerpen;
  - reageert hij op geluiden (omgeving of muziek);
  - welke situaties begrijpt hij niet/wel.
- Wat gebruikt de cliënt aan communicatievormen? Gebruik voor de observatie de genoemde indeling van (non-)vocaal, (non-)linguïstisch.
- Wat begrijpt de begeleiding/omgeving van de cliënt?
  - kun je alle vormen herkennen; ben je je er bewust van;
  - welke vormen begrijp je wel/niet;
  - begrijpt iedereen de cliënt even goed.

Door bovenstaande punten te inventariseren ontstaat er een beeld van het communicatieproces, de problemen en de aard van de problemen. Bedenk wel, het is niet altijd de mens met een verstandelijke beperking die zich niet duidelijk maakt, maar het zijn wij die zijn communicatiewijze niet zien of begrijpen. Het belangrijkste blijft dat je op hetzelfde niveau communiceert als de cliënt, op dezelfde manier!

In een onderzoek naar de communicatie van mensen met een zeer ernstige verstandelijke beperking werd gebruikgemaakt van de ervaringskennis van de directe begeleiders (dus ook ouders en activiteitenbegeleiding).

Men probeerde antwoord te krijgen op twee vragen:

- Welke gedragingen van mensen met een zeer ernstige verstandelijke beperking worden door hun directe begeleiders opgevat als signalen?
- Welke gedragingen van deze begeleiders worden volgens hen door de mensen met een zeer ernstige verstandelijke beperking als signalen opgevat?

Door middel van interviews werd gevraagd:

- Met welke gedragingen maakt de cliënt jou iets duidelijk?
- Van welke gedragingen die je zelf vertoont, weet je vrijwel zeker dat ze door de cliënt begrepen worden?
- Hoe merk je dat iets wel of niet is overgekomen bij de cliënt?

Enkele bevindingen zijn het noemen waard.

- Ervaren directe begeleiders staan nadrukkelijk stil bij hun eigen gedrag en dat van de cliënt en nemen het heel specifiek en gedetailleerd waar.
- De belangrijkste gebieden waarop gedragingen gesignaleerd kunnen worden, zijn:
  - het gezicht: zowel totale gezichtsuitdrukking als speciale bewegingen en trekkingen van het gezicht;
  - het lichaam (spanning en beweging), de verplaatsingsbewegingen (richting, snelheid), de geluiden (hoogte, duur, hard of zacht).
- De begeleiding is geneigd om aan initiatieven van een cliënt eerder een negatieve dan een positieve betekenis te geven, in de zin van ‘hij voelt zich niet lekker’, ‘er zit hem iets dwars’. Hoewel dit ook als teken van professionaliteit gezien wordt (basishouding begeleiders is gericht op welbevinden), kan het nadeel zijn dat deze

cliënten ervaren dat er met name op hun negatieve gedragsuitingen wordt gereageerd.

OPDRACHT

Deze opdracht gaat over ruiken en proeven.

- Maak een lijst(je) van geuren die jij aangenaam vindt.
- Hoe beïnvloedt een prettige of een niet prettige geur jouw stemming?
- Bespreek de bevindingen met elkaar.
- Wat heeft dit voor betekenis voor de zorg die jij zal gaan verlenen?
- Werk de eerste vier punten af, maar nu voor proeven.

Pijn

Deze pijn die je voelt zijn boodschappers. Luister naar ze.
RUMI (1207 – 1273)

Pijn kan gezien worden als een vorm van communicatie, een boodschap waarmee het lichaam uitdrukt dat er iets gaande is. Het is in ieder geval zo dat mensen met een verstandelijke beperking pijn vaak niet op een adequate wijze kunnen uiten waardoor het niet of onvoldoende wordt onderkend. Voor zorgverleners is het van groot belang kennis te hebben over pijn, een vitale functie, en hoe dat wordt geuit door mensen met een beperking en hoe het tijdig te herkennen valt.

Pijn en ziekte horen bij het leven, hebben te maken met de gevoeligheid van het menselijk lichaam en niemand ontkomt er aan. Pijn is een teken van ons lichaam dat er iets aan de hand is dat aandacht behoeft. Zonder pijn zouden we niet lang leven. Pijn begint bij de uiteinden van de zenuwen die geprikkeld worden (bijvoorbeeld omdat weefsel is beschadigd) of doordat de zenuw zelf is aangetast. Deze prikkelingen, elektrische signalen, gaan via de ruggenmerg naar de hersenen alwaar we de pijn gewaar worden.

Soort pijn	Kenmerken
Acuut	Recent begin. Kortdurend en vaak samenhangend met ziekte, letsel of ontstekingsreactie.
Subacuut	Duur van 6 tot 12 weken
Chronisch	Pijn die aanhoudt voorbij het punt, waarop genezing naar verwachting volledig zou zijn of die optreedt bij ziekteprocessen waarbij er geen genezing is.
Nociceptief	Een gevolg van een actieve of dreigende weefselschade waardoor de perifere pijnreceptoren worden geactiveerd. Bijvoorbeeld door stoten of vallen.
Neuropatisch	Het gevolg van een primaire laesie of disfunctie van het zenuwstelsel. Een voorbeeld is fantoompijn.

Pijn is, volgens de algemeen aanvaarde definitie, een onaangename sensorische en emotionele ervaring die al dan niet verband houdt met actuele of potentiële weefselbeschadiging, of wordt beschreven in termen van zo'n beschadiging. Het onvermogen om pijn verbaal kenbaar te maken sluit niet uit dat iemand pijn lijdt en dat een adequate pijnbehandeling nodig is. Pijn is altijd subjectief.'
(V&VN 2015)

De definitie heeft het over het feit dat het onvermogen pijn aan te geven lijden niet uitsluit. Dit is nu juist het probleem bij veel mensen met een beperking. Ernstige communicatieve barrières verhinderen een adequate uitwisseling. Tegelijkertijd is het risico op pijnlijke aandoening verhoogd. Het is bijvoorbeeld bekend dat veranderingen in het brein ook de pijnbeleving kunnen aantasten. Dit komt bijvoorbeeld voor bij het syndroom van Down en het Prader-Willi syndroom.

Het subjectieve karakter van pijn kan worden beperkt door gebruik te maken van meetinstrumenten die de pijn objectiveren. Er zijn veel meetinstrumenten beschikbaar maar geen van deze zijn specifiek ontwikkeld met het oog op de doelgroep. Vandaar dat instrumenten worden ingezet die voor algemeen gebruik zijn. Daarnaast speelt observatie van pijngedragingen een belangrijke rol. Naast de meest voor de hand liggende, zoals huilen en vertellen zijn dat onder meer:

- Schommelen met het lichaam
- Bepaalde delen van het lichaam niet gebruiken
- Toename van bewegingen zoals buigen en (over)strekken
- Jammeren, kreunen, schreeuwen, grommen
- Onrustig gezicht, gespannen kijken, grimassen trekken
- Terugtrekgedrag en stiller worden
- Geen interesse in dingen die eerder wel aandacht kregen
- Hoofd bonken
- Agressie
- Gevoeligheid bij aanrakingen, terugdeinzen voor aanrakingen
- Hogere lichaamstemperatuur
- Zwelling
- Gebrek aan eetlust
- Enz. enz.

Op de website *http://www.venvn.nl/Artikelen/ID/90630/Richtlijnen-VVN-voor-signaleren-pijn-en-lichamelijk-ongemak* zijn de uitgebreide richtlijnen voor het signaleren van pijn bij mensen met een verstandelijke beperking beschikbaar. (V&VN, 2015)

PATROON

7

Zelfbeleving

TYPOLOGIE Dit patroon betreft de wijze waarop iemand zichzelf ziet. Het gaat om de ideeën over de eigen persoon, de beleving van de eigen vaardigheden (cognitief, affectief of lichamelijk), het zelfbeeld, de identiteit, het gevoel van eigenwaarde en het algehele patroon van emoties. Ook lichaamshouding, motoriek, oogcontact, stem en spraak maken deel uit van dit patroon.

7.1 Inleiding

De ontwikkeling van de identiteit is van groot belang voor het (kunnen) omgaan met de mensen en de wereld om je heen, de verhouding tussen onszelf en de sociale en culturele context. Iedereen heeft een gevoel van identiteit, van een innerlijke vaste kern, het "Ik" en het is onmogelijk om ons aan dat gevoel te onttrekken. Op abstract niveau kunnen we ons misschien voorstellen dat het "Ik" een illusie is, het voelt in de alledaagse werkelijkheid anders. We voelen ook dat onze identiteit zich ontwikkelt maar tegelijkertijd iets vaststaands heeft. We worden niet 's ochtends wakker met de vraag wie we vandaag ook alweer zijn. De vraag echter wat identiteit precies is, of wat we onder het "Zelf" of "Ik" moeten verstaan is al eeuwenlang onderwerp van diepgaande filosofische discussies, vaak rondom de vraag of er een zelf bestaat los van de cultuur- en tijdgebonden opvattingen met een universele biologische functie (Bos, 2013).

Wat opvalt is dat onze ideeën over "Zelf" en "Ik" in de loop van de geschiedenis aan verandering onderhevig zijn. Kortom, al beseffen we dat niet, onze ervaring van identiteit is verbonden met de historische context waarin we leven. In onze tijd (niet voor niets door sommigen ook wel het ik-tijdperk genoemd, beschouwen we onszelf als individuen met (min of meer) unieke eigenschappen en een subjectief perspectief op de wereld om ons heen. Dat lijkt vanzelfsprekend en natuurlijk maar dat is niet altijd zo geweest. In de antieke oudheid was er een andere ervaring van het zelf. Toen lag de nadruk op bepaalde karaktertypen die op schematische wijze verbonden waren met bepaalde lichamelijke gesteldheden. Het innerlijk, zo is de idee, wordt weerspiegeld in het uiterlijk. Mollige personen bijvoorbeeld zouden levensgenieters zijn.

Al met al is het "Zelf" geen op zichzelf staand en onveranderlijk object maar het wordt gevormd door de manier waarop wij daarover spreken en denken. Het "Zelf" is niet iets innerlijks en individueels maar is dat omdat wij er zo over denken en spreken. En vervolgens wordt dat als iets innerlijks en individueels beleefd. Het "Ik" en onze identiteit zijn veranderlijk. Hoe die worden beleefd verandert in de tijd. Eeuwen geleden hadden mensen een ander beeld van hun "Ik" dan de huidige mens. Begrippen als "Ik", "Zelf", "Identiteit'" zijn producten van sociaal-culturele omstandigheden en kunnen dus in de tijd gezien veranderen. Zo zal ook ons denken over het innerlijk en de individualiteit van mensen met een verstandelijke beperking een historische dimensie hebben. De vleesmassa (Massa Carnis) waar Maarten Luther over sprak, een louter lichaam zonder ziel of innerlijk of persoonlijkheid heeft plaatsgemaakt voor een persoon met een uniek innerlijk, zij het met cognitieve beperkingen,

Niet alleen de filosofie heeft zich met het probleem van onze identiteit beziggehouden. Vanzelfsprekend behoort ons zelf en onze persoonlijkheid ook tot het domein van de psychologie. Volgens de psychologie bestaat het zelf uit een optelsom van onze cognities, ons handelen, onze gevoelens en onze sociale identiteit. Dat laatste slaat op ons besef tot een bepaalde groep te behoren. Dit kan ook problemen opleveren omdat de buitenwereld negatieve gedachten kan koesteren over een bepaalde groep die dan automatisch gelden voor een individu dat deel uitmaakt van deze groep. (Zie verderop bij stigma)

De mens komt niet ter wereld met een afgeronde persoonlijkheid maar dat is iets dat zich gedurende diens hele leven wordt gevormd. Een psycholoog die zich als eerste bezighield met de vorming van onze identiteit was Eric Erikson.

Ontwikkeling van de identiteit volgens Eric Erikson

Erikson heeft veel geschreven over de ontwikkeling van de identiteit. Hij gebruikt het begrip 'crises' om de verschillende ontwikkelingsfasen aan te geven. Crisis niet in de zin van een dreigende catastrofe, maar als leerpunt. Het is een cruciale periode van grotere kwetsbaarheid en verhoogde mogelijkheden. Hij beschrijft het leven van een mens in acht fasen. In iedere fase staat de mens als het ware op een kruispunt en kan de ontwikkeling diverse kanten op gaan.

Basaal vertrouwen tegenover basaal wantrouwen is de crisis die plaatsvindt in het eerste levensjaar. Door de continuïteit in de liefdevolle zorg van de ouder voor het kind ontwikkelt zich bij het kind een basaal gevoel van vertrouwen in de ouder en in de omgeving die de ouder vertegenwoordigt. Dit alles vormt de basis voor de ego-identiteit (zie ook bij rollen en relaties).
Autonomie tegenover schaamte en twijfel. Rond de twee jaar is het kind in deze fase (conflict). Zindelijkheidstraining, koppigheid, de wil zichzelf te zijn en het vasthouden en loslaten (speelgoed, mensen, urine en feces) zijn belangrijke aspecten hiervan.
Initiatief tegenover schuldgevoelens. Als het kind eenmaal ontdekt heeft dat het een eigen persoon is met een eigen wil, gaat het de wereld om zich heen groter maken. Het kan zich beter uitdrukken door middel van praten en heeft een grote fantasie. En in die fantasie kan van alles gebeuren.
Vlijt tegenover minderwaardigheid. De schooljaren staan in het teken van het verwerven van erkenning door middel van het vlijtig werken aan dingen als schoolwerkjes, knutselen en sociale contacten. Indien er onbalans is tussen de vermogens van het kind en de eisen die er aan hem gesteld worden, bestaat het gevaar dat er gevoelens van tekortschieten en van minderwaardigheid ontstaan (Verhulst, 1994).
Identiteit tegenover rolverwarring heet de crisis in de puberteit/adolescentie. Het duidelijke besef van wat voor persoon je bent, wat je seksuele identiteit is en wat je wilt gaan doen of worden in je verdere leven. De puberteit is een van de belangrijkste fasen in de ontwikkeling.
Intimiteit tegenover isolement staat centraal bij jong volwassenen. Het zich kunnen geven in relaties en contacten met andere mensen om te groeien.
Generativiteit tegenover stagnatie. Dit is behalve de zorg voor een nageslacht ook productiviteit en creativiteit. Mensen die daar niet toe komen, kunnen vastlopen.
Integriteit tegenover afkeer en wanhoop bij de oudere mens; zij kijken terug op hun leven en maken een balans op.

Basaal vertrouwen	Basaal wantrouwen
Autonomie	Schaamte en twijfel
Initiatief	Schuldgevoelens
Vlijt	Minderwaardigheid
Identiteit	Rolverwarring
Intimiteit	Isolement
Generativiteit	Stagnatie
Integriteit	Wanhoop

Het zijn dus allemaal fasen in het leven waar de mens bezig is met vragen over zichzelf, over wat hij wil en kan, over hoe hij zichzelf ziet. En in iedere fase hoort ook onzekerheid en een bepaalde mate van angst. Het 'hoort' in een gezonde ontwikkeling dat een baby van rond de acht maanden het onderscheid maakt tussen degene die veel voor hem zorgt en mensen die hij niet kent. Het geeft aan dat het geheugen zich ontwikkeld heeft.

Een goede beschrijving geven van een niet-verbale innerlijke belevingswereld (zoals die van baby's en een aantal mensen met een verstandelijke beperking) is eigenlijk onmogelijk en dus in hoge mate speculatief. Het is een wereld die we nooit zullen kennen. Daniel Stern (1991) beweerde dan ook dat we die wereld dan maar moeten uitvinden. We zullen dus op grond van hetgeen we waarnemen aan de ander, ideeën moeten formuleren over hoe we denken dat een en ander in elkaar steekt. Stern maakt onderscheid tussen zelfconcept en zelfgevoel. Een zelfconcept, een soort idee over hoe je denkt dat je bent, kan pas ontstaan zodra de mogelijkheid er is iets over jezelf te zeggen tegen anderen. En dat anderen iets terug kunnen zeggen waardoor je bijvoorbeeld bevestigd wordt (je bent een leuke vent).
Voor een zelfconcept is dus taal in de een of andere vorm nodig. Voor de meeste kinderen wordt dit vanaf ongeveer achttien maanden mogelijk.
Maar voorafgaande aan het vermogen tot symbolisatie door middel van de taal hebben mensen wel degelijk belevingen met betrekking tot zichzelf. Dit is het impliciete (dat wil zeggen niet uit te drukken) zelfgevoel.
Een voorbeeld daarvan is de beleving van de lichamelijke samenhang.
De mens met een verstandelijke beperking die niet kan praten zal waarschijnlijk toch het gevoel hebben dat zijn hand en mond tot hetzelfde lichaam behoren.
Als we een baby zien die kraaiend slaat tegen een balletje dat boven zijn bed hangt, mogen we veronderstellen dat het kind ervaart dat je invloed kunt uitoefenen op de omgeving. Over die belevingen praten lukt echter pas jaren later. Naast de beleving van de lichamelijke samenhang of de oorzaak te zijn van beïnvloeding van de omgeving, ervaart de zuigeling (of de mens met een verstandelijke beperking) dat hij dezelfde persoon is als gisteren en de beleving dat hij gevoelens heeft.
Het vroegste zelfgevoel (de beleving van zichzelf-in-wording) vormt zich geleidelijk aan onder invloed van onder meer ervaringen op het vlak van motoriek, waarneming en affectie. Dit zelfgevoel zal geleidelijk aan meer gedifferentieerd worden.

Bijvoorbeeld doordat het kind ervaart dat het iemand anders is dan vader of moeder en dat anderen eigen motieven en gedragingen hebben. Als het vermogen tot taal daadwerkelijk wordt gerealiseerd komt daar nog het gevoel van zichzelf als gesprekspartner bij. Deze zelfgevoelens zijn, anders dan bij Erikson, geen achtereenvolgende stadia maar zullen zich gedurende het hele leven blijven voordoen. In elk contact met iemand anders kunnen de verschillende zelfgevoelens tegelijkertijd voorkomen. Wanneer de op observatie gebaseerde speculaties van Stern kloppen, zou dat betekenen dat mensen met een diepe of ernstige verstandelijke beperking wellicht wel zelfgevoelens hebben aangaande:

- de beleving het centrum te zijn van initiatief (beïnvloeden van de omgeving)
- de beleving dat verschillende lichaamsdelen een geheel vormen
- de beleving gevoelens te hebben
- de beleving van continuïteit (dezelfde te zijn in tijd).

Het gevoel gesprekspartner te zijn, kennis met anderen te kunnen delen, iets over je eigen belevingen over te dragen staat of valt echter met het vermogen tot taal (of tot symboliseren).
De taal biedt het kind de mogelijkheid om zichzelf een plaats in de wereld toe te kennen (bijvoorbeeld: ik ben een jongen of meisje, of ik ben de jongste en vrolijk). Deze vorm van zelfbeleving zal dus niet zijn weggelegd voor mensen die dit vermogen tot symboliseren missen, zoals mensen met een verstandelijke beperking. (Matthijs, 1991).

Ook de filosofe en ontwikkelingspsychologe Alison Gopnik (2009) heeft zich verdiept in de zelfbeleving van het jonge kind. Zij vraagt zich af hoe het is een baby te zijn. Ze begint met te constateren dat het antwoord op die vraag erg ingewikkeld is, zo niet onmogelijk te geven met onze huidige kennis. De vraag hangt samen met vooralsnog onopgehelderde kwesties rondom het menselijk bewustzijn. Hoe produceren onze hersenen bewustzijn en daarmee onze ervaringen? Bovendien is niemand in staat zich iets te herinneren van zijn eigen babytijd. en heel jonge kinderen kunnen ons niets mededelen over wat ze zoal meemaken en dat ze zich misschien helemaal niet of nauwelijks bewust zijn. Toch beweert Gopnik dat baby's wel degelijk over een bewustzijn beschikken. Op basis van observaties en hersenonderzoek komt Gopnik tot de conclusie dat wanneer baby's aandachtig naar iets kijken of luisteren ze in feite net als volwassenen informatie verzamelen en dat opvallende of afwijkende gebeurtenissen op geconcentreerde aandacht mogen rekenen. De aandacht van zeer jonge kinderen wordt met name gestuurd door gebeurtenissen in de buitenwereld en ze hebben daarbij dus een voorkeur voor onverwachte prikkels, bijvoorbeeld een hard geluid of een felle kleur. Aandacht die van binnen uit wordt gestuurd ontstaat met de tijd. Een simpel voorbeeld, als je wilt dat een kind van twee de lepel die het van het aanrecht heeft gepakt teruggeeft kun je beter iets anders dat de aandacht trekt aanbieden dan een beroep doen op innerlijke motieven bijvoorbeeld door te zeggen dat je de lepel nodig hebt. De buitenwereld bepaalt dus waar de aandacht naar uit gaat.
Jonge kinderen kunnen zich minder goed concentreren op een ding of gebeurtenis maar dat heeft weer als voordeel dat ze goed in staat zijn toevallige informatie op te pikken. Als je wel eens een spelletje Memory met jonge kinderen hebt gespeeld weet je dat dat klopt.

Alle onderzoek overziend stelt Gopnik dat baby's en zeer jonge kinderen zich van meer bewust zijn en zich intenser van dingen bewust zijn dan we over het algemeen denken. Hun hersenen, die plastischer zijn dan bij volwassenen, staan volledig open voor nieuwe ervaringen. Hun geest is in de woorden van een zenboeddhist nog 'ongerept' en nog niet 'vervuild' door ervaringen. Jonge kinderen gaan volledig op in wat er zich in hun nabijheid aandient, alles lijkt van belang en er lijkt weinig concentratie en afbakening te zijn. Ze worden overspoeld door beelden en geluiden zonder zelfreflectie of planmatig denken. De overeenkomst met mensen met een ernstige verstandelijke beperking dringt zich hier op.

Genetische invloeden

Niemand komt zoals gezegd als een onbeschreven blad ter wereld. Voor een groot deel is wie we zijn en hoe we ons gedragen (mede) bepaald door onze erfelijke 'make up'. Een zaadje dat ontkiemt in de aarde kan dat omdat het eigenschappen heeft geërfd. Of het ontkiemde zaadje uit zal groeien tot een stevige plant heeft te maken met externe factoren zoals de gesteldheid van de bodem, weeromstandigheden, toeval en of de kweker zorgvuldig met de jonge plant omgaat. Bij de mens gaat het niet anders. Een deel van onze persoonlijkheid is bepaald door genetische factoren maar de reikwijdte van deze bepaaldheid hangt af van de omstandigheden.

Iemands talent voor muziek komt misschien alleen tot uitdrukking als zijn ouders hem stimuleren dit talent te ontwikkelen en als het kind met muziekinstrumenten in aanraking komt. Dit is niet anders voor kinderen met een verstandelijke beperking. De reikwijdte van wat hun uiteindelijke mogelijkheden zijn is wellicht meer begrensd, maar omstandigheden bepalen in hoeverre hij of zij de gegeven capaciteiten kan ontplooien. Zo kunnen gunstige omgevingsfactoren zoals goede ouderlijke liefde en een zekere mate van welstand eventuele beperkingen ten dele compenseren.

Onderzoek (Livesley, 2003) suggereert dat bepaalde eigenschappen voor een groot deel door de aanleg worden bepaald. Zo zijn het (on)vermogen om emoties te reguleren en geremdheid (verlegenheid bv.) voor een groot deel erfelijk bepaald. Dit geldt ook voor neuroticisme (gevoelig voor stress, neiging tot somberheid en angstig gedrag, verlegen etc.). Relevant is ook wat de epigenetica ons zegt.

De epigenetica bestudeert *omkeerbare* erfelijke veranderingen in de genfunctie, de invloed van de omgeving (bijvoorbeeld vanuit het fysische milieu) op het organisme en de erfelijkheid en de mogelijkheid van het DNA om een bepaald gen (als een lichtschakelaar) *aan* of *uit* te zetten. Door deze mogelijkheid ontstaan er talloos veel profielen.

Een voorbeeld is dat uit onderzoek blijkt dat kinderen van moeders die tijdens de zwangerschap aan veel stress blootstonden zelf ook stressgevoeliger zijn.

Omgevingsinvloeden

In de ontwikkeling van hoe iemand naar zichzelf kijkt, speelt ook de omgeving een belangrijke en vaak onderschatte rol. De persoonlijkheid verandert namelijk nogal naarmate de omgeving verandert. Wij worden bepaald en gevormd door de situaties die we tegenkomen (Rassin, 2010); wie we zijn is meer het resultaat van de interacties met die omgeving dan van een (aangeboren) vaste kern die zich in ons hoofd bevindt.

De omgeving, die eerst bestaat uit degene die voor het kind zorgt en zich langzamerhand steeds meer uitbreidt, leert het kind te vertrouwen op zijn signalen: 'Als ik mij niet prettig voel, komt er iemand om dat op te heffen.' Het krijgt vertrouwen in zichzelf.
Een kind dat veel complimentjes krijgt en gestimuleerd wordt, zal dan ook een positiever zelfgevoel ontwikkelen dan een kind dat steeds geconfronteerd wordt met dingen die het niet kan (en daar niet mee wordt geholpen) en geen antwoord krijgt op zijn 'vragen'.
Er zijn duidelijk culturele verschillen in de wijze waarop men vindt dat het kind zich het best ontwikkelt; in de westerse cultuur wordt een kind opgevoed als een eigen persoonlijkheid die men de ruimte wil geven om zich te ontplooien. De eigen wil en eigen verantwoordelijkheid zijn dan belangrijk.

7.1.1 De ontwikkeling tot een persoon

Aandacht voor de persoonsontwikkeling richtte zich vooral op de eerste levensfasen maar de ontwikkeling van de identiteit gaat het leven lang door en stokt niet bij de volwassenheid. In ons hele leven dienen zich veranderingen aan, vaak in de vorm van ingrijpende gebeurtenissen die onze zekerheden ondermijnen. Scheiding, dood, ziektes, ouder worden, al dit soort menselijke ervaringen vormen ons en kunnen aanleiding zijn voor identiteitscrisissen en een heroriëntatie op de vraag wie we zijn. Het leven is evenwicht zien te vinden tussen behouden van wat men is en aanpassen aan de veranderingen die ons worden opgedrongen door het leven zelf en die kunnen leiden tot veranderingen in onze identiteit.
Kortom, de mens heeft vele existentiële vragen waarmee hij gedurende zijn leven op gezette tijden worstelt.
De vragen hebben betrekking op de wensen die wij koesteren maar die niet vervuld kunnen worden omdat er altijd, soms onontkoombare bedreigingen zullen zijn. We willen graag voortleven, maar we gaan dood. We willen ons verbonden met anderen voelen maar we beseffen vaak eenzaam te zijn. Ons leven zou betekenisvol moeten zijn maar lijkt vaker een aaneenschakeling van willekeurige gebeurtenissen. Een belangrijke basale vraag voor de mens is die naar zijn identiteit. Wie ben ik? Wat is mijn rol? We worstelen met de tegenstrijdige zelfbeelden die we ervaren, met het gebrekkige ik-besef en met het feit dat we onszelf eigenlijk helemaal niet goed blijken te kennen en dat we onszelf vaak per definitie niet kunnen kennen. In zekere zin zijn we 'vreemden voor onszelf' (Wilson, 2006).

We zien onszelf graag als rationeel, vriendelijk en strevend naar het goede maar al te vaak worden we verrast door onze eigen verlangens die we soms niet eens onder woorden kunnen brengen en die soms ook botsen met wat door de omgeving als acceptabel wordt gezien. De mens is irrationeler dan we wellicht hopen. We zijn graag trouw maar begeren de buurvrouw. We ontploffen over kleine dingen, we hebben moeite van iemand te houden, we eten en drinken onszelf vroegtijdig het graf in. Volgens Steven Pinker zijn onze (vaak schadelijke) verlangens, die wijzelf kunnen ervaren als innerlijke tegenstrijdigheden of ongewenste zaken, gevormd in het evolutionaire proces van natuurlijke selectie (Pinker, 2004). De mens is geen onbeschreven blad, maar wie en wat we zijn is verankerd in onze biologie.

Wie je bent, wat je persoonlijkheid (persona = masker in het Grieks) is, is het product van langdurige processen die begrensd worden door je biologische basis.
Het aangeboren deel van wie je bent noemen we ook wel temperament, het zal ieder bekend zijn dat je rustige baby's hebt en erg energieke. De ene zuigeling ligt tevreden in de wieg te sabbelen, de andere kijkt voortdurend om zich heen en lijkt driftig of huilt veel. Het temperament is dus al in de vroege jeugd waarneembaar en ze bepaalt het tempo en de stemming van het gedrag.
Dit aangeboren temperament bepaalt ook het bereik van onze responsen in een sociale situatie. De huilbaby roept andere reacties uit de omgeving op dan het rustige kind, op het lieflijke meisje wordt anders gereageerd dan op het boze jongetje. In die interactie tussen sociale omgeving en temperament vormt zich het karakter. Het karakter is de in tijd gezien stabiele vormgeving die het kind (met diens temperament) in zijn omgeving bewerkstelligt.
De persoonlijkheid tenslotte is de gesocialiseerde vormgeving van het karakter en komt tot stand op basis van imitatie, identificatie en leerprocessen.

Veel van wat ons tot mens maakt verloopt onbewust. Het meeste van ons gedrag gaat vanzelf en automatisch al kunnen we dit wel via ons bewustzijn corrigeren of afremmen. Het kan bijvoorbeeld zijn dat je je plotseling seksueel erg aangetrokken voelt tot een persoon zonder dat je kan aangeven waarom dat zo is. Je bent geneigd toenadering te zoeken en als je niet bewuste deel het voor het zeggen zou hebben zou je je object van begeerte bespringen, maar het bewuste deel kan die impuls afremmen, bijvoorbeeld omdat het ongepast is zoiets te doen of omdat je je partner niet wilt bedriegen. Sommige onderzoekers (Lamme, 2010) relativeren de rol van het bewuste 'ik' behoorlijk. Bewustzijn is een toeschouwer die langs de zijlijn staat en die achteraf mooie verklaringen geeft bij het vertoonde gedrag maar heeft geen werkelijk inzicht in waarom dat gedrag tot stand is gekomen. Als je iemand vraagt waarom een bepaalde studie is gekozen dan komt er meestal wel een antwoord. Maar dat antwoord hoeft helemaal niets te maken hebben met waarom deze studie werkelijk is gekozen. Die keuze is automatisch en onbewust gemaakt. Het 'ik' bedenkt daar naderhand dus een motief bij. Is het bewustzijn, zoals Tiemeijer (2010) stelt slechts een wiel aan een machine dat ijverig meedraait maar zelf niets aandrijft of is bewustzijn wel noodzakelijk, bijvoorbeeld om logisch te kunnen nadenken. Het debat duurt voort.

7.1.2 Stigma en discriminatie

Het zelfbeeld dat we hebben lijkt 'van binnenuit' te komen. We hebben vaak niet zo in de gaten dat hoe we tegen onszelf aankijken, hoe we denken dat we in elkaar steken, misschien wel meer te maken heeft met hoe andere over ons denken. De wijze waarop anderen tegen ons aankijken en over ons spreken bepaalt (mede) hoe we zijn.
Voor mensen met een verstandelijke beperking en mensen met psychiatrische aandoeningen geldt dat de wijze waarop de omgeving tegen hen aankijkt ook hun zelfbeeld bepaalt. En dat is over het algemeen niet positief te noemen.
Hoewel er vele verschillen zijn tussen mensen met psychische problemen en mensen met verstandelijke beperkingen, hebben ze ook iets gemeen. De overeenkomst

tussen beide groepen is dat ze tot de meest gediscrimineerde en buitengesloten groepen van de samenleving behoren. Er bestaan vele barrières die het hun moeilijk maken op normale wijze deel te nemen aan het sociale verkeer.
Er wordt wel gezegd dat deze kwetsbare groepen worden gestigmatiseerd.
Een stigma betekent letterlijk zoiets als een brandmerk en het is een symbool van schande en eerverlies.
Deze schandvlek (het hebben van een beperking of stoornis) heeft als gevolg dat anderen hen mijden. Ze wonen, werken en recreëren liever niet met hen en worden gediscrimineerd als het gaat om het vinden van betaalde arbeid, het krijgen van goede woonruimte of toegang tot scholing. Dit alles leidt tot wat sociale uitstoting wordt genoemd.
Deze stigmatisering heeft altijd al bestaan en wordt gekenmerkt door vooroordelen, vooringenomenheid, angst, vermijding, woede en demonisering. Misschien dat dit voorkomt uit de algemeen menselijke eigenschap, namelijk de angst voor vreemden. Mensen die anders zijn dan jezelf roepen angst en weerzin op. Dit heet ook wel xenofobie. Xenos is het Griekse woord voor 'vreemdeling' en 'phobia' betekent in die taal angst.
Vreemden, mensen die anders zijn dan jij (zoals iemand met een verstandelijke beperking) roepen verwarrende gevoelens op en om die gevoelens te beheersen neigen mensen ertoe de ander te stereotyperen. Bij stereotyperingen worden mensen op grond van selectieve waarnemingen in bepaalde categorieën geplaatst waarbij de verschillen tussen groepen worden vergroot om de verschillen in de eigen groep juist te verkleinen. Het 'wij' tegen 'zij'. Feyenoordsupporters ervaren andere Feyenoordsupporters als in principe goede mensen die het hart op de juiste plaats hebben. Onderlinge verschillen worden niet gezien. Terwijl die lui van Ajax voor een groot deel bestaan uit arrogante figuren die niet weten wat het is om de mouwen op te stropen. De gegoede mensen die vrezen voor de waardevermindering van hun onroerend goed als in de straat een gezinsvervangend tehuis wordt gevestigd gebruiken ook vaak stereotypes als argument.
Voorbeelden van stereotyperingen zijn domme blondjes, zuinige Schotten, levensgevaarlijke TBS'ers en lieve en vrolijke 'zwakzinnigen'.
De vooroordelen die kleven aan mensen met verstandelijke beperkingen en psychiatrische problemen zijn bijvoorbeeld de misvatting dat ze arm zijn, niet voor zichzelf kunnen opkomen, moreel zwak zijn, onvoorspelbaar zijn en dat ze agressief zijn of zich seksueel aan kinderen vergrijpen.
Vooral de idee dat ze (seksueel) gewelddadig zijn is, met name waar het psychiatrische patiënten betreft, een zeer onterecht en negatief beeld dat vooral door de media wordt uitgedragen.
Uit allerlei onderzoek blijkt dat wanneer in films en soaps personages voorkomen die een psychische stoornis hebben die in bijna alle gevallen gewelddadig en angstaanjagend zijn. In werkelijkheid klopt dat absoluut niet. Een giftig effect van voortdurende stigmatisering is dat de persoon die het moet ondergaan zich naar het stigma kan gaan gedragen Het stigma wordt als het ware verinnerlijkt en het gedrag erop afgestemd (zelfstigmatisering). Als ik dan blijkbaar niet de moeite waard ben dan heeft het ook geen zin me aantrekkelijk te presenteren. Zelfverwaarlozing ligt dan bijvoorbeeld op de loer.
Als oplossing voor dit hardnekkige probleem van discriminatie en stigmatisering

wordt voorgesteld om naast een adequate wetgeving die hun positie beschermt, een goede behandeling bij voorkeur midden in de samenleving te bieden en waar mogelijk mensen toegang te geven tot betekenisvol werk. Ook het bevorderen van sociaal contact tussen cliënten en omgeving kan gunstige effecten hebben al zijn er aanwijzingen dat deïnstitutionalisering niet per se destigmatiserend werkt. Het mondig maken van cliënten en hun families behoort ook tot de strategieën om te pogen de taaie discriminatie en achterstelling aan te pakken.
Uit onderzoek (onder andere Van 't Veer, 2006) blijkt dat de meeste mensen die het betreft inderdaad discriminatie en stigmatisering ervaren en daar vaak onder lijden. Volgens de cliënten komt stigma vooral voort uit onwetendheid. Er zijn geen aanwijzingen dat cliënten een onjuiste inschatting maken van het stigma, ze overdrijven dus niet. Bij mensen die al een laag zelfbeeld hebben roept stigmatisering minder emoties op, waarschijnlijk omdat de reacties vanuit de omgeving worden gezien als bevestiging van wat iemand toch al over zichzelf dacht (bijvoorbeeld 'ik ben niet de moeite waard' of 'ik kan niks tot een goed einde brengen'.

De rol van het uiterlijk en het lichaam

Het klassieke onderscheid tussen lichaam en geest mag dan zijn beste tijd gehad hebben, de invloed is nog steeds merkbaar. Bijvoorbeeld alleen al in onze verdeling tussen geestelijke gezondheidszorg en de algemene gezondheidszorg. Tegenwoordig komt er meer en meer belangstelling voor de wisselwerking tussen ons lichaam en onze mentale processen, met nadruk op wisselwerking. Het is niet alleen zo dat onze geest ons lichaam aanstuurt en bepaalde bewegingen laat maken, ons lichaam heeft ook invloed op de wijze waarop we ons voelen en wat we denken. Ons lichaam is niet alleen een biologisch voertuig van de geest, maar het maakt deel uit van wie we zijn. Ons lichaam is ook de wijze waarop wij ons lijf ervaren (met schaamte of trots, met behagen of afkeer) en hoe dat deel uitmaakt van onze identiteit. Als je je goed voelt loop je ook rechter en kijk je actief om je heen, maar het is ook zo dat doordat je dat doet je je beter gaat voelen. Wisselwerking dus. Ons lichaam heeft invloed op ons denken, op ons taalgebruik, op de wijze waarop we beslissingen nemen (Embodied Cognition). Kortom het lichaam speelt een rol in ons handelen, denken en voelen.

Een goed en verzorgd uiterlijk draagt bij tot een positief lichaamsbeeld.
En het lichaamsbeeld is weer van invloed op het beeld dat iemand van zichzelf heeft. Dit straal je uit naar anderen met als gevolg meer kans op aansluiting bij anderen en de ervaring van een positief zelfbeeld (ik hoor erbij; ben echt de moeite waard).
In elke samenleving ligt min of meer vast welk lichaamsbeeld als 'normaal' of ideaal geldt. Dat is geen vaststaand gegeven, maar varieert in tijd.
De schilderijen van Rubens laten zien dat een mooie vrouw in die tijd weelderig van vorm was; in de jaren zestig wilden veel meisjes op het fotomodel Twiggy lijken (heel dun en plat); tegenwoordig zijn de superslanke modellen van de catwalk voor velen een voorbeeld.
Televisie, bladen en reclames; men houdt niet op om je erop te wijzen hoe je eruit moet zien; wat je moet doen als het nog niet zover is en hoe ongelukkig je zult zijn als je er niets aan doet.

Het is zeker een zegen dat we in staat zijn ons uiterlijk binnen normale grenzen te krijgen. De tijd dat de straten bevolkt werden door mensen met bochels, klompvoeten, hazenlippen, verwaarloosde gebitten en een pokdalige huid ligt in rijke landen achter ons. Maar intussen is er wel een cultuur ontstaan waarbij het uiterlijk en de maakbaarheid van het uiterlijk enorm belangrijk is geworden en waarbij het lijkt of je persoonlijkheid aan de buitenkant zit. Probleem is wel dat de rolmodellen met figuren als een Barbiepop die ons tegenwoordig worden voorgehouden in werkelijkheid niet bestaan. Het geseksualiseerde lichaam dat ons wordt getoond in de reclame en in de porno-industrie is met digitale technieken bewerkt en ontdaan van alle oneffenheden. Waar vroeger vrouwen (en in minder mate mannen) van vlees en bloed het ideaal belichaamden, zijn het nu geretoucheerde modellen met perfecte maten en vormen die een gedroomde realiteit tonen die ook met langdurig lijnen en met volgens de laatste mode verbouwde schaamlippen of borsten niet haalbaar is voor een levend mens, ook al zet je de juiste zonnebril op. Gevolg is wel dat velen ongelukkig zijn met hun uiterlijk. Zo schijnt nog maar 2% van de vrouwen tevreden te zijn met hun lichaam. De drempel er iets aan te doen via bijvoorbeeld plastische chirurgie is sterk verlaagd. http://www.froot.nl/posttype/froot/dit-is-het-vrouwelijk-schoonheidsideaal-door-de-jaren-heen/

Mensen met ernstige vormen van een verstandelijke beperking, vaak in combinatie met fysieke handicaps, voldoen zeker niet aan de ideaalbeelden die we koesteren. Hun uiterlijk kan zelfs afkeer en schrik oproepen.

OPDRACHT

Zoek in drie verschillende soorten bladen/kranten naar advertenties of artikelen waarin de relatie tussen uiterlijk en zelfbeeld duidelijk naar voren komt.

- Plak deze advertenties en artikelen op één of meer flapovers of integreer ze in een powerpoint.
- Wat valt je op; welke overeenkomsten en verschillen zijn er? Zit dat verschil ook in de soort bron: roddelblad of serieuze krant?
- Welke normen en waarden worden er toegekend aan het uiterlijk en wat vind je daarvan?

Er zijn in sommige landen maatregelen genomen om grenzen te stellen aan de Body Mass Index van modellen in modeshows. Zo worden in Spanje vrouwen met een BMI lager dan 18 geweigerd op de catwalk.

- Wat is jouw mening hierover? Sommige mensen met een verstandelijke beperking hebben een afwijkend uiterlijk.
- Vind je dat die personen recht hebben op plastische chirurgie? Maakt het daarbij uit wat het niveau van hun beperking is? Dus geldt eventueel een dergelijk recht ook voor iemand met een zeer ernstige beperking?

Stemming en emoties

Sommige dingen bezorgen ons meer pijn dan nodig is, andere doen dat eerder dan nodig is, en weer andere mogen ons helemaal niet tot last zijn. Wij zijn geneigd onze pijn te

overdrijven, op gebeurtenissen vooruit te lopen of erover te fantaseren.
SENECA, ±1 V CHR. – N. 65

Zelfbeleving heeft naast de ontwikkeling en invloed van de omgeving ook te maken met hoe je je over het algemeen voelt en de invloed van emoties. Dit zie je vaak aan hoe iemand loopt, praat of naar je kijkt.
'Hij loopt alsof hij ergens onder gebukt gaat.'
'Haar ogen schoten vuur.'
'Hij zit daar als een klein, zielig vogeltje.'
Stemming kun je omschrijven als een aanhoudende gevoelstoestand van een mens, die relatief onafhankelijk is van externe gebeurtenissen (Verhulst, 1994).
Emoties fungeren voor de mens (en dier) als een soort wegwijzer. Ze geven feedback en zetten ons aan tot gedrag. Iets wat een fijn gevoel oplevert ben je geneigd te herhalen (het smelten van een ijsje op je tong), zaken die vervelende gevoelens oproepen vermijd je in het vervolg liever. Zonder emoties zijn mensen onvoldoende in staat goede besluiten te nemen. Het is dus zeker niet zo dat je bij besluiten alleen maar rationeel zou moeten zijn. Mensen die door hersenbeschadiging geen emoties kennen, nemen vaak helemaal geen besluiten omdat ze de emotionele feedback missen. Luisteren naar je gevoel bij een besluit is dus niet per definitie verkeerd.
Emoties helpen ons dus om te overleven omdat we adequaat op de wisselende omstandigheden in de omgeving kunnen reageren. Wetenschappers maken wel een onderscheid tussen gevoel en emotie (Damasio, 2003). Als je een naald steekt in een eenvoudige levend wezen, bijvoorbeeld een worm, dan reageert die op voorspelbare, automatische wijze. De worm krimpt ineen, de hartslag gaat omhoog. Het diertje gedraagt zich reflexmatig. Dit noem je emotie. Maar het beestje heeft (veronderstellen we) geen gevoel. Gevoel is weet hebben van de emotie. Een mens weet dat hij verdrietig of gelukkig is. Voor gevoelens is bewustzijn nodig en het vermogen tot zelfreflectie.

OPDRACHT

Lees de onderstaande tekst van Dagmar van der Neut (2005).
Vind je dat je op grond van deze tekst zou mogen concluderen dat mensen met een (zeer) ernstige verstandelijke beperking geen gevoelens hebben?

Naar bed met een moordenaar
Voor gevoel zijn bewustzijn en zelfreflectie vereist, en activiteit in hersengebieden in de neocortex - het laatst geëvolueerde deel van het brein, dat bij de mens het verst is ontwikkeld. Dat denkt ook neuropsycholoog Bob Bermond van de Universiteit van Amsterdam. De meeste dieren hebben volgens hem een 'niet-reflectief' bewustzijn; een bewustzijn zonder verleden of toekomst. Zij ervaren alleen het hier en nu. En omdat een dier niet kan reflecteren op zijn ervaringen en niet kan fantaseren, heeft hij geen gevoelens en kan hij niet lijden, redeneert Bermond. Als een mens zijn kind verliest, volgt enorm leed. Maar dat leed bestaat alleen omdat men kan bedenken hoe het leven was toen het kind nog leefde, of hoe leeg de toekomst zal zijn zonder hem.

Bewustzijn maakt dat gevoelens lang nadat een emotie-opwekkende gebeurtenis achter de rug is, kunnen voortduren. Dat hebben de meeste dieren niet. Een leeuwin waarvan de jongen zijn gedood door het nieuwe alfamannetje, wordt niet depressief en blijft niet boos. Na een paar dagen gaat ze zelfs gewoon naar bed met de moordenaar. Stimulus weg, emotioneel gedrag weg.
Dat een dier zichzelf niet in de put kan denken is één ding, maar hij kan toch in het hier en nu wel gevoelens ervaren? Zelfs dat kan volgens Bob Bermond niet. `In de jaren veertig en vijftig van de vorige eeuw werd frontale lobotomie toegepast bij mensen met chronische pijn. De frontale cortex werd daarbij beschadigd, waardoor bij de patiënt de neiging tot reflecteren wegviel. Voor de operatie was de pijn voortdurend in het centrum van hun aandacht; na de operatie zeggen ze dat de pijn op zich niet is veranderd, maar ze ervaren het niet meer als pijn. Het laat hen koud. Dat is vergelijkbaar met de ervaring van een dier.' Lobotomiepatiënten bleken bovendien vaker en directer emotioneel te reageren dan voor de operatie, maar hun emotionele reacties hielden ook sneller op. Net als een kat die direct begint te blazen in reactie op een dreiging, maar het volgende moment alweer spinnend langs je benen strijkt: het gevoel blijft niet hangen. De patiënten zeiden er bovendien geen gevoelens bij te ervaren. Emotionele beleving en verlengd emotioneel gedrag gaan dus samen. En omdat de meeste dieren alleen direct reageren op een emotionele gebeurtenis en die verlenging niet hebben, voelen ze waarschijnlijk ook niet, redeneert Bermond. 'De prefrontale cortex is nodig voor het ervaren van pijn en andere emoties. De hogere zoogdieren, ook honden en katten, hebben die wel, maar hij is veel kleiner dan bij mensen. Alleen mensen, en heel misschien de hogere primaten zoals de chimpansee en de orang-oetan, kunnen lijden en gevoelens ervaren.'

7.2 Zelfbeleving bij mensen met een verstandelijke beperking

'Veel mensen met een verstandelijke beperking voelen zich niet wezenlijk anders dan andere mensen, "we zijn allemaal gelijk" (Kieft, 2001).

Al is er sprake van verschillende uitgangssituaties, de procesmatige ontwikkeling van de identiteit bij mensen met een verstandelijke beperking verloopt in principe gelijk aan die van mensen zonder een verstandelijke beperking. Er zijn mensen die beweren dat de ik-ontwikkeling altijd gestoord is omdat er naast constitutionele en omgevingsinvloeden sprake is van een cognitieve stoornis (Verhulst,1994). Dit uit zich in een of meer van de volgende verschijnselen:

- geringere impulscontrole;
- verminderde prikkelselectie;
- slecht verdragen van uitstel van bevrediging, met andere woorden een geringe frustratietolerantie;
- suggestibiliteit, waardoor normaal intelligente leeftijdsgenootjes deze kinderen kunnen uitbuiten.

Bovendien kun je je afvragen of het niet noodzakelijk is voor het vestigen van een identiteit dat je jezelf als het ware van een afstandje kunt observeren en beoordelen.

OPDRACHT

De bovenstaande verschijnselen (zoals de geringere impulscontrole) zijn nogal moeilijk geformuleerd.

- Zoek naar een omschrijving van alle verschijnselen.
- Breng deze verschijnselen in verband met de ontwikkelingsfasen van Erikson.

Bij mensen met een verstandelijke beperking is de kans groot dat ze door hun beperkingen minder positieve ervaringen opdoen en/of gebukt gaan onder stigmatisering. Zij willen iets duidelijk maken, maar het lukt niet zo goed. Of iemand wil hen iets duidelijk maken, maar het gaat te snel of ze gebruiken te weinig lichaamstaal. Ouders of begeleiders kunnen soms het gedrag niet goed begrijpen en het kind snapt niet wat de ouders bedoelen. Het gevolg kan zijn dat ouders of begeleiders zich terugtrekken omdat ze hun verwachtingen niet beantwoord zien of niet weten wat ze ermee aan moeten. Dit bemoeilijkt het proces van een veilige hechting en kan leiden tot het ontbreken van fundamenteel vertrouwen in zichzelf en de omgeving.
Met name bij mensen met een ernstige verstandelijke beperking zal dit proces zich afspelen en is het moeilijk om te observeren in hoeverre zij durven vertrouwen op zichzelf of hun omgeving. Zij reageren wel op prikkels uit de omgeving en uiten hun onlust door huilen of non-verbaal gedrag; hiermee geven zij aan dat zij zich bewust zijn van hun lichaam en van de omgeving. Het is de taak van de begeleider om dit gedrag te interpreteren, door relaties te leggen tussen wat de betrokken persoon doet, wat hij zelf doet en wat er zich in de omgeving (niet) afspeelt.
Bij mensen met een lichte verstandelijke beperking zien we in de beleving van de eigen identiteit vaak grote verschillen. De twee uitersten zijn:

- *Accepterend*
  Iemand geeft aan tevreden te zijn met wie hij is en hoe hij is. Hij is trots op wat hij maakt en doet en hoe hij leeft; voelt zich gewaardeerd en erkend.
- *Afwijzend*
  Iemand wil niet verstandelijk gehandicapt zijn. Hij ziet zich steeds geconfronteerd met dingen die hij niet kan of mag. Dit kan leiden tot het overschatten van zichzelf of tot gevoelens van onmacht en depressie. De weerzin van mensen als Gert en Wendy (uit de casus van de familie Freriks) tegen hulpverleners kan wel eens met (gezond) verzet tegen de kwalificatie 'verstandelijk beperkt' te maken kunnen hebben.

Wat een belangrijke rol kan spelen bij de totstandkoming van de individuele identiteit is het gegeven dat het hebben van de diagnose verstandelijke beperking in wezen een sterke stigmatiserende identiteit behelst. Het behoren tot een groep mensen met beperkte intellectuele capaciteiten is niet iets waarmee een mens zich graag vrijwillig identificeert ofschoon velen die het betreft zich de negatieve connotatie niet bewust zijn. Reden om jezelf niet te identificeren met het label 'verstandelijk beperkt' is omdat het niet overeenstemt met je ervaringen in het dagelijks leven of omdat aanvaarding van een dergelijk etiket emotioneel pijnlijk kan zijn. Het is bovendien een identiteit die als het ware wordt opgelegd door professionals.

Een identiteit die is gebaseerd op het IQ-concept (dat in zichzelf al gezien kan worden als een sociale constructie) en de normen die aan adequaat sociaal functioneren worden gesteld. De sociale identiteit van mensen met een verstandelijke beperking valt dus samen met iets wat is opgelegd, waar niet voor gekozen is en die totaal anders zal zijn dan de wijze waarop een individu zichzelf beleeft.

CASUS

Melanie woont in een sociowoning in de stad. Maar daar is zij niet tevreden.
'Ik heb nu een vriend, die heet Herman, en ik wil net als mijn zus ook gaan trouwen en twee kinderen, een jongen en een meisje.
Ik wil wel eerst samenwonen in een leuk huis met eigen meubelen en dan samen boodschappen doen en gezellig op de bank zitten bij de tv. En als er bezoek komt geef ik ze koffie, die kan ik zelf zetten; bezoek mag alleen niet roken, dat vind ik vies. En als Herman jarig is, versier ik het hele huis met slingers en ballonnen en we eten taart en friet. Herman maait dan het gras en ik zorg voor de poezen die we hebben. Maar ze zeggen dat ik eerst nog veel zelfstandiger moet worden, met geld en huishouding en zo. "Ze"? Dat zijn mijn ouders en de groepsleiding.'

Autonomie

Mensen willen zelf en zelfstandig beslissingen kunnen nemen. Betekent dit nu dat mensen met een verstandelijke beperking nooit volledig autonoom kunnen zijn, omdat zij bij het nemen van bepaalde beslissingen ondersteuning nodig hebben? Probleem is dat de term 'autonomie' niet eenduidig is en op vele manieren kan worden uitgelegd.
Schermer (2000) vat de literatuur samen en ze beschrijft wat er onder autonomie verstaan kan worden. Autonomie kan slaan op de capaciteit om rationele keuzes te maken. Boven een zekere (niet te definiëren) grens bezitten mensen competenties die hun in staat stellen dergelijke keuzes te maken. Of ze dat dan ook doen is een tweede. Je kunt autonomie ook zien als een eigenschap van de keuze die gemaakt is in plaats van een kwaliteit van de persoon die die keuze maakt.
Om van een autonome keuze te kunnen spreken, moet degene die de keuze maakt de situatie snappen, begrip hebben van de keuzemogelijkheden en hun gevolgen en de keuze moet zonder dwang of manipulatie tot stand gekomen zijn. Bovendien moet iemand bewust de bedoeling hebben die keuze te maken. In hoeverre dit allemaal opgaat voor de situatie van Melanie en Herman is de vraag. Autonomie kan ook nog worden gezien als het recht om zelf het 'bestuur' over het eigen leven te voeren.
Iemand als autonoom zien houdt ook een waardeoordeel in. In onze cultuur wordt de autonomie van een mens en de daaraan verbonden eigenschappen als authenticiteit en zelfstandigheid als bewonderenswaardig gezien. Maar dat wil nog niet automatisch zeggen dat de autonome mens per definitie ook een goed mens is. Op zich zijn zaken als zelfstandigheid en authenticiteit deugdzaam, maar wanneer de juiste maat ontbreekt, ontaardt het in koppig egoïsme en het onvermogen met anderen samen te werken en te leven. Ook wordt er wel onderscheid gemaakt tussen negatieve en positieve vrijheid. De eerste vorm van autonomie gaat om vrijwa-

ring van inmenging van anderen. Zeker voor mensen die in instellingen wonen is dit onhaalbaar. De vraag is ook of dit een wenselijk ideaal is. De positieve vrijheid gaat verder. Hier draait het om keuzes die zoveel mogelijk overeenkomen met wat voor het individu in kwestie van wezenlijk belang is. Daarbij wordt onderkend dat je daarin afhankelijk bent van anderen.

Inzake verstandelijke beperking is het onderstaande onderscheid relevant:
Feitelijke autonomie
Communicatieve autonomie
Relationele autonomie (Sohl, 1997).

Op de site http://www.inclusiezeeland.nl/themainzicht.html worden deze begrippen als volgt uitgewerkt:

Feitelijke autonomie:
Niet het keuzemoment is bepalend, maar het zich kunnen identificeren met de elementen waaruit de keuze voortkomt. Afhankelijkheid houdt dus geen beperking in van iemands autonomie zolang de persoon zich kan identificeren met de gemaakte keuze, als iemand zich prettig voelt bij wat hij of zij doet, zich kan aanpassen aan en zich kan vinden in de omstandigheden zoals die zijn. Daarnaast is het belangrijk een keuze aan te bieden die betekenisvol is, die past in het levensverhaal van de cliënt: men moet de keuzemogelijkheden aanbieden binnen het perspectief van de alledaagse praktijk, waar de momenten liggen waarop cliënten keuzes kunnen maken die zij bevatten. Het gaat om routinematige aangelegenheden, zoals regels, afspraken ten aanzien van kleding, voeding, activiteiten, beloning, enz.

Communicatieve autonomie:
Besluitvorming moet niet gezien moet worden als het resultaat van individuele bewuste keuzes, maar als de uitkomst van langdurige processen van consensusvorming en conflict waarbij meerdere partijen betrokken zijn. Het maken van een autonome keuze is geen individuele aangelegenheid, maar wordt gedragen door een sociale structuur waarin het individu zich bevindt. Het liberale begrip van autonomie is problematisch omdat het niet gericht is op consensus, en omdat het miskent dat beslissingen niet individueel worden genomen, maar gevormd worden in communicatie tussen alle betrokkenen. Communicatie dient plaats te vinden op een gelijkwaardige manier, er zijn geen abstracte regels en mogelijke uitkomsten liggen niet vast.

Relationele autonomie:
In een relationeel begrip van autonomie staat de zorgrelatie centraal. Zorg en afhankelijkheid zijn twee belangrijke kenmerken van relationele autonomie. Wij zijn geen individuele, onafhankelijke wezens, maar zorgzame en solidaire mensen die van nature afhankelijk zijn van elkaar. In onze afhankelijkheid zijn wij aangewezen op relaties die wij aangaan met anderen.
Autonomie betekent dus niet een individuele, weloverwogen en rationele keuze maken, maar in overleg treden met anderen, begeleiding en ondersteuning ont-

vangen en samen met anderen bepalen welke keuze het beste past bij het eigen levensverhaal. Op deze wijze kan het spanningsveld tussen afhankelijkheid en zelfbeschikking overbrugd worden en kunnen mensen met een verstandelijke handicap, ondanks hun afhankelijkheid en beperkingen toch autonoom functioneren. Gepleit wordt dus voor een verbreding van het autonomiebegrip, waarin niet alleen aandacht is voor het maken van individuele keuzen, maar ook voor zorg, betrokkenheid, overleg en identificatie als belangrijke voorwaarden voor autonomie.

Veel mensen met een verstandelijke beperking hebben echter niet de kans gekregen om de vaardigheden te leren en de dagelijkse ervaringen te hebben die hen in staat stellen meer controle te nemen en keuzes te maken in hun leven. In plaats daarvan zijn zij dikwijls overbeschermd en afgezonderd, worden zij niet betrokken in beslissingen die invloed hebben op hun leven, en hebben zij slechts beperkte mogelijkheden om keuzes te maken evenals beperkte opties van waaruit ze kunnen kiezen.

Bestudeer ook de paragraaf over de Convention for the Rights of People with Disabilities die in hoofdstuk 4 ter sprake komt en waarin de autonomie van het individu wordt vastgelegd.

Mensen met een verstandelijke beperking moeten de gelegenheid krijgen zich op hun eigen wijze uit te drukken over de wijze waarop zij hun leven willen inrichten. Wanneer de omgeving bereid is daar naar te luisteren, zal men zich ervan bewust worden dat het de hoogste tijd is betutteling in de meest brede zin achterwege te laten. Wederzijdse erkenning van de beperking en de daaruit voortvloeiende vraag om hulp, zal leiden tot een betrokken en ondersteunende opstelling.

Willen mensen met een verstandelijke beperking goede keuzes kunnen maken, dan moeten ze ook weten dat er alternatieven zijn.
En dat is vaak het probleem. Doordat er jarenlang voor hen gekozen is en zij in een omgeving hebben geleefd waar het aantal ervaringen beperkt was, hebben zij geen idee van andere mogelijkheden. Wanneer iemand dus een bepaalde keuze maakt die in de ogen van zijn begeleider niet zo gunstig is, zal het voor die persoon moeilijk zijn om alternatieven te verzinnen. Als de begeleider een alternatief voorstelt, zal hij snel geneigd zijn om daarmee in te stemmen. De ervaring heeft hem immers geleerd dat 'de leiding' het meestal wel beter weet. En zij willen hun begeleider graag te vriend houden, mede omdat hun sociale netwerk beperkt is.

Onderling Sterk is een belangenvereniging voor en door mensen met een verstandelijke beperking en kent op diverse plaatsen in ons land een afdeling. Mensen met een verstandelijke beperking willen (leren) opkomen voor hun eigen zaken. De leden willen meer invloed uitoefenen op hun eigen leven, op beslissingen die worden genomen en op het beleid inzake wonen, werken, onderwijs, vrije tijd, beeldvorming en andere maatschappelijke zaken.
'Wij willen dat ouders, begeleiders en politici luisteren naar wat wij belangrijk vinden, dan nemen ze betere beslissingen' (Brochure *Onderling Sterk*).
De bestuursleden worden gesteund door coaches. Men organiseert bijeenkomsten

voor leden waarin elkaars problemen besproken worden en thema's aan de orde komen. Elke regionale vereniging is autonoom, met eigen statuten en een eigen cultuur. De verschillende afdelingen houden wel contact met elkaar. In juni 1996 werd de *Landelijke Federatie van Belangenverenigingen Onderling Sterk* opgericht. - *Inclusion Europe* is een door de Europese commissie gesteunde internationale belangenvereniging die zich inzet voor de empowerment en vergroting van de autonomie van mensen met een verstandelijke beperking en hun families. Deze vereniging stelt dat mensen met verstandelijke beperkingen dezelfde mensenrechten moeten hebben als andere burgers. *Inclusion Europe* wil dat alle mensen met verstandelijke beperkingen hun rechten kennen. Zij willen dat regeringen en andere organisaties hun mensenrechten steunen. *Inclusion Europe* steunt landen in West en Oost Europa om de mensenrechten van al hun burgers te beschermen. Mensen met verstandelijke beperkingen hebben het recht op gelijkwaardige deelname aan de samenleving. Zij moeten betrokken zijn bij alle beslissingen die hun leven aangaan. *Inclusion Europe* steunt de beweging van self-advocates (mensen met verstandelijke beperkingen die voor zichzelf opkomen). *Inclusion Europe* helpt mensen om toegang te krijgen tot onderwijs, werk, sociale netwerken en betrokkenheid bij het politieke proces.
Mensen met verstandelijke beperkingen krijgen vaak te maken met discriminatie, misbruik of geweld. *Inclusion Europe* strijdt voor betere wetten tegen discriminatie in Europa (www.inclusion-europe.org).

Uiterlijk

Ook voor mensen met een verstandelijke beperking is het uiterlijk belangrijk om zich prettig te voelen. De relatie met zelfvertrouwen moet niet alleen gezocht worden in het mooi of knap zijn, maar ook in het feit dat iemand complimenten krijgt, lichamelijk aangeraakt wordt op het moment dat hij er verzorgd of goed uitziet.
Veel mensen met een verstandelijke beperking hebben een uiterlijk dat anders is, vaak ook beïnvloed door bijkomende beperkingen. En dat maakt de kans op waardering minder. Cliënten die kwijlen, rumineren of motorisch onhandig zijn, zullen minder snel aangesproken worden op dingen die zij goed doen, minder snel aangehaald of op schoot genomen worden.
In Klik werd in een themanummer de vraag gesteld in hoeverre er iets gedaan moet worden aan de uiterlijke kenmerken van een cliënt. De schrijver stelde de lezers de volgende vragen:

- Mogen mensen met een verstandelijke beperking er niet meer als zodanig uitzien?
- Moeten ze verhullen dat ze verstandelijk gehandicapt zijn?
- Moeten ze zich zo veel mogelijk aanpassen aan wat in de maatschappij gangbaar is, zodat ze misschien toch een beetje worden geaccepteerd?
- Moeten ze wel zo nodig met andere mensen omgaan, als die kennelijk toch geen zin hebben om een extra stapje in hun richting te doen? (klik 1985).

OPDRACHT

In de opdracht over uiterlijk en zelfbeeld aan het begin van dit patroon hebben jullie het belang en/of de onzin ervan besproken.

- Lees de uitspraken uit KLIK boven deze opdracht nog eens door.
- Bespreek ze met elkaar.

Het toenemen van de mogelijkheden op het gebied van plastische chirurgie kan ook betekenis hebben voor mensen met een verstandelijke beperking. Want net als ieder ander mens kunnen ook zij last hebben van een ongemak dat verholpen zou kunnen worden.
Bij mensen met het syndroom van Down kan bijvoorbeeld een tongreductie worden uitgevoerd. In het *Nederlands Tijdschrift voor Geneeskunde* wordt verslag gedaan van deze operatie. 'Na de operatie hadden alle kinderen minder moeite met eten en drinken, kwijlde geen van de kinderen meer en zou mogelijk ook verbetering van articulatie en klankvorming bij het spreken zijn opgetreden. De tongreductie moet dan ook beschouwd worden als een functionele ingreep, die het leven van zowel het kind als zijn omgeving aanzienlijk kan veraangenamen.' In Nederland zijn in de periode 1985-1990 zeven van dit soort operaties uitgevoerd (NTvG, 1991).

CASUS

Mijn uiterlijk is belangrijk voor me. Ik besteed er veel tijd en aandacht aan. Ik ben nogal mager en ik heb kort haar, soms lijk ik wel een jongen. Overdreven vrouwelijk, met make-up en zo, hoeft voor mij niet, maar ze moeten wel kunnen zien dat ik een meisje ben. Als ik weet dat ik er goed uit zie, voel ik me zekerder.
Ik wil dat kleren iets van mijn karakter laten zien. Je moet aan mij kunnen zien hoe ik me voel, hoe ik ben. Sommige mensen zeggen dat uiterlijk niet telt, alleen karakter. Maar dat klopt niet. Of iemand knap of lelijk is, maakt niet uit. Maar wel dat hij vette haren heeft of vieze tanden. Daar kun je iets aan doen. Daarmee doe je ook iets aan de afstand tussen jou en andere mensen. En als je er niets aan doet, hoort dat ook bij je karakter.

Veel discussies met ouders gaan over de uiterlijke verzorging. Je hoort (hopelijk hoorde) begeleiding wel eens zeggen dat ouders die zich zeer druk maken over kleding, eigenlijk nog in het verwerkingsproces zitten.
De ouders zouden moeite hebben met het feit dat hun kind opgenomen is, dat ze de zorg aan iemand anders moeten overlaten en uiten dit door te 'zeuren' over de kleding.
Natuurlijk zijn er ook ouders die via opmerkingen over kleding eigenlijk een andere boodschap kwijt willen; maar begeleiders mogen niet uit het oog verliezen hoe belangrijk kleding voor ouders kan zijn. 'Ik heb het idee dat dit het enige is wat ik voor haar kan doen, zorgen dat ze er mooi uitziet. Want ze herkent me niet en ze wil mijn aanraking niet; toch ben ik de moeder.'
Daarnaast zijn klachten vaak ook terecht; kleding raakt kwijt, er zitten vlekken op; waarom een trui gekocht waarop je het speeksel zo goed ziet zitten?

O P D R A C H T

Bart werkt als begeleider van een groep jongeren. Als Peter van een week vakantie wordt teruggebracht, gaat moeder met hem naar zijn kamer en kleedt hem om. 'Zo', zegt ze, als ze weer in de woonkamer is, 'de goede kleren gaan weer mee. Hier kan hij wel in joggingpakken rondlopen.'
Dit schiet Bart in het verkeerde keelgat en voor hij het beseft zegt hij tegen haar: 'Ja, ja, hier mag hij de zwakzinnige zijn en thuis het heertje.'

- Wat vind je van de reactie van Bart?
- Kun je als begeleider iets zeggen over de kledingkeuze van ouders?
- Wat vind je van de handelwijze van de moeder?

Om meer duidelijkheid te krijgen of een cliënt:

- moeite heeft met het accepteren van het eigen lichaam;
- moeite heeft met veranderingen aan het lichaam;
- moeite heeft met het zelfbeeld;

kun je als hulpverlener het volgende waarnemen:

- Praat iemand veel over zijn eigen uiterlijk en/of kleding, of die van medecliënten of groepsleiding?
- In hoeverre houdt hij rekening met hoe anderen hem (willen) zien? Past hij zijn gedrag of uiterlijk aan?
- Heeft de cliënt bepaalde voorkeur voor groepsgenoten, leiding, zichzelf?
- Beleeft hij wel of geen plezier aan lichamelijke ervaringen, zoals aanhalen, knuffelen, sensopatisch spel?
- Is iemand trots op zijn lijf, kijkt hij in spiegels, kiest hij verhullende kleren? Welke kleuren draagt hij?
- Schrikt de cliënt als hij wordt aangeraakt? Gedraagt hij zich afwerend?
- Is iemand verlegen of teruggetrokken in de nabijheid van anderen (of iemand van het andere geslacht)?

Schaamte

In nauw verband met de ontwikkeling van zelfbeleving staat schaamte. Schaamte (een sociale emotie) is een breed begrip. Het gaat hier met name om het idee niet te voldoen aan verwachtingen die anderen van je hebben.

Spiecker onderscheidt twee vormen van schaamte; schaamte in ruime en schaamte in engere zin (Spiecker, 1991).
In het eerste geval is degene die zich schaamt niet van mening dat hij iets heeft gedaan wat niet mag. Wanneer je, na op de deur geklopt te hebben, de kamer van een cliënt in loopt en deze ligt net te masturberen, dan kun je je allebei betrapt voelen. Jij kunt verlegen zijn met de situatie omdat je iets ziet dat wordt beschouwd als een privé-handeling. En de ander kan zich opgelaten voelen omdat hij onbedoeld iets toont wat verborgen moet blijven. Toch zullen beiden niet het gevoel hebben een onoorbare handeling verricht te hebben.
Bij schaamte in engere zin daarentegen is de 'relatie tussen gevoelens en publiek of openbaarheid geen noodzakelijke, maar een toevallige' (Spiecker, 1991).

Je kunt je in alle stilte, zonder iemand in de buurt behoorlijk schamen. Deze vorm van schaamte heeft te maken met zelfevaluatie waarbij de persoon dan tot de overtuiging komt tekort te schieten ten opzichte van de eigen idealen en waarden. Daardoor kan het respect dat we hebben voor onszelf een behoorlijke deuk oplopen.

Volgens sommige ontwikkelingspsychologen (onder andere Erik Erikson) ontstaat het gevoel van schaamte tijdens de ontwikkeling van het kind. Het wordt gekoppeld aan het zindelijk worden. Essentieel is de wijze waarop wordt omgegaan met de zindelijkheidstraining. Erikson wijst erop dat dat met name een heikel punt is in onze westerse samenleving, waar veel nadruk ligt op reinheid, orde en netheid. Naast de opvoeding wordt de inhoud van schaamte dus ook bepaald door culturele factoren. De tijd en het land waarin je leeft bepalen mede waarvoor je je schaamt. Doordat de westerse samenleving sinds de middeleeuwen steeds geïntegreerder en complexer is geworden, zijn mensen steeds meer afhankelijk van elkaar geworden. Die onderlinge afhankelijkheid resulteerde in een toename van sociale dwang en het steeds verder beheersen van allerlei spontane uitingen en emoties. Dit wordt de affectbeheersing genoemd. Waar mensen dicht op elkaar leven en afhankelijk zijn moet het openbare leven min of meer voorspelbaar verlopen, men moet weten wat je aan de ander hebt. Oncontroleerbare emoties en spontane handelingen worden verbannen naar de privésfeer. Er is sprake van een voortschrijdende gedragsregulering; de uitspraak ‘dat kun je toch niet maken’ geeft aan dat de ander zich opgelaten moet voelen. En dat kan gaan over hetgeen hij heeft gedaan of over een situatie.

Schaamte wordt vooral in verband gebracht met uiterlijk, uitscheiding en seksualiteit, maar bestrijkt een veel breder terrein. Je kunt je bijvoorbeeld tegenover je medestudenten schamen over uitspraken die je hebt gedaan, of over je gedrag. Kenmerk in ieder geval is dat je niet wilt dat de ander weet hoe je je voelt.

OPDRACHT

Beschrijf (anoniem) op een papiertje een situatie die je hebt meegemaakt waarin je je schaamde. Het mag ook een situatie zijn die je bedenkt maar waarvan je je voor kunt stellen dat je je dan zult schamen.
De docent verzamelt de situatieschetsen van alle studenten en leest ze één voor één voor. Probeer de situaties te ordenen door er categorieën bij te bedenken zoals lichamelijkheid of onoprechtheid.
Bespreek daarna de volgende vragen:

- Zijn alle situaties algemeen cultureel bepaald dan wel individueel, bijvoorbeeld kenmerkend voor een specifieke opvoeding. Vraag je af of iedereen uit de groep zich bij een bepaalde situatie zou schamen of juist niet.
- Probeer te achterhalen op welke waarden en normen de schaamtegevoelens betrekking hebben. Sta je achter dergelijke normen en waarden of zou je juist willen dat je je in zo’n situatie niet zou schamen?
- Wat wordt er bedoeld met ‘plaatsvervangende schaamte’?

- Bespreek de volgende stellingen:
  - Mensen met een ernstige verstandelijke beperking schamen zich nergens voor.
  - Het is mijn taak als hulpverlener om de cliënt tegen zichzelf in bescherming te nemen als hij in een situatie zit die bij mij een gevoel van schaamte oproept (bijvoorbeeld masturberen in de huiskamer, vreemd gedrag op straat).

Privacy

Het begrip privacy wordt op diverse manieren en momenten gebruikt.
Hier komt het aan de orde om inzicht te krijgen in de individuele ruimte die mensen willen. Alleen willen zijn is voor veel mensen uit andere culturen onbegrijpelijk, men leeft heel dicht bij elkaar, staat heel dicht bij elkaar als men tegen elkaar praat en weet veel van elkaar.
Iemand die op bezoek was in een niet-westers land schreef: 'Ik word niet goed van mensen die voortdurend in de deuropening hangen of door het raam gluren wat je aan het doen bent' (Zevenbergen, 2004).

Privacy kan de ruimte zijn die je in tijd nodig hebt (een moment voor jezelf). Het kan de letterlijke ruimte zijn, een kamer of deel van een ruimte die van jou is, die je kunt inrichten zoals je wilt en waar je kunt doen en laten wat je wilt.
Privacy heeft te maken met je prettig en veilig voelen. En als een cliënt daar niet zelf voor kan zorgen, zal de hulpverlener dat moeten doen.
Het hebben van een plek waar eigen spullen staan of foto's en waar iemand tot zichzelf kan komen of een gesprek kan voeren, met respect behandeld wordt waar het lichamelijke zorg betreft, de deur kan worden dichtgedaan, dat draagt allemaal bij aan het gevoel van eigenwaarde van een cliënt.

Stemming en emoties

Hoe mensen zichzelf beleven kun je vaak zien aan de manier waarop zij lopen, of en hoe ze je aankijken, hoe (hard) ze praten. Als je je goed voelt loop je rechtop, kijk je de wereld in en praat je met een heldere stem.
Iemand die zichzelf niets vindt, loopt meestal met afhangende schouders, kijkt naar beneden, kijkt iemand met wie hij praat niet aan en praat ook vaak zachtjes of mompelend.
Wie blij is lacht; wie beetgenomen is lacht als een boer die kiespijn heeft. Wie verdrietig of angstig is, kan huilen of gillen. Wie boos is kan daar op veel manieren uitdrukking aan geven.
De uitingsvormen van emoties zijn in belangrijke mate cultureel bepaald. Dit is het duidelijkst te zien bij rouw.
Bij de meeste mensen met een verstandelijke beperking is hun stemming en de manier waarop zij die uiten herkenbaar voor begeleiding. Evenals emoties; zij zijn gelijk aan die van iedereen.
Bij een aantal mensen, meestal met een ernstige verstandelijke beperking, is het niet zo duidelijk en kun je op grond van hun uitingen de emoties niet peilen.
Het slaken van kreten en zwaaien met de armen met een vertrokken gezicht kan zowel een uiting zijn van blijdschap of enthousiasme als van angst of verdriet. En

het is niet vanzelfsprekend dat een gebeurtenis die wij als vrolijk ervaren, voor de cliënt dezelfde betekenis heeft. Bedenk ook nog wat eerder in dit hoofdstuk werd beschreven over het verschil tussen gevoel en emotie.

Van een stemmingsstoornis is sprake als:

- de stemming qua somberheid of vrolijkheid niet past bij de omstandigheden en niet door de omstandigheden zijn te beïnvloeden (Van der Stap, 1995);
- het een stemmingsverandering is in negatieve zin, ten opzichte van de voorgaande periode;
- deze stemmingsverandering ten minste twee maanden duurt;
- de emotionele toestand kan worden afgelezen aan gedragsveranderingen als zich terugtrekken, gebrek aan beweeglijkheid of juist agitatie;
- de emotionele toestand kan worden afgelezen aan lichamelijke veranderingen als gebrek aan eetlust of juist veel eten, slapeloosheid of juist veel slapen;
- er een terugval is in de vaardigheden die men heeft of in de prestaties op school.

Als iemand niet begrepen wordt, niet goed duidelijk kan maken wat zijn probleem is of wat hij wil, kunnen er allerlei voor ons en de cliënt ongewenste gedragingen, zoals automutilatie en gevoelens zoals angst, ontstaan.

Zelfbeschadigend gedrag

Een van de grootste problemen in de zorg voor mensen met een verstandelijke beperking is het vóórkomen van automutilatie (zelfbeschadigend gedrag). Het is niet alleen een probleem voor de persoon in kwestie maar ook voor de hulpverleners die, hoewel ze het gedrag zelf lang niet altijd zien maar alleen de gevolgen daarvan, emotioneel geraakt kunnen worden, onmacht ervaren en zich afvragen hoe te handelen. Schattingen over hoeveel mensen het betreft lopen vanwege onduidelijke definiëring nogal uiteen (van 17 tot 46%). Onder jongeren heeft naar schatting 25% ervaring met zelfverwondend gedrag. Motieven bij hen zijn voornamelijk het reduceren van stress en het gevoel controle over een situatie te hebben.

Ondanks dat dit zo vaak voorkomt is er relatief weinig onderzoek gedaan naar de verschijningsvormen, oorzaken en gevolgen.
Zelfverwondend gedrag wordt omschreven als een chronisch repetitief, stereotiep gedrag dat leidt tot (gevaar op) fysiek letsel. (Gardner, 2002)

Het zelfverwondend gedrag bij mensen met een verstandelijke beperking kan vele vormen aannemen, zoals:

- Zichzelf slaan of schoppen
- Met het hoofd tegen muren of meubels bonken
- Bijten
- Haren uittrekken
- Afknellen
- Snijden en krassen
- Voorwerpen eten
- Voorwerpen in vagina, anus, oren of neus stoppen

- Met vingers op de ogen drukken
- Zich laten vallen
- Eigen vingers opeten
- Huid kapot krabben etc. etc.

Uit de onderzoeken die wel zijn gedaan blijkt dat gedragingen als hoofdbonken, op de lip bijten, lucht happen, krabben, prikken in en slaan op de ogen vaak ernstige gevolgen hebben. Zelfs blindheid, dementie, verlies van lichaamsdelen of een dodelijke afloop worden gemeld. (De Winter 2007).

Om zicht te krijgen op wat automutilatie voor mensen betekent kan het boek *Zelfverwonding begrijpelijk maken* (Boevink, 2001) worden geraadpleegd. Daarin komen naast deskundigen ook ervaringsdeskundigen aan bod. Duidelijk wordt dat er een wereld van verschil bestaat tussen professionals en ervaringsdeskundigen, onder meer doordat de hulpverleners grote moeite hebben om met het verschijnsel om te gaan en er ook niet bij stil staan dat dergelijk gedrag voor de persoon in kwestie ook blijkbaar positieve kanten kan hebben. Voor verpleegkundige interventies in deze kan de publicatie *Begeleiden van patiënten die zelfverwonden* (van Meijel, 2009) als leidraad dienen.

CASUS

Wesley is een jongen van zeven jaar en heeft het syndroom van Lesch-Nyan. Soms gaat hij heel hard met zijn hand aan zijn oor zitten 'flapperen'. Hij is daarin niet te stoppen en het gaat tot bloedens toe door. Hij heeft aan een kant nog maar een half oor. Zowel ouders, begeleiding als behandelaars weten niet hoe dit gedrag komt.

Uit onderzoek komt naar voren dat de leeftijd waarop automutilatie begint vaak al voor het zesde jaar ligt. En dat automutilatie relatief veel voorkomt bij mensen met een ernstige verstandelijke beperking en bij mensen met een stoornis in het autistisch spectrum.

Over het ontstaan van automutilatie zijn verschillende ideeën en theorieën. We noemen er enkele.

Het is organisch-genetisch bepaald. Zelfverwonding zou samengaan met ernstige hersenafwijkingen (bij het syndroom van Cornelia de Lange, Lesch-Nyan, het Prader-Willi-syndroom, Rett-syndroom of het Fragiele-X-syndroom) of afwijkingen in het centrale zenuwstelsel waardoor de pijngewaarwording verstoord is.

- Als functie bij het reguleren van prikkels. Bij een tekort aan prikkels kan iemand dit compenseren door bijvoorbeeld stereotiepe bewegingen te maken en bij een teveel aan prikkels door zichzelf zo'n sterke prikkel toe te dienen dat de andere gedempt worden.
- Het is aangeleerd gedrag. Dit kan zijn omdat er steeds aandacht komt als iemand zichzelf verwondt (positief bekrachtigd) of om iets dat als nog vervelender ervaren wordt, te vermijden.
- Het is een manier om te communiceren. Vooral voor die cliënten die weinig mogelijkheden hebben om zich te uiten.
- Het ontstaat door angst.
- Het kan samenhangen met demoralisatie, frustratie, verveling, onenigheid of onzekerheid bij begeleiders, organisatorische onduidelijkheid en veel perso-

neelsverloop, onvoldoende doordenken en uitvoeren van veranderingen, overbevolkte afdelingen, gebrek aan aandacht of eenzijdige gerichtheid op 'ziek-gedrag' (Schipper, 1994 en Schneider, 1995).

- Er zou een samenhang zijn tussen menstruatie (hormonen) en automutilatie. Uit een onderzoek bij vrouwen met een verstandelijke beperking bleek dat bij acht van de negen onderzochte vrouwen veel meer zelfverwondende handelingen plaatsvonden in de eerste twee weken na de menstruatie. In de twee weken na de ovulatie vertoonden zij maar heel weinig automutilatie (Kroef, 1994).

Wat nogal eens over het hoofd wordt gezien is dat zelfverwondend gedrag voort kan komen uit lichamelijke pijn zoals obstipatie, oorontstekingen, urineweginfecties of kiespijn. Zelfverwondend gedrag moet in veel gevallen ook worden gezien als contextueel gedrag. Het gedrag geïsoleerd beschouwen en het op te vatten als de uitdrukking van individuele pathologie is niet vruchtbaar. Zorgvuldige observatie van de situatie waarin het individu zich bevindt is belangrijk omdat er vaak een verband bestaat tussen die situatie en het gedrag.

Het IZO (Instituut voor Zorgonderzoek) heeft een protocol ontworpen voor 'het observeren van cliënten met zelfverwondend gedrag binnen residentiële instellingen voor mensen met een verstandelijke beperking' namelijk het Observatie Protocol Zelfverwondend (OPZ) gedrag bij ernstig verstandelijk gehandicapten. Het bevat een werkwijze waarmee wordt onderzocht of zelfverwondend gedrag te maken heeft met de situatie waarin de zelfverwonding plaatsvindt.

Naast een interview met de zorgcoördinator vindt observatie plaats van drie dimensies: tijd, ruimte en sociale interactie (Schippers, 2005).

Uitgebreide informatie is te vinden op:
http://www.zelfbeschadiging.info/bij-verstandelijk-gehandicapten.html
http://zelfbeschadiging.nl/

8

Rollen en relaties

TYPOLOGIE Het rollen- en relatiepatroon omvat de belangrijkste rollen en verantwoordelijkheden van de cliënt in zijn huidige levenssituatie en zijn familie-, gezins-, werk- en sociale relaties met de bijbehorende verantwoordelijkheden. Verder horen ook de subjectieve beleving van de rollen en relaties, de tevredenheid van de cliënt ermee en eventuele verstoringen tot het patroon.

8.1 Inleiding

'Een goede buur is beter dan een verre vriend.'

Ieder mens heeft behoefte aan veiligheid, zekerheid en geborgenheid, liefde, acceptatie en begrepen worden, zelfstandigheid en zelfontplooiing. Een psychisch gezond mens geeft in haar leven vorm aan vijf universele emotionele basisbehoeften (Kloens, 2014) en is in staat om aan die behoeften te voldoen. Het zijn:

- Een veilige hechting aan anderen
- Autonomie en identiteitsgevoel
- Zelfexpressie
- Zelfwaardering en zelfverzekerdheid
- Realistische grenzen en zelfbeheersing

Deze fundamentele behoeften kunnen alleen verwezenlijkt worden in relatie met medemensen.

OPDRACHT

Bespreek in groepjes van vier studenten de onderstaande vragen:

- Wanneer zeg jij: Ik heb een goede relatie. Wat moet er dan wel of niet aanwezig zijn? Bekijk dit voor relaties met vrienden, ouders, kennissen, medestudenten, clubgenoten.
- Beschrijf je sterke en zwakke punten als het gaat om relaties aangaan, onderhouden en beëindigen.

Sociale ontwikkeling

Direct vanaf de geboorte staat de relatie van een pasgeborene met de mensen om hem heen centraal in zijn ontwikkeling.
De baby zoekt optimale bevrediging zonder onderscheid des persoons. Na een aantal weken leert het kind dat bepaalde mensen hem meer bevrediging schenken en zoekt hij hun nabijheid.
Rond zeven levensmaanden ontwikkelt het hechtingsgedrag zich bij het kind. Dit is niet hetzelfde als afhankelijkheid. Bij afhankelijkheid staat de vervulling van eigen wensen centraal.
Hechting (*attachment*) kan worden omschreven als een relatief duurzame affectieve relatie tussen een kind en een of meer volwassenen met wie het kind regelmatig interacteert. De geneigdheid tot hechten aan een ander is een robuust biologisch gegeven dat bij iedereen is ingeprent.
Gehechtheid wordt gezien als een van de belangrijkste basisvoorwaarden voor een verdere gezonde ontwikkeling (Kohnstamm, 2002).
Hechting komt tot uiting door huilen van het kind als het hechtingsobject weggaat en blij zijn als hij of zij weer verschijnt. Ook volgt het kind visueel en motorisch het hechtingsobject.

Er zijn twee factoren die bepalen wie als hechtingsobject wordt gekozen:

- de frequentie van reageren op signalen die het kind uitzendt om aandacht te krijgen;
- het spontaan aangaan van interacties met het kind.

Als het kind eenmaal onderscheid kan maken tussen de verschillende mensen met wie hij te maken krijgt, wordt hij bang als het hechtingsobject weggaat.
In het eerste levensjaar staan twee vormen van angst op de voorgrond, te weten:

- De angst voor vreemden (*achtmaandenangst*). Deze angst is van voorbijgaande aard. Als het kind vanaf het begin met verschillende personen regelmatig omgaat dan is de intensiteit van de angst geringer.
- De *scheidingsangst* (negen à twaalf maanden). Deze angst treedt op als het hechtingsobject (meestal de moeder) weggaat. Het kind stopt met het onderzoekende/verkennende gedrag dat het wel vertoont in de aanwezigheid van het hechtingsobject. Deze angst is volstrekt normaal. Ernstiger wordt het als het kind het hechtingsobject langer moet missen door bijvoorbeeld een ziekenhuisopname (Mönks en Knoers, 2004).

Het ontstaan van het zogenaamde basisvertrouwen vindt dus in het eerste jaar plaats. Het kind gaat zich veilig voelen ten opzichte van andere mensen. Deze ontwikkeling is van belang voor het verdere vertrouwen dat een kind opbouwt.
Het hechtingsgedrag richt zich in de peuterfase ook op andere volwassenen in de omgeving van het kind.
Tussen de anderhalf en drieënhalf jaar komt een periode van verzet voor: de koppigheidsfase. De intensiteit en duur van deze periode verschilt per kind. Dit verzet is het logische gevolg van het verschil dat bestaat tussen wat het kind wil en wat het kind verstandelijk aankan. In deze koppigheidsfase kan het kind verstrikt raken in zijn eigen wensen en verlangens: wil-niet, hoef-niet. Als de omgeving hier een machtsstrijd van maakt (door het kind dwingend zijn wil op te leggen) kan dat leiden tot een verlies van vertrouwen bij het kind in de ouder en onzekerheid bij het kind.
De kleuterfase kenmerkt zich door het steeds groter worden van de sociale omgeving. De kleuter maakt zich al enigszins los van het gezin, de juf van school krijgt een belangrijke plaats. Kleuters doen al moeite om lid te worden van een groep leeftijdsgenoten. Deze groepen zijn nog wel sterk informeel. Er bestaan nog weinig of geen regels en de structuur ontbreekt nog.
Het schoolkind sluit zich meer en meer aan bij de leeftijdsgenoten en staat meer los van de ouders. In groepen van leeftijdsgenoten worden gedragsregels en wetten opgesteld en er wordt trouw gezworen aan elkaar. Acceptatie door leeftijdsgenoten is voor het kind belangrijk.
Het opvoedingsresultaat wordt meer en meer bepaald door invloeden buiten het gezin. Naast leeftijdsgenoten hebben andere volwassenen, met name onderwijskrachten, grote invloed hierop. Gedragingen worden in belangrijke mate bepaald door bekrachtiging van voor het schoolkind relevante personen. In de schoolleeftijd worden jongens en meisjes vooral beïnvloed door de eigen sekse. Jongens vinden meisjes maar 'slap' en meisjes vinden jongens 'dom'.
In de sociale ontwikkeling van de puber voltrekken zich twee bewegingen. Een

beweging van de volwassenen af (in het bijzonder de ouders), en een naar de leeftijdsgenoten toe. De puber heeft een zelfstandige opstelling ten opzichte van volwassenen en solidariteit met leeftijdsgenoten. Dat hier ten opzichte van de volwassenen, met name de ouders, conflictgebieden liggen is duidelijk. De conflictonderwerpen gaan vaak over: keuze van vrienden en vriendinnen, verzorging van het uiterlijk, tijdstip van thuiskomen, kerkbezoek en dergelijke. Van echt ernstige conflicten is maar zelden sprake. Het gaat om concrete conflicten die blijkbaar nodig zijn om het vinden van de eigen identiteit en het zelfstandig worden te realiseren.
Het sociale leven van de jong volwassene is rijk. Behalve contacten in het werk en in het eigen gezin is de jong volwassene vaak lid van verenigingen en zijn er contacten met buren, vrienden en kennissen.
In zijn werk wil de jong volwassene zich waarmaken. Carrière maken is vaak een belangrijke activiteit.
De eerste levensevaluatie van de volwassene vindt plaats als hij ongeveer dertig jaar is. Hij gaat na wat hij tot nu toe van het leven heeft gemaakt en wat nog te bereiken valt. Er wordt dan een weg uitgestippeld naar de toekomst.
Niet zelden wordt in deze levensfase radicaal een andere koers gekozen. Na tien jaar gewerkt te hebben in de gezondheidszorg kan bijvoorbeeld worden besloten een eigen bedrijf te beginnen.
Met ongeveer veertig jaar vindt de tweede levensevaluatie plaats. Deze evaluatie is vaak crisisachtig. De vijftiger is rustiger en beter in staat afstand te nemen van de dagelijkse problemen. Sommige mensen hebben later weer een moeilijke fase als ze (vervroegd) met pensioen gaan.

8.1.1 Hechtingsproblemen

'Gezonde mensen zijn veilig gehecht en weten zich verbonden met anderen. Ze kennen een veilig en vertrouwd gevoel in relatie tot zichzelf en hun sociale netwerk. Ze weten hoe emotionele betrokkenheid, koestering en acceptatie voelen en zijn in staat om liefde te geven' (Kloens, 2014).

Bij de meeste mensen verloopt het proces van hechting min of meer voorspoedig. De meeste ouders en opvoeders gedragen zich ten aanzien van de aan hun zorg toevertrouwde kinderen voorspelbaar, adequaat en consistent in de loop der tijd. Als gevolg daarvan voelen de meeste mensen zich op hun gemak bij anderen en voelen ze zich veilig in intieme relaties en is hun gedrag warm en liefdevol. Er is vertrouwen in zichzelf en de ander. Er zijn natuurlijk talloze situaties waarin de opvoedingsituatie onder druk staat en het proces van hechting kan worden beïnvloed. Er kan sprake zijn van scheidingen tussen kind en verzorger, bijvoorbeeld door overlijden of een huwelijk dat wordt ontbonden. Het kan zijn dat de ouder(s) zo door eigen problemen in beslag genomen worden dat ze onvoldoende responsief zijn of er zijn ontwrichtende situaties als mishandeling of misbruik. Of er is sprake van een kind met een verstandelijke of meervoudige beperking die een druk leggen op het functioneren van het gezin. Natuurlijk zal ieder kind op individuele wijze reageren op de omstandigheden waarin ze opgroeit en onderzoek laat ook zien dat zelfs kinderen die in zeer ongunstige omstandigheden zijn opgegroeid over veerkracht beschikken en uitgroeien tot liefdevolle volwassenen.

Dat is vooral het geval als deze kinderen beschikken over een mate van innerlijke, biologisch gefundeerde 'stevigheid' en daarbij een langdurig beroep kunnen doen op steun uit de sociale omgeving (Clarke, 2003).
Maar dat alles neemt niet weg dat een fors aantal kinderen uiteindelijk niet veilig is gehecht.
Naast de veilige hechting worden nog drie andere onveilige vormen van hechting onderscheiden. Bij alle vier vormen van hechting spelen de dimensies *angst* en *vermijding* een rol. Bij de veilige hechting voelen kinderen zich meestal veilig in de nabijheid van hun ouders en genieten ze ook van die nabijheid.

Type Hechting	**Geschatte prevalentie**
Veilig	60 – 70%
Onveilig afwerend / ambivalent	10%
Onveilig vermijdend	20%
Gedesorganiseerd	15%

Een angstig-afwerend/ambivalent gehecht kind is vanwege de onvoorspelbaarheid in gedrag van de ouder(s) onzeker over de beschikbaarheid van hen. Het balanceert tussen afwijzing en contact zoeken en is steeds bezig met de aanwezigheid van de verzorgers. Een angstig-vermijdend kind heeft geen vertrouwen in de ouder(s) en ervaart niet dat deze beschikbaar zijn en vermijdt contact waar mogelijk, zelfs als het stress heeft zal het de ouders niet opzoeken (vanuit de overtuiging dat er toch niet gereageerd zal worden op zijn emotioneel behoeften). Behoefte aan geborgenheid en veiligheid (die universeel zijn) worden gerealiseerd door het neutraliseren van gevoelens en het uit de weg gaan van bindingen. Een gedesorganiseerd gehecht kind laat een incoherent hechtingspatroon zien. Dat uit zich bijvoorbeeld in chaotisch, tegenstrijdig, bizar en angstig gehechtheidsgedrag. De wijze van hechting voorspelt toekomstig gedrag en de hechtingsstijl legt ook een basis voor volwassen gedrag. De manier waarop volwassenen zich in hun latere partnerrelaties gedragen is een weerspiegeling van hun eerdere hechtingsstijl (Mikulincer, 2007). Psychotherapeut Gerhardt (2009) brengt de mate van veiligheid in hechtingsrelaties in verband met de ontwikkeling van het brein. Een veilige hechting is gunstig voor de ontwikkeling van het centrale zenuwstelsel. Als een verzorger niet heeft geleerd om op een goede manier om te gaan met (vooral) negatieve gevoelens, zoals vijandigheid en woede, dan verdraagt zij dergelijke gevoelsuitingen van haar kind niet of moeizaam. Ze voelen zich ongemakkelijk als het kind huilt of boos is en willen die gevoelens wegduwen. Zo leert het kind dat het beter is de gevoelens niet te uiten om moeder niet van streek te maken of zelfs te ontkennen dat die gevoelens er zijn. Het kind schakelt als het ware zijn gevoelens uit, leert die te onderdrukken. Dit is de vermijdende hechting, deze kinderen lijken beheerst en onbezorgd maar zijn in werkelijkheid gestrest. Hun hartslag is hoog en hoewel dat ontkend wordt, verkeren ze in een staat van opwinding. In feite is het stresshormoon cortisol steeds geactiveerd en dat is schadelijk voor de ontwikkeling van het brein. Ook de andere patronen van onveilige hechting hebben verstrekkende gevolgen voor de ontwikkeling van het brein en kunnen op latere leeftijd resulteren in fysieke en mentale problemen.

Naar hechtingsstoornissen bij mensen met een verstandelijke beperking is relatief weinig onderzoek gedaan. Het meest is bekend over de kwaliteit van hechting bij autisme en het syndroom van Down. Of zij vaker een problematische hechting hebben dan normaal begaafde kinderen is niet duidelijk, wel staat vast dat zij in staat zijn veilige hechtingsrelaties te ontwikkelen met ouders of verzorgers. Indien er wel sprake is van een hechtingsprobleem dan is dat relatief vaak van het gedesorganiseerde type. Plaatsing van (zeer) jonge kinderen in instituten zal gevolgen hebben voor de kwaliteit van de hechtingsrelaties, zeker als er sprake is van steeds wisselende verzorgers. Lionetti (2015) vond in een meta-analyse waarin 399 kinderen in (internationale) instituten werden onderzocht dat slechts 18% veilig gehecht was. 28% van de kinderen was onveilig (vermijdend of ambivalent) gehecht en 54% gedesorganiseerd.
Op http://www.goedgehecht.nl/ is aanvullende informatie te vinden over hechting en verstandelijke beperking.

Nu is het niet zo dat we uit bovenstaande de conclusie kunnen trekken dat de kwaliteit van hechting een allesbeslissende invloed heeft waaraan je je niet meer kunt onttrekken. Het kan bepalen hoe je in het leven staat, maar wie of wat een mens is, is ook aan verandering onderhevig en wordt ook bepaald door zaken van buitenaf. Wie we zijn wordt niet alleen bepaald door onze biologie en onze vroege ervaringen maar ook door de omstandigheden waarin we verkeren en de situaties die we in ons leven tegen zullen komen. De omstandigheden en situaties zijn ten dele zaken waarop je invloed kunt uitoefenen. Mensen zijn dus in staat te veranderen.

OPDRACHT

In de sociale ontwikkeling zijn belangrijke begrippen:
Rol. Min of meer bindende verwachtingen ten aanzien van het gedrag van mensen in een bepaalde positie.
Netwerken. Mensen hebben contact met anderen. Ze vormen als het ware een al dan niet ingewikkeld gevlochten patroon van allerlei relaties met verschillende personen en instanties. Het individu zit, als een spin in het web, als de centrale persoon in het centrum van het netwerk (Hermsen, 2001).
Socialisatie. Het proces waardoor individuen zich kennis en vaardigheden, normen en waarden eigen maken die hen in staat stellen om aan het maatschappelijk leven deel te nemen (Stapel, 2016).
Men onderscheidt hierbij:

- *primaire socialisatie:* het zich eigen maken van een aantal algemene waarden en normen, zoals die in een bepaalde samenleving gebruikelijk zijn;
- *secundaire socialisatie:* het aanleren van specifieke waarden en normen, bijvoorbeeld waarden en normen die bij een bepaald beroep horen (Hermsen 2001).

Normen en waarden moeten van jezelf worden, zodat je erachter kunt staan en er geen sancties nodig zijn om je eraan te houden (*internalisatie*).
Ga na welke rollen jij zoal vervult; schrijf die op.
► Beschrijf jouw netwerk (met een tekening).

- Welke basis hebben de relaties? (De relatie met een docent is op andere gronden gebaseerd dan die met een vriendin.)
- Welke waarden en normen bepalen de relaties?
- Bespreek het in de leergroep.

8.2 Rollen & relaties en mensen met een verstandelijke beperking

CASUS

Ronald heeft in de loop der jaren minstens vijftig begeleiders en begeleidsters gehad, en allen hebben zo hun eigen normen en waarden met betrekking tot kleding. Normen en waarden die uiteraard lang niet altijd de onze waren. Langzamerhand begint toch wel bij de groepsleiding door te dringen waarom Ronalds kleding voor ons zo belangrijk is (jarenlang het enige waar we trots op konden zijn) en begint men rekening te houden met onze wensen. Opdat wij niet telkens verrast worden met extravagante kleding waar Ronald de flair niet voor heeft om ze te dragen, maar de groepsleiding zo mooi vindt, heeft Ronald thuis voldoende kleren om 'in geval van nood' zich om te kleden.
(Uit: *Bondgenoten in de zorg*)

Relaties

Een van de grootste problemen op het gebied van relaties bij mensen met een verstandelijke beperking, is het feit dat zij een heel klein sociaal netwerk hebben. Dit komt vooral sterk naar voren als mensen met een verstandelijke beperking zelfstandig willen gaan wonen.
Mensen met een verstandelijke beperking kunnen (een groot deel van) hun relaties niet zelf kiezen. En dat heeft nogal wat consequenties, want de relatie die je als begeleider met hen aangaat is een professionele relatie. Er is bij voorbaat sprake van een (machts)verschil.
Dit wil niet zeggen dat er geen sprake kan zijn van gelijkwaardigheid binnen de relatie met de cliënt. De erkenning dat hij zijn 'eigen waarde' en 'eigenwaarde' heeft en in staat is zijn leven mede vorm en inhoud te geven, is het uitgangspunt. Zorgen voor mensen met een verstandelijke beperking is niet alleen werken met hen, maar vaak ook leven met hen.

Rollen

Mensen met een verstandelijke beperking zijn natuurlijk allereerst kind van hun ouders, meestal broer of zus, kleinkind, neef of nicht, buurjongen of buurmeisje, buurtcliënt. En bij iedere positie hoort een andere rol. Want als neef of nicht gedraag je je heel anders dan als kleinkind. En als broer laat je je niet op je kop zitten door je zus, maar misschien wel door je buurmeisje.
Ook in een Wooncentrum of instelling bekleedt iemand vele posities zoals: groepsgenoot, dagcentrumbezoeker, cliënt van de fysiotherapeut, arts, tandarts, specialis-

ten, lid van de drumband, dansvereniging, vrijetijdsclub en ga zo maar door. En ook hier hoort weer bij elke positie een rol.

Wij hebben de kans en de mogelijkheden gekregen om rollen te leren, door voorbeelden te zien en door te oefenen.
Voor veel mensen met een verstandelijke beperking begint het leven in een ziekenhuis. Zij zijn vaak op specialistische hulp aangewezen, zijn kwetsbaar, komen weinig in aanraking met leeftijdsgenoten en door hun verstandelijke beperking zullen zij een aantal zaken niet begrijpen hebben langer de tijd nodig of eigenlijk een andere wijze van het leren van rollen.
Doordat een aantal het stadium van de ego-identiteit niet bereikt, zullen zij niet in staat zijn om te differentiëren in rollen. Zij zijn, blijven en doen zoals zij zijn, onder elke omstandigheid en in elke situatie.
Maar misschien hebben velen ook niet de kans en de voorbeelden gekregen om nu een aantal rollen te kunnen spelen.

CASUS

Kevin is een echte fan van de zanger Marco Borsato. Alle cd's en dvd's heeft hij, die hij uren beluistert en bekijkt. Elk lied kent hij uit z'n hoofd. Met de groep zijn we al naar diverse optredens geweest. En als er hier een feest is: Kevin staat op de bühne, is dan Borsato met alle gebaren en houdingen die erbij horen.

Ouders

Belangrijke personen in het leven van mensen met een verstandelijke beperking zijn familieleden, met name ouders, broers en zussen.. Zij kennen de levensgeschiedenis en zijn de continue factor in hun leven.
Echter, wanneer er een kind wordt geboren dat een verstandelijke beperking blijkt te hebben, dan worden de verwachtingen en dromen van het gezin verstoord. Want niemand wil een kind met een verstandelijke beperking. Wat kan het betekenen een kind te krijgen met een verstandelijke beperking?

Verstoorde waarden

- *Waarde van het afnemen van verantwoordelijkheid en macht*
  Als ouders verwacht je dat kinderen op een bepaalde leeftijd hun eigen weg zullen gaan, zelf beslissingen nemen en verantwoordelijkheid dragen. Bij mensen met een verstandelijke beperking zal er steeds iemand moeten zijn die hem/haar steunt in het nemen van beslissingen. Ouders voelen dit vaak als een zware last. Ook omdat de eventuele andere kinderen het zullen moeten overnemen.
- *Waarde van affectiviteit*
  'Het hele voelen was zo anders', zegt een vader in de video, 'een kras op het bestaan.' Een andere vader beschrijft dat hij zich zo afgedankt voelt. 'Erik wil niet op schoot of aangehaald, het lichamelijke, je mag al niet eens aan zijn buitenkant komen.'
- *Waarde van kinderen als verlengstuk van jezelf*
  Zeker vroeger betekende het hebben van kinderen dat je verzekerd was van nageslacht (het in ere houden van de familienaam) en dat je tot aan je dood door je

kinderen verzorgd zou worden. Een kind met een verstandelijke beperking zal zelf steeds zorg nodig hebben.

- *Waarde van creativiteit*
  Zolang mensen nog geen kinderen hebben, fantaseren zij over hoe zij ze zullen opvoeden. Je kunt het afkijken bij anderen en zelf je eigen koers uitzetten. Een kind met een verstandelijke beperking maakt dat je op heel andere terreinen creatief zult moeten worden. Je zult veel strijd moeten leveren en achter zaken aan moeten gaan. Een voorbeeld hebben ouders meestal niet.
- *Waarde van de 'happy family'*
  De tv staat er bol van. Op de reclame zie je weinig anders. Vrolijke (jonge) mensen met vrolijk springende kinderen in vrolijk gekleurde kleren, die leuke dingen doen. Af en toe is het anders: de KRO zond een aantal afleveringen uit van een man met het syndroom van Down. Aan 'het' beeld wordt echter niet voldaan.
- *Waarde van eer behalen*
  'Die van mij liep al met elf maanden.' 'Die van mij doet volgend jaar eindexamen havo.' Ouders van kinderen met een verstandelijke beperking kunnen vaak niet meedoen met dit trotse vertoon. Het is moeilijk pronken met een beperking.
- *Waarde van het verkrijgen van een zekere status*
  Je loopt eerst met een dikke buik en later vraagt iedereen: 'En, wat is het geworden?' In de film 'Een kras op het bestaan' zegt een moeder: 'Ik schaamde me eerst zo, om zo'n kind te hebben, het te laten zien aan de buitenwereld.'

Vaak wordt de periode van onzekerheid door ouders als de moeilijkste ervaren. Na de fase waarin met zekerheid is vastgesteld dat het kind een verstandelijke beperking heeft, moeten de ouders de fasen ontkenning, opstandigheid, onderhandelen over het noodlot en verdriet doorlopen om uiteindelijk tot aanvaarding te komen. En aanvaarding houdt voor iedere ouder weer wat anders in.
M. van Hattum, moeder van een dochter met het syndroom van Down, schreef: 'De ouders zullen moeten leren leven met een ander zelfbeeld, namelijk niet de ouders van een gezond/goed kind, maar van een gehandicapt kind. Het is een rouwproces; het "komen tot aanvaarding van het onherstel".'

Andrew Solomon is een Amerikaans publicist die niet alleen een mede op eigen ervaring gebaseerd boek schreef over depressies (Demonen van de middag) maar ook een over wat het is om een kind te krijgen dat niet 'gewoon' is. Zo verhaalt hij van een moeder wier zoon een aantal medeleerlingen op een middelbare school doodschoot, ouders van een kind met autisme, het syndroom van Down of ouders die een lesbische dochter met dwerggroei kregen. Het zijn in de woorden van Solomon appels die ver van de boom zijn gevallen. De ouders worstelen met de vragen hoe zich tot het kind te verhouden, hoe te aanvaarden dat de idealen waarmee je het verwachtte niet zijn uitgekomen, hoe om te gaan met het gegeven dat de liefde misschien niet is op te brengen? Mensen kunnen eindeloos verdrietig zijn wanneer hun kind teveel van hen verschilt. De moeder van het kind met het syndroom van Down bekijkt het uiteindelijk positief. Ze zegt dat het meestal zo is dat wanneer mensen kinderen krijgen ze stukje bij beetje moeten aanvaarden dat ze niet perfect zijn maar ook zo hun hebbelijkheden en beperkingen kennen. Terwijl het bij haar andersom was. Niemand verwachtte veel van haar dochter,

maar gaandeweg bleek er verrassend veel waardevols aan haar te zijn. Een belangrijke vraag waar ouders mee worstelden was in hoeverre de eigenheid gerespecteerd moet worden? Pas je plastische chirurgie toe bij de oren die te wijd uiteen staan? Geef je een doof kind gehoorimplantaten? Moet iemand met een (licht) verstandelijke beperking het onderste uit de kan halen qua opleiding en wordt zij daar gelukkiger van?
Een lezing van Solomon over dit onderwerp is te zien op:
https://www.ted.com/talks/andrew_solomon_love_no_matter_what?language=en

De rol van de cultuur

In niet-westerse culturen kijkt men soms anders aan tegen het krijgen van een kind met een verstandelijke beperking. (Zevenbergen 2004):

- *Niet accepteren*
  In veel gevallen wordt de geboorte van een mens met een verstandelijke beperking in verband gebracht met werk van geesten en goden, zwarte magie. Het houden van en zorgen voor een kind kan onheil afroepen over de gemeenschap waarin men leeft.
  Afhankelijk van welke regels in een samenleving gelden zal men het kind doden, verstoten of verwaarlozen. Hier kunnen ook economische motieven aan ten grondslag liggen.
- *Min of meer accepteren*
  Ook hier wordt het krijgen van een kind met een verstandelijke beperking vaak gezien als noodlot of als een bedoeling van God. In de meeste gevallen leven de gehandicapten aan de rand van de samenleving en wordt de omgang en houding ten opzichte van hen met name bepaald door condities als scholing en welvaart. Hoe hoger die is, hoe humaner de attitude.
- *Acceptatie*
  Er zijn veel culturen waarin mensen met een verstandelijke beperking gewoon geaccepteerd worden, bijvoorbeeld bij de Annamieten (Vietnam) en de Lepchas uit het Himalaya bergstaatje Sikkim alwaar de mensen met een verstandelijke beperking worden beschouwd als mensen waar de hele gemeenschap verantwoordelijk voor is.
  Belangrijk op te merken is ook dat gezien de enorme armoede en hoge kindersterfte in veel derdewereldlanden, zwakbegaafdheid niet opvalt. Veel verstandelijk gehandicapte kinderen overlijden door ondervoeding en slechte hygiëne voortijdig en zij die het wel redden hebben weliswaar een trage ontwikkeling, maar dat hebben ze dan gemeen met veel andere kinderen die dat ook hebben vanwege gebrek aan educatie, gezondheidszorg, voedsel, enz.
- *Eerbied en ontzag*
  Sommige volken beschouwen de mens met een verstandelijke beperking als heilig of als door goden uitverkoren.

CASUS

'Op de markt in Tibet zat een idiote man van een jaar of 25 die altijd bezig was met een hoorn waarin hij zand deed en waarmee hij allerlei handelingen verrichtte. De mensen

bleven staan kijken. Enerzijds moesten zij om hem lachen, anderzijds probeerden ze zijn gedrag te interpreteren als een voorteken van een komende gebeurtenis, want deze mens met een verstandelijke beperking is geen sul maar een reïncarnatie.'
(Uit : Zevenbergen, 2004)

In een wereldwijd onderzoek, *Multinational Study of Attitudes toward Individuals with Intellectual Disabilities* (2003) werd voor verschillende landen in kaart gebracht hoe de algemene bevolking tegen mensen met een verstandelijke beperking aankeek. Enkele uitkomsten van dat onderzoek waren:

- Er zijn grote culturele verschillen ten aanzien van de beeldvorming. Zo denkt 13% van de Egyptenaren dat mensen met een beperking zichzelf niet kunnen wassen, tegen 92% van de Russen. 78% van de Chinese respondenten denkt dat mensen met een verstandelijke beperking niet in staat zijn gebeurtenissen in het nieuws te volgen, tegen 47% van de Ieren.
- In het algemeen heeft men lage verwachtingen omtrent de mogelijkheden van mensen met verstandelijke beperkingen.
- Wereldwijd vindt ongeveer tweederde van de bevolking dat mensen met een beperking kunnen participeren in het normale arbeidsproces.
- In Westerse landen is de steun voor een zo zelfstandig mogelijk leven het grootst, in andere landen is er meer steun voor leven bij de familie of in een instituut.
- De meeste respondenten vinden dat mensen met een verstandelijke beperking onderwijs moeten volgen in speciale scholen.

Als belangrijkste barrières ten aanzien van integratie in de samenleving worden genoemd:

- De negatieve beeldvorming (onder meer in de media) (zie ook stigma bij rol 7)
- Gebrek aan adequate mogelijkheden tot scholing
- Gebrek aan voorzieningen in de samenleving
- Gebrek aan beroepsscholing

OPDRACHT

De filosoof Alexander von Schmid gaat in zijn artikel 'Abortus gehandicapte is bijna een plicht', ook in op de ethische en morele aspecten van het gehandicapt zijn en de plaats in de wereld van deze mensen. Von Schmid nam stelling naar aanleiding van een rechtszaak rondom de toekenning van een schadevergoeding aan het gehandicapte meisje Kelly dat geboren werd nadat een ziekenhuis bij de moeder van Kelly prenataal onderzoek had geweigerd. De rechter kende haar een schadevergoeding toe omdat ze geboren was. De vraag die volgens Von Schmid centraal staat is wat leven bestempelt tot menselijk leven. Een mens wordt pas een mens, een persoon, in de interactie met andere mensen en overstijgt daarmee het louter biologische. Wanneer mensen niet kunnen worden tot een persoon, dan ontbreekt ook de reden om 'dit wezen de speciale status toe te kennen die mensen in onze samenleving genieten'. Abortus kun je volgens Von Schmid toestaan omdat er geen persoon 'en dus geen mens' mee verloren gaat. In geval van een ernstige beperking bij het nog ongeboren kind, met waarschijnlijk ernstig lijden in het verschiet, is volgens Von Schmid abortus eigenlijk de aangewezen weg om te voorkomen dat er toch iets van een persoon ontstaat die geen toekomst heeft. Von Schmid gaat verder. Hij pleit ervoor ouders het recht te geven om het leven van een pasgeboren kind op de dag van de geboorte te (laten) beëindigden indien dit kind ernstig gehandicapt is. Dit is volgens hem geen principieel verschil met abortus omdat het kind nog geen persoon in wording is vanwege het ontbreken van de interactie met andere mensen.

Bespreek de volgende stellingen met elkaar volgens de volgende werkwijze 'eens/oneens/ik weet het niet'.
Een stelling wordt op het bord geschreven en de studenten krijgen de gelegenheid om kritisch over de stelling na te denken. Vervolgens moeten zij letterlijk en figuurlijk stelling nemen door plaats te nemen bij het bordje 'eens', 'oneens' of 'ik weet het niet'. De discussie wordt door de docent geleid. De studenten mogen in eerste instantie niet direct in discussie gaan, maar moeten aan elkaar verduidelijkende vragen stellen over de mening van de ander. Daarna, tijdens de discussie mag van 'plaats' veranderd worden.

Stellingen
Als ik van tevoren weet dat ik in verwachting ben van een kind met een verstandelijke beperking zou ik kiezen voor een abortus.
Als ik zwanger ben (of mijn partner) zou ik gebruikmaken van alle bestaande tests op het gebied van de prenatale diagnostiek.
Mensen met een grote kans op het krijgen van een ernstig gehandicapt kind, moet verboden worden om kinderen te krijgen.
De opvattingen van de filosoof Von Schmid mogen nooit werkelijkheid worden.

Uithuisplaatsing

Als, door welke omstandigheden dan ook, het kind niet langer thuis kan wonen, komt het moment waarop het kind uit huis geplaatst moet worden.
Ouders geven aan dat deze beslissing moeilijker te verwerken is dan de ontdekking dat het kind een verstandelijke beperking heeft. Want de geboorte is hun overkomen, dat ligt buiten hen. Maar over uithuisplaatsing beslissen zij zelf en zij tonen daarmee als het ware hun onvermogen en onmacht.

CASUS

'Wij waren onderweg met de taxi naar het instituut en halverwege zei ik tegen de chauffeur: Draai alsjeblieft om. Terug naar huis. Ik breng mijn kind nog liever naar het kerkhof dan dit... Het was goed dat mijn man erbij was anders had ik het niet volbracht. Hij heeft doorgezet. En de eerste weken, die leegte in huis, verschrikkelijk, het was alsof ons kind gestorven was. Het heeft heel lang geduurd voor ik daaraan gewend was. Alles herinnerde aan ons kind' (Uit : H. Degen).

Als het kind is opgenomen, is het belangrijk de ouders vanaf het begin de mogelijkheid te bieden volwaardig te participeren in de zorg voor hun zoon of dochter. Volwaardige participatie is meer dan 'ouders op bezoek laten komen wanneer ze dit willen'. Om samen met de ouders de zorg te kunnen geven die nodig is, is het noodzakelijk dat de ouders goed geïnformeerd worden.
Zonder informatie is participatie een loze kreet. Het afsluiten van een zorgverleningsovereenkomst met ouders kan een basis zijn om van beide kanten de zorg te bieden die de mens met een verstandelijke beperking toekomt (zie ook hoofdstuk 4).
De naastenmoeten de kans krijgen zich thuis te gaan voelen in de groep waar hun kind is opgenomen.

Vrij weekend

Men zegt, je moet eraan gewend zijn
Na ruim drieënhalf jaar
Aan 't vrijdags halen, 's zondags brengen
Je kind als gast, het blijft zo raar

De vreselijke zondagen van
'Jongens, écht, we moeten'
Wat snoepjes in de tas gestopt
Om het afscheid te verzoeten
Koffer keurig ingepakt, kleertjes gladgestreken
Nieuwe spullen naampjes ingenaaid
Het zal aan niets ontbreken
Maar bij alle kleertjes die ik merkte
met honderden kleine steken
Wilde ik met jouw buitenkant bezig zijn
Opdat mijn binnenkant niet zou breken
Kleertjes, streekjes, snoepjes, zoenen
Schoenen vol met lood
Ook deze zondag, kleine prins
Gaat je moeder een beetje dood

ADRIANE HOFFMANN

Participatie en non-participatie
Vroeger, tot ver in de jaren zeventig, waren er vaste bezoektijden. Op zondagmiddag en soms ook een middag door de week konden de ouders op bezoek komen. In een zaal in het hoofdgebouw moesten zij wachten tot hun kind door iemand van de begeleiding gebracht werd in zijn nette kleren. Daarna konden zij gaan wandelen op het terrein of wat drinken.
Terugbrengen mocht tot aan de deur van het paviljoen, waar nog enige woorden gewisseld werden over het welzijn van hun kind. Tegenwoordig kunnen de ouders of familieleden op elk moment op bezoek komen. Zij kunnen een deel van de verzorging op zich nemen of activiteiten gaan doen. Ouders zitten in allerlei organen,

hebben inspraak in het beleid en de kwaliteit van de zorg.
Instellingen organiseren ouderdagen of themadagen. En nu veel cliënten ouder worden, ook familiedagen, broers- en -zussendagen. De thema's zijn heel gevarieerd: bijvoorbeeld de directe zorg, rechtspositie, seksualiteit en vakantie.

Steeds vaker zijn ouders in de lead. Ze bepalen zelf of samen met andere ouders waar ze hun kind willen laten wonen en met wie en zoeken hierbij zorgverleners die aansluiten op de wensen en behoeften. Het aantal ouderinitiatieven met als doel een passende woonvorm realiseren groeit nog steeds. Hun kinderen, met een verstandelijke beperking, huren hun woning dan zelf en door middel van een PGB wordt de zorg geregeld (wonen en dagbesteding). Zie verder hoofdstuk 4.

Er zijn natuurlijk ook ouders die niet kunnen of willen participeren. Zij komen niet op bezoek of reageren niet op uitnodigingen voor vieringen of themadagen. In vraaggesprekken met ouders die niet of nauwelijks contact hadden met hun kind kwam naar voren dat er verschillende redenen kunnen zijn om niet meer op bezoek te komen:

- het fysiek niet meer op kunnen brengen; door bijvoorbeeld de gevorderde leeftijd is de reis erg zwaar;
- de druk van het gezin; de andere gezinsleden nemen veel tijd in beslag of willen niet mee op bezoek;
- het emotioneel niet meer kunnen opbrengen:
  - steeds weer geconfronteerd te worden met dit kind
  - steeds weer afscheid te moeten nemen
  - steeds weer de eigen onmacht te ervaren;
- het zich geen 'ouder' voelen; nooit enige blijk van herkenning ervaren: 'Had zij nou maar één keer "mama" gezegd.'

En toch...

- lopen deze ouders op straat en zien gezinnen met drie kinderen ('hebben wij eigenlijk ook');
- zijn er in de buurt of familie kinderen van dezelfde leeftijd;
- wordt er regelmatig aan hen gevraagd: 'Hoeveel kinderen hebt u?';
- zijn er bij de andere kinderen 'mijlpalen' als het behalen van het zwemdiploma, auto leren rijden, afstuderen, trouwen;
- zal er op feesten, begrafenissen en bij bijzondere gebeurtenissen over dit kind gepraat of gezwegen worden;
- horen deze ouders via de tv of kennissen over mensen die hun verstandelijk beperkte kind thuis opvoeden, vaardigheden leren, enz.

Deze ouders hebben recht op begrip, verdienen het niet om afgewezen of veroordeeld te worden.
Taken die je hierin hebt als begeleider naar de cliënt toe:

- Zorgen voor het zorgvuldig vastleggen van zijn/haar levensgeschiedenis en deze bijhouden; het liefst met behulp van foto's en beschrijvingen van personen en gebeurtenissen.
- Actief zoeken (als de cliënt dat wil) naar eventuele bezoek- of gastouders.

- Observeren in hoeverre gedragingen voor en na weekend of vakantie te maken kunnen hebben met de teleurstelling van het niet weg kunnen.
- In gesprek gaan met de cliënt om duidelijk te maken dat hij/zij geen 'slechte' ouders heeft.

Naar de ouders toe:

- De persoonlijk begeleider onderhoudt het contact met de ouders. Er zal eerst duidelijkheid moeten zijn over hoe de ouders invulling willen geven aan contact. Soms geven ouders aan dat zij maar helemaal niet meer komen omdat, áls zij eens een keer kwamen, zij het idee kregen dat de begeleiding het hen kwalijk nam dat zij zo weinig op bezoek kwamen.
- De wensen die de ouders uitspreken respecteren én het respecteren als zij van gedachte veranderen.
- Contact niet aangaan vanuit de verborgen doelstelling 'misschien kan ik ze toch nog interesseren voor hun kind'.

CASUS

Vriendschap en relaties tussen mensen met een verstandelijke beperking
'Vrienden bieden ontelbare mogelijkheden die nooit in een zorgplan kunnen worden opgenomen.'

Vriendschap is meer dan het goed kunnen vinden met elkaar. Het is een wederzijdse gevoelsband tussen mensen. Met vrienden doe je leuke dingen, je vertelt elkaar geheimen, je lacht en huilt samen. Als begeleider of ouder kun je vriendschappelijk omgaan met een cliënt, een goede band hebben, maar toch ben je geen vrienden. Want je bent zijn vader/moeder of begeleider.
Er zijn ontroerende foto's en films die ons een beeld geven van de vriendschappen tussen mensen met een verstandelijke beperking. Vriendschappen waarin trouw en loyaliteit een grote plaats hebben.
Veel mensen met een verstandelijke beperking zoeken ook naar een vriend of vriendin. Zij slagen daar moeilijk in omdat zij een aantal beperkingen ondervinden:

- veelal is er een tekort in sociale vaardigheden;
- veelal is er een bijkomende beperking;
- de woonsituatie; een huis in een straat waar weinig contactmogelijkheden zijn, met weinig clubs in de buurt;
- niet kunnen lezen of schrijven;
- zich niet zelfstandig met het openbaar vervoer kunnen verplaatsen.

CASUS

'Dit is mijn vriendin', zegt Jochem, vouwt zijn portemonnee open en laat haar foto zien.
'Leuk', zeg ik, 'waar heb je haar leren kennen?'
'Op de houtbewerking; iedere woensdagavond ga ik bij haar op bezoek.'
'Dat lijkt me heel leuk.'

'Ja', zegt hij, 'gezellig; eerst drinken we altijd koffie beneden en dan gaan we naar haar kamer muziek luisteren. Zij heeft een hele mooie installatie.'
Hij kijkt mij aan en zegt dan trots: 'We hebben nu al zes maanden verkering.'

Verliefd zijn hoort bij het leven en neemt in het leven van veel mensen met een verstandelijke beperking een belangrijke plaats in. Verliefd op medecliënten, begeleiders en natuurlijk op popsterren. Het wordt geuit in knuffelen, kussen en strelen of gewoon hand in hand op de bank zitten. De aanrakingen hebben vooral als doel het uitdrukken van genegenheid en zijn meestal niet direct seksueel getint; alhoewel de begeleiding snel geneigd is om dat erin te zien.
Natuurlijk ontstaan er ook relaties waarbij cliënten wel met elkaar naar bed willen.
De mogelijkheid om samen te wonen en te trouwen breidt zich steeds meer uit. Dit heeft niet alleen te maken met het erkennen van het zelfbeschikkingsrecht van mensen met een verstandelijke beperking, maar ook met het beleid van de overheid. Deze stimuleert kleinschaligheid waardoor er veel meer kleinere wooneenheden worden gebouwd waar mensen samen kunnen wonen. Maar ook in sociowoningen kunnen 'stellen' wonen, die relatief veel begeleiding nodig (blijven) hebben.
Daarnaast worden er in het dorp of de stad woningen gezocht waar men met geringe begeleiding kan gaan wonen. De begeleiding is daar vooral gericht op:

- het omgaan met elkaar: wat doe je als je ruzie hebt, hoe maak je het weer goed; wat doe je als de een steeds vroeg wil gaan slapen, seksuele problemen;
- financiële zaken: boodschappen doen, met geld omgaan, wanneer koop je dure dingen;
- huishoudelijke taken: hoe deel je het in, hoe kun je de taken verdelen, lukt het koken;
- ondersteuning bij het invullen van papieren.

Voor mensen met een licht verstandelijke beperking is er een datingprogramma van MEE.
https://uniekdating.nl/
Via een datingsite en met behulp van ondersteunende coaches worden contacten gelegd tussen personen die een liefdesrelatie willen of vriendschapsbanden willen.

OPDRACHT

In de krant stond een artikel over het tegenhouden van een huwelijk tussen twee mensen met een verstandelijke beperking. De vader van de bruidegom was erop tegen vanwege 'de invulling van maatschappelijke normen en waarden'. Hij won het kort geding.

- Hebben mensen met een verstandelijke beperking het recht om te trouwen?
- Wat zijn volgens jou argumenten om het af te raden?
- In hoeverre hebben ouders, begeleiders zeggenschap?

Het sociogram

Wanneer je als begeleider een cliënt gaat ondersteunen in de zorg voor zijn relaties zul je moeten weten hoe die relaties verlopen en wat de inhoud van de relaties is. Je moet weten wat die relaties voor deze cliënt betekenen.
Om zicht te krijgen op hoe de relaties van een cliënt verlopen, kun je in de verschillende groepen waar hij deel van uitmaakt kijken hoe de onderlinge relaties zijn.
Een handig hulpmiddel hierbij is een *sociogram*. Een sociogram is een netwerkonderzoek waarin aangegeven kan worden hoe de interacties binnen een groep mensen verlopen. Zowel de positieve als negatieve contacten worden aangegeven. Verder wordt aangegeven wie met wie contact zoekt en wie er juist gemeden wordt. Nadat het aantal positieve paren en het aantal mogelijke paren vastgesteld is, kunnen er interpretaties en analyses over de groep en de individuen in die groep gemaakt worden. De slotvraag hierbij is: 'Wat moet er eventueel veranderen?' Vervolgens kunnen er afspraken en een planning gemaakt worden.
Hierbij moet opgemerkt worden dat je niet alleen op grond van een sociogram de relaties in een groep kunt gaan veranderen. Er zal duidelijk naar het individu gekeken moeten worden en naar zijn individuele behoefte aan relaties.
Eenzelfde onderzoek zou gedaan kunnen worden om inzicht te krijgen in de relaties tussen een cliënt en de verschillende begeleiders. Duidelijk moet zijn dat de uitkomst niet aangeeft of een begeleider naar verwachting functioneert naar een cliënt toe, maar dat het als hulpmiddel kan dienen voor het zorgplan van een cliënt. Het is mensen eigen dat er voorkeuren zijn voor met wie je wel en met wie je niet om wilt gaan. Dit zou niet per se noodzakelijk zijn in een samenwerkingsrelatie, maar het is zeker een voordeel in de samenwerking met mensen met een verstandelijke beperking.

Het leren van sociale vaardigheden

Essentieel voor het aangaan en onderhouden van relaties zijn sociale vaardigheden. Door de cognitieve beperking is er meestal sprake van een afwijkende sociale informatieverwerking. Sociale situaties worden anders geïnterpreteerd, er worden snel onjuiste conclusies getrokken ('jumping to conclusions') of meer subtiele sociale aanwijzingen en signalen worden niet opgepikt. Als gevolg daarvan reageert iemand met een verstandelijke beperking in (complexe) sociale situaties anders, bijvoorbeeld snel geprikkeld, boos of juist passief. Dat is vanzelfsprekend niet bevorderlijk voor het onderhouden van een relatie. Bovendien ontstaat er een vicieuze cirkel, sociale onhandigheid leidt tot afwijzing en deze negatieve ervaring zorgt voor minder zelfwaardering en verminderd zelfvertrouwen, waardoor de neiging ontstaat sociale situaties en relaties uit de weg te gaan waardoor de sociale vaardigheden weer verder worden ondermijnd.

Om beter beslagen ten ijs te komen zijn er trainingen om de sociale vaardigheden (Sova) te verbeteren en uit te breiden. Deze SoVa borduren meestal voort op de Goldsteintrainingen.

De Goldstein-methode
De Goldstein-methode richt zich vooral op mensen met een lichte verstandelijke beperking. Het doel is om door middel van training (met diverse didactische methoden zoals rollenspelen en oefeningen in de praktijk) sociale vaardigheden aan te leren en uit te breiden.
De methode is gebaseerd op cognitief-sociaal leertheoretische principes, dat wil zeggen:

- Kennis en inzichtvermeerdering door:
  - instructies van de vaardigheden aan de hand van leerpunten;
  - demonstratie van het te leren gedrag aan de hand van leerpunten.

- Uitbreiding van het gedragsrepertoire door:
  - oefenen; onder meer met rollenspel;
  - huiswerk.

De houding van de trainer is erg belangrijk. Veel mensen met een lichte verstandelijke beperking voelen zich snel afgewezen en hebben behoefte aan acceptatie en waardering. De houding van de trainer moet daarom accepterend, bekrachtigend en directief zijn.
Allereerst wordt er een video getoond waarop verschillende voorbeelden van de vaardigheid te zien zijn. Het zijn heel concrete voorbeelden, voor iedereen herkenbaar. Hier wordt kort over gepraat.
Daarna wordt er geoefend; beginnend met een van de voorbeelden van de video en vervolgens met eigen, ingebrachte situaties. De bekrachtiging is gericht op positieve elementen; de trainingssituatie moet een veilige plek zijn om te kunnen experimenteren met gedrag. Het is van belang dat hetgeen in de training geleerd wordt, gegeneraliseerd wordt naar de alledaagse leefwereld van de cliënt. Daarom krijgen de deelnemers huiswerk in de vorm van opdrachten mee naar huis. Bij de volgende bijeenkomst wordt dan eerst besproken hoe dat is gelopen.
Voorbeelden van vaardigheden zijn: kennismaken, iets vragen, nee zeggen, kritiek geven, boosheid uiten, een compliment geven.
Het is belangrijk dat ouders,en/of eventuele begeleiders op de hoogte zijn, zodat zij mee kunnen werken als een deelnemer in de praktijk gaat oefenen.
Het gaat in de Sova om allerlei onderdelen van het gewone sociale functioneren, zoals het maken van een praatje met een onbekende, het doen van boodschappen, hoe reageer je als iemand iets aan je vraagt, reizen met openbaar vervoer, hoe je te gedragen op een feestje, hoe contact te maken met iemand van het andere geslacht, hoe interesse te tonen enz. Maar ook wordt gewerkt aan individuele doelen zoals het vertonen van iemands weerbaarheid (nee leren zeggen, voor jezelf opkomen, aangeven wat je wilt) en het omgaan met emoties van jezelf en anderen (wat vraag en zeg je als je ziet dat iemand verdrietig is).

Rouw; het verlies van dierbaren
Het leven van mensen met een verstandelijke beperking wordt gekenmerkt door veelvuldig afscheid nemen. Zij zien mensen komen en plotseling weer weggaan, of dit nu een medecliënt, een begeleider of een vrijwilliger is. Of zij worden zelf

een of enkele malen overgeplaatst (al dan niet vrijwillig). Een definitief afscheid is de dood van een naaste of iemand uit de dagelijkse omgeving. Al vanaf heel jonge leeftijd kan een kind rouwen. Een baby van zes maanden die een directe verzorger verliest, vertoont al tekenen van rouw. Niet zozeer door veel te huilen, maar door zoeken en verzet.
Kinderen tussen de twee en de zes jaar leven vooral in een magische wereld. Begrippen als 'nooit meer' en 'altijd' hebben voor hen meestal weinig inhoud. Door het magisch beleven van de wereld wordt de dood ook als zodanig gezien. Hij lijkt op een monster en het kan dus met het kind of ieder ander gebeuren. Zij reageren meer op het verdriet van de anderen want de dood is voor hen nog een tijdelijk iets. Zij zullen zich vastklampen, zich onzeker en bang voelen.

Kinderen tussen de zes en elf jaar beseffen veel meer het verlies en zijn verdrietig. Daarnaast zijn zij ook opstandig, zij hebben vaak herenigingsfantasieën en schuldgevoel ('als ik dat niet had gezegd of gedaan dan...'). Dit uiten zij vaak in boosheid op degene, die nog wel leven. Daarnaast kunnen zij zich ook weer snel aan hun eigen spel en dat met vriendjes wijden.

In een onderzoek werd bij 38 mensen met een lichte tot matige verstandelijke beperking een vraaggesprek gehouden (98% woonde thuis of bij familie, 2% woonde in een instelling).
Het ging hierbij om duidelijk te krijgen wat zij dachten over:

- *Onomkeerbaarheid.* Het begrip dat als een levend wezen sterft, het fysiek niet meer tot leven kan worden gebracht.
- *Non-functionaliteit.* Alle functies die nodig zijn om te leven houden op na de dood.
- *Universaliteit.* Alle levende wezens sterven.

De belangrijkste resultaten waren:
- De helft van de ondervraagden was van mening dat 'dingen' ook doodgaan en nog eens 11% wist het niet zeker.
- Een op de vier zei dat doden weer levend kunnen worden. 11% was daar niet zeker van.
- Een op de vier was van oordeel dat een dode nog kan zien, horen of ademen.
- Bijna 30% dacht dat niet iedereen dood ging of was daar niet zeker van.
- De helft van de ondervraagden dacht dat zij zelf niet dood zouden gaan. Degenen die dat wel dachten, scoorden ook op de andere vragen met meer realiteitszin.

Bij mensen met een zeer ernstige verstandelijke handicap is de aanwezigheid van een bewust doodsbesef niet aannemelijk (Van Bommel, 2014). Ze hebben geen begrip van dood of sterven en de vraag is of ze rouwen in de zin zoals wij dat kennen. Wel zullen ze misschien sensitief zijn voor de verandering in hun vast patronen. Indien er bijvoorbeeld sprake is van overlijden of sterven in hun naast omgeving dan zullen ze wellicht signalen daarvan oppikken omdat de mensen zich anders, bijvoorbeeld onrustiger, gedragen dan gebruikelijk.

CASUS

Jos, een jongen met een verstandelijke beperking en de ziekte van Duchenne, veertien jaar, bezoekt overdag het orthopedagogisch dagcentrum.
Jos verplaatst zich in een elektrische rolstoel. Zijn taalgebruik en -begrip liggen op het niveau van een vijfjarige.
Tijdens een zakenreis naar Portugal komt zijn vader geheel onverwacht te overlijden door twee hartinfarcten kort achter elkaar. Als zijn moeder dit bericht krijgt is Jos erbij. Jos bezoekt de volgende dag gewoon het dagcentrum en komt roepend binnenrijden: 'Mijn vader is hartstikke dood!' Hij blijft dit een tijdlang roepen.
Die dag spreekt hij er verder niet over. Als er met hem over wordt gesproken lijkt het alsof hij het een spannend verhaal vindt waarmee hij indruk kan maken op zijn omgeving. Jos neemt die dag deel aan alle activiteiten. Na een week lijkt Jos het verhaal bijna vergeten. Thuis is er volgens zijn moeder niets te merken aan Jos. Hij praat over zijn vader alsof hij nog leeft en het slapen gaat probleemloos. Ongeveer zes weken na het overlijden gaat Jos zich anders gedragen. Hij is onrustig, praat snel en veel en maakt materialen kapot. Moeder vertelt dat thuis het eten moeizaam gaat. Ook slaapt Jos onrustig en is 's morgens vroeg wakker. Als iemand over zijn vader begint dan reageert Jos hier meestal ontwijkend op of wordt onrustig. Zelf begint hij niet meer over zijn vader.

Mensen met een verstandelijke beperking reageren vaak op het verlies van een dierbare alsof het ze 'niets doet'. Uit het oog, uit het hart lijkt dan op te gaan. Als ze huilen doen ze dit alleen als goede bekenden huilen. Het lijkt meer op meedoen en nadoen dan op echt verdriet. Toch reageren cliënten wel degelijk op het verlies van een dierbare, alleen vaak niet op een manier die wij kennen.
Als iemand van de familie van de cliënt ernstig ziek is en dood kan gaan, zal de cliënt hiervan op de hoogte moeten worden gesteld. Ouders (broers en zussen) zullen vaak hun kind in bescherming willen nemen door het niet te willen confronteren met de zieke of de ziekte. Toch is het heel belangrijk en een eerste stap in het verwerkingsproces als de cliënt die kans wel krijgt. De persoonlijk begeleider zal hier desnoods sterk op moeten aandringen en zelf met de cliënt meegaan. Iets maken of bloemen kopen om te geven aan de zieke maakt het bezoek gemakkelijker, ook om later op terug te komen. 'Weet je nog, toen oma ziek was hebben we haar die mooie gele bloemen gegeven.'
Vragen die een cliënt stelt, kunnen heel confronterend zijn voor omstanders: 'Oma, wanneer ga je nou echt dood?' 'Oma, bel je mij als je doodgaat, dan kan ik het zien want ik heb het nog nooit in het echt gezien.' 'Oma, doe je ook zo (maakt het gebaar en geluid van iemand uit een film) als je doodgaat en dan plof?'
Doodgaan is voor alle mensen een moeilijk te begrijpen iets.
Als de dood heel plotseling komt, zal het de cliënt door een vertrouwd persoon moeten worden verteld. Als het niet door iemand van de familie gedaan kan worden, dan moet iemand van de groepsleiding waarmee de cliënt heel vertrouwd is dat doen. Wat er gezegd wordt en op welke wijze is onder andere afhankelijk van geloof en niveau: 'Nu is papa naar de hemel, nu is papa bij de Here God, nu is papa dood en kan niet meer lopen en eten en praten en bij jou op bezoek komen.'

Tekeningen of plaatjes kunnen verduidelijkend werken. Ook bij cliënten die ernstig verstandelijk beperkt zijn, zal er tijd moeten worden genomen om het hun te vertellen. Zij zullen merken aan de intonatie in de stem dat het om iets bijzonders gaat.
Gaan kijken bij de overledene is voor de meeste cliënten erg belangrijk. Het zien en voelen van iemand die dood is. Het beeld helpt hen om het verlies te kunnen gaan begrijpen. Dit bezoek kan eventueel op een moment zijn dat er verder niemand is, zodat de cliënt de tijd heeft. Ook hier kunnen de reacties erg verschillend en soms onvoorspelbaar zijn en is het zeer gewenst dat er een heel vertrouwd persoon meegaat.
Probeer de cliënt duidelijk te maken dat 'dood' niet hetzelfde is als 'slapen'. Er zijn veel voorbeelden bekend van slaapproblemen omdat kinderen dachten dat als je sliep, je dood kon gaan.
In overleg met de familie moet worden bekeken op welke wijze de cliënt deelneemt aan de eventuele kerkdienst en uitvaart. Ook hier geldt dat als het enigszins kan, de cliënt erbij aanwezig moet zijn. Als verwacht kan worden dat de cliënt de plechtigheid zal verstoren kunnen een video-opname of foto's overwogen worden, zodat de cliënt die later kan bekijken.
Het is een belangrijke taak voor de begeleiding om ervoor te zorgen dat de cliënt niet 'verdrinkt' in zijn verdriet. Want doordat iedereen verdrietig is en ook de cliënt daarop aanspreekt kan hij het soms niet meer overzien. Door symbolische handelingen als het leggen van een bloem of een tekening op de kist en dan even gaan koffiedrinken krijgt de situatie een afbakening.
Na de begrafenis of crematie zal de persoonlijk begeleider nog regelmatig met de cliënt praten over degene die dood is. Een foto of tastbare herinnering kan de ingang zijn. Op belangrijke dagen bijvoorbeeld een kaarsje branden, die de cliënt dan weer uitblaast.

De dood van een groepslid
In veel instellingen wordt een cliënt die doodgaat zolang mogelijk verzorgd op de eigen groep, eventueel met hulp van de wijkverpleging. Dit heeft grote invloed op de hele groep, en de begeleiding zal dan ook zowel groeps- als individueel gericht moeten zijn. En dat is geen gemakkelijke opgave. Want ook de groepsleiding heeft haar eigen band met de cliënt die doodgaat en eigen ervaringen die meespelen. Er zal ruimte moeten zijn om als groepsleiding met elkaar te praten over wat het voor iedereen persoonlijk betekent. Veelal wordt de hulp ingeroepen van iemand (bijvoorbeeld een pastor) om dit te begeleiden. Want de groepsleiding heeft niet alleen met zichzelf, de stervende cliënt en de groep te maken, ook de familie zal een beroep doen op de begeleiders.
Er zullen afspraken gemaakt moeten worden over wat er met de cliënt gebeurt als hij overleden is. Blijft hij op de groep of wordt hij overgebracht naar een mortuarium? Wie gaat hem afleggen? Wat zijn de wensen van de ouders en van de groepsleiding?
Vooral als het gaat om een cliënt met een andere culturele achtergrond, zal de groepsleiding extra alert moeten zijn op de rituelen die binnen die cultuur gebruikelijk zijn (met name de houding van de dode en het afleggen kent heel eigen gebruiken).

CASUS

Toen Maarten dood was, lag hij opgebaard op zijn eigen kamer. We hadden daar allemaal bloemen neergezet en zijn Feyenoord-verzameling en er brandden kaarsjes. Alle bewoners gingen kijken, sommigen wilden meer keren per dag. Alleen Toon niet: 'Ik wil niet dat hij dood is, ik hou er niet van.' Hij liep schel fluitend door het huis. Na de eerste nacht lag er een stapeltje stenen bij de kamerdeur van Maarten en na de tweede nacht een koek. Onmiskenbaar van Toon. De laatste nacht dat Maarten nog bij ons was hoorde Freek, die slaapdienst had, luid praten. Het was Toon die voor de deur van Maartens kamer stond en riep dat hij het gemeen vond dat hij dood was gegaan: 'Wij zijn toch vrienden en die blijven altijd bij elkaar, klootzak.'
Freek liep rustig naar Toon en vroeg hem of hij samen met hem tegen Maarten wilde gaan zeggen dat ze hem zo zouden missen. Ze liepen naar binnen en Freek stak de kaarsen aan. 'Kijk', zei hij, 'we hebben jouw stenen en koek bij Maarten in de kist gelegd.' Toon stond stil en verwonderd te kijken. Hij deed een stap naar voren en raakte Maarten aan, voelde zijn handen en zijn gezicht. 'Tja,' zei hij, 'als je zo koud bent, kun je ook niet meer spelen.'

Afhankelijk van hun ontwikkeling en relatie tot degene die is overleden, kunnen cliënten verschillend reageren. Ook hier kunnen schokkende of koele reacties komen: 'Wie mag er nu de vuilniszakken buiten zetten, mag ik zijn fiets nu hebben, onze poes is ook al dood.'
Inspelen op de gevoelens van verdriet en gemis zal vooral via rituelen en symbolen gaan. Door een lied te zingen of een kaars te branden, door zijn lege stoel in het midden te zetten en over hem te vertellen. Dit zal de cliënten veel meer bewust maken van het 'voor altijd' weg zijn.
Het tijdstip van reageren kan soms maanden tot jaren later liggen. Het is dan moeilijk om de signalen nog als zodanig te begrijpen. Hier blijkt ook weer het belang van zorgvuldige rapportage, want zelfs als de cliënt is overgeplaatst, zal de begeleiding nog in staat moeten zijn om de signalen te duiden.

Signalen

- De cliënt 'ziet' degene die overleden is. Met name cliënten met een lichte verstandelijke beperking overkomt dit vaker en het kan leiden tot angst en paniek.
- Nare dromen, veel wakker, slaapproblemen. Proberen te vertellen over de dromen. Vaak komt dan zijdelings de overleden cliënt er in voor.
- Problemen met gedrag. Weglopen, agressie zowel op zichzelf als op anderen gericht.
- Apathie. Ook lusteloosheid kan een reactie zijn op verlies.

CASUS

Sjors is 25 jaar als zijn vader overlijdt. Een harde klap, want Sjors ging ieder weekend met zijn vader op stap. En hoewel vader erg streng was, niet alleen voor Sjors maar ook voor zijn drie zussen, was hij 'de beste vader van de hele wereld'.
Als hij nu de weekenden naar huis gaat, mag hij, als enige man in het gezin, aan het hoofd van de tafel zitten op de plaats van zijn vader. En Sjors wordt dan een beetje zijn vader;

vanaf zijn plek aan het hoofd commandeert hij zijn moeder en zijn zussen. Af en toe slaat hij met de vuist op tafel om zijn woorden kracht bij te zetten en uit hij bedreigingen.
Als hij weer terugkomt op de groep, blijft hij in de 'vaderrol'. Zijn groepsgenoten worden bang voor hem. Er moet iedere keer een fikse stoeipartij aan te pas komen om hem als het ware te laten realiseren dat hij de vaderrol kan loslaten. Vaak zegt hij na zo'n stoeipartij: 'Ik ben weer thuis.'

PATROON

9 Seksualiteit en voortplanting

TYPOLOGIE Bij het seksualiteits- en voortplantingspatroon wordt allereerst gekeken naar de seksuele relaties van de persoon, de wijze waarop seksualiteit wordt beleefd en eventuele problemen die daarbij worden ervaren. Kinderen krijgen is voor veel mensen een belangrijke levensvervulling en voor een kleine groep mensen met een verstandelijke beperking is dat ook zo. Specifieke ziektes of aandoeningen kunnen problemen geven bij de beleving van seksualiteit, bijvoorbeeld de seksueel overdraagbare aandoeningen. Voor de vrouw maken ook de menstruatie en de menopauze deel uit van dit patroon.

9.1 Inleiding

'En, heeft een vrouw ook een piemel?' vraag ik vervolgens aan Marinus.
Daar moet Marinus eens flink over nadenken. Hij fronst zijn voorhoofd, peinst uitvoerig.
'Ik denk het wel!' besluit Marinus zijn gepeins.
'Waarom denk je dat?' Weer denkt Marinus diep na.
'Een vrouw moet toch ook plassen!' reageert hij uiteindelijk triomfantelijk.
Uit: Erik Bosch (2006)

Seks is belangrijk, zonder seks zouden we er niet eens zijn

Seksualiteit is meer dan alleen vrijen of geslachtsgemeenschap. Het hoort bij het leven en bij ieder mens. Ieder mens heeft seksuele gevoelens, wensen en verlangens. En die gevoelens zijn er al vanaf de geboorte. Seksualiteit is lichamelijk en emotioneel, gaat over persoonlijke waarden en normen, relaties, gezondheid, voortplanting, cultuur, religie en kan alleen of samen met anderen worden beleefd..
Seksualiteit en voortplanting worden door veel mensen nauw verbonden. Er wordt al gauw aan de eventuele gevolgen gedacht: kinderen krijgen. En omdat dat in veel situaties (nog) niet gewenst is, is seksuele voorlichting een noodzakelijk onderdeel van de opvoeding, vooral over het gebruik van voorbehoedmiddelen. Maar ook over veilige manieren van seks beleven moet voorlichting worden gegeven, omdat als gevolg van onveilig vrijen geslachtsziekten en aids kunnen ontstaan.
Bij veel vormen van seksualiteit gaat het helemaal niet om voortplanting, maar om lustbeleving. Seks is lekker, seks is fijn, seks is leuk en spannend. Dat is ook de boodschap die we in de wereld om ons heen, in reclame en op tv voortdurend te zien krijgen. Ook mensen met een verstandelijke beperking zien dat en ook voor hen geldt dat.

Seks is meer dan recht op en neer

Die uitdrukking kent iedereen wel. Meestal bedoelt men ermee dat er bij seks ook liefde komt kijken, dat in de seksuele relatie tussen twee mensen ook plaats moet zijn voor intimiteit en tederheid. Zo zijn termen als voorspel en naspel ontstaan.
Bij seksualiteit kunnen we globaal drie gebieden onderscheiden:

1. dat wat iemand is als man of als vrouw, als seksueel wezen;
2. dat wat mensen met elkaar ervaren in tederheid, genegenheid, liefde, intimiteit, vriendschap;
3. seksualiteit waarbij de geslachtsorganen een rol spelen: genitale seks, masturbatie.

Als mensen een seksuele relatie hebben met elkaar speelt dit misschien allemaal tegelijk, maar elk van die drie gebieden bestaat ook afzonderlijk.
Seksualiteit betreft het gehele gebied van menselijke gevoelens en gedragingen van mensen. Is er iets in het leven zonder relatie tot seksualiteit? Nee. Alles wordt bepaald door het gegeven dat de mens een seksueel wezen is. Hoe iemand praat, ruikt, lacht, werkt, hoe iemand zich kleedt en ontkleedt.
Hoe men zich gedraagt als man of vrouw, hoe men zich gedraagt in relatie

tot andere mannen en vrouwen, in vriendschap, verliefdheid, intimiteit. Hoe men kijkt en flirt en danst en loopt en zit.
Seksualiteit is overal om je heen, in het gedrag van de mensen, de affiches op straat, de tedere blikken van de televisiesterren als ze zingen over de liefde, in wervelende dansshows, in de spannende discokleding (zie mij eens) en in saaie kleren (ik wil niet aantrekkelijk zijn).

9.2 Seksualiteit en voortplanting in de zorg voor mensen met een verstandelijke beperking

Maatschappelijke veranderingen en seksualiteit

In de instellingen van vroeger werd over seks niet gesproken, laat staan dat het hebben van seksuele contacten werd toegestaan. Natuurlijk was er wel seksueel gedrag, maar dat bleef verborgen. Seksuele voorlichting was er al helemaal niet, omdat men er meestal van uitging dat 'deze mensen' deze behoefte niet hadden. Geen slapende honden wakker maken, was heel lang het devies.
Veel oudere cliënten herinneren zich nog goed hoe al dit soort zaken verboden was.
Aan cliënten die niet konden begrijpen dat seksueel gedrag niet mocht, werden zo mogelijk beperkingen opgelegd. Bij masturbatie bijvoorbeeld werden soms de handen met polsbandjes vastgebonden, of een cliënt kreeg een strak pak aan waardoor masturberen onmogelijk werd.
En verder werd erover gezwegen. Heteroseksuele verliefdheid en relatievorming kwam toen feitelijk niet voor omdat mannen en vrouwen gescheiden leefden. Over homoseksuele relaties is weinig tot niets bekend.
Voor mensen die thuis woonden was het natuurlijk wel anders, die bleven meestal ongetrouwd bij hun ouders wonen

Praten over seks *moet* in de hulpverlening

'Hoeveel boterhammen eet jij elke dag?' Die vraag kun je iemand gerust stellen en waarschijnlijk krijg je gewoon antwoord. Maar stel dat iemand je vraagt: 'En hoe vaak heb jij seks per week?', dan zou je raar staan te kijken en hoogstwaarschijnlijk geen antwoord geven. Seks is dus niet even gewoon als eten en drinken, hoewel je dat wel vaak hoort van mensen die vinden dat het gewoon moet zijn. Seks is iets heel persoonlijks. Je praat er niet zomaar over, omdat het iets is van jezelf of tussen jezelf en je partner, iets waarvoor je allerlei woorden hebt die je niet zomaar tegen een ander zegt. Het is heel normaal dat begeleiders zich wat verlegen voelen in een situatie waar over seksualiteit gesproken moet worden. Vaak wordt erbij gegiecheld. Veel begeleiders willen liever geen woorden gebruiken zoals neuken, kut en lul. Toch komen ze in allerlei voorlichtingsfilms voor mensen met een verstandelijke beperking wel voor, omdat ze duidelijk benoemen waar het over gaat.
Als je bijvoorbeeld het woord 'neuken' niet wilt gebruiken, kan niemand je daartoe

verplichten. Maar als je in plaats daarvan zou zeggen ‘met elkaar naar bed gaan’ of ‘vrijen’, dan kan dat voor de cliënt iets heel anders betekenen. En als de ene begeleider dít zegt en de ander dát, is het ook onduidelijk.
Een begeleider móét wel (leren) praten over seks. Want je moet wel persoonlijk zijn om je persoonlijke mening naar voren te kunnen brengen en af te stemmen met de collega’s in het team, maar je houdt dat wat privé is voor jezelf.

Praten over seks kun je leren, je kunt het zien als een technische vaardigheid die je aanleert om in je beroep zaken bespreekbaar te maken:

- met de cliënt moet je een gesprek over relaties, intimiteit of seksualiteit kunnen voeren, je moet ingaan op hun vragen en voorlichting kunnen geven;
- met de ouders moet je de ondersteuningsvragen op het gebied van seksualiteit bespreken, je moet informatie kunnen geven, je moet problemen kunnen bespreken;
- met het team moet je overleggen over beleid en over zorgvragen van de cliënten, je moet elkaars visie horen en daarin tot overeenstemming komen;
- met andere disciplines bespreek je bijzondere problemen, je moet hun informatie geven op basis van je observatie;
- binnen de instelling mag van je gevraagd worden dat je deelneemt aan studiedagen of andere bijeenkomsten over beleidszaken die voor iedereen belangrijk zijn.

Jezelf kennen, de ander kennen

Als het om intimiteit en seksualiteit gaat, dan is de grondhouding van de hulpverlener de basis voor een professionele relatie. Daarin passen begrippen als affectie, acceptatie, vertrouwen, respect. De relatie van de begeleider tot de cliënt is ingewikkeld: hij biedt affectie, maar neemt ook afstand.
Daarmee stelt de begeleider zichzelf vragen als:

- Waar liggen de grenzen in contact met de cliënt: wat is leuk, lekker, goed, verkeerd en waarom?
- Welke waarden zijn belangrijk? Welke normen?
- Hoe ga je om met een onderdeel van het menselijk functioneren dat zo intiem is?
- Hoe bewaak je respect, privacy voor de cliënt?

OPDRACHT

Praten over seks

- ► Bespreek met elkaar welke persoonlijke zaken je in een team wel of niet moet bespreken als het over seksualiteit gaat. Wat is privé, wat zou je wel van elkaar willen weten?
- ► Wat moet je als begeleider over jezelf weten?
- ► Hoe werken eigen ervaringen rond seksualiteit door in de benadering van cliënten?
- ► Welke woorden willen jullie gebruiken naar de cliënten toe als jullie praten over seksualiteit?

Waarden en normen

Waarden en normen spelen bij seksualiteit een bijzondere rol. Het recht op een normaal leven en normale levensomstandigheden is een waarde in de zorg voor mensen met een verstandelijke beperking. Uit waarden komen normen voort, de regels voor het gedrag.
De normen in de zorg voor mensen met een verstandelijke beperking moeten heel nauwkeurig worden bekeken. Bij een juiste bejegening hoort dat we hen niet te veel beperken, dat we terughoudend zijn met geboden en verboden, dat wij hun de kans geven zichzelf te zijn en hun eigen keuzen te bepalen, dat wij hun wensen en verlangens respecteren. Maar natuurlijk zijn er wel grenzen; soms zelfs meer omdat ze ook nog rekening moeten houden met anderen in een groep.
Want het leven in een groep maakt dat er niet veel is dat zich onttrekt aan de aandacht van anderen. Cliënten weten soms zelf niet altijd wat kan en mag, wat toelaatbaar is en wat ongewenst is.
Ze gedragen zich anders en hun gedrag kan aanstootgevend zijn, ook al bedoelen ze dat zelf absoluut niet. Met hun gedrag overschrijden ze soms grenzen, onder andere bij medecliënten of bij de groepsleiding. En dan? Toestaan? Verbieden?

OPDRACHT

Marlies zit op een stoel in de huiskamer. Ze doet haar hand tussen haar benen. Ze beweegt heftig op en neer. Ze zucht en steunt. Ze geniet. Ze masturbeert. De anderen kijken belangstellend toe.

► Hoe reageer je?
Dit is voor begeleiders een moeilijk terrein. Want hierbij spelen ook nog de eigen waarden en normen mee. Iets moeten doen waar je tegen bent, kan dat? Soms moet het.

OPDRACHT

Hans komt bij je op schoot zitten. Het is een lekker joch, altijd geweest ook. Er is veel met hem geknuffeld, maar nu wordt hij daar wel een beetje te groot voor. Hans vlijt zich lekker tegen je aan en plotseling gaat zijn hand over je borsten.

► Hoe reageer je? (Als je zelf geen vrouw bent, probeer je dan toch in de situatie in te leven.)

OPDRACHT

Berrie, zoon van Gerard en Marlies, is zoals ze zelf zeggen een 'lieve, makkelijke mongool.' Hij woont thuis maar hij zal, zodra er plaats is in een huis in de wijk, met vijf andere cliënten gaan wonen. Gerard en Marlies maken zich echter grote zorgen, want Berrie speelt graag met kleine kinderen en hij houdt ze dan graag stevig vast. Er zijn al vaker mensen naar hen toegekomen om te zeggen dat ze Berrie beter in de gaten moeten houden, dat erover gepraat wordt. Zelf weten de ouders wel dat Berrie geen kwade bedoelingen heeft, maar wat zal er gebeuren als hij in dat huis woont en de begeleiders daar anders over denken; als iedereen Berrie zal veroordelen, terwijl hij dat niet zal kunnen begrijpen. Ze liggen er 's nachts wakker van. Hoe moet dat nou straks?

► Hoe denk jij over deze kwestie?

Seksualiteit hoort bij het instellingsbeleid

Het ontwikkelen van een instellingsvisie en -beleid met betrekking tot seksualiteit is belangrijk, voor de cliënt én de begeleider/hulpverlener. Door in beleid en voorzieningen seksualiteit te erkennen als basisbehoefte van mensen, geeft een instelling aan dat dit thema bespreekbaar is. Het geeft de medewerkers steun bij het uitvoeren van hun taken. Maar met een goede visie en een goed geformuleerd beleid is het werk niet gedaan, dan begint het pas. Belangrijk is dat de visie en het beleid omgezet worden in een herkenbaar, praktisch en uitvoerbaar actieplan. Een visie start met helderheid over normen en waarden. Zo kan een kader worden gemaakt van waaruit het personeel kan handelen en waarop men kan terugvallen (www.begrensdeliefde.nl).
In bijna alle instellingen heeft men beleid gemaakt. Dat heeft ook te maken met de alarmerende verhalen over seksueel misbruik. Als er een protocol is, betekent dat voor alle begeleiders en andere medewerkers dat ze zich daaraan moeten houden. Sommige beslissingen neem je dus niet zelf.
In een protocol staan bijvoorbeeld regels en opvattingen met betrekking tot:

- de visie van de instelling op seksualiteit van mensen met een verstandelijke beperking
- hoe lichaamsbeleving en seksualiteit tot uiting komen
- anticonceptie en consequenties van seksualiteit
- lichamelijke verzorging en omgangsvormen
- voorlichting en preventie
- verantwoordelijkheden van de medewerkers
- ouders en wettelijke vertegenwoordigers
- seksueel misbruik.

Natuurlijk blijven er dan nog vragen over, maar een protocol geeft de medewerkers toch enige houvast. Soms kun je er ook last van hebben, als je zelf anders denkt over een situatie. Dan is overleg nodig, want het instellingsbeleid gaat altijd boven de eigen mening van de begeleider.
Een protocol beschrijft de uitgangspunten van de instelling, maar niet hoe een begeleider moet omgaan met een concrete zorgvraag in de groep en met individuele cliënten.

Ouders als partners in de zorg, ook bij seksualiteit

De begeleider in de zorg voor mensen met een verstandelijke beperking heeft een belangrijke partner in de zorg rondom seksualiteit: de ouders/familie. Ouders zijn vanzelfsprekend betrokken bij de zorg die hun kind gaat krijgen. Maar ouders en de seksualiteit van hun kind, dat zijn twee zaken die apart en in combinatie voor begeleiders heel moeilijk kunnen zijn. Ouders hebben het daar zelf vaak moeilijk mee; het is iets waardoor zij worden geconfronteerd met het feit dat hun zoon of dochter geen kind meer is.
En als hun kind een relatie aangaat met een cliënt, hebben ouders bovendien een extra grote zorg:
'Ik zal je eerlijk zeggen dat ik het verschrikkelijk vind om te moeten nadenken over de seksuele relatie van mijn dochter' zei de moeder.
'Ja maar je zult toch wel moeten', zei een andere moeder, 'het is toch je kind en ze is niet zoals anderen. Ze heeft je toch nodig.'
'Dat is het nou net', zei de eerste moeder weer, 'was ze nog maar een kind, toen was alles een stuk makkelijker.'

Begeleiders hoeven ouders niet te begeleiden, maar ze moeten samen met de ouders begeleidingsafspraken maken of besluiten nemen.

CASUS

Ingrid heeft heel lang bij haar ouders gewoond, ook nog toen alle andere kinderen allang het huis uit waren. Ze ging ook met hen mee op vakantie. Zo ontmoette ze ooit een jongen die haar meenam naar de hotelkamer. Toen de moeder plotseling argwaan kreeg en binnenkwam, zaten ze beiden half ontkleed op bed. Moeder schold de jongen uit en deze droop snel af. Ingrid heeft hem niet meer ontmoet. Later wilde ze nooit meer iets met jongens te maken hebben. 'Jongens zijn vies', herhaalt ze regelmatig zeer opgewekt.
Het is vaste opvatting geworden, waar ze niet meer vanaf te brengen is.

- Welke motieven zouden de begeleiders kunnen hebben?
- Waarom zou de moeder er nu zo over denken en destijds anders?

Taken van de begeleider die te maken hebben met intimiteit en seksualiteit

Begeleiden op maat
In patroon 8 zijn relaties en vriendschap aan de orde gekomen; het gaat in dit patroon vooral over seksualiteit als lichamelijke ervaring, alleen en met anderen. Bij mensen met een verstandelijke beperking komen allerlei vormen en aspecten van seksualiteit voor, al zullen ze soms niet zo duidelijk of herkenbaar zijn. Veel mensen met een verstandelijke beperking hebben negatieve ervaringen op het gebied van aanrakingen en seksualiteit.
Bij mensen met een lichte en matige verstandelijke beperking is de begeleiding meer gericht op kennistekort (voorlichting geven, praten). Ze hebben grote en kleine problemen bij verliefd zijn en verkering hebben, zij hebben vragen over wat mag en niet mag, hoe ze aan hun vriend(in) moeten zeggen dat ze iets wel of juist

niet willen. De taal speelt dan een belangrijke rol en een gesprek is de belangrijkste begeleidingsvorm.
Mensen met een ernstige verstandelijke beperking kunnen geen vragen stellen. Hun gedrag geeft iets aan van hun behoeften aan seksualiteit, hun grenzen kennen ze zelf niet. De seksualiteit is niet op de ander gericht, zij ervaren hun lichamelijkheid en hun seksuele lust zonder zich daarvan bewust te zijn.

Voor de begeleider staan het belang, de wensen, de behoeften en verlangens van de cliënt altijd voorop. Het kennen van de behoefte van de cliënt is een onderdeel van het methodisch proces van hulpverlenen. Zo veel mogelijk gegevens over de cliënt worden gebruikt om te komen tot een juiste hulpvraag

CASUS

Marc is een jongen van 25 jaar, ernstig verstandelijk beperkt. Hij is erg op zichzelf, heeft nauwelijks contacten in de groep. Hij heeft overdag weinig bezigheden: in bad gaan, snoezelen en (passief) paardrijden. Elk van die activiteiten doet hij een keer per week. Overdag staat hij vaak voor het raam en beweegt zijn lichaam heen en weer, terwijl hij zijn hand in de broek heeft. Dan masturbeert hij. Marc heeft vaak driftbuien. Die ontstaan meestal als hij masturbeert, maar niet kan klaarkomen. Zijn bewegingen zijn heftig en hij is zeer gespannen. Marc is erg lichaamsgericht; hij kan moeilijk een relatie aangaan met iets of iemand. Dat is het niveau van ervaren en functioneren van veel mensen met een ernstige verstandelijke beperking. Marc kan dus zelf ook geen initiatieven nemen.

Mensen met een verstandelijke beperking hebben ondersteuning nodig bij het aangaan en onderhouden van hun relaties. Hoe leg je contact? Wanneer weet je of iemand het meent als hij/zij zegt dat je lief bent? Sommigen zijn niet goed in staat om zich te verplaatsen in de ander. Daarom weten ze ook niet goed hoe ze een relatie in stand kunnen houden. Of gewoon hoe je eigenlijk een relatie 'doet'. Dat vraagt om ondersteuning met het geven van ideeën: Vindt je vriendje het ook leuk om een cadeautje te krijgen? Vraag je vriendje maar of hij langs komt, koffiedrinken.

Voorlichting geven
Voorlichting geven is een van de belangrijkste activiteiten en kan zowel individueel als in kleine groepen.
Bij seksuele voorlichting gaat het heel vaak niet alleen om genitale seks, maar ook om vragen als:

- Hoe zit het lichaam in elkaar?
- Hoe ziet het lichaam van een man/vrouw eruit in de verschillende ontwikkelingsfasen?
- Wat is menstruatie?
- Wat is menopauze?
- Wat is homoseksualiteit?
- Wat is een tongzoen?
- Wat is vriendschap, verliefd zijn, vrijen?
- Hoe krijgen vrouwen kinderen?
- Wat is een zaadlozing?

Vragen over gezondheid en hygiëne zullen cliënten zelf niet gemakkelijk stellen, maar daar geeft de begeleider uiteraard wel informatie over. Over al die verschillende onderwerpen zijn gelukkig heel veel boeken en foto's en platen en films gemaakt (zie de literatuurlijst voor materiaal).

Welke voorlichting nodig is, wordt vaak wel duidelijk door de vragen die de cliënten stellen.
Want ook voor hen is het natuurlijk soms een moeilijk onderwerp. De begeleider die de situatie serieus neemt, zal eerst nagaan wat er precies aan de hand is.
Wat en hoeveel wil de cliënt weten? Is hij tevreden met een oppervlakkig antwoord of wil hij iets heel precies weten?

OPDRACHT

Bekijk de video's uit de KLOS-serie: vriendschap, het eigen lichaam, seks, voorbehoedmiddelen. Daarbij hoort ook een werkboek en drie leesboeken voor mensen met een verstandelijke beperking. De leesboekjes heten: Vriendschap, Vrijen, Met elkaar naar bed.

- Bespreek met elkaar in een groep wat je van deze voorlichting goed vindt en wat jij liever anders zou doen. Let vooral op het taalgebruik.
- In de video is een opzettelijk ingebouwde afstand. Dat is ook belangrijk voor jezelf: afstand houden. Bespreek met elkaar de functie van afstand houden.
- Bij seksuele voorlichting is het belangrijk rekening te houden met de belevingswereld en met de denkwereld van de verstandelijk beperkte. Want één keer iets vertellen wil niet zeggen dat iemand iets heeft begrepen. Hoe doen ze dat in de films?
- Verdeel de groep in subgroepen. Ieder groepje maakt een korte voorlichtingsbijeenkomst voor een groep cliënten met een lichte verstandelijke beperking. Vervolgens wordt alles in de hele groep gepresenteerd en van commentaar voorzien.
  Naast de bovengenoemde onderwerpen kun je als subgroep ook kiezen voor:
  - Hoe gebruik je een condoom?
  - Wat is menstrueren en wat moet je dan doen?
  - Hoe kun je veilig vrijen?
  - Wat zijn seksueel overdraagbare aandoeningen?
  - Wat is de pil en hoe gebruik je die?
  - Hoe kun je neuken en masturberen?

De begeleider ondersteunt de cliënten in hun zelfzorg. Dat brengt bij seksualiteit heel veel vragen mee waarop je dan niet zomaar een antwoord hebt. Moet je zelf beginnen met voorlichten
of wacht je hun vraag af? Wat moet je doen, wat moet je laten? Wat beslis je voor de ander? Wat is bescherming en waar wordt het bemoeizucht? Die vragen spelen altijd wel een rol, maar als het gaat om seksualiteit lijkt het wel of iedereen nog een beetje voorzichtiger wordt. En dat is ook wel weer gewenst, want iemand met een verstandelijke beperking kan vaak zijn eigen situatie niet overzien, en kan

daardoor zeer slechte ervaringen hebben. Je kunt niet zomaar handelen, je moet de situatie eerst goed in kaart brengen.

CASUS

Maarten vraagt aan tafel een beetje lacherig aan zijn begeleider: 'Moet je altijd neuken als je verkering hebt? Nou, dan wil ik geen verkering, want daar heb ik geen zin in.'

Wat vraagt Maarten nou eigenlijk en wat wil hij met zijn vraag?

- Vraagt Maarten werkelijk informatie, namelijk over de noodzaak om te neuken?
- Is Maarten misschien toevallig bezig met het onderwerp 'neuken', omdat hij net seksuele voorlichting heeft gehad en het woord aan het uitproberen is?
- Heeft Maarten een vriend of vriendin die met hem naar bed wil, terwijl hij niet wil?
- Is Maarten bezig een beetje stoer te doen met zijn woorden 'en daar heb ik geen zin in'?
- Denkt Maarten dat seksualiteit móét, terwijl hij er bang voor is, het voor hem nog onbekend is?
- Zit Maarten zijn begeleider gewoon een beetje uit te dagen met een al bekend grapje?
- Zit Maarten zijn begeleider uit te dagen om te horen wat die over zoiets te zeggen heeft?
- Wil Maarten zeggen dat hij met zijn lacherigheid zijn verlegenheid verbergt?

Veel vragen die allemaal worden onderzocht. Het kan nog een hele tijd duren, voordat Maartens begeleider er samen met Maarten achter is waar het over gaat.

OPDRACHT

Werk nu zelf de volgende twee voorbeelden zo uit dat je alle mogelijkheden om te komen tot een goede hulpvraag op een rijtje hebt.

- Gabriel ligt in bed, 45 jaar, het lichaam van een volwassen man. En je gaat hem een luier om doen, omdat hij incontinent is. Dan krijgt hij een erectie.
- Ton zit aan tafel, terwijl de begeleider uitleg geeft over het onderwerp 'borsten'. De foto's uit de map van de Rutgersstichting liggen open en bloot op tafel. 'Ton, heb jij wel eens de borsten van een vrouw gezien?', vraagt de begeleider vriendelijk. Ton zegt: 'Dat hoef ik ook niet te zien.'
De begeleider ziet dat Ton uit zijn ooghoeken toch naar de foto's kijkt.
Even later zegt Ton: 'Maar ik wil wel een vrouw hebben.'

Kinderwens en mensen met een verstandelijke beperking

CASUS

'Jannie heeft nou verkering en ze willen ook trouwen. Jannie wil zo graag kinderen en dat kan ze wel goed, ze is heel lief en zorgzaam. Dat zie ik als ze de poes verzorgt. Ik denk dat ze het wel kan. Maar ja, ze heeft wel die ziekte, he? De pil, dat kan ook niet, hè, want wij zijn katholiek en het mag niet van de paus. Wat denkt u, zou ze daar dan toch wel toestemming voor krijgen van de pastoor, want ja, ze heeft die ziekte, hè.'
Het was 1969 toen een maatschappelijk werkster sprak met de moeder van een jonge vrouw die licht verstandelijk beperkt was, net als twee andere kinderen in het gezin.

De discussie over wel of niet kinderen krijgen wordt vanaf de jaren '60 in de vorige eeuw steeds gevoerd. Het belangrijkste argument waarom mensen met een verstandelijke beperking geen kinderen moeten krijgen, was omdat zij niet in staat zouden zijn om een kind op te voeden.
Dat kind zou dan weer de dupe zijn en een maatschappelijk probleem vormen, enzovoort. Het was heel gebruikelijk dat jonge vrouwen de prikpil kregen of gesteriliseerd werden (zonder dat zij daar zelf in gekend werden). Enkele jaren geleden werd men in Zweden opgeschrikt door berichten dat er in de periode 1935-1976 meer dan 60.000 mensen op bevel van de overheid zijn gesteriliseerd. Het leidde in Nederland tot Kamervragen en in 2002 kwam er een rapport over mensen met een verstandelijke beperking en anticonceptie. Hierin werd geen duidelijk standpunt ingenomen; over ouderschap wordt gezegd: 'ouderschap is in ieder geval onwenselijk wanneer er een grote kans bestaat dat het kind ten gevolge van tekortschietende opvoedingsvaardigheden ernstige schade zal ondervinden' (Gezondheidsraad 2002).

CASUS

Baby Hendrikus is een doodnormale baby. Hendrikus heeft alleen twee verstandelijk gehandicapte ouders. In oktober 2008 werd beslist op een verzoek van de Raad voor de Kinderbescherming tot voorlopige ondertoezichtstelling. De Raad voor de Kinderbescherming bepleitte: 'Baby Hendrikus wordt ernstig in zijn ontwikkeling bedreigd, omdat door de cognitieve beperkingen van beide ouders de verwachting bestaat dat de veiligheid van de minderjarige in het gedrang komt. Naar verwachting beschikken de ouders over onvoldoende (pedagogische) vaardigheden en zijn zij vermoedelijk onmachtig om de veiligheid van de minderjarige voldoende te kunnen garanderen' (Davids, 2009).

In een onderzoek van het ministerie van VWS 'Samenspel van factoren' (2005) schat men het totale aantal gezinnen met verstandelijk gehandicapte ouders op circa 1500. Het onderzoek wijst uit dat slechts bij een derde van het aantal ouderschappen er geen sprake is van uithuisplaatsing of andere bemoeienis van de Raad voor de Kinderbescherming. De onderzoekers spreken in die gevallen over 'goed genoeg' ouderschap. Dat wil zeggen: er zijn dan geen aanwijzingen voor verwaarlozing of mishandeling of interventie door de kinderbescherming. In één zesde van de onderzochte gevallen is de situatie problematisch, en in meer dan de helft van de gevallen schiet de opvoeding ernstig tekort (Nederlands Jeugdinstituut 2015).

Hoe staat het in de wet?

In Nederland is in de wet vastgelegd: het recht van zelfbeschikking, gezinsleven en het recht op een gezin. Dit geldt voor iedere burger en dus ook voor mensen met een verstandelijke beperking. Tegelijkertijd zijn zij mensen met een beperking, hetgeen hen tot bijzondere burgers maakt. De aanwezigheid van die beperking brengt op het terrein van zelfstandigheid en zelfbeschikking dilemma's met zich mee, zowel voor henzelf als voor hun omgeving (Davids, 2009). Want aan de andere kant is er een (toekomstig) kind dat mogelijk bescherming behoeft. In de verklaring van de VN van de rechten van mensen met een beperking staat: 'families will not be seperated from their parents against their will. Except when this separation is necessary for the best interest of the child. In no case shall a child be separated from parents on the basis of a disability of either the child or one or both of the parents'. Nederland heeft deze verklaring getekend in 2010.
Er wordt gesproken over 'verantwoord ouderschap' en 'goed genoeg' ouderschap. In het hierboven genoemde onderzoek hebben de onderzoekers *gekeken naar factoren voor 'goed genoeg' ouderschap. Dan blijkt dat een sociaal netwerk en het kunnen inschakelen van ondersteunende hulpverlening van belang zijn. De hoogte van het IQ blijkt geen doorslaggevende factor* (Nederlands Jeugdinstituut 2011).
Het beleid van het ministerie van VWS richt zich vooral op ontmoedigen.
Voor hulpverleners en organisaties levert dit de nodige hoofdbrekens op. Want hoe geef je dit vorm in de praktijk? En wie ben ik om in te grijpen? Instellingen proberen richtlijnen te ontwikkelen om fasegewijs met cliënten met een kinderwens in gesprek te gaan. Hierin is onder andere opgenomen:

- er moet sprak zijn van een echte vertrouwensband;
- het moet duidelijk zijn of de kinderwens de vraag is of dat er een andere vraag onder ligt;
- is het de vraag van een individuele cliënt of heeft hij/zij een partner;
- weet het netwerk van de cliënt van de wens; hoe moet eventuele betrokkenheid vorm krijgen;
- heeft de cliënt een goede seksuele voorlichting gehad;
- weet de cliënt voldoende over anticonceptie;
- weet de cliënt over zwangerschap en bevallen;
- welke mogelijkheden/materialen zijn er om bijvoorbeeld te oefenen: zo is er een oefenpop die eruitziet als een echte baby en zich dankzij een ingebouwd computertje ook zo gedraagt: hij moet regelmatig worden verschoond, gevoed en getroost. Er zijn dvd's en spellen gericht op voorlichting, bewustwording en keuzes.

Als risicofactoren worden genoemd:

1. Ontbreken sociale steun
2. In isolement verkeren
3. Geen steun vragen en adviezen niet accepteren
4. Financiële problemen
5. Laag IQ

Veel instanties werken samen om cliënten met een kinderwens te ondersteunen, bij de keuze om al dan niet zwanger te worden, tijdens de zwangerschap en bevalling én na de bevalling. Een voorbeeld is het Werkgezelschap Ouderschap en Kinderwens, waarin instellingen, artsen en cliëntenverenigingen samenwerken met als doel ondersteuning van eigen vermogens en kracht om de rol als ouder en opvoeder te kunnen vervullen zonder dat daarbij voorbij wordt gegaan aan de belangen van het kind of de kinderen (bron: Vilans).

CASUS

En baby Hendrikus?
In de uitspraak van 29 april 2009 wordt beslist dat Hendrikus voorlopig teruggeplaatst wordt naar zijn ouders onder intensieve 24-uurs begeleiding. Op deze manier kunnen de ouders bewijzen dat zij in staat zijn Hendrikus een goede opvoeding te geven. Hendrikus' veiligheid wordt 24 uur per dag gewaarborgd en hij kan zich aan zijn natuurlijke ouders hechten. Wanneer later blijkt dat de ouders niet in staat zijn tot verantwoord ouderschap zal er daadwerkelijk een grond zijn voor kinderbeschermingsmaatregelen.

Seksueel misbruik

'Hoe weet ik nog wat van mij is; er zitten al zoveel mensen aan mijn lijf '

Zestig procent van de mensen met een verstandelijke beperking krijgt een of meer keren in hun leven te maken met seksueel misbruik. Schokkend? Ja. Maar schokkender is dat er nog weinig aan wordt gedaan om het te voorkomen. Dit cijfer komt uit het rapport 'Beperkt weerbaar' van de Rutgers WPF stichting en Movisie, uitgevoerd in opdracht van het ministerie van VWS. Het misbruik loopt uiteen van ongewenste aanrakingen tot en met verkrachtingen.
Seksueel misbruik komt voor in de thuissituatie, in de instelling, op weg naar een voorziening of activiteiten. Daders kunnen medewerkers zijn, familieleden, buren, begeleiders bij vervoer of cliënten. Kortom, veel mensen die het vertrouwen genieten van het slachtoffer.
Verstandelijk beperkte mensen kunnen slachtoffer worden, omdat ze gemakkelijk worden beïnvloed, er vrijwel altijd sprake is van afhankelijkheid, machtsverschillen en zij niet in staat zijn te bepalen wat wel of niet geoorloofd
is. Zeker niet als het seksuele gedrag uitgaat van iemand die veiligheid en vertrouwen zou moeten bieden.

Vaak wordt het niet bekend, omdat het zich afspeelt terwijl de dader alleen
is met een cliënt. Iedereen die seksuele handelingen verricht, maakt zich schuldig aan misbruik en is strafbaar.

Het signaleren van seksueel misbruik is niet een kwestie van de juiste techniek onder de knie krijgen of het doorlopen van een lijstje met signalen. Het gevoelig worden voor mogelijke signalen en het bespreekbaar kunnen maken, is iets wat bij de hulpverlener zelf begint. Een van de belangrijkste voorwaarden om te signaleren is een open houding en het zich bewust zijn van de eigen beelden, opvattingen en ervaringen rond seksualiteit en seksueel misbruik; de eigen angsten, belemmeringen en gevoelens van onmacht. Naast de open houding en het goed kunnen observeren en alert zijn, is het noodzakelijk dat men durft te overwegen dat geconstateerde signalen mogelijk op seksueel misbruik wijzen (kennisplein gehandicaptenzorg)

1 **Medische signalen**

Het is belangrijk om pas dan andere verklaringen voor onderstaande signalen aan te nemen als een vermoeden van seksueel misbruik kan worden uitgesloten. Onverklaarbare beschadigingen of bloedingen van vagina, penis of rectum; bloed, sperma van anderen in vagina of anus; blauwe plekken op intieme (borsten, billen, onderbuik, binnenkant van de benen) delen van het lichaam; symmetrie in de blauwe plekken aan de binnenkant van de bovenbenen; abnormale verwijding van vagina, rectum; seksueel overdraagbare aandoeningen, vooral bij jonge kinderen; langdurige en/of veelvuldige blaasontstekingen; urineweginfecties; niet zindelijk (soms wel geweest); vaginale infecties/afscheiding houterige motoriek, bij het lopen benen tegen elkaar willen houden; aanhoudende pijn in de onderbuik; automutilatie: verwondingen aan vagina of anus, penis; vermijding van medisch onderzoek door cliënt: angst en paniek als cliënt naar de dokter moet.

2 **Gedragssignalen**

Ook bij de gedragssignalen geldt dat de hypothese seksueel trauma niet te snel verworpen moet worden door mogelijke andere verklaringen van het gedrag. Elke hypothese verdient het om uitgezocht te worden.
Algemene gedragssignalen: angsten, slecht slapen, hoofdpijnen, eenzaamheid, depressie, gebrek aan vertrouwen in de ander, acting-out, stemmingswisselingen, regressief gedrag, worden hier niet beschreven.
Deze signalen kunnen passen bij een hypothese seksueel misbruik, maar wijzen vaker ook op andere problemen.
Onderstaande gedragssignalen zijn specifieker passend bij een seksueel trauma, maar kunnen ook voorkomen bij andere problematieken.

De cliënt vertelt over misbruik (spontane onthulling of disclosure); excessief masturberen; herhaaldelijke seksuele spelletjes bij kinderen die niet leeftijdsadequaat zijn; seksueel overschrijdend gedrag ten opzichte van anderen; seksuele details die cliënten in een verhaal naar voren brengen; gefixeerd op seksualiteit; veel praten over seksualiteit, veel vragen stellen over seksualiteit, gefocust op borsten, geslachtsdelen van anderen; niet leeftijdsadequate kennis over seksualiteit; praten over niet leeftijdsadequate seksuele ervaringen; seksualiseren van sociale contacten, ook daar waar duidelijk is dat een seksueel contact niet mogelijk is.; onverklaarbaar angstig worden: bijv. door harde stemmen, bepaalde geuren, bepaalde muziek.; opvallende angst voor mannen (soms voor vrouwen), donker, slapen gaan.; niet veilig voelen op eigen kamer niet willen douchen; niet aangeraakt willen worden bij verzorging; schrikken bij onverwachte aanrakingen; angst om naar huis, instelling te gaan; angst (meestal te zien in weerstand) voor specifieke begeleiders, vrijwilligers, familieleden, taxichauffeurs; angst voor homoseksualiteit (vaak bij jongens en mannen).

3 **Omgevingssignalen**
Deze signalen zijn opvallend in de omgeving van de cliënt, die mogelijk seksueel misbruikt wordt. Niet alleen persoonsfactoren van de cliënten zijn belangrijk, maar ook de omgevingsfactoren kunnen seksueel misbruik uitlokken en in stand houden.

a *Gezinssignalen*
Eerder misbruik in een gezin; bijvoorbeeld moeder of vader is zelf slachtoffer geweest; afgesloten, geïsoleerde gezinnen; gezinnen waarin nooit of juist te veel over seksualiteit wordt gesproken; gezinnen waar kinderen porno te zien krijgen; emotionele en pedagogische verwaarlozing

b *Instellingssignalen*
Gesloten woningen: weinig transparantie naar buiten; verwevenheid van persoonlijke relaties van hulpverleners met cliënten; niet-professionele verhoudingen met cliënten; Geen visie of protocol seksueel misbruik; te veel nadruk op recht op seksualiteit, zonder de juiste ondersteuning aan cliënten te geven; zwakke implementatie van beleid op seksualiteit; gedogen van vermoedens van seksueel misbruik, zonder onderzoek te doen; onvoldoende coaching van hulpverleners op bejegening van cliënten; sterk naar binnen gerichte cultuur van de instelling

c *Hulpverleners die een risico vormen*
Exclusieve relaties aangaan met de cliënten; zich onttrekken aan de gemaakte afspraken m.b.t. de cliënt; hulpverlener verwart zijn/haar professionele relatie met vriendschap; veelvuldig grappen maken over seksualiteit tijdens het werk; seksistische opmerkingen; hulpverlener die zich bij iedereen geliefd weet te maken, maar ook bondjes smeedt in het team; hulpverlener die bij voortduring buiten zijn bevoegdheden treedt zonder overleg; hulpverlener die lang met cliënten weg is zonder verklaring; hulpverlener werkt graag alleen; hulpverlener geeft weinig transparantie over eigen handelen.
Voor een volledige lijst van signalen kijk op
http://www.kennispleingehandicaptensector.nl/
Kennisbundel seksualiteit en preventie seksueel misbruik bij mensen met een beperking

Ten aanzien van bovenstaande signalen is een belangrijke stelregel: één signaal is geen signaal. Het gaat om het type signaal, de samenhang tussen de diverse signalen en/of de herhaling van (gedrags)signalen in relatie tot leeftijd en/of leefomstandigheden. Maar bij plotselinge gedragsverandering moeten begeleiders ook zeker denken aan de mogelijkheid van seksueel misbruik. En die gedragsverandering kan dus zowel 'angst voor' als een 'teveel van' zijn.
Voor elk vermoeden van seksueel misbruik bestaat een meldingsplicht. En hoe moeilijk dat soms is, bijvoorbeeld omdat de dader een bekende is, door eigen ervaringen of de mogelijkheid iemand vals te beschuldigen, als werknemer ben je verplicht een melding te doen.

Elk vermoeden van seksueel misbruik door wie dan ook wordt onderzocht. Dat verloopt doorgaans in de volgende stappen:

1. signaleren en melden
2. onderzoek
3. begeleiding van het slachtoffer
4. rapportage
5. benadering/begeleiding/behandeling van de dader
6. begeleiding van de omgeving
7. samenwerking in de hulpverlening
8. melding en aangifte
9. evaluatie van het geval.

Elke situatie vraagt om zorgvuldige behandeling, omdat moet worden voorkomen dat het slachtoffer daarbij nog meer schade oploopt. Dat geldt ook voor de vermoedelijke dader, als deze achteraf niet schuldig is. Het is niet eenvoudig om seksueel misbruik te signaleren, omdat de cliënt soms door de dader onder druk is gezet om niets te vertellen, of omdat de cliënt de dader kent en er geen geweld gebruikt werd. Ook kan het zijn dat het slachtoffer zelf geen besef heeft van de gebeurtenissen.

Ongewenst gedrag

Op seksuele intimidatie tussen cliënten moet de begeleider wel extra bedacht zijn. Cliënten die te weinig aandacht krijgen of cliënten die fysiek zwakker zijn, kunnen daardoor in een rol komen waarbij de ander macht over hen uitoefent. De controle op samenzijn op de eigen kamer, die eigenlijk niet gewenst is in verband met de persoonlijke vrijheid, kan wel noodzakelijk zijn bij het vermoeden van misbruik.

Sommige vormen van seksueel ongewenst gedrag vallen niet direct onder seksueel misbruik, maar zijn wel hinderlijk voor anderen, bijvoorbeeld wanneer een cliënt ongewenst contact zoekt, tegen iemand aan gaat schuren of bewegen, of iemand aanraakt op lichaamsdelen die doorgaans alleen in gewenste intieme contacten worden aangeraakt.

Preventie van seksueel misbruik

Denk niet ‘dat gebeurt niet bij ons.’ Het is helaas noodzakelijk om er altijd alert op te zijn dat het de cliënt kan overkomen. Het is ook noodzakelijk om bewust preventief bezig te zijn, bijvoorbeeld door het geven van seksuele voorlichting, het verminderen van de kwetsbaarheid en het vergroten van de weerbaarheid. Bij mensen met een ernstige verstandelijke beperking zijn het de begeleiders die bij gedragsveranderingen of andere signalen ook aan misbruik moeten denken. Voor mensen met een matige en lichte verstandelijke beperking is er veel voorlichtingsmateriaal, waardoor zij aanrakingen leren onderscheiden en herkennen en leren roepen: ik *wil* niet.

Seksueel overdraagbare aandoeningen (SOA)

Soa's zijn seksueel overdraagbare aandoeningen. In 2013 lieten 113.585 mensen zich testen op een soa bij een van de centra seksuele gezondheid. In 14,7% werden een of meer soa gevonden. Sommige soa's hebben ernstige gevolgen als ze niet op tijd worden behandeld. Gelukkig zijn de meeste gemakkelijk te genezen. Soa's zijn besmettelijk. Je kunt een soa hebben zonder dat je er iets van merkt. Ook dan kun je een soa (ongemerkt) doorgeven.
Voorbeelden van soa's zijn: infectie met hiv, dat aids veroorzaakt, chlamydia, genitale wratten, herpes genitalis, gonorroe, hepatitis B en syfilis. Ook mensen met een verstandelijke beperking die veel vrijer zijn om te gaan waar ze willen en partners buiten de instellingen zoeken lopen kans op een besmetting.
Hoe loop je ze op?
Soa's worden overgedragen via sperma, bloed, vaginaal vocht en bij contact van slijmvliezen. Deze zitten onder andere in de anus, de penis, de vagina en de mond.
De meeste soa's worden opgelopen bij onveilig vrijen, een aantal soa's is ook overdraagbaar via bloed.
De begeleider moet de belangrijkste symptomen van de meest voorkomende aandoeningen kennen, opdat een tijdige verwijzing naar de huisarts kan plaatsvinden.

Herpes
Een virale aandoening die zich manifesteert twee tot twaalf dagen na de besmetting en die zich kenmerkt door een branderig gevoel en pijnlijke blaasjes (die kunnen overgaan in pijnlijke zweertjes) rondom de mond (zoenen) en/of geslachtsdelen (genitale/orale seks).

Gonorroe (druiper)
Een bacteriële aandoening die bij de man enige dagen na het seksuele contact vieze uitscheiding uit de penis veroorzaakt. Ook kan een pijnlijk gevoel bij het plassen ontstaan. Soms zijn er helemaal geen klachten. Vrouwen zijn ook vaak zonder klachten of ze hebben last van onwelriekende gele of groene pusachtige afscheiding. Ook het mondslijmvlies (wordt rood) en/of de anus is geïnfecteerd.

Trichomonas
Dit wordt veroorzaakt door de gelijknamige, eencellige ziekteverwekker. Vrouwen kunnen een ontsteking van de vagina krijgen, waarbij er een groengele afscheiding is die soms stinkt en schuimt. De schaamlippen kunnen pijnlijk, rood en gezwollen zijn. Er kan ook een pijnlijk gevoel bij het plassen zijn. Mannen merken vaak niets of hebben een pijnlijk gevoel bij het plassen en/of wat afscheiding in de ochtend en irritatie rond het plasgaatje en de eikel.

Syfilis
Twee tot twaalf weken na de besmetting kunnen zweertjes ontstaan op de plaats van de besmetting. Dus in de mond, anus, vagina of op de penis. Het verraderlijke is dat het zweertje vanzelf verdwijnt. Kort na het verdwijnen van het zweertje kunnen de volgende verschijnselen optreden: griep, hoofdpijn, temperatuurverhoging,

haaruitval, vlekjes op de huid, handpalmen, borst, voetzolen, rug, armen, benen en in de genitaalstreek.

Genitale wratten
Na besmetting met een virus ontstaan na weken of zelfs maanden wratten op en rond de geslachtsdelen en/of anus. Ze doen geen pijn en soms jeuken ze.

Aids
Het Acquired Immune Deficiency Syndrome is een complex van verschijnselen dat wordt veroorzaakt door het Human Immunodeficiency Virus (HIV). Dit virus schakelt bepaalde witte bloedlichaampjes uit, die een vitale rol spelen bij menselijke afweerprocessen. Dit virus kan worden overgebracht door bloed (naalden, transfusie) of sperma (geslachtsgemeenschap).
Wanneer het HIV in de bloedbaan terechtkomt, bestaat de kans dat men na verloop van zes maanden tot negen jaar na de besmetting aids ontwikkelt.
Na de besmetting duurt het twee weken tot zes maanden voordat de aanwezigheid van antistoffen aantoonbaar is. In dat geval noemt men iemand seropositief, hetgeen niet wil zeggen dat iemand daadwerkelijk aids zal krijgen, al is de kans daarop erg groot. Eén tot zes weken na de besmetting heeft men de volgende klachten: algehele malaise, misselijkheid, koorts, spierpijn, huiduitslag, zweren in de mond, hoofd- en keelpijn en vergroting van de lymfeklieren.

Belangrijk is dat mensen met een verstandelijke handicap (net als iedereen) een heldere voorlichting krijgen, afgestemd op datgene wat zij begrijpen. Er zijn films en voorlichtingsmaterialen die ingaan op veilig vrijen, condoomgebruik en signalen van een soa.

10 Stressverwerking

TYPOLOGIE Het stressverwerkingspatroon omvat de wijze waarop iemand in het algemeen met problemen en stress omgaat. Inbegrepen zijn de reserve, de draagkracht of het vermogen om persoonlijke crises te doorstaan, copingmechanismen, steun van familie of anderen (mantelzorg) en het subjectief ervaren vermogen om macht over de situatie uit te oefenen.

Mensen die stress ervaren en geen uitweg uit hun problemen vinden kunnen moeilijk verstaanbaar gedrag gaan vertonen. Mensen met een verstandelijke beperking met moeilijk verstaanbaar gedrag doen een indringend beroep op de professionele vaardigheden van de hulpverleners.

10.1 Inleiding

Het dagelijks leven is vol situaties die niet gaan zoals je dat zou willen. Stel dat je een paar vrienden op bezoek krijgt en je hebt je voorgenomen een lekkere maaltijd klaar te maken. Op jouw boodschappenlijstje staan onder andere twee rode paprika's. Maar de groenteman heeft ze niet meer. Je kunt verschillende dingen doen/denken:

- je scheldt de groenteman uit vanwege zijn slecht inkoopbeleid;
- je barst in huilen uit en roept dat alles nu zal mislukken;
- je verzint ter plekke een nieuw recept;
- je denkt: ze moeten ook altijd mij hebben!;
- je voelt de afkeurende blikken van je vrienden al;
- je rent de winkel uit en gaat naar een andere groentewinkel;
- je neemt twee groene paprika's.

Een kleine situatie die je op veel manieren kunt bekijken en oplossen. Hoe je dat doet, heb je voor een groot deel geleerd en is daarnaast afhankelijk van factoren op dat moment.

Stress is een heel ruim begrip – een containerbegrip – en kan worden omschreven als een reactie op eisen die aan iemand gesteld worden en de mogelijkheden die iemand heeft om ermee om te gaan.
Je zegt wel eens tegen een ander: 'Hé, joh; doe niet zo gestrest', of: 'Ik schoot me toch in de stress.' Het wordt in het spraakgebruik gebruikt om zowel een gedrag mee aan te duiden als een gemoedstoestand.
Er zijn dus in een situatie factoren (stressoren) aanwezig die iemand ertoe zullen brengen om wel of niet te reageren. Een van de oorzaken van stress is een plotselinge verandering in de omstandigheden, een ingrijpende levensgebeurtenis.
Stress hoort bij het leven. Iedereen maakt situaties mee die hij niet kan overzien. Het gaat er om hoe je die situatie te lijf gaat. Als je in het voorbeeld van de groenteman een oplossing vindt die bevredigend is, is er geen sprake van stress.
Ervan uitgaande dat iemand stress als onprettig ervaart, zal hij in actie komen om hier een einde aan te maken. Hij wil ervoor zorgen dat er weer evenwicht ontstaat, dat hij zich weer prettig voelt.

Stress kan worden gezien als een reeks biologische en psychologische mechanismen die op gang komen naar aanleiding van een reële of vermeende bedreiging van ons lichamelijke of psychische evenwicht (Van Houdenhove, 2005).
Het stresssysteem, een noodzakelijk mechanisme om te overleven, kan ons aanzetten tot grootse prestaties maar ons, wanneer het uit balans raakt, ook volledig uitputten en schade aan lichaam en geest berokkenen.
Het stresssysteem is evolutionair gesproken een erg oud systeem en het staat ten dienste van het overleven van het organisme. Het zorgt ervoor dat we automatisch reageren op een bedreiging. We hoeven daar niet bij na te denken, Nadenken is zelfs niet gunstig in geval van dreiging. Als je te veel nadenkt loop je niet meteen weg bij het zien van een giftig reptiel en krijgt de slang kans je te bijten.
Zodra zich een bedreiging voordoet (of die nu echt is of gefantaseerd) stelt het

lichaam fysiologische en gedragsprogramma's in werking die ons moeten beschermen en die ons in staat stellen uiteindelijk weer een evenwicht te bereiken.
De lichamelijke (fysiologische) reacties bestaan eruit dat ze hartslag, glucosegehalte, bloeddruk en ademhaling verhogen om het lichaam in staat van paraatheid te brengen. Tegelijkertijd worden lichamelijke processen die je niet direct nodig hebt om te vechten of te vluchten, zoals behoefte aan seks, slaap of eten tijdelijk op een laag pitje gezet. Het is immers niet handig als je geconfronteerd wordt met een dreiging om dan een eitje te gaan bakken. Ook pijn wordt door stress onderdrukt. Een bekend gegeven van het slagveld, waar soldaten soms pas na afloop van het gevecht merken dat ze gewond zijn.

De gedragsmatige reacties, die gekoppeld zijn aan de angst die we voelen bij een bedreiging, maken dat we erg alert zijn, onze aandacht focussen en automatisch in de verdediging schieten of soms in de aanval gaan. Angst voelen is een belangrijke voorwaarde voor stress. Zonder angst komen deze reacties niet in actie en daarmee zouden we onszelf aan grote risico's blootstellen. Prikkels die potentieel bedreigend voor ons zijn (bijvoorbeeld een aanstormende auto, een boze man met een mes in zijn geheven hand, de rottweiler – waarvan het baasje zegt dat die nooit wat doet – die zijn tanden ontbloot) worden direct geregistreerd door een specifieke kern in de hersenen (amygdala) die onmiddellijk reageert en ingewikkelde, samenhangende systemen tot actie aanzet. Dit kan zelfs onbewust gebeuren. Je kunt je ineens gespannen, angstig en gejaagd voelen zonder dat je precies weet waardoor. Herinneringen aan eerdere bedreigingen en stressvolle situaties kunnen ertoe bijdragen dat je in de stress schiet. Als je ooit bent lastig gevallen door een man in een duister steegje dan kan een soortgelijk straatje je al in een verhoogde staat van angst brengen.
Hormonen als cortisol en adrenaline gieren door je lijf terwijl andere functies die je op dat moment niet nodig hebt als het ware uitgeschakeld worden. Tijdens zo'n stressreactie kun je bijvoorbeeld niet goed nadenken (maar al te bekend als je je zenuwachtig maakt voor een examen). Is de zaak weer tot rust gekomen, het evenwicht bereikt, dan hernemen de hogere (cognitieve) functies zich.
Op een gegeven moment, als het gevaar is geweken, herstelt alles zich weer. De hartslag daalt, de cortisolproductie neemt af etc. tot het evenwicht bereikt is. Dit proces wordt ook wel *allostatis* genoemd. Daarmee wordt bedoeld dat het stresssysteem op dynamische wijze een evenwicht weet te bewaren in zich voortdurend wijzigende omstandigheden. Voortdurend veranderen en toch gelijk blijven (Van Houdenhove, 2005).
Maar helaas kan dat proces van allostatis toch uit balans raken. Dat kan komen omdat de rem in het systeem niet functioneert, waardoor het organisme niet terugkeert naar het eerdere evenwicht. Er wordt bijvoorbeeld voortdurend het stresshormoon cortisol geproduceerd. Er zijn aanwijzingen dat dit met het ouder worden moeilijker terugkeert naar het oorspronkelijke evenwicht. Het stresssysteem kan ook onderactief zijn, er wordt dan onvoldoende gereageerd op bedreigingen. Beide toestanden zijn op termijn schadelijk voor het organisme.
De gevolgen kunnen (zeer) ernstig zijn. De overproductie van cortisol (het stresshormoon) wordt in verband gebracht met onder meer anorexia, melancholische depressie, chronisch alcoholisme (beginstadium), type 2 diabetes. Onderproductie

wordt geassocieerd met seizoensgebonden depressie, astma, allergieën, chronisch vermoeidheidssyndroom en reumatoïde artritis.
Verondersteld mag worden dat mensen met een verstandelijke beperking over het algemeen vaak aan stressvolle situaties blootstaan, vooral in inter-persoonlijke betrekkingen. De snel wijzigende omstandigheden waarmee mensen zich voortdurend geconfronteerd weten, vragen om snelle en adequate reacties. Intelligentie kan daarbij helpen. Als je wat slimmer bent, kun je situaties over het algemeen makkelijker begrijpen en interpreteren en het juiste gedrag vertonen als respons op die situatie. Cognitieve beperkingen maken dat moeilijker. De niet-adequate reacties die dat tot gevolg heeft worden op hun beurt weer vaak niet begrepen door de omgeving, waardoor de spanning nog hoger oploopt.

Coping

Het proces van verwerken heet coping: het omgaan met de factoren die een 'onbalans' veroorzaken. Copinggedrag is dus het ten uitvoer brengen van de ideeën en de oplossingen die iemand heeft om die factoren de baas te worden. Vaak werken deze oplossingen en is de coping dus effectief. Als iemand niet in staat is om de juiste oplossing te vinden, kan hij kwaad of agressief worden, in paniek raken of weglopen voor de situatie.
Onderzoek laat zien dat aloude, misschien zelfs saaie oplossingen nog steeds werken wanneer het er om gaat een gezond evenwicht in je leven te hebben.
Gezond eten, niet teveel alcohol of drugs, bewegen, vooral niet roken, stress vermijden en tijdig aan de bel trekken als je merkt dat je gespannen bent.
Opmerkelijk is dat blijkt dat het gebrek aan perspectief (dus hoopvolle verwachtingen aangaande de toekomst) ons uit balans kunnen brengen. Niet de feitelijke belasting lijkt doorslaggevend te zijn maar de wijze waarop wij tegen die belasting aankijken en de ideeën die wij hebben over of we er zelf (n)iets aan kunnen doen. Als je het gevoel hebt dat je jezelf teweer kan stellen of dat je de zaak onder controle hebt, dan is dat gezond.
Je stabiel en gelukkig voelen (en dus minder stress ervaren) is ook gerelateerd aan de mate waarin je verbonden bent met anderen die belangrijk voor je zijn. In tegenstelling tot wat veel mensen nog wel eens denken word je niet gelukkig van materiële rijkdom en prestige of een succesvolle carrière of gelijke tred weten te houden met de buren die weer een nieuwe auto hebben. Je wordt niet gelukkig als je de wereld naar je hand hebt weten te zetten. Mensen zijn soms verbaasd als ze horen dat uit onderzoek blijkt dat mensen die ernstig gehandicapt zijn geraakt in hun leven, na verloop van tijd hun leven weer net zo waarderen als daarvoor, soms zelfs meer waarderen. Of dat mensen in arme landen net zo gelukkig kunnen zijn als in rijke landen. Zo waarderen Chinezen hun leven even hoog als Italianen, terwijl de koopkracht van de laatsten acht keer groter is. Japanners, die veertien keer zoveel te besteden hebben als Nigerianen zijn toch ontevredener (Seligman, 2002). Geluk is veeleer gekoppeld aan betekenisvolle contacten met vrienden, met familie en aan wat je voor anderen doet. Kortom, het draait eerder om 'doing' dan om 'having' (Haidt, 2006). En, zoals de filosoof Daniel Denett het ooit formuleerde: als je gelukkig wilt zijn moet je iets vinden dat belangrijker is dan jezelf.

Er zijn twee soorten coping:

- *Probleemgerichte of primaire coping:* door verandering aan te brengen in de situatie die de stress veroorzaakt.
- *Emotiegerichte of secundaire coping:* de onplezierige gevolgen van stress ontvluchten. Op een positieve manier is dat door iets leuks te gaan doen. Op negatieve manier door bijvoorbeeld te gaan drinken.

Binnen de twee soorten coping hanteren mensen wel verschillende copingstijlen en mechanismen. Actief aanpakken en het zoeken van sociale steun heeft hierbij het meeste effect. Vermijding, een depressief reactiepatroon en wensdenken zijn als mechanisme minder effectief. Probleemgerichte coping kenmerkt zich vooral door de eerste mechanismen en is daardoor over het algemeen doeltreffender.

Het succes in coping hangt af van:

- *De inschatting van de situatie*: heb ik ooit eerder zoiets meegemaakt; hoe ernstig vind ik het?
- *Hetgeen de stress veroorzaakt*: heeft het iets met mezelf te maken, met andere mensen, met dingen?
- *De sociale ondersteuning (sociaal netwerk)*: op wie kan ik terugvallen, word ik opgevangen?

Een ander verklaringsmodel voor het ontstaan, voortbestaan, verdwijnen en mogelijk terugkeren van stress en hiermee samenhangend sociaal disfunctioneren is het Steun-, Stress-, Kracht- en Kwetsbaarheidmodel (SSKK-model), dat in de psychiatrie gebruikt wordt (De Jonghe, 1997).
De term 'stress' verwijst naar de belasting of draaglast die iemand te dragen krijgt (stressoren).
De term 'kwetsbaarheid' verwijst naar de individuvariabelen. Denk hierbij aan vatbaarheid, breekbaarheid. Het gaat om factoren die het individu kwetsbaar maken voor het ontwikkelen van een psychiatrische stoornis.
De term 'steun' heeft betrekking op de levensomstandigheden. Ze verwijst naar de hulp die de patiënt in materiële en emotionele zin ondervindt.
De term 'kracht' verwijst, evenals de term 'kwetsbaarheid', naar individuvariabelen. Het gaat om factoren die het individu beschermen tegen het ontwikkelen van een psychiatrische stoornis. Het gaat om het vermogen de uitdagingen, opgaven en moeilijkheden die het leven met zich meebrengt aan te kunnen, op te lossen, te dragen of te verwerken.
Het SSKK-model gaat ervan uit dat er een mate van evenwicht moet zijn in stress, kwetsbaarheid, steun en kracht om disfunctioneren aan te kunnen op lichamelijk, psychisch en/of sociaal gebied.

10.2 Stressverwerking bij mensen met een verstandelijke beperking

Mensen met een verstandelijke beperking zullen over het algemeen veel meer situaties meemaken die onzekerheid of stress kunnen opleveren dan mensen zonder

een verstandelijke beperking. Ga maar eens het begin van een gewone dag na. Als je wakker wordt en je kunt geen klok kijken, weet je niet of het al tijd is om op te staan. Als je niet weet welke dag het is, weet je niet of je misschien lekker kunt uitslapen. Als je op wilt staan om te plassen, blijk je misschien wel vast te liggen om te voorkomen dat je 's nachts gaat spoken. Als je uitgeslapen bent en zin hebt in een korte wandeling omdat de vogels buiten fluiten, kan dat niet omdat de deur op slot zit. Als je die morgen liever muesli eet dan een boterham en je kunt dat niet duidelijk maken, eet je brood. Als je geen rekening kunt houden met de weersomstandigheden, kleed je je misschien wel te warm of te koud. Als je een onrustige nacht gehad hebt en graag wat rust wilt, moet je wel in staat zijn om te vragen of iemand de radio wat zachter of uit wil zetten...
En zo kunnen we een hele dag beschrijven vanuit cliënten die in meer of mindere mate in staat zijn om de wereld om zich heen te begrijpen.

Wat wij hiermee duidelijk willen maken, is dat mensen met een verstandelijke beperking een grotere kans hebben om situaties tegen te komen die stress opleveren. Zij zullen daarom ook vaker moeten zoeken naar een oplossing, gedrag waardoor vervelende gevolgen uitblijven of voorkomen kunnen worden. Maar dat is nu net het probleem. Mensen met een verstandelijke beperking beschikken vaak over minder mogelijkheden om oplossingen te creëren, omdat:

- de cognitieve mogelijkheden tekortschieten om de situatie te begrijpen, te verwerken of vanuit eerdere ervaringen op te lossen;
- de zintuigen niet goed functioneren, waardoor er verwarring ontstaat over wat er gebeurt;
- de communicatiemogelijkheden te gering zijn om aan te geven wat iemand (niet) wil, (niet) kan;
- de fysieke mogelijkheden beperkingen geven om een bepaald doel te bereiken of antwoord te geven.

Maar ook:

- omdat de begeleiding geen oog en oor heeft voor de signalen die een cliënt uitzendt;
- omdat de boodschap die een cliënt uitzendt, niet begrepen of verstaan wordt;
- omdat de omgeving te ingewikkeld of misschien wel te gemakkelijk is.

Als mensen met een verstandelijke beperking situaties meemaken die zij niet goed kunnen oplossen, vertonen zij soms gedrag dat door begeleiding als 'moeilijk verstaanbaar gedrag' wordt aangeduid.

Probleemgedrag of moeilijk verstaanbaar gedrag, van wie en voor wie?

'Hij haalde een snotje uit zijn neus, trok er een draadje van en liet dat voor mijn gezicht heen en weer bungelen.'

Met de aanduiding moeilijk verstaanbaar gedrag of gedragsproblemen wordt aangegeven dat het gedrag het probleem is. Vaak wordt het gedrag door de omgeving als probleem ervaren (ongewenst gedrag). Voor de betrokkene is het vaak een nog veel groter probleem, niet alleen het gedrag op zichzelf maar vooral de factoren die leiden tot het gedrag. De termen 'moeilijk verstaanbaar gedrag' of 'moeilijk hanteerbaar gedrag' leggen het probleem niet uitsluitend bij de ander, maar geven aan dat begeleiders en anderen het moeilijk vinden het gedrag te begrijpen en ermee om te gaan (Sijnke, 2005). In dit boek geven we daarom ook de voorkeur aan de term 'moeilijk verstaanbaar gedrag'.

OPDRACHT

Voordat we allerlei aspecten van probleem- of moeilijk verstaanbaar gedrag gaan behandelen, moet je eerst duidelijk krijgen wat het is.

- Geef een definitie van wat jij moeilijk verstaanbaar gedrag vindt. Zoek daarvoor op internet.
- Geef daarna bij de volgende situaties aan of er sprake is van moeilijk verstaanbaar gedrag volgens de definitie die je hebt gemaakt of op het internet hebt gevonden.
  - Petra zit altijd in haar ondergoed voor het raam, ook als er bezoek komt.
  - Bob wiegt de hele dag met zijn bovenlichaam op en neer. Er is zo geen mogelijkheid om contact met hem te maken.
  - Trudy trekt op onverwachte momenten de groepsleiding aan de haren.
  - Trudy trekt op onverwachte momenten medecliënten aan de haren.
  - Als Jeroen zijn zin niet krijgt, gaat hij op de grond liggen gillen.
  - Als Jasper zijn zin niet krijgt, gaat hij op de grond liggen gillen en bonkt heel hard met zijn hoofd.
  - Bij ieder doelpunt gooien de supporters van club A met bierflesjes naar de supporters van club B.
- Bespreek met elkaar waarom je iets wel of niet moeilijk verstaanbaar gedrag noemt en probeer tot een gezamenlijke definitie te komen.

Bovenstaande opdracht maakt misschien duidelijk hoe moeilijk het is om een heldere definitie van moeilijk verstaanbaar gedrag te maken. Hulpverleners zullen deze term dus altijd goed moeten uitleggen naar elkaar. Want stel dat je in jouw omschrijving als definitie van moeilijk verstaanbaar gedrag gebruikt 'als hij er zelf hinder van ondervindt', wanneer is dat dan precies?

- Als hij regelmatig van tafel gestuurd wordt?
- Als hij (waarschijnlijk) pijn heeft?
- Als hij daardoor geen contact krijgt met groepsgenoten?

Mogelijke oorzaken van moeilijk verstaanbaar gedrag
Veel moeilijk verstaanbaar gedrag is verklaarbaar uit de hinder die mensen ondervinden vanuit hun omgeving en uit het gemis aan zinvolle contacten en bezigheden.

Wat zou het 'gemakkelijk' zijn als we hier een duidelijke lijst konden maken van oorzaken. Je hoefde dan alleen het rijtje af te werken en als je de oorzaak gevonden had, daar een oplossing bij te bedenken. Maar helaas, over de oorzaak tast men vaak in het duister. Net als bij automutilatie zijn er verschillende theorieën die een verklaring trachten te geven voor het ontstaan van moeilijk verstaanbaar gedrag.

- *Lichamelijke oorzaken*
  Door lichamelijke stoornissen en beperkingen kan iemand datgene niet wat hij zou willen en is hij niet in staat een andere invulling te kiezen. Daarnaast kunnen de stoornissen zodanig zijn, dat iemand gehinderd wordt om zich goed uit te drukken. Er zou ook een relatie zijn tussen bepaalde syndromen en hersenafwijkingen en het voorkomen van moeilijk verstaanbaar gedrag.
- *Individuele factoren*
  Ben je van nature rustig of juist druk, snel van streek of cool? De mate waarin iemand stress verdraagt is eveneens individueel bepaald.
- *Leeftijdsfase*
  In plaats van dat als lastig ervaren gedrag wordt gezien als een (psychologische) eigenschap van iemand, kan het ook behoren tot de fase waarin iemand zit. Zo zijn sommige pubers wel eens recalcitrant of hebben nogal wat vrouwen in de overgang last van stemmingswisselingen.
- *Psychische factoren*
  Angst, behoefte aan bescherming, schrikachtig zijn, overbelasting of juist te weinig belasting, het hebben van een psychiatrische aandoening, prikkels etc.
- *Omgevingsfactoren*
  Hierbij moet je onderscheid maken naar:
  - *Materiële omgeving:* hoe woont iemand, welke middelen heeft hij tot zijn beschikking, hoeveel ruimte heeft hij voor zichzelf, kan hij snel bij winkels, bioscoop of café komen?
  - *Personen in zijn omgeving:* hoeveel vertrouwde mensen zijn er om hem heen, kan hij zijn gevoelens bij iemand kwijt, hoe beperkend of juist ongestructureerd is de begeleiding, welke relaties heeft iemand?

Met name omgevingsfactoren (contextgebonden factoren) worden op dit moment als een van de belangrijkste oorzaken gezien voor het ontstaan van moeilijk verstaanbaar gedrag.
Dit is lang niet altijd een makkelijk te verteren conclusie. Immers de hulpverlener maakt deel uit van de omgeving van de persoon die als lastig wordt ervaren. Accepteren van het gegeven dat veel problemen voortkomen uit de situatie betekent dat ook nagedacht moet worden over de rol die je als hulpverlener in die situatie vertolkt. Het is te makkelijk om bij personen die ontsporen of moeilijk gedrag vertonen de oorzaak in hun persoonlijkheid of stoornis te zoeken. Het gedrag kan ook een (gezonde) reactie zijn op een gebeurtenis in de omgeving. Je kunt het als lastig betitelen als iemand niet naar de bezigheidstherapie wil, maar als je niet nadenkt over de vraag of die bezigheidstherapie voor de ander misschien niet betekenisvol is dan houd je in feite het gedrag in stand.
Zelfs als je de oorzakelijke factoren in kaart hebt gebracht, dan nog kan het gedrag voortduren. Dit kan komen doordat het gedrag los is komen te staan van de oorspronkelijke oorzaak. Het is een gewoonte geworden. Zo heb je in tijden van spanning nagels gebeten en dat gedrag is blijven bestaan ook nadat de oorspronkelijke spanning is weggeëbd.
Het voortbestaan van ongewenst gedrag kan ook komen doordat de hulpverle-

ner het gedrag als het ware beloont. Zo kan een persoon met een verstandelijke beperking geleerd hebben dat doordrammen en je stem verheffen er uiteindelijk toe leidt dat hij zijn zin krijgt. Op het moment dat je door de knieën gaat als deze persoon begint te schreeuwen omdat je dat zo onaangenaam vindt (of zielig) dan 'beloon' je dit gedrag en zal de persoon in kwestie dat natuurlijk een volgende keer herhalen. In de volgende paragrafen wordt nader ingegaan op manieren om te handelen.

Omgaan met moeilijk verstaanbaar gedrag

OPDRACHT

In de opdracht hiervoor heb je benoemd wat je moeilijk verstaanbaar gedrag vindt.

- Probeer nu zo veel mogelijk 'oplossingen' te bedenken. Dus, wat zou jij kunnen doen met een cliënt die dat gedrag vertoont?
- Bespreek met elkaar de gevonden 'oplossingen'. Probeer te achterhalen bij welke visie op het ontstaan van moeilijk verstaanbaar gedrag deze oplossing past.

Een persoonsgerichte manier om te gaan met gedrag dat een probleem voor iemand zelf of voor zijn omgeving is, vraagt een grote mate van deskundigheid.

- Deskundigheid op het gebied van observatie. De hulpverlener moet in staat zijn om als het ware 'boven' of 'naast' de situatie te gaan staan om van daaruit alle mogelijke en juist ook onmogelijke factoren na te gaan en te analyseren.
- Deskundigheid om de gekozen manier van behandelen te blijven toetsen op respectvolle bejegening en belasting voor de cliënt.
- Deskundigheid op het gebied van (zelf)reflectie. Niet alleen van ieder teamlid afzonderlijk maar van het gehele team. Iedereen moet bij zichzelf kunnen nagaan wat hij zelf voor gedrag laat zien en wat zijn uitstraling of reactie is als een cliënt moeilijk verstaanbaar gedrag vertoont.

Er is veel geschreven over de manier waarop begeleiding kan omgaan met moeilijk verstaanbaar gedrag. Op www.methodieken.nl worden veel methoden besproken. Een aantal daarvan, zoals bijvoorbeeld Active Support, TEACCH, taakanalyse, ontwikkelingsgericht begeleiden en PAct (voor zeer ernstig verstandelijk beperkte en meervoudig beperkte mensen - zie Vlaskamp, 2005) zijn ook relevant voor het werken met mensen met een verstandelijke beperking.

Een meer recente en opkomende visie en methodiek is Triple-C (ontwikkeld door en bij ASVZ). Triple-C is een visie en een methodiek voor de begeleiding en behandeling van mensen met een verstandelijke beperking die daarnaast gedragsproblemen (moeilijk verstaanbaar gedrag) hebben of psychische problemen. De drie C's staan voor Cliënt, Coach en Competentie. Coaches (begeleiders) ondersteunen Cliënten door op basis van een onvoorwaardelijke ondersteuningsrelatie samen Competenties op te bouwen. Cliënten ervaren het gewone leven doordat wordt uitgegaan van hun menselijke behoeften. Er wordt samengewerkt aan bete-

kenisvolle daginvulling. Naar probleemgedrag wordt anders gekeken en de onderliggende oorzaken worden op- en aangepakt (Van Wouwe, 2015).
www.asvz.nl/triple-c

OPDRACHT

► Raadpleeg de website www.methodieken.nl en ga na welke methoden bruikbaar zijn in de zorg voor mensen met een verstandelijke beperking.

Hier worden achtereenvolgens besproken:

- de zelfcontrolebenadering (Heijkoop);
- gentle teaching;
- gedragstherapie.

De zelfcontrolebenadering

Heijkoop spreekt van 'vastgelopen mensen'.
'Daarmee voorkom je dat je jezelf beperkt in de kijk op en het begrip voor de persoon om wie het gaat. Met het woord "vastgelopen" kun je de totaliteit aan moeilijkheden uitdrukken, waarin niet alleen de betrokken persoon maar ook de mensen in zijn omgeving verzeild zijn geraakt'.
Het is dus niet alleen het probleem van deze mens, maar ook van de ouders en begeleiders die met de handen in het haar zitten; zij weten niet hoe ze met dit gedrag moeten omgaan. Heijkoop is niet direct geïnteresseerd in het waarom. Dat verwijst naar allerlei theorieën, waarmee je misschien wel een en ander kunt verklaren, maar die het gevaar van eenzijdigheid inhouden. Hij wil zich richten op datgene wat je nu ziet, waar je nu tegenaan loopt.
Hij gaat ervan uit dat degene die het gedrag vertoont, het ook onplezierig vindt en zoekende is naar een oplossing. Niemand vindt het prettig om te dreigen en te schreeuwen, niemand vindt het leuk als de groepsleiding steeds boos reageert. Bovendien, de relatie met de mensen om hem heen loopt gevaar door het problematische gedrag. Het is een proces waarin:

- Iemand is vastgeraakt in zijn eigen gedrag en zijn eigen reacties, daardoor zijn de mogelijkheden om zich te ontplooien ingekrompen.
- Als gevolg daarvan hebben de mensen om hem heen steeds meer afstand van hem genomen. Ze zien geen mogelijkheden meer om 'normaal' met hem om te gaan.
- Als de voorgaande omstandigheden gedurende enige tijd blijven bestaan groeien de vastgelopen persoon en de mensen om hem heen steeds verder uit elkaar.

Iemand die is vastgelopen, heeft de controle over zijn gedrag en reacties verloren. Heijkoop spreekt dan ook over het omgaan met moeilijk verstaanbaar gedrag als de 'zelfcontrolebenadering'. De begeleiding moet de vastgelopen mens ondersteunen en begeleiden om weer greep te krijgen op zijn eigen gedrag.

Hoe krijg je zicht op het gedrag?

1. door nauwkeurige observatie,
2. door beschrijving van hetgeen je waarneemt,

3 door op een andere manier tegen moeilijk verstaanbaar gedrag aan te kijken.

Ad 1 *Nauwkeurige observatie*

Heijkoop maakt voor de observatie heel veel gebruik van video. Dus door iemand in de situatie op te nemen op video/dvd en deze gezamenlijk te bekijken. Door de band heen en weer te spoelen, extra langzaam of juist snel af te draaien en stil te zetten zie je gedragingen die anders nauwelijks opvallen.

CASUS

Er is een video gemaakt van Els gedurende het eten. Daarin deden zich steeds problemen voor. Telkens als de begeleider van tafel ging om iets te halen, gooide zij haar bord op de grond; om aandacht te vragen zodat de begeleider weer naast haar ging zitten.
Nu we met z'n allen kijken zien we dat Els, voordat zij een hap neemt altijd eerst even naar de begeleiding kijkt die rechts van haar zit. Het lijkt wel of ze toestemming vraagt om een hap te mogen nemen. Ze knikt nauwelijks zichtbaar, we zien dat alleen maar omdat we de video heel langzaam afdraaien. Els zoekt geen aandacht, Els zoekt veiligheid.

Ad 2 *Beschrijving*

Door gedrag heel nauwkeurig en feitelijk te beschrijven, word je gedwongen afstand te nemen van je eigen interpretaties.

Ad 3 *De manier van kijken naar moeilijk verstaanbaar gedrag*

Een andere manier om tegen moeilijk verstaanbaar gedrag aan te kijken is te proberen dat gedrag niet meer centraal te stellen. Iemand is meer dan dat. Ga kijken naar wat iemand nog meer doet.

'Soms gooit hij met zijn bord, maar een andere keer zet hij het gewoon weg. Soms scheldt hij anderen uit, maar hij kan ook normaal met hen praten. Soms heeft hij een slecht humeur, maar hij heeft ook vaak plezier'.
Met behulp van observatie, beschrijven en kijken naar het gedrag, krijg je een antwoord op de volgende vragen:

- Wat kan de cliënt zelf doen om niet te vervallen in zijn schadelijk gedrag?
- Welke vormen van zelfbescherming en zelfhandhaving past hij al toe?
- Hoe kunnen we hem helpen om die vormen verder te ontwikkelen?

Vanuit deze antwoorden wordt de omgang met de cliënt bepaald. Het zal gericht zijn op het vergroten van de zelfcontrole. Dit gaat in heel kleine stappen; datgene aanbieden waardoor de cliënt zelfvertrouwen krijgt: 'Ik kan dat zonder te moeten slaan, krabben, weglopen.' Daarnaast is het gericht op het bieden van bescherming voordat en als het moeilijk verstaanbaar gedrag zich voordoet. Door het observeren heeft de begeleiding immers beter zicht op welke situaties als bedreigend worden ervaren, in welke situaties het moeilijk verstaanbaar gedrag kan optreden. Door bijvoorbeeld iets over te nemen van de cliënt dat hem problemen bezorgt, kan hij zich richten op datgene wat hij wel kan. En dat levert een positief gevoel op. Belangrijk is dat er dingen samen gedaan worden.

Gentle teaching

De grondlegger van gentle teaching is John McGee. Hij beschrijft een antiautoritaire benadering die gericht is op het helpen van mensen met gedragsmoeilijkheden door het vormen van gevoelens van zekerheid en veiligheid. Door diep menselijke waardering in het centrum van alle begeleidende interacties te plaatsen .

Kernbegrippen bij gentle teaching zijn:

- respect, acceptatie, tolerantie, affectie, vriendschap, warmte;
- de wens om hechte relaties aan te gaan;
- het bevorderen van wederzijdse groei, zowel van de cliënt als van de begeleiding (onderlinge afhankelijkheid);
- menselijke waardigheid, solidariteit en rechtvaardigheid;
- participatie van de cliënt: samen dingen doen;
- het aangaan van een dialoog;
- een houding die authentiek, democratisch en onvoorwaardelijk accepterend is.

Er wordt van uitgegaan dat zonder actieve en aanhoudende relaties en zonder ontwikkelingsgerichte stimulering, mensen met een verstandelijke beperking falen in het ontwikkelen van een betekenisvol contact met de werkelijkheid. Een cliënt moet zich 'verbonden' voelen met mensen uit zijn directe omgeving. Als dit niet het geval is, kan er moeilijk verstaanbaar gedrag optreden.

Centraal in de benadering staat dus de onvoorwaardelijke acceptatie van de cliënt. Dat wil niet zeggen dat alle gedragingen zomaar geaccepteerd worden. Het gaat om het waarderen van de totale mens. Want pas als iemand zich geaccepteerd en gewaardeerd voelt zoals hij is, zal vanuit die relatie de mogelijkheid tot verandering ontstaan.

Aandachtspunten in het werken aan een hechte relatie zijn onder andere:

- Leer/laat de cliënt voelen dat menselijke aanwezigheid:
  - veilig, zeker en geborgen is;
  - consistent en voorspelbaar is;
  - het begin is van diep menselijke waardering: 'Ik ben er voor jou.'
- Leer/laat de cliënt voelen dat menselijke interacties en participatie:
  - voorspelbaar gelijk zijn aan waardering;
  - resulteren in een hechte relatie: 'Het is plezierig met mensen om te gaan.'
- Leer/laat de cliënt voelen wat de bedoeling van menselijke waardering is:
  - hoe deze te accepteren en hoe te trachten deze te krijgen;
  - hoe deze ook terug te geven;
  - hoe deze te delen: 'Het is ook leuk om anderen te plezieren'.

Dit kun je bewerkstelligen door:

- Situaties aan te bieden die met grote zekerheid leiden tot positieve waardering. Dus als je de cliënt iets wilt leren, beginnen met iets wat niet mis kan gaan (foutloos leren).
- De storende factoren uit de omgeving te verwijderen of te vermijden. Door bijvoorbeeld niet in de huiskamer een spelletje te doen, maar ergens waar het rustig is.
- Negatief gedrag te negeren en proberen de cliënt af te leiden naar datgene wat hem plezier geeft. Als een cliënt zichzelf wil slaan, zijn hand rustig vast te pakken

en bijvoorbeeld het puzzelstukje in de hand te geven en samen in de puzzel te leggen.

Gedragstherapie

Deze therapie is gebaseerd op de principes van de leertheorie, het behaviorisme. De principes hiervan zijn onder andere:

- Gedrag wordt bepaald door invloeden uit de omgeving.
- Gedrag is een antwoord (respons) op een bepaalde prikkel.
- Mensen laten hun gedrag leiden door wat zij verwachten van de consequenties ervan.
- Complex gedrag wordt opgevat als een aaneenschakeling van in principe simpele elementaire leerprocessen. Om gedrag begrijpelijk te maken moet je reductie toepassen (Rigter, 1996).

Om dit te onderbouwen werden er veel experimenten met dieren gedaan.
Een voorbeeld hiervan is de duif, die per ongeluk op een hendeltje drukt, een graankorrel krijgt en dit na verloop van tijd steeds vaker gaat doen.
Een ander bekend voorbeeld is dat van de hond. Telkens als hij eten krijgt, wordt er een bel geluid. Na verloop van tijd leidt het luiden van de bel al tot speekselafscheiding. Hij verwacht het eten.

Dit leerproces dat gericht is op het veranderen van gedrag wordt ook wel conditionering genoemd. Uitgangspunt is dat in principe elk gedrag kan worden aangeleerd, als men er maar voor zorgt dat het leidt tot een gewenst effect (Van Gemert, 2003).
Gedrag dat beloond wordt, zal herhaald worden en toenemen. Gedrag dat genegeerd of bestraft wordt, zal afnemen zo was het idee. Inderdaad is het zo dat beloningen (bijvoorbeeld een compliment) leiden tot gewenst gedrag. Straf geven lijkt echter niet zinvol. Mensen laten misschien uit angst voor straf bepaald gedrag achterwege, maar vaak is dit maar tijdelijk. Een positieve bejegening is veel zinvoller. Dit zie je al bij heel kleine kinderen. Als zij brabbelen en dit een reactie geeft, zullen zij het steeds meer gaan doen.
In de zorg voor mensen met een verstandelijke beperking werd en wordt van deze principes, die in de loop der tijd zijn verfijnd en uitgebreid onder andere onder de noemer *cognitieve gedragstherapie*, gebruikgemaakt.

Op de website van de Vereniging voor Gedragstherapie en Cognitieve therapie (www.vgct.nl) staat dat gedragstherapie en cognitieve therapie beiden verbonden zijn met wetenschappelijke principes en onderzoek. Beide methoden zijn sterk gericht op de actualiteit, het 'hier-en-nu'. In gedragstherapie en cognitieve therapie gaat het met name over moeilijkheden die in het heden spelen en veel minder over problemen die er in het verleden waren.

In de cognitieve therapie wordt belang gehecht aan de invloed van het denken op het gevoelsleven en het doen. Wie belangrijke zaken en gebeurtenissen in zijn leven gewoonlijk vanuit een negatief standpunt beziet, wordt makkelijker angstig, somber of geïrriteerd, met alle negatieve gedragingen van dien.

In de gedragstherapie staat het gedrag van de cliënt centraal. Hoe men handelt bepaalt immers in belangrijke mate hoe men zich voelt. Wie geneigd is om uit angst bepaalde zaken uit de weg te gaan, zal zijn angst vaak eerder versterken dan verminderen. Wie niet goed weet hoe hij zijn mening het beste naar voren kan brengen, zal eerder onzeker of juist geïrriteerd worden. Wie niet heeft geleerd hoe hij zich moet beheersen, zal gemakkelijk het slachtoffer worden van zijn eigen impulsiviteit. Beide vormen (cognitieve en gedragstherapie) zijn in de praktijk steeds meer met elkaar verweven geraakt.

Met name toen men het medisch model losliet en ervan uitging dat cliënten wel degelijk ontwikkelingsmogelijkheden hadden, werden er veel trainingsprogramma's gemaakt.
Zindelijkheidstraining, leren met mes en vork te eten, praten, puzzelen, enz.
Ook moeilijk verstaanbaar gedrag, dat gezien werd als een niet juist antwoord op bepaalde prikkels, werd op deze manier behandeld. En nogal eens met succes.
Kritiek op deze methode is dat er wordt ingegaan op het gedrag zelf en niet op de mogelijke oorzaak ervan. Op het moment dat de beloning ophoudt, bestaat de kans dat het gedrag zelf of een ander gedrag toch weer terugkomt. Omdat er geen motivatie van binnenuit is ontstaan om te veranderen, zou het maar een tijdelijke oplossing zijn.
Huidige ontwikkelingen laten hernieuwde belangstelling zien voor de principes van (operante) conditionering. Echter nu wordt er dus geprobeerd tegelijk met het 'bestraffen' ook positieve ervaringen aan te bieden. Een voorbeeld hiervan is de eettherapie bij kinderen die niet (meer) willen eten. Veel van deze kinderen hebben net na de geboorte of op zeer jonge leeftijd te maken gehad met nare ervaringen in het mond-keelgebied; bijvoorbeeld operaties en alleen maar sondevoeding in verband met vroeggeboorte of afwijkingen aan de slokdarm. Dit kan zo ver gaan dat zelfs het zien van een slab leidt tot bijvoorbeeld kokhalzen of bonken. In speciale sessies wordt het kind 'gedwongen' aanraking van de mond toe te laten.
Als het dit doet volgt direct een beloning in de zin van knuffelen of kietelen.
Laat het kind de aanraking niet toe, dan wordt het zodanig vastgehouden dat het niet aan de aanraking kan ontkomen. Dit vasthouden wordt verminderd op het moment dat het kind zijn verzet opgeeft. Na deze eerste stap volgt het toelaten van de vinger in de mond, op dezelfde wijze. Zolang het kind zich verzet blijft de vinger in de mond. Als het zich ontspant wordt de vinger uit de mond gehaald. Op deze wijze gaat men verder tot het kind weer normaal kan eten.

Psychiatrische stoornissen bij mensen met een verstandelijke beperking

Tot zo'n twintig jaar geleden, werd er nauwelijks geschreven over de mogelijkheid van psychiatrische stoornissen bij mensen met een verstandelijke beperking. Binnen de classificatiesystemen werd hier geen aandacht aan besteed. Wat daarvan de oorzaken zijn is niet duidelijk. Misschien het feit dat instellingen voor verstandelijk gehandicapten wat verder weg stonden of gescheiden waren van de psychiatrie. Misschien wel omdat de begeleiders het zo niet wilden zien. Afwijkend gedrag en/of moeilijk verstaanbaar gedrag werd en wordt vaker in verband gebracht met het hebben van een verstandelijke beperking dan met een psychiatrisch beeld.

Toch blijken psychiatrische stoornissen vaker voor te komen bij mensen met een verstandelijke beperking dan bij de gemiddelde bevolking. Sommigen beweren zelfs dat dit bij 30 tot 40% van de mensen met een verstandelijke beperking het geval is. Ernstige gedragsstoornissen kunnen symptomen zijn van een of andere onderliggende psychische stoornis.
De verwachting is dat het aantal zal toenemen, met name op het gebied van angsten stemmingsstoornissen en persoonlijkheidsstoornissen als de antisociale persoonlijkheidsstoornis, borderline en verslaving. Verslaving, waarschijnlijk door de sociale integratie en daarmee de grotere blootstelling aan verleiding.
De medicatie die gegeven wordt, is in principe dezelfde als bij niet verstandelijk beperkte mensen. Maar vooral bij mensen met een ernstige verstandelijke beperking en mensen met een aangeboren hersenbeschadiging is er een verhoogde kans op bijwerkingen of tegenovergestelde reacties.
Er wordt veel onderzoek gedaan op dit gebied en de verwachting is dat er de komende jaren veel meer duidelijkheid zal komen ten aanzien van diagnostiek en behandeling.

Sterk gedragsgestoord licht verstandelijk gehandicapt (SGLVG)
Zowel gedragsproblemen als psychische problemen komen veel voor. Bij een aantal mensen met een verstandelijke beperking in zeer ernstige mate. Kenmerken van deze groep zijn:

- Er moet sprake zijn van ernstige sociale problematiek en/of een psychische stoornis of disfunctioneren, veroorzaakt bij iemand die functioneert op een intelligentieniveau dat als subnormaal wordt geduid (gedacht wordt aan een IQ tussen 50 en 90).
- Een en ander kan zich in het gedrag als volgt manifesteren (vervolgens worden dertien gedragingen genoemd, waaronder):
  - ernstige vormen van storend gedrag;
  - ernstige lichamelijke agressie tegen personen;
  - extreem manipuleren of benadelen van de omgeving (bedreigen);
  - zeer ontremde seksualiteit;

  of

  psychiatrisch te duiden beelden als (onder andere):
  - stemmingsstoornissen, depressie, angststoornissen;
  - psychotische toestandsbeelden;
  - vastgelopen ernstige problematiek in verband met de levensfase.

De laatste jaren is er sprake van een stijging van het aantal SGLVG-cliënten, vooral onder jeugdigen. SGLVG staat voor Sterk Gedragsgestoorde Licht Verstandelijk Gehandicapten. Meer en meer wordt in plaats hiervan gesproken over SGLVB (Sterk Gedragsgestoorde Licht Verstandelijk Beperkten). Volgens de Vereniging Gehandicaptenzorg Nederland is dat te wijten aan de steeds ingewikkelder wordende maatschappij die steeds hogere eisen stelt, onder andere op het vlak van het dragen van eigen verantwoordelijkheid en keuzes maken. Veel jongeren lijken daar niet goed toe in staat. Bovendien staan zij aan veel verleidingen bloot, zoals de makkelijke toegang tot alcohol en drugs en het aangaan van teveel verplichtingen, bijvoorbeeld via abonnementen of mobiele telefonie en dergelijke. De complexe problematiek die dit oplevert wordt vaak onvoldoende opgepakt door de hulpverlening. Voor de geestelijke gezondheidszorg en verslavingszorg is hun lage IQ vaak een contra-indicatie terwijl de verstandelijke gehandicaptenzorg weer niet goed uit de voeten kan met de bijkomende problemen.

In deze groep, waarin jongens de meerderheid vormen, is er ook een verhoogde prevalentie van psychopathologie die zonder adequate interventies niet verdwijnt. Deze problemen zijn niet een direct gevolg van het lage IQ. Je kunt dus niet zeggen dat ze veroorzaakt worden door een beperkte intelligentie. Het hangt eerder samen met copingvaardigheden, de mate van impulsbeheersing en ongunstige omgevingsfactoren en een hogere genetische belasting voor neuropsychiatrische aandoeningen zoals autisme of ADHD.
Al met al betreft het meervoudige problematiek waarvoor een samenhangend antwoord moet worden geformuleerd op beleidsterreinen als zorg, welzijn en justitie.

Centra voor Consultatie en Expertise (CCE)

Sinds eind jaren tachtig bestaan er de zogenaamde Centra voor Consultatie en Expertise, voorheen consulententeams genoemd, in iedere regio één (samen drie). Het gaat om een team van deskundigen, dat in principe steeds opnieuw kan worden samengesteld afhankelijk van de hulpvraag.
Als men in een instelling grote problemen ervaart met een cliënt en binnen de instelling komt men er niet meer uit, dan kan (via de directie) een beroep gedaan worden op het CCE. Ook ouders kunnen hier contact mee opnemen en een samen te stellen team kan gevraagd worden voor een second opinion.
De coördinator van een CCE beoordeelt aan de hand van een aantal vastgestelde criteria of er extra hulp ofwel meerzorg nodig is. Als dit het geval is formeert hij een team dat zich verdiept in de problematiek.
Het CCE geeft advies over de behandeling. Vaak is het ook mogelijk om dan gespecialiseerde hulp in te zetten, bijvoorbeeld een verpleegkundige die deskundig is op het gebied van automutilatie. Ook is het mogelijk om op aanwijzing van het CCE extra geld voor begeleiding te ontvangen voor een korte of middellange periode. Individuele begeleiding en/of dagbesteding is ook mogelijk. Zie ook www.cce.nl

Crisissituaties in het leven van mensen met een verstandelijke beperking
Net als ieder ander worden mensen met een verstandelijke beperking geconfronteerd met crisissituaties in hun leven die van invloed kunnen zijn op hun ontwikkeling. In deze paragraaf gaan we in op een aantal veelvoorkomende crisissituaties. Telkens zullen we aangeven welke zorg hierbij nodig is. Aan de orde komen:
- uithuisplaatsing;
- ziekenhuisopname;
- overlijden, stervensbegeleiding.

Uithuisplaatsing
In het rollen- en relatiepatroon kwam uithuisplaatsing ook al aan de orde. Werd

het daar besproken vanuit het gezichtspunt van de ouders, nu gaan we in op de beleving van de cliënt.

OPDRACHT

Bespreek in groepjes van vier studenten de eigen ervaringen ten aanzien van de volgende vragen:

- Welke ervaringen heb je zelf met verhuizen, het ouderlijk huis verlaten?
- Welke emoties bracht dit bij jezelf en bij je ouders teweeg?
- Welke voor- en nadelen had deze verhuizing voor jezelf en voor je ouders?
- Hoe maakte je de nieuwe woonomgeving veilig voor jezelf?
- Wat miste je het meest aan de oude situatie en hoe probeerde je dit in je nieuwe woonomgeving te compenseren?
- Veranderde het op kamers gaan wonen de relatie die je hebt met je ouders? Zo ja, hoe dan?
- Bespreek per groepje de belangrijkste bevindingen plenair na.

CASUS

Jeroen is een jongen met een matige verstandelijke beperking. Hij is zes jaar oud en zijn ontwikkelingsleeftijd is gemiddeld tweeënhalf jaar. Zijn vader is bijna twee jaar geleden verongelukt. Jeroen heeft twee broertjes van zeven en tien jaar oud. Voor moeder werd na het overlijden van vader de zorg voor Jeroen te zwaar. Hij hield moeder bijna iedere nacht wakker met huil- en gilbuien.
Toen Jeroen drie jaar werd kon hij overdag naar een orthopedagogisch kinderdagcentrum, hetgeen voor moeder een grote ontlasting was. Overdag ging ze vaak een aantal uren slapen omdat Jeroen haar 's nachts wakker hield. Op allerlei manieren was geprobeerd het probleem te verminderen, zowel met pedagogische adviezen als met medicatie. Niets mocht baten.
De dag dat Jeroen wordt opgenomen in de woonleefgemeenschap brengt moeder hem zelf, samen met haar eigen vader. Jeroen komt vrolijk binnen lopen en gaat vrijwel direct spelen. Hierbij houdt hij wel zijn moeder voortdurend in de gaten. Na een lang gesprek met de moeder en opa van Jeroen, waarin de belangrijkste dingen lijken te zijn verteld, staat moeder ineens op en zegt: 'Nu moet ik weg.' Ze loopt snel naar Jeroen en zegt tegen hem: 'Jeroen, mama komt over een uurtje terug, ik moet even boodschappen doen.' Jeroen blijft zitten op de grond en speelt verder met de blokken. Moeder en opa gaan vervolgens weg en aan de deur zegt de begeleidster nog dat ze die avond wel zal bellen om te vertellen hoe het is gegaan die dag. Moeder huilt, en loopt zonder om te kijken weg.
Als moeder is vertrokken vraagt Jeroen naar zijn moeder. De begeleidster gaat met hem spelen en daarna gaat ze met Jeroen naar zijn nieuwe kamer toe. Dan realiseert Jeroen zich dat zijn moeder niet terugkomt. Hij begint om zijn moeder te roepen. 's Middags verloopt alles probleemloos, Jeroen gaat een eind wandelen om zijn nieuwe woonomgeving te verkennen. Tot het avondeten zijn er geen problemen.
Na het eten begint Jeroen te huilen en roept steeds om zijn moeder. Hij wil niet in bad en ook geen tv kijken.

Als de begeleidster 's avonds om 20.30 uur moeder opbelt, slaapt Jeroen nog steeds niet, hij huilt en gilt.
De begeleidster vraagt moeder of het misschien een idee is Jeroen even toe te spreken via de telefoon. Moeder wil dit niet. Vervolgens wordt afgesproken dat moeder de volgende dag, na het middageten, even op bezoek komt. De begeleidster vertelt Jeroen dat moeder de volgende dag komt, maar niets helpt. Pas om 23.00 uur slaapt Jeroen doodmoe in...

Vanuit onmacht zegt de moeder van Jeroen dat ze even boodschappen gaat doen. Ze weet niet hoe deze uitspraak uiteindelijk overkomt op Jeroen en welke gevolgen dit heeft.
Jeroen heeft de eerste dag al veel verdriet. Hij mist zijn moeder. Mogelijk zou dit anders zijn geweest als moeder op een andere wijze afscheid had genomen.
Jeroen toont duidelijk tekenen van 'scheidingsangst'. Hij voelt zich verlaten en heeft (nog) onvoldoende vertrouwen in zijn nieuwe omgeving om zich te hechten aan een andere volwassene. Hoe dit zich verder ontwikkelt en welke gevolgen dit voor zijn eigen ontwikkeling heeft hangt sterk af van de begeleiding en de zorg die wordt gegeven in de periode na de opname.

Ook mensen met een ernstige verstandelijke beperking zullen de uithuisplaatsing ervaren als een crisis in hun bestaan. Zij reageren misschien minder zichtbaar. Hun reactie kan bestaan uit het weigeren van eten of drinken, niet of moeilijk kunnen slapen, problemen met de ontlasting en/of een terugval in vaardigheden/ontwikkeling.
De bovengenoemde reacties zijn een normaal gevolg van een uithuisplaatsing. De effecten en duur van deze crisis zijn mede afhankelijk van de geboden begeleiding.

Aandachtspunten voor de ondersteuning
Al voor de opname van een nieuwe cliënt is het belangrijk om een begeleider aan te wijzen als persoonlijk begeleider. Hij is voor de ouders het eerste aanspreekpunt, de persoon die over alle materiële en niet-materiële zaken is geïnformeerd. In veel instellingen is het al gebruikelijk dat de persoonlijk begeleider voor de opname thuis kennis gaat maken bij de toekomstige cliënt. Hij probeert een beeld te krijgen van de belangstelling, de eigenschappen, voor- en afkeuren door gesprekken met de cliënt, de ouders, broers en zussen en door observatie. Hierdoor kan de persoonlijk begeleider de opname beter voorbereiden. Zeer wenselijk, zo niet noodzakelijk is het om de cliënt de kans te geven om te wennen indien de situatie dit toelaat. Samen met ouders of broers/zussen een keer op de thee komen, een kijkje nemen in de slaapkamer of aanwezig zijn bij de activiteiten kan ervoor zorgen dat de opname zelf minder bedreigend zal zijn. Ingrijpend blijft het als gebeurtenis toch wel.

Onderzoek heeft laten zien dat kinderen die worden gescheiden van hun ouders het volgende gedrag kunnen vertonen:

- *Protest:* huilen, schreeuwen en trachten de ouder achterna te gaan. Dit gedrag is de eerste drie dagen het sterkst aanwezig.

- *Wanhoop:* het protest neemt af en maakt plaats voor verdriet en terugtrekking. Sommige kinderen gaan dan schijnbaar aangepast gedrag vertonen, anderen klampen zich, zonder zichtbaar plezier, vast aan de nieuwe verzorger(s).
- *Onthechting:* als de ouder weer terugkomt (of op visite) dan wendt het kind zich af van de ouder, is stil en doet ongeïnteresseerd. Het kind is blijkbaar erg angstig voor een volgende scheiding.

Deze reacties op een scheiding blijken milder te verlopen als het kind een min of meer vaste begeleider krijgt toegewezen. Het scheidingsgedrag komt vooral voor bij kinderen in de verstandelijke (!) leeftijd van één tot vijf jaar. Dit geldt dus voor veel mensen met een verstandelijke beperking.

Er is een aantal punten te noemen waaraan beslist aandacht besteed moet worden. Zonder volledigheid te pretenderen, noemen we:

- Als een cliënt wordt opgenomen is het belangrijk om hem of haar 'persoonlijke dingen' mee te laten nemen. Het gaat dan om dingen waaraan hij of zij gehecht is. Voorbeelden hiervan zijn: de teddybeer, een slab, autootjes. Een cliënt kan hierin zeker in het begin troost vinden.
- Betrek de cliënt, als dit mogelijk is, bij de inrichting van zijn slaapkamer. Eigen en geliefde spullen moeten hier vooral een plaats krijgen. Overigens is het noodzakelijk ook de ouders hierin te betrekken. Op deze wijze kan het verdriet enigszins worden verlicht.
- Probeer zo veel mogelijk aan te sluiten bij de gewoonten die de cliënt van huis uit kent.

Opname in het ziekenhuis

Bijna iedereen die geconfronteerd wordt met opname en verblijf in een ziekenhuis ervaart dit als een meestal noodzakelijke, maar onaangename gebeurtenis in het leven.

Voor mensen met een verstandelijke beperking zal dit eveneens het geval zijn. De noodzaak zal hen echter dikwijls ontgaan. Met name door hun beperkte cognitieve vermogens, 'overkomt' hun een ziekenhuisopname.

Soms kan de stoornis die de verstandelijke beperking veroorzaakte leiden tot andere beperkingen/ziekten waardoor ze vaker dan gemiddeld ziek zijn en de kans op een ziekenhuisopname groter is. Mensen met het syndroom van Down hebben vaak (40%) een min of meer ernstig hartgebrek en leukemie komt bij hen twintig keer zo vaak voor als bij andere mensen. Cliënten die immobiel zijn en veel in een rolstoel zitten of op een matras liggen, lopen extra risico op het krijgen van luchtweginfecties en decubitus.

CASUS

Evert is een jongen van zestien jaar oud met een ernstige verstandelijke beperking. Hij woont in een leefgroep van acht cliënten die zich met begeleiding kunnen voortbewegen. Evert heeft bijna dagelijks epileptische aanvallen (primair gegeneraliseerd). Dikwijls dient ten minste één à twee keer Rivotril te worden gespoten om de aanval te doen stoppen.

Evert heeft een hemiplegie (een halfzijdige verlamming) en is spastisch. Om zijn mobiliteit in stand te houden krijgt hij drie keer per week fysiotherapie (doorbewegen en loopoefeningen).
Enkele dagen nadat Evert zich ernstig verslikte tijdens de broodmaaltijd heeft hij een oplopende lichaamstemperatuur. De arts vermoedt een verslikpneumonie. Evert wordt opgenomen in het ziekenhuis voor behandeling.
Aanvankelijk lukt het niet de longontsteking onder controle te krijgen met antibiotica. Pas na bijna twee weken wordt de koorts minder en knapt Evert zienderogen op. Een groot probleem tijdens die twee weken was zijn onvermogen om op te hoesten. Na bijna vier weken opname wordt Evert ontslagen uit het ziekenhuis.
De schrik is groot als Evert terugkomt. Hij blijkt zich niet meer te kunnen voortbewegen en er wordt een rolstoel aangeschaft. Direct na terugkomst wordt er weer begonnen met fysiotherapie (doorbewegen). Het duurt dan bijna twee maanden voordat Evert zichzelf, met begeleiding, weer kan voortbewegen.
De ziekenhuisopname had dus nogal wat gevolgen voor Evert. Door de lange bedperiode was zijn mobiliteit ernstig achteruitgegaan. Daarnaast was Evert nogal apathisch na de ziekenhuisopname, er was moeilijker contact met hem te krijgen. Deze crisissituatie (ziekte en ziekenhuisopname) had een negatieve invloed op Everts mogelijkheden en welbevinden. Deze negatieve invloed had voor Evert gelukkig geen blijvende gevolgen. Na ongeveer twee maanden was zijn toestand als tevoren.

Om een zo goed mogelijk verloop te garanderen, moet er aandacht besteed worden aan de volgende aspecten:

- voorbereiding van een cliënt;
- informatieoverdracht aan het ziekenhuis;
- begeleiding in het ziekenhuis.

Voorbereiding van een cliënt

De wijze waarop de voorbereiding moet gebeuren zal vooral samenhangen met datgene wat een cliënt kan begrijpen. Een grote valkuil voor de begeleiding is het niet vertellen aan de cliënt dat hij naar het ziekenhuis moet, omdat 'hij zich dan zo druk maakt'.
Voor mensen met een lichte verstandelijke beperking is er voorlichtingsmateriaal dat samen gelezen en bekeken kan worden. Veel hiervan is gemaakt voor kinderen en moet dus worden aangepast. Sommige ziekenhuizen hebben een speciale aandachtsfunctionaris die mensen met een verstandelijke beperking voorbereid op opname en verblijf in het ziekenhuis. Een bezoek aan het ziekenhuis met een rondleiding voordat er sprake is van een opname kan angst verminderen. Bij de voorbereiding kan de begeleiding dit als hulp gebruiken: 'Weet je nog, er zit een gordijn om ieder bed.'

Aandachtspunten bij het voorbereiden/geven van informatie:

- begin met wat de cliënt weet;
- ga van eenvoudig naar ingewikkeld;
- buit het moment uit;
- betrek familie/medecliënten bij het plannen maken;
- geef alleen relevante informatie;

- ga na of de cliënt eerdere ervaringen heeft met een opname en hoe die ervaringen zijn;
- ga na of de cliënt bepaalde associaties maakt ten aanzien van een opname. Als een familielid of medecliënt bijvoorbeeld overleden is in een ziekenhuis, kan hij dit gemakkelijk met zijn eigen opname associëren. 'Als ik daar naar toe ga, kom ik misschien niet meer terug of ga ik dood.'

Ook mensen met een matige of ernstige verstandelijke beperking zullen zo veel mogelijk voorbereid moeten worden. Materiaal is er heel weinig, het zal er vooral om gaan de cliënt duidelijk te maken dat hij erop kan vertrouwen dat er een bekend iemand in de buurt is.

Informatieoverdracht aan het ziekenhuis

Veel verpleegkundigen in een ziekenhuis zijn nog nooit intensief met mensen met een verstandelijke beperking in aanraking geweest. Vaak schrikken zij ervan en weten niet goed raad met allerlei gedragingen van de cliënt met een verstandelijke beperking. Maar ook weten zij niet hoe zij nu moeten communiceren met een volwassen man of vrouw die zij niet op de gewone manier kunnen aanspreken.
De zorgcoördinator van een cliënt is er verantwoordelijk voor dat verpleegkundigen in het ziekenhuis volledig geïnformeerd worden/zijn. Hij kan een inschatting maken van de reactie van de cliënt op de opname en het verblijf en daar de juiste begeleiding voor aangeven.
Een helder overdrachtformulier is onontbeerlijk, vooral omdat begeleiding meestal niet 24 uur bij de cliënt in het ziekenhuis kan blijven.

Er kan gebruik worden gemaakt van het zogeheten 'Ik-boek' of een Levensboek (Habraken, 2005). In eenvoudige schema's worden hier de individuele gewoontes van de cliënt aangegeven op het gebied van eten, drinken, rust, activiteiten, communicatie, medicatie, motoriek en houding en veiligheid. Dit boek kan aan het bed worden gehangen of achter de cliënt in losse bladen aan de muur.

CASUS

Jan is een man van 51 met een ernstige verstandelijke beperking. Hij is opgenomen in het ziekenhuis voor een operatie. Na de ingreep moet hij nog een aantal dagen in het ziekenhuis blijven. Bij elke maaltijd wordt hem koffie aangeboden met melk en suiker. Van de begeleiding had men namelijk gehoord dat Jan daar dol op is. Toch drinkt Jan al gedurende anderhalve dag niets. Elke keer als de kopjes worden opgehaald, staat zijn kopje nog onaangeroerd op het blad. Stimulerende opmerkingen helpen niet. Na overleg met de begeleiding komt men erachter dat Jan pas drinkt als hem het kopje in de handen gegeven wordt.

Begeleiding in het ziekenhuis

Als de situatie in de instelling dit toelaat is het zeer wenselijk iemand van de begeleiding die goed bekend is met de cliënt aanwezig te laten zijn in het ziekenhuis. Het ligt voor de hand dat dit de persoonlijk begeleider is. Zo nodig kan hij samen met de cliënt en in afwisseling en afstemming met ouders of familie, worden 'opgenomen' en de noodzakelijke zorg geven. Zeker als het gaat om een cliënt die

ernstige gedragsproblemen heeft is dit aan te bevelen. Op deze wijze kunnen problemen die ontstaan door de ontbrekende ervaring van de verpleegkundigen in het ziekenhuis, zo veel mogelijk worden voorkomen.
Het is zeer wenselijk dat de afdeling van het ziekenhuis één of twee vaste verpleegkundigen aanwijst die de (coördinatie van de) verpleegkundige zorg voor de cliënt voor hun rekening nemen. Een en ander zal mede afhangen van de organisatie van de verpleegafdeling en het gehanteerde systeem van verplegen.
Mensen met een ernstige verstandelijke beperking of met gedragsproblemen verblijven bij voorkeur in een eenpersoonskamer. Dit is voor hun eigen rust het beste. Ook kan hun aanwezigheid voor medepatiënten een extra belasting zijn. Uiteraard moet dit voor iedere situatie apart worden bekeken.
Als de opgenomen cliënt een operatie moet ondergaan, laat dan een begeleider die hem bekend is of een gezinslid bij hem blijven totdat de narcose is gegeven. Vraag of iemand aanwezig mag zijn bij het ontwaken op de verkoeverkamer. Het kan onrust voorkomen als een bekend en vertrouwd persoon op die momenten aanwezig is.
Probeer in overleg met de familieleden van de cliënt het bezoek tijdens de opnameperiode goed te regelen. Enerzijds om te voorkomen dat er dagen niemand komt en anderzijds om te veel en te ongeregeld bezoek te voorkomen. Overleg met de verpleegkundigen van het ziekenhuis is noodzakelijk.
Probeer vanuit een wederzijds vertrouwen en in goede samenspraak met de verpleegkundigen in het ziekenhuis de noodzakelijke hulp te geven in de opnameperiode.

Overlijden en stervensbegeleiding
Uit een interview met verpleegkundige Esther van de Bovenkamp

Ook de rouwverwerking van de groepsgenoten kan worden belemmerd als zij niet bij de het afscheid worden betrokken. "Onze cliënten hebben door hun verstandelijke handicap moeite met abstracties. Ze vinden het bijvoorbeeld lastig om te begrijpen dat de dood onomkeerbaar is. Ze moeten echt ervaren dat iemand er niet meer is. Als medewerkers proberen wij ze daarbij te helpen. We leggen bijvoorbeeld in eenvoudige taal uit hoe iemand die dood is, erbij ligt: "A. ligt in zijn eigen bed; hij ligt heel stil en voelt koud aan." Vervolgens geven we cliënten de gelegenheid de overledene te voelen, uiteraard onder begeleiding. De cliënt raakt bijvoorbeeld eerst de voeten van de overledene aan en gaat dan langzaam omhoog. Geur is eveneens een belangrijk instrument voor visueel gehandicapten. Door bijvoorbeeld de reuk van de rouwboeketten groeit het besef dat iemand er niet meer is. Ook de temperatuur van het mortuarium helpt bij het begrijpen dat een groepsgenoot is overleden. Stap voor stap vormen onze cliënten zich zo een beeld van diens 'dood zijn'. Als die mogelijkheid tot concretiseren ontbreekt – bijvoorbeeld omdat iemand thuis is gestorven en bezoek niet gewenst is – is het voor hen heel moeilijk om te bevatten dat hij er nooit meer zal zijn." (Van den Berg, 2005)

In het rollen- en relatiepatroon is aandacht besteed aan de hulpverlening bij het overlijden van mensen rondom een cliënt. In dit gedeelte gaan we in op het overlijden van de cliënt zelf.
Zoals de dood hoort bij het leven, zo hoort de begeleiding van iemand die dood

gaat bij de begeleiding van iemand die 'in levenszorg' is. Begeleiden houdt niet op, op het moment dat je weet dat een cliënt spoedig kan overlijden.
Cliënten met een ernstige verstandelijke beperking maken, door bijkomende beperkingen, soms meermalen een levensbedreigende crisis door. Zij hebben zich verslikt en krijgen een longontsteking, of de begeleiding was niet in staat hun signalen van pijn op te vangen en dan blijkt er een ernstige ziekte te zijn. Hoe cliënten dit ervaren is heel moeilijk te observeren. Wij gaan er wel van uit dat gevoelens van angst, onzekerheid, boosheid en verdriet aanwezig zijn.
Cliënten met een matige verstandelijke beperking zullen vaker non-verbaal of verbaal vragen stellen die betrekking hebben op de dood. Voor veel van hen wordt erg ziek zijn al snel geassocieerd met doodgaan, want: 'Toen opa heel erg ziek was, ging hij dood.' Deze cliënten hebben (gezien hun cognitieve niveau) een magisch denkniveau. Je kunt ziek worden omdat je iets niet goed gedaan hebt of door een eng dier.
Mensen met een lichte verstandelijke beperking zijn zich veelal goed bewust van hun ziek zijn en naderende dood. Zij kunnen hun onzekerheden en angsten bespreekbaar maken en duidelijker steun vragen.

De communicatie tussen begeleider en stervende wordt van de kant van de begeleider vooral bepaald door drie factoren:

- De eigen emoties en onzekerheden.
- De mate van bewustzijn van het naderend sterven:
  - de cliënt weet het niet, alle anderen wel;
  - de cliënt vermoedt het en probeert zekerheid te verkrijgen;
  - de cliënt weet het.
- De tijdsfactor; de waarschijnlijkheid van de dood en de tijd die de stervende nog rest.

In bijna alle instellingen wordt ernaar gestreefd om de cliënt in zijn eigen omgeving te laten sterven, eventueel met ondersteuning van een wijkverpleegkundige.

Lichamelijke zorg bij cliënten die gaan sterven
De lichamelijke verzorging bij mensen met een verstandelijke beperking die gaan sterven verschilt in principe niet van de verzorging bij mensen zonder een verstandelijke beperking.
Kort gezegd betekent dit dat er aandacht moet zijn voor:

- een prettige houding;
- verzorging van de mond en lippen, zeker bij cliënten die niet of nauwelijks meer drinken;
- lichamelijke verzorging. Proberen decubitus te voorkomen, ogen goed verzorgen, bedacht zijn op obstipatie;
- goede pijnbestrijding.

Daarnaast is het van belang dat je er bént voor de cliënt, en zijn signalen beantwoordt. Vooral bij mensen met een ernstige verstandelijke beperking zul je samen het stervensproces door moeten en zijn vertolker moeten zijn. Hij kan zijn angst misschien niet goed uiten en jij zult dit voor hem moeten verwoorden; het tegen hem zeggen en bij hem zijn. Iedereen heeft er recht op om te weten dat hij doodgaat wordt wel gezegd.

O P D R A C H T

In de literatuur wordt vermeld dat de waarheid vertellen alleen zinvol is wanneer en voor zover de stervende ermee gediend is.

- Kun je je situaties voorstellen dat je de waarheid niet vertelt; welke zijn dat en waarom vertel je de waarheid niet?
- Wat is het verschil met mensen zonder een verstandelijke beperking; doen diezelfde situaties zich daar ook voor?

Bespreek jouw ideeën hierover in de leergroep.

Sluit aan bij de emoties die een stervende cliënt aangeeft. Geef hem gelegenheid tot praten, zodat duidelijk kan worden wat hem bezighoudt.
De vraag: 'Ik ga vast gauw dood, hè?', zal in eerste instantie niet direct beantwoord hoeven te worden. Als begeleider moet je proberen duidelijkheid, te krijgen over de vraag achter de vraag. Het kan zijn dat iemand bang is pijn te krijgen of pijn heeft of een vraag heeft over wat er na de dood komt, of wil weten waarom de dokter zo vaak komt, enz. Het is verstandig om dan te antwoorden: 'Waarom denk je dat?'
Wat je niet moet doen is:

- Afschuiven: nou, dat weet ik niet, ik ben geen dokter.
- Ontkennen: 'natuurlijk niet'.
- Blokkeren: 'niet zo tobben, ga maar lekker slapen. Je moet wat vertrouwen hebben'.

Sluit ook aan bij datgene wat een cliënt kan begrijpen; bespreek met de ouders en het team wat je de cliënt vertelt, in welke bewoordingen. 'Je gaat naar de hemel, waar opa ook al is', of: 'Je wordt een ster en dan kunnen wij iedere avond naar je kijken', kunnen heel geruststellend werken.
Nabijheid is ook lichamelijke nabijheid. Gewoon stil bij iemand zitten, strelen, een hand vasthouden. Vaak wil je als begeleider praten en is het moeilijk om niets te zeggen. Toch vinden veel mensen die gaan sterven het fijn als er iemand alleen voor hen is. Dat ze de nabijheid voelen.
Cliënten die nooit gediend waren van lichamelijk contact, zul je omzichtig moeten benaderen en moeten aftasten wat zij fijn vinden.

Inrichten van de omgeving
Voor veel cliënten is het niet prettig om alleen te moeten liggen. Zij zijn hun hele leven gewend om in een groep te leven en nu moeten zij in hun laatste fase in een apart kamertje, hetgeen extra angst kan oproepen. Indien de omstandigheden op de groep het toelaten is het wenselijk om deze cliënt 'gewoon' op zijn plekje neer te zetten of te laten liggen.
Soms is een kamertje dat dicht bij de groep is heel fijn voor een cliënt; met de deur open kan hij de vertrouwde geluiden horen en met de deur dicht aan zijn rust toekomen.
Muziek die hij fijn vindt, bekende spullen om hem heen en natuurlijk vertrouwde mensen kunnen het afscheid nemen minder moeilijk maken.

Het sterven zelf

Het moment van sterven komt toch meestal nog onverwacht bij iemand die ernstig ziek is. Iedereen weet het en is erop voorbereid, maar het geeft altijd een schok als het echt gebeurt.

Als het heel duidelijk is dat het niet lang meer zal duren, moeten ouders of familie gewaarschuwd worden. Wie erbij willen zijn staat meestal beschreven in het zorgplan. Wacht er niet te lang mee, mensen moeten de tijd krijgen.

Signalen waaraan je kunt zien dat het sterven begint:

- De cliënt is hevig vermoeid. Soms kan iemand ook nog levendig en opgewekt reageren, omdat de pijn niet meer of minder wordt gevoeld.
- Er is spierverlamming. De cliënt zakt onderuit, kan het hoofd niet meer overeind houden. De ogen zijn half gesloten, de mond valt open en er is incontinentie.
- De bloedcirculatie wordt minder. De meest vitale organen worden het langst van bloed voorzien. De cliënt krijgt koude handen (blauwe nagels), koude voeten en een koude neus, soms koud zweet op het voorhoofd.
- De ogen 'breken'. Ze worden dof en troebel door het ontbreken van traanvocht.
- De ademhaling verandert, wordt reutelend of het type Cheyne-Stokes treedt op.
- De pols is zwak, onregelmatig en soms nauwelijks voelbaar.
- Het bewustzijn wordt minder. De cliënt lijkt te doezelen. Soms is er een verhoogde onrust of verwardheid.

Als de ademhaling afwezig is, er geen circulatie meer is, wijde lichtstijve pupillen en geen reflexen, dan is de cliënt overleden. Dit wordt door een arts officieel vastgesteld.

Sluit de ogen van de cliënt en kijk hoe laat het is. Als ouders er niet bij konden zijn, vinden ze het fijn om te horen wanneer en hoe hun kind is doodgegaan.

CASUS

Het was herfst. Wij wisten dat Stijn nu gauw dood zou gaan. Hij lag op het waterbed op de groep en zijn ouders, die meerdere malen per dag kwamen, waren even een eindje om. Het is altijd druk na het avondeten, maar nu leek het alsof de cliënten iets aan voelden komen. Iedereen was rustig, er hing een bijzondere sfeer. Ik ging bij Stijn staan en hield zijn hand vast. Hij deed zijn ogen open, keek naar buiten naar de mooie herfstkleuren van de bomen, zuchtte en was dood.

Het afleggen

In principe is dit bij iedere overledene hetzelfde. Probeer te regelen dat er iemand van de vaste begeleiding is of dat de ouders bij het afleggen aanwezig zijn. Zij weten het best hoe de cliënt altijd lag of hoe zijn haar zat. Respecteer de wensen van de ouders in de wijze waarop iemand opgebaard moet worden. Als het een cliënt is met een andere culturele achtergrond, informeer dan van tevoren welke gewoonten en rituelen men heeft rondom sterven en begraven.

Bijvoorbeeld bij moslims worden stervenden met hun gezicht in de richting van Mekka gelegd. Men wil bij hem bidden en de geloofsbelijdenis uitspreken. Het afleggen en met name het wassen wordt door iemand gedaan die daartoe is aangewezen (bij testament of door familiebanden). Daarna wordt de dode op een speciale manier ingewikkeld.

OPDRACHT

Het is voor de begeleiding niet altijd even gemakkelijk om bij het stervensproces aanwezig te zijn. Je hebt je eigen emoties en ervaringen met dood.
De begeleider uit de casus van Stijn zei later: 'Het klinkt misschien raar, maar ik voelde me bijna vereerd dat hij mij had uitgekozen om bij zijn sterven te zijn.'

- Vertel elkaar in de groep welke ervaringen je hebt met mensen die overleden zijn.
- Op welke wijze heb je afscheid kunnen nemen, of hoe zou je dat willen doen?
- Waar zou je zelf steun bij nodig hebben als je voor een cliënt moet zorgen die gaat overlijden?

Ook in de zorg voor mensen met een verstandelijke beperking zijn er vragen rondom keuzes bij ernstige ziekte en sterven. In de maatschappelijke discussie over het handelen rond het levenseinde wordt de nadruk gelegd op 'wilsbekwaamheid'. Mensen moeten zelf hebben aangegeven welke wensen zij hebben. Binnen de zorg voor mensen met een verstandelijke beperking is dit begrip niet zonder meer bruikbaar, waardoor het handelen zich in een ethisch onontgonnen gebied bevindt. Men bespreekt in het artikel vier casussen, waarbij het begrip 'zelfbeschikkingsrecht' onder de loep genomen wordt. De conclusie is dat er nog veel onduidelijkheden blijken te zijn over hoe dit begrip in concrete situaties invulling kan krijgen en zo van invloed kan zijn op beslissingen.
Voor aanvullende informatie zie www.palliatievezorg.nl.

PATROON

11

Waarden en levensovertuiging

TYPOLOGIE Het waarden- en levensovertuigingenpatroon omvat de waarden, normen, doelstellingen en overtuigingen (ook spirituele) waarop iemand zijn keuzes en beslissingen baseert. Inbegrepen zijn dus wat iemand belangrijk acht in het leven, en eventuele subjectief ervaren conflicten tussen bepaalde waarden, overtuigingen of verwachtingen ten aanzien van de gezondheid.

11.1 Inleiding

'Geeft het leven u over het geheel genomen wat u zoekt?'
(LETTERLIJKE VRAAG UIT EEN ANAMNESE)

Als je deze vraag voorlegt aan een willekeurig persoon, zal deze in eerste instantie raar kijken. 'Hoe bedoel je, valt er dan iets te zoeken of te vinden, persoonlijk of maatschappelijk of iets in de politiek?'
Toch raakt het de essentie van het leven, want ieder mens leeft zijn leven niet 'zomaar'. De een wil veel geld en een mooie auto; de ander zegt: als ik maar gelukkig ben; voor weer iemand anders is een goede gezondheid of een goede baan belangrijk. Iedereen leeft met bepaalde verwachtingen van het leven en probeert die verwachtingen te realiseren.

Verduidelijking van enkele begrippen

In dit hoofdstuk komt een aantal begrippen vaak voor. Om ze op een goede manier te gebruiken is het belangrijk dat je weet wat ze betekenen.

Waarden
Dit zijn uitspraken omtrent hetgeen goed of kwaad is. Ze gaan over het belang dat iemand hecht aan doelstellingen, mensen, handelingen, zaken en andere verschijnselen.
Je kunt de volgende zin afmaken: 'Ik hecht (grote) waarde aan...'
Denk hierbij aan: trouw, eerlijkheid, respect.
Er zijn persoonlijke waarden, instellingen hebben waarden (wij bieden cliënten veiligheid) en ook in de samenleving zijn er gemeenschappelijke waarden aan te wijzen (het gezin is de 'hoeksteen', gezondheidszorg moet betaalbaar blijven, eerbied voor het leven).
Sociologen omschrijven waarden als collectieve opvattingen over wat mensen goed en daarom nastrevenswaardig vinden (Stapel, 2016). Waarden zijn vaak abstract en mensen zijn zich er niet altijd van bewust dat ze een waarde van belang achten. Zo is het niet altijd duidelijk wat onder vrijheid van meningsuiting wordt verstaan en mensen beseffen pas dat zoiets voor hen van belang is als die vrijheid bedreigd wordt.

De mus en de mees

'Ik heb geen kijk op het leven,' zei de mus.
'Da's niks voor mij. Wat moet ik ermee?
Daar word ik alleen maar moe van. Dan moet ik erover nadenken.
Misschien wel erover praten.
Stel je voor, zeg.
Jammer van mijn tijd. Ik heb wel wat anders te doen.

Ik wil fladderen. Vrij en vrolijk rondvliegen.
Lekker in een stukje brood pikken. Smullen van fijne zaden.

Wat wil je als mus nog meer.
Volop genieten van iedere dag. De zon op mijn vleugels.
Vrolijk tsjilpend door de lucht. Heerlijk is dat toch zeker.'
'Zeg dat,' zei de mees, die had zitten luisteren,
'zeg dat wel.
Wat een prachtige kijk op het leven heb jij toch.'

UIT: RIJKSEN (2000)

Normen
Dit zijn de richtlijnen waarlangs het dagelijks leven verloopt. Het zijn dus gedragsregels, een soort voorschriften waaraan men zich houdt en waar (velen) het mee eens zijn.
Zij zijn gebaseerd op de waarden, datgene wat gerealiseerd moet worden, bijvoorbeeld:
Bij de waarde 'trouw', kun je als norm hebben: niet vreemdgaan.
Bij de waarde 'respect' kun je als norm hebben: jezelf voorstellen als je iemand voor het eerst ontmoet.
Bij de waarde 'respect voor het leven' kun je als norm hebben:

- abortus mag niet;
- abortus mag wel;
- abortus mag alleen bij aandoeningen die niet met het leven verenigbaar zijn;
- een vrouw moet vrij kunnen kiezen voor abortus.

Het is dus belangrijk om te weten waarom mensen vanuit dezelfde waarden tot verschillende normen komen. In onze multiculturele samenleving wordt maar al te vaak duidelijk dat specifieke waarden tot een verschillende en lang niet altijd door iedereen begrepen norm kan leiden.
Ook normen kunnen (net als waarden) zowel voor een individu als voor een hele samenleving gelden: geen alcohol in het verkeer, in gezelschap niet in je neus peuteren.

OPDRACHT

- Beschrijf zes ervaringen uit het dagelijks leven die voor jou persoonlijk zin geven aan je bestaan. Plaats deze zes ervaringen in volgorde van belangrijkheid.
- Beschrijf per ervaring de waarde die jij eraan toekent waardoor hij zin geeft aan je bestaan en eventuele normen die jij daarbij hanteert.
- Beschrijf in hoeverre jijzelf invloed hebt op de genoemde zes ervaringen en in hoeverre jij afhankelijk bent van anderen in de mate waarin je zin kunt geven aan je bestaan.
- Welke waarden van de studenten uit de groep komen overeen en welke verschillen van elkaar? Kunnen jullie hier een verklaring voor geven?
- Stel een lijst samen met vijf waarden die je als algemeen geldend kunt ervaren voor het zingeven aan iemands bestaan. Plaats deze waarden in volgorde van belangrijkheid.

Levensbeschouwing
Een levensbeschouwing is simpel gezegd: een kijk op het leven, vanuit een bepaalde invalshoek.
Levensbeschouwing kan worden opgevat als de zin die mensen geven aan hun bestaan, vanuit een bepaalde levensovertuiging.
Binnen een levensbeschouwing zijn er allerlei visies. Visies zijn ideeën over een deel of het geheel van de werkelijkheid (levensvisies). Mensen ontwikkelen visies om meer zicht te krijgen op bepaalde vraagstukken en om hun handelen met betrekking tot die vraagstukken beter te laten verlopen. Het handelen nodigt vaak weer uit tot de vorming van een nieuwe visie (Rijksen, 2000).
Aan levensbeschouwing gaat levensovertuiging vooraf. Een levensovertuiging kan een bepaald geloof (zoals de islam), een levensfilosofie (bijvoorbeeld het boeddhisme) of een andere grondhouding (bijvoorbeeld het humanisme) omvatten.

Een religie is dus een vorm van levensbeschouwing. Vanuit die religie, bijvoorbeeld het christendom of de islam, worden waarden gegeven waarnaar je moet leven.
Je kunt dus zeggen dat iedere religie een levensbeschouwing is, maar niet iedere levensbeschouwing is een religie.
Het humanisme is een voorbeeld van dat laatste. Humanisten benadrukken het belang van de scheiding tussen kerk en staat. De staat is neutraal en heeft zich niet te bemoeien met het individu dat vrij is zelf zijn leven vorm te geven. Het humanisme gaat uit van de eigen mogelijkheden en ontwikkeling van de mens en kent geen boeken als de Bijbel of de Koran van waaruit de richtlijnen voor het leven worden gehaald.
Nederland kent verscheidene religies en levensovertuigingen. Die verscheidenheid is de afgelopen eeuw enorm toegenomen. Vroeger was vrijwel iedereen religieus en er waren maar enkele stromingen. Tegenwoordig is ongeveer de helft van de bevolking niet religieus en is het aantal mensen dat regelmatig naar een kerk of moskee gaat ongeveer 10%. Nederland is daarmee een van de meest seculiere samenlevingen ter wereld. Er zijn talloze religieuze stromingen. Meer dan 50 verschillende religies en overtuigingen hebben hier kerken en aanhangers. Van kleine splintergroepen als de Kerk van de Nazarener of de Vrij Katholieke Kerk Nederland tot middelgrote als het hindoeïsme of boeddhisme. De grootste religies zijn het katholicisme (3.8 miljoen leden), protestantisme (1.7 miljoen leden) en de islam (ongeveer 1 miljoen leden). Dit betekent dus ook dat die verscheidenheid zichtbaar zal zijn in de zorg voor mensen met een verstandelijke beperking.

Uit het onderzoek *God in Nederland 1996-2006* blijkt dat veel mensen, ook niet-religieuze, religie toch een belangrijke rol toekennen. Met name denkt men dat religie er zorg voor draagt dat waarden en normen behouden blijven. Uit datzelfde onderzoek blijkt dat veel Nederlanders geloof als een persoonlijke zaak opvatten die ook buiten een kerk om beleefd kan worden. Het draait bij deze spiritualiteit eerder om het zoeken naar zin van het bestaan dan het hebben van vaststaande overtuigingen. Een slotconclusie van dit rapport was dan ook dat God in Nederland is, alleen zonder vaste woon- of verblijfplaats (Dekker, 2007).

Samengevat kan een levensovertuiging worden gezien als:

- wat iemand waar acht vanuit zijn geloof of opvatting;
- resultaat van logisch beredeneerde conclusies;
- de basis voor attitude en neigingen tot bepaalde gedragspatronen;
- de levensbeschouwelijke en godsdienstige uitdrukking van het persoonlijk weten.

Het belang van het vragen naar het waarom komt hier naar voren. Het antwoord zal soms moeilijk te geven zijn. Je vraagt mensen namelijk naar de zin van dingen, de zin van het leven.

In *Alice in Wonderland* merkt een van de personages het volgende op: 'Als er geen zin in het leven zit, bespaart ons dat een hoop werk want dan hoeven we ook niet te zoeken.'

Voor veel mensen echter is de gedachte dat het leven zonder zin zou zijn, moeilijk te accepteren.

We eten omdat we hongerig zijn, we gaan naar de film omdat we verstrooiing zoeken, we doen aardig tegen iemand omdat er fysieke aantrekkingskracht in het spel is en we werken om geld te verdienen. Met andere woorden, voor ons alledaags gedrag zijn er redenen en motieven aan te voeren waarom we die dingen doen. De zin van eten zit in het stillen van de honger.

Toch lijkt dit niet voldoende. De zin van het bestaan moet toch uitstijgen boven het luisteren naar muziek of een eind fietsen? De verklaring waarom je alledaagse dingen doet schiet tekort ten aanzien van het grote geheel. Het verklaart niet wat de zin van je bestaan is. 'Als je over het geheel nadenkt dan lijkt het allemaal geen zin te hebben. Van buitenaf gezien zou het niets uitmaken als je nooit bestaan had. En wanneer je niet meer bestaat zal het niet uitmaken dat je wel hebt bestaan' (NIZW 1990).

Het zal zelfs niet uitmaken als je iets wonderbaarlijks hebt gepresteerd dat zelfs na je dood nog waarde heeft, want uiteindelijk gaat ook dat (snel) verloren. Een deprimerende gedachte...?

Je kunt, als je niet verder kijkt dan je neus lang is, zeggen dat de zin van je bestaan erin ligt dat je kunt genieten van een mooi bos of dat je bij de tandartscontrole geen gaatjes had of dat er mensen zijn die om je geven. Voorwaarde is dan wel dat je inderdaad nooit meer verder kijkt dan je neus lang is en je jezelf geen vragen meer moet stellen over de bedoeling van alles, geen vragen over wie je bent, waar je vandaan komt of waar je naar op weg bent.

Je kunt je bestaan ook zin geven door bijvoorbeeld mee te werken aan een sociale of politieke beweging ter verbetering van de wereld. Of door je in te spannen opdat de generaties van de toekomst kunnen leven in een leefbare wereld. Of door de zin van je leven te ontlenen aan een religieuze bedoeling.

Maar ook hier gelden in feite weer dezelfde vragen. 'Wat is de zin van een betere wereld?' Of: 'Waarom moeten generaties na ons doorleven? Wat is daar de bedoeling van? Hoelang moet dat doorgaan? Wat is de zin van dat alles?'

Je vraagt niet zo gemakkelijk naar de zin van een religie ('wat is de bedoeling van God?'). Bovendien doemt hier het probleem op dat er blijkbaar iets bestaat dat alles zin geeft maar zelf geen zin heeft of in laatste instantie onbegrijpelijk is. Iets valt niet te verklaren uit het Niets, dus is er iets Absoluuts dat geen verklaring behoeft?

'Ook al is het leven als geheel betekenisloos, dan is het misschien nog niet iets om over in te zitten. Misschien kunnen we het erkennen en gewoon doorgaan. De truc is je ogen gericht te houden op wat vlak voor je ligt en de rechtvaardigingen te laten beëindigen binnen je eigen leven en binnen het leven van anderen met wie je verbonden bent. Het zou niets uitmaken als ik helemaal niet bestond of nergens om gaf. Maar ik besta wel en ik geef om dingen. Dat is alles.' (HERMSEN, 2001)

Sommige van deze vragen zijn door tijd en cultuur bepaald. Andere vragen gaan over het leven zelf en worden door ieder mens, ongeacht kleur, geloof, woonsituatie aan zichzelf gesteld. Dit zijn de zogenaamde levensvragen.
Voorbeelden van dergelijke vragen zijn:

- Wie ben ik? Ben ik wat anderen van en over mij zeggen (wat een aardige meid, zo betrokken) of ben ik dat niet? Kan ik mezelf zijn? Ben ik ten diepste goed of slecht, vrij of onvrij?
- Wie zijn de anderen? Hoe kijken mensen naar elkaar? Zijn mensen op zichzelf gericht, op anderen, of beide tegelijk? Kunnen mensen echt van elkaar houden?
- Wat is de natuur? Hoe kijk je aan tegen de natuur, tegen de relatie van mensen en de natuur? Maakt de mens zelf ook deel uit van de natuur? Is de mens de baas over de natuur?
- Wat is tijd? Waarom lijken leuke momenten zo kort en lijkt een bezoek aan de tandarts altijd lang te duren? Is de mens gericht op het verleden of leeft hij enkel in het heden? Wat is de betekenis van de toekomst? Waarom zijn mensen tijdelijk en dus eindig?
- Waarom handelen mensen zo? Wat motiveert hun tot dit of dat gedrag? Doen mensen alles voor zichzelf; kunnen zij belangrijke dingen veranderen?
- Waarom is er al dat lijden? Vragen die samenhangen met lijden, angst en verdriet, horen die bij het leven en waar komen ze vandaan? Waarom worden sommigen meer door lijden en verdriet getroffen dan anderen? Wat moet je ermee?
- Waarom is er iets en niet niets?

Door de filosoof Immanuel Kant werden al die vragen ooit samengevat in enkele eenvoudige vragen:

- Wat kan ik weten?
- Wat moet ik doen?
- Wat mag ik hopen?

Drie essentiële vragen die weer verwijzen naar de vraag: 'Wie is het eigenlijk die deze vragen stelt?' De ultieme vraag volgens Kant is dus: 'Wat is de mens?' (Wouters, 2010).

Bovenstaande vragen zijn niet bedoeld als een lijstje dat je kunt afwerken. Een aantal van deze vragen zul je jezelf waarschijnlijk ook al eens gesteld hebben. Zij hangen samen met situaties die je tegenkomt, met ervaringen. Het zijn vragen waarop geen eenduidig antwoord mogelijk is.
Je wordt je er meestal van bewust in:

- heel hevige situaties, die of heel positieve of heel negatieve ervaringen geven;

- in contacten met anderen: gezin, onderwijs, leeftijdsgenoten, massamedia;
- door na te denken; je leest in de krant en ziet twee foto's naast elkaar. De ene is een advertentie van een bungalowpark met zwemparadijs, twee tv's en een sauna in ieder huisje. Daarnaast een foto van gevluchte mensen, die in een kamp samen moeten zijn. Misschien is dit aanleiding om even na te denken over het hebben van luxe, het lijden van anderen, jouw aandeel daarin, enz.

De morele ontwikkeling

Een specifiek aspect van de opvoeding is het overdragen van de moraal, het besef van goed en kwaad. Ouders geven hun waarden en normen door aan hun kinderen:

- voorbeeldgedrag;
- er bewust over te praten;
- het kind te betrekken in beslissingssituaties;
- het kind tot de orde te roepen, wanneer het een morele norm of waarde heeft overtreden.

De kinderen internaliseren deze gedragsregels en opvattingen, ze maken ze zich eigen.

OPDRACHT

Schrijf het antwoord op de volgende vragen eerst individueel op en bespreek de bevindingen in de leergroep.

- Welke normen en waarden heb jij van thuis meegekregen?
- Welke norm en welke waarde vind jij hiervan het belangrijkst?
- Welke normen en waarden die jij hebt meegekregen wil je later niet op jouw kinderen overdragen?

Moraliteit heeft volgens Kohlberg – die heeft voortgeborduurd op het werk van Piaget – te maken met het in goede banen leiden van de sociale omgang tussen personen en/of sociale instanties. Deze 'spelregels' zorgen dat er gelijkheid, redelijkheid en wederkerigheid ontstaat in de aanspraken die personen en/of sociale instanties op elkaar maken.

Gelijkheid, wederkerigheid en redelijkheid kunnen worden samengevat in het (universele) begrip rechtvaardigheid.

Aan de hand van wat rechtvaardig is, kunnen conflicten tussen personen omtrent morele waarden en normen worden opgelost.

Volgens Kohlberg verloopt de morele ontwikkeling in een zekere volgorde en heeft het kind een aangeboren gevoel van rechtvaardigheid. De exacte inhoud van de moraal is cultuurafhankelijk, maar de principes waarop de ontwikkeling berust, zijn universeel (Verhulst, 2002).

Kohlberg onderscheidt drie stadia van morele ontwikkeling.

Stadium 1 Preconventioneel
Het kind laat zich hier met name leiden door de vermijding van straf. Goed is datgene wat beloond wordt, slecht is datgene waar een straf op volgt. Het kind is in eerste instantie niet in staat om de beweegredenen of belangen van anderen in te zien. Wat later breekt het besef door dat iedereen eigen belangen heeft die tegengesteld kunnen zijn aan die van het kind.
Goed is in dit stadium datgene wat als eerlijk wordt gezien, een gelijk oversteken (als ik jouw step mag, krijg jij mijn vlieger). Maar goed is vanwege de verschillende belangen die in het spel kunnen zijn dus ook op een bepaalde manier relatief.

Stadium 2 Conventioneel
Goed is datgene wat goed gevonden wordt in het sociale systeem waarin het kind leeft. Het wordt belangrijk gevonden je aan te passen aan hetgeen mensen die belangrijk voor je zijn van je verwachten. Of om je aan te passen aan het generieke beeld dat men heeft van een specifieke rol, bijvoorbeeld die van dochter die haar ouders dient te respecteren en eren. 'Ik heb altijd voor je gezorgd en nu dit! Wat doe je me aan! En hoe denk je dat je vader dit zal vinden?'
In dit stadium is men loyaal aan de gevestigde orde, soms zelfs heel strikt. Door het rode licht rijden is altijd slecht, ook al heb je nog zo'n haast omdat er een zwangere vrouw met weeën op de achterbank zit.
In tegenstelling tot het voorgaande stadium wordt nu meer en meer de intentie die er schuilgaat achter bepaald gedrag betrokken bij de beoordeling van dat gedrag.

Stadium 3 Postconventioneel
Het besef breekt door dat de waarden en normen uit de omgeving relatief zijn. Dat andere groeperingen en culturen er andere waarden en normen op na houden. Toch worden die waarden en normen nog vaak gevolgd omdat ze ook een sociaal contract inhouden dat je met je omgeving hebt.
Meer en meer komt de verantwoording om de hoek kijken en komt er een oriëntering op universele principes van rechtvaardigheid zoals respect voor de integriteit en waardigheid van individuele personen. Deze oriëntering breekt met het conformeren aan hetgeen autoriteiten je voorhouden omtrent wat goed en kwaad zou moeten zijn.

Verzorgers maken het mogelijk dat kinderen in staat zijn zich allerlei morele regels en begrippen als 'beloven', 'troosten' of 'medelijden' eigen te maken. Deze leerprocessen worden gestimuleerd door kinderen 'aan te moedigen zich in de positie van anderen te verplaatsen (perspectiefneming) en door kinderen te wijzen op de gevolgen van hun handelingen' (Verhulst 2002).

Volgens Kohlberg is de waarlijke motor achter de morele ontwikkeling wanneer een persoon een zogenaamd moreel-cognitief conflict ervaart. Daarmee wordt bedoeld dat iemand een tegenstrijdigheid waarneemt in zijn eigen morele opvatting in vergelijking met de opvattingen die in de omgeving gelden.
De laatste jaren is er veel onderzoek gedaan naar de evolutionaire bronnen van de menselijke moraliteit. Onder meer neurowetenschappers menen dat ons besef van

goed en kwaad voortkomt uit oeroude sociale instincten die lang geleden in de evolutie van de menselijke soort zijn ontstaan en die (wellicht) verfijnd worden gedurende de opvoeding. Ons vermogen tot moraliteit is aangeboren (De Waal, 2009). Kinderen doen kennis op in een mentale structuur die al aanwezig is. Nature en Nurture dus.

11.2 Waarden en levensovertuiging in de zorg voor mensen met een verstandelijke beperking

Wie bepaalt wat belangrijk is in en voor het leven van een mens met een verstandelijke beperking.
Hijzelf?
Ja, zou het antwoord moeten zijn, maar toch...
Wie bepaalt of een mens met een verstandelijke beperking eten mag weigeren, kinderen mag krijgen, medecliënten mag uitkiezen, leefregels mag opstellen, bidt voor het eten, naar bed gaat wanneer hij/zij wil, alcohol drinkt?
Hijzelf?
Ja, zou het antwoord moeten zijn, maar toch...
Dat ligt aan zijn niveau, wordt er gezegd.
Dat ligt aan de visie van de organisatie, wordt er gezegd.
Dat ligt aan de normen van de hulpverlener, wordt er gezegd.
Dat ligt aan..., wordt er gezegd.
Dat alles is waar en ook weer niet.

Dit deel gaat over beslissingen die genomen moeten worden. Met en voor mensen met een verstandelijke beperking. Niet alleen de grote, maar juist ook de 'kleine' beslissingen in het dagelijks leven.
Want mensen met een verstandelijke beperking zijn in veel gevallen afhankelijk van wat door ouders, hulpverleners, overheid als waardevol/zinvol in het leven gezien wordt.
Daarom moeten zij erop kunnen rekenen en vertrouwen dat zij het vertrekpunt zijn, dat iedereen alles in het werk zal stellen om hun belang hoog te houden en de autonomie zo veel mogelijk waarborgen.

Zingeving
Ook mensen met een verstandelijke beperking kunnen worstelen met zingevingvragen, al moeten we er misschien bij velen naar raden. Een moeilijkheid is dat, met name bij de mensen met een ernstige verstandelijke beperking, de zin van hun bestaan wordt afgeleid van de opvattingen van de omgeving.
Wanneer je hulpverleners de vraag voor zou leggen of het wel zinvol is wat ze doen en of het bestaan van mensen met een verstandelijke beperking wel zinvol is, zal er in eerste instantie een bevestigend, intuïtief antwoord gegeven worden. Hulpverleners zijn er meestal van overtuigd dat dat bestaan zinvol is. Als je doorvraagt waarop die intuïtie gebaseerd is, zal die vraag dikwijls onbeantwoord blijven. In hun eerste uitspraak dat het zinvol is om voor mensen met een verstandelijk beperking te zorgen, kan een motief gezien worden vanuit de beleving van

zichzelf, namelijk het werk wordt als zinvol ervaren; het is een legitimering van de zorg.
Maar of iemand met een verstandelijke beperking door deze zorg zijn bestaan ook als zinvol ervaart, is een moeilijk en soms ook niet te beantwoorden vraag.

Aan de andere kant, misschien stellen (veel) mensen met een verstandelijke beperking zich die vragen helemaal niet.

OPDRACHT

Activiteit in de praktijk:

- Inventariseer door middel van observatie bij twee cliënten van jouw groep vijf aspecten uit het dagelijks leven die zin geven aan hun bestaan. Plaats deze aspecten in volgorde van belangrijkheid.
- Beschrijf per cliënt welke waarde zij volgens jou toekennen aan die aspecten waardoor ze zin geven aan hun bestaan. Beschrijf waar die waarde volgens jou uit blijkt.
- In hoeverre is de cliënt zelf in staat om via de genoemde aspecten zin te geven aan zijn bestaan en in hoeverre is hij daarin afhankelijk van anderen?
- Vergelijk de lijst met aspecten die je op school samengesteld hebt met de aspecten die je bij de cliënten geïnventariseerd hebt. Welke overeenkomsten en verschillen kun je constateren en heb je hier een verklaring voor?

Moraliteit
In de inleiding werd de morele ontwikkeling besproken; we bespreken deze nu ten aanzien van mensen met een verstandelijke beperking.
Niet iedereen haalt vanzelfsprekend het postconventionele stadium. Op welk niveau je moreel denken staat is mede afhankelijk van de verstandelijke vermogens. De achterstand in verstandelijke ontwikkeling beïnvloedt ook andere ontwikkelingsgebieden zoals de motorische ontwikkeling, de ontwikkeling van relaties, het besef van goed en kwaad, de taalontwikkeling en de ontwikkeling van gevoelens.
Mensen met een ernstige verstandelijke beperking zullen waarschijnlijk niet aan het preconventionele stadium toekomen, ze hebben weinig of geen besef van morele kwesties; goed of slecht zijn begrippen die in hun wereld nauwelijks bestaan. Ze zien zich niet geplaatst voor praktische morele dilemma's zoals: 'Liegen mag niet, maar mag het ook niet als je iemand ermee helpt?'
Veel mensen met een verstandelijke beperking zitten in het preconventionele stadium waar belonen en straf een grote rol spelen.
Dit is het stadium waarin het kind dat, terwijl het moeder helpt met de afwas, per ongeluk een stapel borden kapot laat vallen, stouter is dan het kind dat tijdens het stiekem snoepen uit de suikerpot het deksel kapot laat vallen. Zes borden in scherven en brokken is immers veel erger dan een enkel kapot dekseltje?
Mensen met een licht verstandelijke *beperking* bevinden zich wellicht in het conventionele stadium met de nadruk op aanpassing aan wat (bijvoorbeeld) door de groepsleiding als goed wordt gezien.

CASUS

Het is theetijd en de begeleider komt met het blad met drinken en een trommel koekjes. Alle cliënten zitten te wachten. Nadat er gedronken is en er koekjes zijn gedeeld, kan Jan het maar niet laten om steeds weer in die koektrommel te duiken. 'Wat we ook doen, we krijgen het hem niet afgeleerd,' verzucht de begeleider.
En misschien kan het ook echt niet; want veel mensen met een ernstige verstandelijke beperking zullen dus nooit beseffen dat het niet goed is om uit de koekjestrommel te eten. Wat de hulpverleners dus moeten doen is óf de koekjestrommel wegzetten óf er zo weinig koekjes in doen dat hij er maar enkele kan wegnemen.

Religie

'Zalig zijn de armen van geest want hunner is het Koninkrijk der hemelen.'
MATTHEÜS 5:3

Duidelijkheid, veiligheid en bescherming zijn essentieel in het bestaan van een mens met een verstandelijke beperking. Deze veiligheid kan hij soms vinden in een bepaalde levensbeschouwing. Daar zal hij vaak niet zelf voor gekozen hebben, maar hij zal hem vanuit het gezin waar hij is opgegroeid hebben meegekregen. Deze levensbeschouwing geeft richting, inhoud en structuur aan zijn bestaan.

CASUS

'Leo is opgevoed met verhalen uit de christelijke levensbeschouwing, met verhalen over Vader God. Simpele verhalen, op maat gesneden voor een mens met een verstandelijke beperking.
Niemand weet wat het betekent om dood te gaan. Dat is ook niet uit te leggen.
Toch zoeken we naar vormen om over dit alles overstijgende gebeuren te kunnen communiceren.
Praktisch elke levensbeschouwing heeft daar zijn eigen manier voor. En elk individu, met zijn eigen zingevingsysteem, ook. Voor Leo werd het lopen het moeilijkste wat er was, maar hij heeft het lang volgehouden doordat zijn vader en moeder beurtelings op een paar meter afstand gingen zitten, armen wijd, 'kom maar in mijn hokje'. En in het volste vertrouwen, gesteund door Kees, die hem iedere keer een zetje in de rug gaf, stapte hij naar zijn ouders toe en gooide zich in hun armen. In zijn zingevingsysteem heeft hij een voorraadje vertrouwen opgeslagen dat hem nu zal helpen de laatste stap in zijn leven te nemen. De stap van het sterven. Voor Leo: de stap naar God.
'Ga ik dood Kees?', vraagt Leo. 'Ja Leo, ik denk het wel.'
'Ga ik dan naar de Vader God? En zegt hij dan 'kom maar in mijn hokje'? En geef jij mij dan een zetje?'

Niemand kan het bestaan, noch het niet-bestaan van God bewijzen. God is niet te filmen. Toch is God voor velen een wezen waar ze heilig in geloven, waar ze in vertrouwen. Het allesomvattende waarvan ze "weten" dat het goed is. Het alles overstijgende, het begin dat er al was toen je zelf nog niet bestond, het einde dat er nog zal zijn als je er zelf allang niet meer bent. De grond van het bestaan die vei-

ligheid en bescherming biedt' (Zevenbergen, 2010).
De komst van allochtone groepen naar ons land brengt met zich mee dat je door plaatsing van kinderen met een verstandelijke beperking uit die verschillende groeperingen, steeds meer te maken krijgt met verschillende geloven. De confrontatie met andere gewoonten en gebruiken kan als een bedreiging voor de eigen waarden en normen worden ervaren. Dit kan leiden tot vooroordelen, stereotyperingen en discriminatie.
Voorbeelden: allochtone ouders komen niet op tijd voor een afspraak met een hulpverlener of negeren zelfs de afspraak; veel allochtone ouders komen nauwelijks op bezoek bij hun kind. Soms bemoeien ouders zich helemaal niet met de zorg en soms juist overdreven veel; adviezen van hulpverleners over de opvoeding van hun kind worden niet of nauwelijks nagekomen.
Om deze obstakels te overwinnen is het van belang dat de gesprekspartners elkaar respecteren en elkaar serieus nemen door te reflecteren op eigen waarden en normen en die van de ander.

Veel Turkse en Marokkaanse ouders hebben als religie de islam.
De islam is meer dan alleen een godsdienst; naast het godsdienstig element omvat de islam een stelsel van sociale regels en gewoonten. Daarnaast hebben verschillende groepen talrijke tradities. We noemen enkele aspecten die voortvloeien uit de islam en betrekking hebben op de houding van ouders.

- De islam is gebaseerd op broederschap waarbij mensen met een verstandelijke beperking als gelijkwaardig worden beschouwd met het recht op een menswaardig bestaan. Allah schenkt al het leven, en alles wat hij schenkt is goed en moet geaccepteerd worden.
- De ouders beslissen of hun kind in staat is om aan de verplichtingen vanuit de Koran te voldoen, bijvoorbeeld ramadan houden (vasten) en het niet eten van varkensvlees.
- Jongens worden besneden.
- Men is geneigd om problemen binnen de familie zelf op te lossen en niet zo gauw een beroep te doen op hulpverleners.
- Voor een groot aantal ouders is het moeilijk dat de groepen qua sekse gemengd zijn.
- De vader zal het woord doen (heeft wel thuis overleg met zijn vrouw); hij heeft onder andere als taak de eer van de familie hoog te houden. Dit betekent dat hij nooit in het openbaar zijn ongelijk zal toegeven.
- Tijd heeft soms een andere waarde. Dit betekent dat afspraken uitgesteld worden of dat men veel later komt dan men had afgesproken.
- Binnen de communicatie is vooral belangrijk hoe iemand iets zegt, de inhoud is in eerste instantie van weinig belang. Dit betekent dat ouders 'ja' kunnen zeggen, maar hetgeen zij daarmee bevestigd hebben, niet doen.
- Conflicten worden op een andere manier beleefd en opgelost (Jansen, 1995).

De Koran spreekt overigens niet of nauwelijks over mensen met een verstandelijke beperking. Er wordt gesteld dat de islam neutraal staat ten opzichte van deze mensen. Het hoort bij het leven en dat is iets dat geaccepteerd moet worden.

Bejegening

'Een zwak, klein of gehandicapt individu is geen half persoon zoals een sterk, groot, gezond of welvarend individu geen twee personen is.'
KONGOLEES SPREEKWOORD

De zorg voor de zwakkeren in de samenleving wordt bepaald door de aard van de samenleving. Een aantal aspecten speelt daarbij een rol, zoals de economische situatie, de vigerende godsdienst en de waardering voor het leveren van prestaties. De plaats die mensen met een verstandelijke beperking binnen de samenleving hebben, wordt in belangrijke mate door de cultuur bepaald. Zo werd in bepaalde culturen in het verleden besloten, hoewel het het land economisch goed ging, om de gehandicapten uit te roeien. Zoals in de stadstaat Sparta, daar gooide men gehandicapten van de rotsen omdat alles wat zwak was een superras in de weg stond. Tragisch dieptepunt is het euthanasieprogramma T4 in het Derde Rijk. De nazi's besloten dat 'minderwaardig' leven moest worden uitgeroeid. Artsen en verpleegkundigen bepaalden voor duizenden mensen met een verstandelijke beperking en psychiatrische patiënten of ze niet te duur waren qua verpleging. Mensen die 'minderwaardig' werden geacht, werden afgevoerd naar (in eerste instantie) vijf euthanasie-inrichtingen alwaar ze werden vergast. In het kader van dit euthanasieprogramma van de nazi's en ten gevolge van een speciaal ingevoerd 'hongerdieet' (Hungerkost) vonden naar schatting 180.000 patiënten de dood. 10.000 van hen waren kinderen en jeugdigen.
In de jaren voorafgaand aan de Tweede Wereldoorlog werden ook ongeveer 300.000 mensen door de nazi's gedwongen gesteriliseerd. Een vergeten tragedie (Saß, 1999).

Maar ook in de recentere tijd zagen we bijvoorbeeld in Roemenië, onder het bewind van Ceausescu, dat kinderen die niet ingezet konden worden in het arbeidsproces en dus niet productief waren, werden veroordeeld voor het leven. Dat hield in dat ze opgesloten werden in tehuizen en net voldoende voedsel kregen om niet te sterven. Binnen de maatschappij was geen plaats voor hen.
Als een vrouw in een bepaalde stam in Kameroen beviel van een gehandicapt kind, dan was dat geen kind, maar een watergeest die bij haar was binnengedrongen tijdens het baden. Daarom moest de 'geest' worden teruggegeven aan de waarlijke ouders en werd daartoe op een rots aan de rand van het water gelegd (Zevenbergen 2010).
Het doden of verstoten van mensen met een verstandelijke beperking komt op ons, met onze heel andere visies op de zorg, wreed en redeloos over.

OPDRACHT

Het is niet juist om in de beoordeling van anderen de eigen waarden en normen centraal te stellen of, met andere woorden: 'Mensen die zelf gevangen zitten in een stelsel van conventies en verwachtingen geven verklaringen over de conventies en verwachtingen van andere mensen (Zevenbergen, 2010).

- Wat vind je van deze opvatting?
- Betekent dit dat je op grond van die uitspraak geen oordeel kunt hebben over in jouw ogen schadelijke praktijken die plaatsvinden in andere culturen met betrekking tot mensen met een verstandelijke beperking?

OPDRACHT

- Interview minstens vier willekeurige mensen ten aanzien van hun kijk op mensen met een verstandelijke beperking. Bedenk van tevoren welke vragen je wilt gaan stellen om deze visie helder te krijgen en schrijf die vragen op.
- Probeer daarbij zo veel mogelijk door te vragen. Waarom kijkt de geïnterviewde zo tegen mensen met een verstandelijke beperking aan? Is er bij hen sprake van een zinvol bestaan? Welke rechten hebben mensen met een verstandelijke beperking, enzovoorts.
- Inventariseer je bevindingen en presenteer deze in de leergroep. Probeer de reacties die je gekregen hebt te verklaren vanuit de maatschappij waarin wij leven.
- Beschrijf samen met je subgroep jullie eigen visie op mensen met een verstandelijke beperking en presenteer deze in de groep. Bespreek elkaars visies.

OPDRACHT

- Interview drie personen die werkzaam zijn in de instelling waar jij stage loopt/werkt over hun visie op mensen met een verstandelijke beperking. Maak daarbij gebruik van de vragen die je op school hebt opgesteld.
- Inventariseer je bevindingen en bespreek deze met je werkbegeleider. Zijn de interviews en de daaruit voortgekomen reacties wezenlijk anders dan die van de vier willekeurige personen die je geïnterviewd hebt? Zo ja, hoe komt dit denk je?
- Probeer je gekregen reacties te verklaren vanuit de maatschappij waarin wij leven.

Al in 1993 is door de Vereniging Gehandicaptenzorg Nederland (VGN) de nota 'Bejegening' geschreven, waarin zij kwaliteitseisen neerleggen voor een respectvolle bejegening.
De achterliggende visie op mensen met een verstandelijke beperking is: hun waardigheid dient in alle omstandigheden voorop te staan en dient uitgangspunt te zijn voor elke relatie met hen.
Mensen met een beperking hebben een grotere kans om als minder volwaardig te worden gezien en op grond daarvan minder respectvol bejegend te worden.
Respectvolle bejegening heeft als centrale kenmerken:

- Er wordt aandacht besteed aan de persoon. Er dient een dialoog tot stand gebracht te worden waarin wordt aangesloten op zijn emotionele niveau, zijn verstandelijke niveau en zijn belevingswereld. Er is aandacht voor lichamelijk contact en uitwisseling van genegenheid. Langdurig of volledig negeren is de slechts denkbare bejegening.
- De persoon wordt als individu en als volwaardig mens benaderd. Er is dus een fundamentele gelijk(waardig)heid. Mensen hebben mogelijkheden, gevoelens,

zelfbewustzijn, mogelijkheden tot verandering, seksuele gevoelens en verkeren in verschillende levensfasen.

- De rechten worden gehonoreerd. Dit is dus actief. Iedereen heeft recht op: professionele zorg, eigen keuzes, weigeren om een bepaalde handeling te ondergaan, informatie over gezondheidstoestand, financiën, huisregels; bewegingsvrijheid, bescherming, privacy, levensbeschouwing, inzage in dossier en een vertegenwoordiger.
- In het gedrag jegens de persoon wordt erkend dat de persoon deel uitmaakt van een bredere context.

Er wordt rekening gehouden met voorgeschiedenis en toekomst; deelname aan sociale netwerken wordt ondersteund, de familie wordt respectvol bejegend; participatie is zo volwaardig mogelijk in de culturele waarden en normen van de maatschappij.

Om hier recht aan te doen, zal de begeleider er zich van bewust moeten zijn dat hij een belangrijke (functionele en morele) verantwoordelijkheid heeft in de dialoog met de personen die hij begeleidt. Dit betekent:

1. De begeleider is zich bewust van zijn visie.
2. De begeleider is voldoende toegerust om het werk te doen.
3. De begeleider heeft de bereidheid tot persoonlijke inzet.
4. De begeleider draagt bij aan het opvangen van belangrijke signalen en de evaluatie daarvan.
5. De begeleider draagt bij aan een goede onderlinge sfeer.

Daarnaast worden er eisen gesteld aan de organisatie; zij moeten voorwaarden scheppen op een aantal gebieden:

1. De organisatie maakt de visie die leeft binnen de organisatie expliciet.
2. De instelling draagt zorg voor een goede coördinatie van het zorgproces.
3. De instelling draagt zorg voor personeel van voldoende kwaliteit en kwantiteit.
4. De instelling draagt zorg voor adequate ondersteuning van het direct uitvoerende personeel.
5. De instelling draagt er zorg voor dat er sprake is van een zo normaal mogelijke omgeving.
6. Openheid (Nota ‘Bejegening’ 1993).

Bejegening staat anno 2016 nog steeds hoog op de agenda. Niet alleen van de branchevereniging of beroepsverenigingen maar zeker ook bij familie en ouderorganisaties. Inhoud en doel verschillen niet van 1993.

Ethiek en ethische commissies

In de inleiding is de morele ontwikkeling beschreven zoals ieder mens die doormaakt. Iedereen heeft op basis van die ontwikkeling een mensbeeld en morele waarden, waarmee je oordeelt over goed en kwaad, juist en onjuist.

Mensbeeld en ethiek hangen nauw samen, want hoe we handelingen en situaties moreel beoordelen, wordt in belangrijke mate bepaald door het mensbeeld dat ons voor ogen staat; hoe mensen zouden moeten zijn. Aan onze ethische opvattingen ligt de vraag ten grondslag hoe we onszelf en andere mensen (willen) beschouwen. In de ethiek en bij ethische vraagstukken gaat het om de argumenten die men

heeft voor een bepaalde handelwijze, dus om het beredeneren van een juiste manier van handelen. Hierbij moeten religie en levensbeschouwing zo weinig mogelijk van invloed zijn, hetgeen bij sommige dilemma's bijna niet te vermijden is.
Begeleiders in de zorg voor mensen met een verstandelijke beperking worden dagelijks geconfronteerd met ethische vraagstukken. Zij maken elke dag vele keuzes in wat zij de juiste manier van omgaan vinden met deze mens. Zij baseren zich daarbij op uitgangspunten als zelfbeschikking en vraaggestuurde zorg.
Maar niet alle vragen zijn morele vragen. Een vraag is een morele vraag wanneer het gaat om een vraag naar wat we moeten of mogen doen. Dit moet niet in instrumentele zin opgevat worden. Het is dus geen vraag naar redenen die verklaren, maar een vraag naar redenen die rechtvaardigen. Daarmee wordt ook gevraagd naar het doel van het handelen, of naar datgene wat verplicht (Van de Scheer 1994). Voorbeelden hiervan zijn: behandelmethoden, medicatiebeleid, langdurige fixatie, (homo)seksuele relaties.

In veel instellingen kent men ethische commissies. Deze bestaan meestal uit een ethicus, een ouder, een arts, een gedragswetenschapper, een verpleegkundige, een pastor en een maatschappelijk werker. Het is de bedoeling dat zo'n commissie op een dusdanige wijze is samengesteld dat er vanuit diverse gezichtspunten naar een voorgelegde vraag kan worden gekeken.
Zowel begeleiding als ouders, directie, bestuur of welke discipline dan ook, kan de ethische commissie vragen voorleggen.
Dat kunnen vragen zijn over de directe omgang, over behandelmethodes of over moeilijk oplosbare problemen. Voorbeelden hiervan zijn:

- De vraag of er met sondevoeding gestart moet worden bij een cliënt die weigert te eten.
- Ouders zijn erop tegen dat hun dochter een seksuele relatie heeft; de begeleiding heeft het idee dat zij eraan toe is.
- De behandeling van zeer ernstige automutilatie met elektro-aversieve therapie.
- Het alleen met openbaar vervoer reizen van een cliënt met epilepsie.

Het is niet de bedoeling dat de begeleiding zich niet meer bezighoudt met deze vraagstukken. Een ethische commissie kan ondersteuning bieden als het probleem zo complex is of zoveel verschillende standpunten oproept, dat het zinvol is om er 'van buitenaf' naar te kijken.
Een ethische commissie heeft een adviserende functie. Zij kan een uitspraak niet dwingend opleggen. De meeste tijd in een moreel beraad of ethisch debat zoals dit in deze commissie gevoerd wordt is nodig om er achter te komen of er in het voorgenomen beleid, in de uitvoering of in een al bestaande regeling een moreel probleem schuilt. Het gesprek over ethiek zet de deelnemers aan het denken: waarom doen wij het zo? Is dit een goede gang van zaken? Worden we er beter van? Wat mogen we ethisch gesproken van onze organisatie verwachten? Veel vragen die ook niet altijd zijn te beantwoorden. Het debat of het gesprek mondt in elk geval uit in een diepere ethische bewustwording. Niet eens oplossingen. En consensus is meestal ook niet haalbaar of nodig. En als er wel een oplossing moet komen dan

is het niet te vermijden dat er bij sommigen ook een gevoel van teleurstelling ontstaat, uit loyaliteit wordt een gekozen oplossing aanvaard; het hoort bij ethiek soms met mindere oplossingen te leren leven (Kimman, 2009).

11.3 Analyse van een moreel probleem

Mevrouw Z. woont in een instelling voor mensen met een verstandelijke beperking. Ze heeft een matig verstandelijke beperking. Mevrouw Z. is in de vruchtbare leeftijd en ze dwaalt veel rond op het grote terrein van de instelling. Ze heeft geen vaste vriend.
De groepsleiding is bezorgd dat deze vrouw zwanger zou kunnen raken. Men is bang dat ze een keer 'gepakt' zal worden. Ze heeft al jaren de prikpil gehad. Ouders, pastor, arts, teamleden en psycholoog beslissen samen dat het beter is dat mevrouw Z. gesteriliseerd wordt. De vrouw wordt, een paar uur voordat ze naar het ziekenhuis moet, ingelicht over de sterilisatie.

Deze situatie wordt beschreven met behulp van louter feitelijke uitspraken. Toch kun je bij nadere beschouwing wel bepalen welke waarden en normen de betrokkenen hebben ten aanzien van zwangerschap of ouderschap, zelfbeschikkingsrecht, integriteit van het lichaam, zelfstandigheid, seksualiteit, enz. bij vrouwen met een verstandelijke beperking. Een aantal van die morele standpunten lijken zeer vanzelfsprekend, maar zijn ze dat wel?

A Een van de feitelijke uitspraken in de casus is: 'De groepsleiding is bezorgd dat deze vrouw zwanger zou kunnen raken.'

- Waarom zouden zij bezorgd zijn over een eventuele zwangerschap? Wordt die bezorgdheid veroorzaakt door bijvoorbeeld medische redenen, of liggen er waarden en normen aan ten grondslag? Gelden die (eventuele) normen en waarden specifiek voor deze vrouw of zouden ze voor alle vrouwen gelden?
- Zou jij ook bezorgd zijn dat ze zwanger zou raken? Geef redenen voor je antwoord.

B Een andere uitspraak luidt: 'Ouders, pastor, arts, teamleden en psycholoog beslissen samen dat het beter is dat mevrouw Z. gesteriliseerd wordt.'

- Wat bedoelen deze mensen, volgens jou, met 'beter'? Op grond van welke waarden en normen vinden betrokkenen het beter dat mevrouw Z. gesteriliseerd wordt?
- Wat zegt deze zin over de opvatting van betrokkenen over het zelfbeschikkingsrecht van deze vrouw? Welke waarden en normen gelden hier? Ben je het eens met die waarden en normen?
- Wat vind jij ervan dat de vraag of deze vrouw gesteriliseerd moet worden, niet besproken is met mevrouw Z.?

C Uit de casusbeschrijving kun je gedeeltelijk opmaken hoe mevrouw Z. woont: in een instelling voor mensen met een verstandelijke beperking, die gelegen is op een groot terrein, waar mevrouw Z. vrij kan ronddwalen.

- Als de betrokkenen vinden dat er een kans bestaat dat mevrouw Z. zwanger zou kunnen worden omdat ze 'gepakt' kan worden op het terrein, en ze vinden het beter dat het niet gebeurt, waarom letten ze dan niet gewoon op mevrouw Z.? Ze zouden haar toch ook niet kunnen laten ronddwalen op het terrein? Vind je dat geen betere oplossing om te voorkomen dat mevrouw Z. zwanger wordt?

D Wat wordt er bedoeld met de zin: 'Men is bang dat ze een keer "gepakt" zal worden?' Mevrouw Z. verschijnt in deze zin als (seksueel) passief en/of als slachtoffer.

- Kun je je ook een andere gang van zaken voorstellen, waarbij mevrouw Z. zelf het initiatief neemt tot seksueel contact?
Wat zou je daarvan vinden?

E In de casusbeschrijving lezen we: 'De vrouw wordt, een paar uur voordat ze naar het ziekenhuis moet, ingelicht over de sterilisatie.'

- Geef een uitgebreide reflectie op deze zin. Probeer aan te geven waar en waarin de benadering van mevrouw Z. verschilt van de benadering van vrouwen die niet matig verstandelijk gehandicapt zijn, maar normaal functioneren.
- Geef aan welke verschillen in die benadering op grond van medische, pedagogische, psychologische of andere redenen gekozen worden (deze redenen mag je in samenhang met elkaar behandelen) en welke op grond van morele uitgangspunten.
- Ben je het eens met die morele uitgangspunten? Welke bezwaren kleven er volgens jou aan, welke positieve kanten zitten er volgens jou aan?

F In de casusbeschrijving staat de zin: 'Ze heeft geen vaste vriend.'

- Waarom, denk je, staat deze zin erbij? Vind jij dat relevante informatie? Waarom wel of niet?

G In een vraag die bij de casus geformuleerd wordt, staat: 'Hebben de teamleden ethisch juist gehandeld toen ze probeerden voor het welzijn van deze vrouw te zorgen of zijn hun bemoeienissen te ver gegaan?'
In deze vraag wordt verondersteld dat de teamleden het welzijn van de vrouw op het oog hadden, toen ze besloten tot sterilisatie.

- Denk jij ook dat dat het uitgangspunt is van de teamleden en de ouders? Vind je dat een goed uitgangspunt? Zijn er ook andere uitgangspunten mogelijk, op grond waarvan je tot sterilisatie zou kunnen besluiten? Zou jij vanuit het uitgangspunt van het welzijn van de vrouw, ook tot sterilisatie besloten hebben?

H 3 Stoornissen en beperkingen

't Was bijna nacht. Lambert had goede zin.
Een doodskop uit een raap, een kaars erin,
zo stond hij achter 'n boom. Een echtpaar kwam
kalm aangefietst en schrok zich bijkans lam.
De man bleek plotseling veel minder traag
dan Lambert dacht, en gaf hem een pak slaag,
terwijl de vrouw weer bijkwam op de grond.
Ik weet niet wat die juffrouw er van vond,
die uitgelegd had op de BLO:
"Lambert, een doodskop maak je zo en zo".
Willem Wilmink, 't Was bijna nacht.

In dit hoofdstuk gaan we in op stoornissen die zowel aangeboren als verworven kunnen zijn. Veel mensen met een verstandelijke beperking hebben naast de verstandelijke beperking, vaak ten gevolge van dezelfde oorzaak, ook andere stoornissen, handicaps of beperkingen. Op de keper beschouwd zou je kunnen spreken van een 'meervoudige beperking'. In de praktijk echter spreken we alleen over meervoudige beperkingen als er sprake is van een visuele, auditieve of motorische beperking, naast de verstandelijke beperking.

Na een korte inleiding over de erfelijkheidsleer volgt een selectie van de meest voorkomende syndromen en erfelijke ziektebeelden. Vervolgens gaan we in op dementie, epilepsie en meervoudige beperkingen. Ten slotte wordt er aandacht besteed aan psychische stoornissen bij mensen met een verstandelijke beperking, waaronder psychiatrische stoornissen en autisme-spectrumstoornissen.
Bij ieder onderwerp worden de mogelijke oorzaken, de algemene kenmerken en de gevolgen die de stoornis heeft voor de ontwikkeling en de begeleiding besproken.
Voor de goede orde willen we vermelden dat het geenszins onze bedoeling is, mensen die het syndroom hebben te stigmatiseren of te vereenzelvigen met de beschreven kenmerken. De variatie onder hen is net zo groot als de variatie onder mensen die niet een van deze syndromen hebben.

3.1 Erfelijk bepaalde ziektebeelden als oorzaak van een verstandelijke beperking

Het totale erfelijkheidsmateriaal heeft twee hoofdfuncties:

- Het bestuurt en coördineert in de eerste drie tot vier maanden na de bevruchting via een zéér precies draaiboek de totale ontwikkeling van het embryo: van bevruchte eicel tot een foetus die in principe klaar is; alle organen zijn aangelegd.

- Het DNA bevat de juiste informatie (recepten opgeschreven in de zogeheten genetische code) waarop elke cel gedurende het hele leven een beroep kan doen als het gaat om het aanmaken en vervangen van de celbouwstenen: de cel-eiwitten, gebruikt als onderdeel van de celwand of als stofwisselingsenzym die volgens een uitgekiend recept in elkaar gezet moet worden.

Een kleine of grote fout in het DNA betekent:

- Een sterk verhoogd risico op lichamelijke aanlegstoornissen, vaak in combinatie met elkaar.
- Een risico dat een onderdeel van de stofwisseling niet optimaal verloopt.

Zowel vader als moeder dragen met 23 chromosomen in de geslachtscellen bij aan de totale erfelijke aanleg van een bevruchte eicel. Daarbij correspondeert elk chromosoom van de ene ouder met een vergelijkbaar chromosoom van de andere ouder. In een bevruchte eicel zijn de chromosomen twee aan twee vergelijkbaar, omdat ze gaan over dezelfde onderdelen van het ontwikkelingsdraaiboek of van de stofwisseling. Daarom spreekt men van chromosomenparen. Deze paren zijn genummerd van 1 tot en met 22 en XX (meisje) of XY (jongen). Een fout in de erfelijke informatie van één ouder kan vaak (gedeeltelijk) gecompenseerd worden door de wél goed bruikbare erfelijke informatie die van de andere ouder afkomstig is.

Alleen de geslachtschromosomen zijn maar in de helft van de mensheid met elkaar vergelijkbaar. Bij de vrouw zijn dit twee X-chromosomen, bij de man een X- en een Y-chromosoom. Het Y-chromosoom bepaalt hoogstwaarschijnlijk niet veel meer dan de ontwikkeling van de geslachtsklieren richting zaadballen. Een jongetje met een DNA-fout op zijn X-chromosoom kan niet terugvallen op erfelijke informatie van de andere helft van de geslachtschromosomen. Het Y-chromosoom is erfelijk vrijwel leeg.

Op de chromosomen liggen genen in de celkern. Genen zijn de dragers van de erfelijke eigenschappen van de mens. Ze bepalen hoe wij er uitzien en ze regelen de manier waarop iedere cel in ons lichaam werkt. Iedere cel in het lichaam heeft 46 chromosomen. Het aantal genen is veel hoger. Iedere cel heeft wel tussen de 20.000 en 25.000 verschillende genen. Hiervan heeft men 10% tot nu toe kunnen identificeren.

Genen bestaan uit DNA.

Soms ontstaan er veranderingen (*mutaties*) in het DNA. Waardoor dat komt, is niet altijd duidelijk. Mutaties kunnen gunstige gevolgen hebben, maar ook ongunstige. Een gunstige mutatie is bijvoorbeeld dat iemand heel goed tegen de zon kan. Een nadelige mutatie is een erfelijke ziekte.

Er zijn drie manieren van overerving:

1. *Autosomaal-dominante overerving.* Een autosomaal dominante aandoening komt (vaak in van persoon tot persoon verschillende mate) tot uiting, ook al is maar één van de twee gen-exemplaren afwijkend. Vaak gaat het hierbij om spontane mutaties tijdens de aanmaak van de geslachtscellen. Ook kan het zijn dat de DNA-fout in opeenvolgende generaties telkens een beetje groter wordt, tot het opeens in een

generatie tot ziekte leidt. De ouders hebben de aandoening dan zelf niet. In het geval van de chorea van Huntington kan de ziekte zich bij een ouder openbaren als hij of zij al kinderen heeft. Die kinderen hebben een risico van 50% om deze aandoening zelf ook te krijgen. Dominante overerfbare aandoeningen die tot een verstandelijke beperking leiden zijn er niet zoveel. Tubereuze sclerose is een voorbeeld van een dominant overerfbare aandoening.

2 *Autosomaal-recessieve overerving.* Een autosomaal recessief erfelijke aandoening betekent dat de aandoening alleen tot uiting komt als beide exemplaren van hetzelfde gen een fout bevatten. Dat betekent meestal dat beide ouders drager zijn: ze hebben de aandoening zelf niet, maar geven de aanleg om deze ziekte te krijgen via de helft van hun geslachtscellen door. Er bestaat voor dat ouderpaar doorgaans een herhalingskans van 25%. Recessieve aandoeningen die tot een verstandelijke beperking kunnen leiden zijn bijna altijd stofwisselingsziekten, zoals fenylketonurie (PKU) of zogeheten stapelingsziekten, zoals de mucopolysacharidosen (onder andere Sanfilippo-syndroom). Onderzoek vooraf op dragerschap is slechts bij een deel van deze aandoeningen mogelijk. Daarvoor is DNA-onderzoek nodig, maar dan moet wel precies bekend zijn welk stukje DNA er bij de ouders toe doet.

3 *Geslachtsgebonden overerving.* Een X-gebonden aandoening erft over via het X-chromosoom. Dat heeft tot gevolg dat deze aandoeningen bijna alleen bij jongens tot uiting komen. Moeder is draagster, de helft van de dochters eveneens, en de zoons die de ziekte niet ontwikkelen zullen de aandoening ook niet doorgeven. Een voorbeeld is het fragiele X-syndroom.

Men spreekt van een multifactoriële overerving als er sprake is van een genetische aanleg in combinatie met andere invloeden, zoals voeding, leefomstandigheden. Er is dan veelal een in aanleg aanwezige kwetsbaarheid.

Sinds 2006 kan iedere zwangere vrouw een 20-weken echo laten maken. Dit wordt vergoed door de zorgverzekering. Het doel van de 20-weken echo is controleren of er lichamelijke afwijkingen bij de baby zichtbaar zijn. Lang niet alle afwijkingen zijn zichtbaar op de echo, zo is het syndroom van Down heel vaak niet zichtbaar, maar ook afwijkingen als spasticiteit of autisme en vele andere afwijkingen zijn op een echo niet zichtbaar.
Afwijkingen die met de echo in principe gezien kunnen worden zijn:

- open rug
- te kleine schedel of ontbreken deel van de schedel
- defecten in de buikwand
- afwijkingen aan het skelet
- nierafwijkingen
- waterhoofd
- maagafsluiting
- gat in middenrif
- hartafwijkingen
- lip- of gehemeltespleet.

Een 20-weken echo is dus geen 100% garantie dat de baby bovenstaande afwijkingen niet heeft. Daarnaast zijn er vele afwijkingen die met de echo niet te zien zijn.

3.1.1 Soorten stoornissen in het erfelijk materiaal

Numerieke chromosoomafwijkingen. Het aantal chromosomen klopt niet. Bij een trisomie zijn er van een bepaald chromosoom niet twee maar drie exemplaren in de celkernen aanwezig. Zo leidt een trisomie van het 21ste chromosoom tot het syndroom van Down. Andere trisomieën die goed met het leven verenigbaar zijn, zijn de trisomieën van de geslachtschromosomen zoals het Klinefelter-syndroom, multiple-X-syndroom. Alle andere trisomieën zijn niet of slechts tot zeer kort na de geboorte levensvatbaar, zoals trisomie 18 (syndroom van Edwards) of trisomie 13 (syndroom van Patau).
Het in enkelvoud aanwezig zijn van een chromosoom (monosomie) is alleen met het leven verenigbaar als het gaat om een X-chromosoom (syndroom van Turner). In alle andere situaties eindigt de zwangerschap in een miskraam.

Structurele chromosoomafwijkingen. Een chromosoom ziet er abnormaal uit. Er kan een stukje chromosoom ontbreken (een deletie), zoals bij het Cri du Chat-syndroom met chromosoom 5. Bij het Prader-Willi-syndroom ziet men in ongeveer de helft van de gevallen dat er een stukje ontbreekt aan een exemplaar van chromosoom 15. Het gaat dan altijd om het exemplaar dat van de vader afkomstig is: het Angelman-syndroom/deletie maternale chromosoom 15. Er kan een stukje chromosoom 'op zijn kop' zitten (een inversie).

Bovenstaande aandoeningen zijn slechts bij uitzondering overerfbaar. Meestal ontstaan ze spontaan tijdens de aanmaak van geslachtscellen. Er is dan sprake van een spontane mutatie en niet van een (over)erfelijke aandoening. Deze mutaties verklaren een groot deel van de (verstandelijke) beperkingen. Verschillende onderzoeken in o.a. Canada (Hamdan e.a., 2011) en Nederland (Veltman en Brunner, 2010) hebben dit aangetoond in onderzoek waarin de genen van beide ouders werden vergeleken met die van het kind met een verstandelijke beperking. De verstandelijke beperking wordt dus niet doorgegeven, maar ontstaat door spontane, genetische verandering in de eicel of zaadcel van de ouders.

Een uitzondering wordt gevormd door de *translocaties.* Een translocatie betekent dat een stukje van het ene chromosoom (of een heel chromosoom) is gaan vastzitten aan een ander chromosoom. Er is een sterk verband tussen dit soort vormafwijkingen en een veelheid aan aangeboren afwijkingen van onder andere hart, ogen en zenuwstelsel.
Soms kan een van de ouders een dergelijke translocatie in al zijn of haar lichaamscellen met zich meedragen, zonder zelf de aandoening te hebben. De translocatie wordt dan zo gecompenseerd dat de totale erfelijke informatie in alle cellen van die ouder klopt. Men noemt de translocatie dan gebalanceerd. Deze ouder kan de afwijking echter wel doorgeven.
Chromosoomonderzoek van de ouders van een kind met een chromosoom-

afwijking is voor een groot deel gericht op het opsporen van dit soort, zeldzame, risico's.

Gen-afwijkingen die niet aan een chromosoom te zien zijn. Een gen is een afgebakend stukje chromosoom, een hoeveelheid naast elkaar liggend DNA, dat een bepaalde eigenschap bepaalt of aan een eigenschap bijdraagt. Iedereen heeft van elk gen twee exemplaren, van beide ouders één; bij jongens met uitzondering van de genen die via het X-chromosoom worden doorgegeven, daarvan is er steeds maar één exemplaar.

Erfelijkheidsonderzoek – advisering

Als iemand een kind heeft gekregen met een aangeboren en/of mogelijk erfelijke aandoening, in de familie komt een (mogelijk) erfelijke en/of aangeboren aandoening voor of iemand heeft zelf (of de partner) een aangeboren en/of mogelijke erfelijke aandoening, dan wil men graag een advies over een eventuele (volgende) zwangerschap.

Bij de afdelingen Klinische Genetica van academische ziekenhuizen wordt erfelijkheidsadvisering gegeven en erfelijkheidsonderzoek gedaan. Het doel is om antwoord te kunnen geven op vragen als:

- Is deze ziekte erfelijk?
- Welke erfelijke factoren spelen een rol bij aangeboren afwijkingen?
- Kan er een diagnose gesteld worden?
- Heeft iemand de erfelijke aanleg voor een bepaalde aandoening?
- Is er een herhalingskans bij deze aandoening?

Na verwijzing door de huisarts, zal door de klinisch geneticus altijd eerst de familie in kaart worden gebracht (een stamboom). Hiervoor moet soms veel speurwerk verricht worden en ook moeten familieleden vaak toestemming geven om hun medische gegevens beschikbaar te stellen. Naast lichamelijk onderzoek, kunnen de volgende onderzoeken plaatsvinden:

Chromosomenonderzoek

Voor chromosomenonderzoek wordt bloed afgenomen. In bloed zitten bepaalde cellen. In de celkern van deze cellen zitten de chromosomen. De chromosomen zijn de dragers van het erfelijkheidsmateriaal. Bij chromosomenonderzoek wordt gekeken of het aantal en de structuur/vorm van de chromosomen anders is dan normaal. De chromosomen worden hiervoor uit de celkernen gehaald. Ze kunnen onder een microscoop of met bepaalde technieken in een laboratorium bestudeerd worden. Een karyogram is een fotografische afbeelding van de chromosomen in een lichaamscel. Men kan dan de chromosomen tellen. Daarnaast kan men de chromosomen stuk voor stuk beoordelen op compleetheid.

DNA-diagnostiek

Voor DNA-diagnostiek wordt tevens bloed afgenomen. Uit de celkernen van de cellen in het bloed wordt DNA gehaald. DNA is de code van ons erfelijkheidsmateriaal. Een DNA-test kan worden toegepast om de klinische diagnose te bevestigen of uit te sluiten, om drager- of draagsterschap vast te stellen of in het kader van prenatale diagnostiek. Er wordt gekeken of er een verandering (mutatie) in het DNA aanwezig is die de oorzaak kan zijn van een bepaalde aandoening. Met DNA-onderzoek kan men dus heel gericht zoeken of een bepaald stukje van een chromosoom afwezig of veranderd is. Ook kan de herkomst van een stukje chromosoom worden vastgesteld: is het afkomstig van moeder of vader? Met een dergelijke techniek is het de laatste jaren steeds sneller duidelijk geworden hoe de relatie eruitziet tussen de DNA-fout en de uitingsvorm van een erfelijke aandoening.

Biochemisch onderzoek
In het laboratorium kan biochemisch onderzoek worden gedaan om te bepalen of er iets mis is met de stofwisseling. Met stofwisseling worden alle processen bedoeld die betrokken zijn bij de opbouw en afbraak in het lichaam. Er wordt gekeken of er een andere hoeveelheid van bepaalde suikers, eiwitten of vetten dan normaal in het bloed of de urine zit. De uitslag van bovengenoemde onderzoeken kan soms enkele weken of zelfs maanden duren. Daarom is het van belang dat er goede psychosociale begeleiding is gedurende het proces.

In paragraaf 1.3 is de NIPT-test beschreven: de Niet Invasieve Prenatale Test. Hierbij wordt bloed afgenomen bij de moeder en in het laboratorium onderzocht. Aan het licht kan komen of het ongeboren kind mogelijk trisomie 21 (syndroom van Down), trisomie 18 (Edwards Syndroom) of trisomie 13 (syndroom van Patau) heeft.

Ethische aspecten
Mensen die een genetisch onderzoek laten doen, hebben vooraf een vraag. Met het bekend worden van de uitslag van de test, is de eerste vraag mogelijk beantwoord, maar zal de volgende vraag zich aandienen: wat nu? Helder moet zijn dat ouders na prenatale diagnostiek in vrijheid moeten kunnen beslissen of zij het aan kunnen om een kind met een beperking groot te brengen. Want een positieve uitslag (een kind met een beperking) betekent nog niet dat er besloten wordt tot abortus. Zwangerschapsafbreking is in Nederland toegestaan tot 24 weken zwangerschap. Tijdens een congres van de Stichting Philadelphia over ethiek, prenatale diagnostiek, genetica en selectieve abortus, kwam duidelijk naar voren dat er meer dan tot nu toe geïnvesteerd moet worden in een goede beeldvorming over leven met een beperking, zowel richting samenleving als naar adviserende medici. Daarbij is de rol van ouders, familie en vrienden van mensen met een verstandelijke beperking onmisbaar.
In 2005 publiceerde De Maakbare Mens in samenwerking met de Centra voor Medische Genetica en het Vlaams Interuniversitair Instituut voor Biotechnologie (VIB) een toegankelijke brochure: *De tien grootste misverstanden over genetisch testen.*

3.1.2 Het Prader-Willi-syndroom

De incidentie is 1 op de 15.000 pasgeborenen. Voor Nederland betekent dit dat er jaarlijks ongeveer twaalf kinderen met dit syndroom worden geboren (ter vergelijking: per jaar worden er ruim tweehonderd kinderen met het Down-syndroom geboren). Het syndroom is voor het eerst beschreven in 1956 door de Zwitserse artsen Prader, Labhart en Willi.
Chromosomenonderzoek laat bij ruim de helft van de kinderen met het syndroom een afwijking/verlies van chromosoommateriaal zien van de lange arm van het 15de chromosoom dat van vader afkomstig is. In een ander deel van de gevallen blijken beide exemplaren van het 15de chromosoom van moeder afkomstig te zijn. Ook zijn er kinderen met een kleine verandering (mutatie) aan het vaderlijk chromosoom. Bij ongeveer 20% is met de huidige technieken nog geen afwijking te vinden.

Lichamelijke kenmerken en ontwikkeling
De hoofdkenmerken (die altijd voorkomen) zijn:
- hypotonie (spierslapte)
- hypogenitalisme (onvolledige ontwikkeling van de geslachtskenmerken)
- een abnormale vetverdeling (deze wordt pas later, in de kindertijd, zichtbaar)
- kenmerkend uiterlijk (gezichtje).

De spierslapte is veelal al merkbaar voor de geboorte (weinig bewegingen). De baby is extreem hypotoon, dat wil zeggen: bij het oppakken vallen armen en benen langs het lichaam en het hoofd achterover en de mondspieren kunnen zo slap zijn dat de zuigbewegingen onvoldoende zijn om melk uit de moederborst of de zuigfles te krijgen. Niet zelden is dan voeding via een sonde noodzakelijk.
Veel baby's reageren aanvankelijk nauwelijks op de omgeving en geven eigen levensbehoeften bijna niet aan. Ze huilen weinig en slapen veel. Na een aantal maanden verandert dit en wordt de baby sterker en reageert meer op de omgeving. De ontwikkeling is vertraagd; de motorische ontwikkeling zal erg gestimuleerd moeten worden. Op latere leeftijd kan de baby evenwel meestal de dingen die gewone baby's ook doen. Het kind blijft als baby buitengewoon rustig en tevreden. Huilen komt weinig voor en het toont plezier als het aandacht krijgt. Het zijn doorgaans lieve baby's. De pijndrempel is bij deze kinderen dikwijls verhoogd.
De onderontwikkeling van de geslachtskenmerken bij jongetjes is voor een arts die vertrouwd is met het syndroom, reden het syndroom te vermoeden en nader onderzoek te doen.
Naast de spierslapte en het hypogenitalisme zijn de volgende kenmerken veelvoorkomend:
- Gewichtstoename na het eerste levensjaar.
Dit is voor een deel te wijten aan de overmatige eetlust die bij deze kinderen ontstaat en aan het feit dat het kind minder energie nodig heeft. Er is een trage stofwisseling die maakt dat de energiebehoefte van het lichaam minder is (zo'n 30% in vergelijking met andere kinderen). Het kind is een alleseter en dol op zoet en energierijk voedsel. Vetophoping vindt met name plaats op het onderste deel van de romp, billen, dijen en bovenarmen.

- Smal voorhoofd, kleine neus, driehoekige mond.
- Kleine gestalte met kleine, smalle handen en voeten.
- Kalkgebrek in botten en tanden.
- Scheelzien (ruim 50% van de gevallen).
- In een klein aantal gevallen rugproblemen als lordose en scoliose.
- Geringe lichaamslengte (mannen circa 1,55 meter, vrouwen 1,48 meter).
- Op latere leeftijd bestaat er een grote kans op het ontwikkelen van niet-insuline-afhankelijke diabetes mellitus met insulineresistentie.

De genoemde kenmerken komen niet bij alle kinderen voor; er is een grote variatie in uiterlijk, lichamelijke en verstandelijke ontwikkeling.

Cognitieve en taalontwikkeling

Mensen met het syndroom van Prader-Willi functioneren op een verstandelijk niveau variërend van ernstig verstandelijk beperkt tot bijna normaal. De meesten hebben een matig verstandelijke beperking en komen in aanmerking voor speciaal onderwijs. De verstandelijke ontwikkeling wordt ongunstig beïnvloed door de motorische problematiek.

Door de trage motorische ontwikkeling is het beeld dikwijls disharmonisch. Een kind zal dikwijls al kunnen spreken in korte zinnen, terwijl het nog maar net kan kruipen. Door de motorische beperking is de wereld voor het kind vaak te klein en ervaart het zelf het verschil tussen wat het fysiek kan en verstandelijk wil. De ontwikkeling van de taal loopt parallel met de verstandelijke achterstand van het kind. Een complicerende factor hier is opnieuw de al genoemde hypotonie of spierslapte, waardoor het kind dikwijls ook articulatiestoornissen vertoont en dus moeilijker verstaanbaar is.

Sociale ontwikkeling

Tot het einde van de kleuterleeftijd zijn de kinderen dikwijls meegaand en vriendelijk van aard. Ook in de schoolleeftijd blijft dit overheersen. Toch komen er dan ook regelmatig, net zoals bij ieder kind, driftbuien en perioden van koppigheid voor. De sociale omgeving van het kind wordt immers in deze fase groter en het ervaren van zijn eigen beperkingen is niet zelden de reden van het koppige gedrag. De koppigheid is niet zozeer een gevolg van onwil als wel een uitvloeisel van het onvermogen tot kiezen. Op een bepaald moment in de ontwikkeling ontdekken kinderen dat er alternatieven bestaan waartussen het moeilijk kiezen is. Het liefst willen ze allebei, bijvoorbeeld én opblijven én naar bed. De spanning die die twee tegengestelde behoeften veroorzaken, uit zich in tegendraads gedrag.

Gedragsproblemen komen ook voor. Deze kinderen hebben een grote weerstand tegen veranderingen, ze zijn snel uit hun evenwicht en kunnen driftbuien krijgen. Daarnaast is het bezig zijn met en het zoeken van eten dikwijls een oorzaak van gedragsproblemen.

Aandachtspunten bij de begeleiding

Lichamelijke ondersteuning

Jonge kinderen lijken vatbaarder voor luchtweginfecties. Vaker dan bij normale kinderen leidt dit tot complicaties als longontsteking. Goede voeding, voldoende slaap en vooral ook bewegingsoefeningen zijn hier van belang.

Bij een deel van de mensen met dit syndroom zien we een overmatige slaperigheid overdag. In eerste instantie lijkt het een vorm van desinteresse voor activiteiten, maar langzamerhand is duidelijk geworden dat er ook iets anders aan de hand kan zijn: EDS (excessive daytime sleepness). Deze EDS gaat gepaard met verstoringen in de REM-slaapregeling. Daarnaast is er ook een afname in de diepe slaap. Samen doet het sterk denken aan het narcolepsiesyndroom. De volgende symptomen kunnen zich hierbij voordoen:

- EDS (onweerstaanbare aanvallen van slaperigheid overdag) met gevolgen voor het dagelijks functioneren
- hallucineren tijdens de overgangen van waken naar slapen en omgekeerd
- totale verlamdheid van de skeletspieren tijdens de slaap.

Bij met name dikke mensen met dit syndroom kan zich hypoventilatie voordoen, hetgeen gedurende de slaap 's nachts kan leiden tot het keer op keer voor kortere of langere duur stoppen van de ademhaling (slaapapnoe). Dit probleem kan verminderd worden door aandacht te besteden aan het gewicht.

Zoals gezegd is het op peil houden van het gewicht een centraal aandachtspunt bij de begeleiding. Enerzijds kan er sprake zijn van een onverzadigbare eetlust, anderzijds nemen deze mensen bij opname van een gelijke hoeveelheid energie in gewicht meer toe dan andere mensen met dezelfde lengte en leeftijd.
Noodzaak is dus om de voeding zo samen te stellen dat die voldoende bouwstoffen en beschermende stoffen bevat en zo min mogelijk brandstoffen. Daarbij is extra voedingsvezel ook van belang; dit heeft een hoge verzadigingswaarde: het voedsel krijgt meer volume zodat de hoeveelheid groot lijkt. Het voorkomt obstipatie en geeft een goede kauwfunctie. Voortdurende gewichtscontrole en raadpleging van een diëtist is dus van groot belang.

De verzorging van het gebit
Door een aantal oorzaken zijn er extra problemen met het gebit. Door de eetgewoonten is het gebit extra gevoelig voor cariës. In sommige gevallen treedt ontkalking op, waarbij extra toediening van fluor onontbeerlijk is. Verder wordt gedacht dat in een aantal gevallen een slecht gebit veroorzaakt wordt door een te droge mond, afwijkingen in de samenstelling van het speeksel en gebreken in het tandemail. Daarom:

- Vermijd zo veel als mogelijk bovengenoemde oorzaken. Met name de toediening van fluor (in overleg met de tandarts) en beïnvloeding van de eetgewoonten zijn activiteiten die mogelijk zijn.
- Houd controle op het goed poetsen van de tanden. Zelf napoetsen is noodzakelijk.

Wonden en insectenbeten
Veel mensen met Prader-Willi hebben een niet beheersbare neiging tot krabben en peuteren aan wondjes en insectenbeten, hetgeen tot gevolg heeft dat de wond langzamer geneest. Enkele algemene adviezen om dit te voorkomen zijn:

- Houd de nagels kort.
- Gebruik zeepproducten met een lage zuurgraad. Alkalische zepen kunnen leiden tot hinderlijke jeuk.

- Probeer bij insectenbeten de jeuk te verlichten door het gebruik van poeder of het deppen met een oplossing van zuiveringszout.
- Probeer in moeilijke situaties het kind te leren wrijven met zijn vlakke hand in het gebied van de insectenbeet. Dit kan de jeuk ook verlichten.
- Laat stromend, koud water over de plaats lopen waar de insectenbeet zit.
- Houd open wonden goed schoon ter voorkoming van infecties.

Omgevingsfactoren
De omgeving moet herkenbaar en voorspelbaar zijn. Het is van belang te onderzoeken waardoor de problemen met het gedrag zijn ontstaan. Als er sprake is van een veranderbare oorzaak, dan kan worden getracht deze aanleiding weg te nemen. Echter, bepaalde verschijnselen behoren nu eenmaal bij bepaalde stadia van ontwikkeling. Acceptatie helpt vaak beter dan strijd of pogingen de ander te veranderen.

Het is van belang ervoor te zorgen dat voedingsmiddelen goed opgeborgen zijn en dat niet-eetbare en giftige stoffen veilig achter slot en grendel zijn weggeborgen. De drang tot eten kan niet worden veranderd; een aanpassing van de omgeving is dus onvermijdelijk.
Tijdens het eten is het belangrijk het kind te betrekken in het tafelgesprek en het voldoende af te leiden van de uitgestalde heerlijkheden. Dat suiker, jam en andere voedingsartikelen niet binnen handbereik van het kind moeten staan, ligt voor de hand.
Dikwijls is het niet moeilijk op eenvoudige wijze het kind het idee te geven dat het toch veel eet. Een idee is dan het eten scheppen op een groot plat bord (het lijkt dan meer) en de maaltijden meerdere malen per dag te geven in kleinere hoeveelheden.

Door de voortdurende drang tot eten zullen er ook niet-eetbare of giftige zaken in de mond gestopt worden. De begeleiding zal deze stoffen (schoonmaakmiddelen, poetsmiddelen, maar ook medicijnen) veilig moeten opbergen. Al deze stoffen zullen achter slot en grendel moeten worden opgeborgen.
Al deze middelen dienen, indien de aanwezigheid onvermijdelijk is, zo veel als mogelijk te worden gekocht in kindveilige verpakkingen. Giftige planten zullen geen plaats in het woonvertrek mogen hebben en ook buiten zal hierop gelet moeten worden. Ook moet er een vergiftenwijzer aanwezig zijn die op een voor ieder zichtbare en bekende plaats hangt.

Sociale aspecten
Als baby en peuter zijn de kinderen met het Prader-Willi-syndroom vaak erg meegaand en kalm. Het kind lacht veel, reageert graag op mensen om hem heen en stelt aandacht buitengewoon op prijs.
Aan het eind van de kleuterleeftijd kunnen driftbuien voorkomen en perioden van koppigheid. Niet zelden komt dit voort uit een niet kunnen bevredigen van eetbehoeften in combinatie met de frustratie door de beperkte mogelijkheden tot verplaatsen. Dit laatste geldt zeker als het kind nog niet loopt. Hierbij speelt ook weer de weerstand tegen veranderingen.

Bij volwassenen komen driftbuien ook voor. Heel belangrijk voor de ouders en de begeleiding is het voorkomen dat er een machtsstrijd ontstaat met het kind.

Andere gedragskenmerken zijn nog: verzamelwoede, voortdurende neiging tot ordenen en rangschikken, veel bezig zijn met symmetrie en precisie, herhaaldelijk dingen nog eens schrijven, vertellen of vragen.

Seksualiteit
Een meisje met Prader-Willi heeft bijna altijd kleine schaamlippen en een kleine clitoris. De jongen heeft vaak cryptorchisme (niet ingedaalde testikels) en een kleine penis. Hormoonbehandelingen in de puberteit kan de ontwikkeling van de secundaire geslachtskenmerken stimuleren. Bij niet ingedaalde testikels zal eventueel operatief moeten worden ingegrepen.
De menstruatie bij het meisje is onregelmatig, laat en vaak gering. De vruchtbaarheid van zowel de jongen als het meisje is verminderd. Ondanks dit gegeven tonen mensen met het syndroom dikwijls wel belangstelling voor relaties met de andere of hun eigen sekse. Meestal is deze interesse meer sociaal dan seksueel van aard.

OPDRACHT

Terence is een jongen van veertien jaar die het Prader-Willi-syndroom heeft.
Hij is een erg rustige jongen en vriendelijk van aard. Hij heeft een matig verstandelijke beperking. Hij kan goed aangeven wat hij wil, maar heeft moeite om de meest eenvoudige handelingen zelf uit te voeren.
Terence is klein van stuk: hij heeft een lengte van 1,20 meter. Zijn gewicht is echter wat hoog, hij weegt namelijk 60 kilo. Dit gewicht zit hem met name in de vetophopingen op zijn buik, billen en bovenbenen.

De laatste tijd vertoont Terence enige gedragsproblemen, hij kan zonder aanwijsbare redenen ineens kwaad worden op alles en iedereen om zich heen. Het ene moment richt deze woede zich op materiële dingen, terwijl een ander moment een medecliënt of begeleider het moet ontgelden. Wat wel opvalt is dat Terence dag en nacht op zoek is naar iets eetbaars. Het maakt hem echt niet uit wat het is. Laatst was hij 's nacht naar de badkamer gegaan en heeft daar een tube tandpasta leeggegeten.

Het is de bedoeling dat je naar aanleiding van bovenstaande casus een verslag schrijft waarin je:
- de bovenstaande gegevens analyseert;
- formuleert welk probleem het meest op de voorgrond treedt;
- een doelstelling formuleert voor Terence;
- een concreet plan maakt hoe je dit doel wilt bereiken;
- de consequenties beschrijft die de uitvoering van het plan heeft op de begeleiders;
- de evaluatiepunten beschrijft.

Vervolgens bespreek je het verslag met de docent (begeleider).

Een van de ontwikkelingen is de toediening van groeihormoon bij kinderen bij wie geconstateerd is dat zij het syndroom van Prader-Willi hebben. Zij krijgen, na het voldoen aan een aantal criteria, vanaf 6 maanden groeihormoon toegediend totdat de groei voltooid is.
Studies hebben aangetoond dat de behandeling een gunstig effect heeft op lichaamslengte, spier- en botmassa, een verbetering geeft van zowel de motorische als de mentale ontwikkeling en de cognitie, verbetering van de spierkracht, conditie en activiteit en geen toename van gedragsproblemen (NVAVG, 2013).

3.1.3 Het syndroom van Down

Het syndroom van Down is het bekendste voorbeeld van een chromosomale afwijking. Het is ook de meest voorkomende; per jaar worden er in Nederland zo'n 220 kinderen met dit syndroom geboren (1 op de 650 geboortes) (RIVM, 2014). Van de mensen met een verstandelijke beperking die opgenomen zijn in instellingen heeft ruim 12% het syndroom van Down.
Dit syndroom is voor het eerst beschreven door dr. J. Langdon Haydon Down in 1866. De typische stand van de ogen en de ooglidspleten doen denken aan het Mongoolse ras. Daarom werden deze mensen vroeger 'mongolen' genoemd. Deze benaming is voor veel mensen beladen, en voor ouders vaak pijnlijk. Wij spreken daarom verder over mensen met het Down-syndroom.

Chromosomenonderzoek laat zien dat er in alle lichaamscellen een extra chromosoom 21 aanwezig is. Daarom spreekt men ook wel van 'trisomie 21'. In een klein aantal gevallen is dit extra chromosoom 21 vastgeplakt aan een ander chromosoom, meestal 13, 14 of 15. We spreken dan van een 'translocatie trisomie 21'. Dit komt in 4% van de gevallen voor en is de erfelijke vorm van trisomie 21. Bij 2,5% van de mensen met het Down-syndroom is sprake van een mozaïek van cellen, normale cellen en cellen met trisomie 21. De delingsfout ontstaat dan pas na de eerste delingen. Deze kinderen hebben nogal eens een minder duidelijk beeld van het syndroom van Down. Dit beeld noemen we mozaïek-trisomie 21.

De kans op het krijgen van een kind met het syndroom van Down neemt in het algemeen toe als de leeftijd van de moeder toeneemt. Beneden de dertig jaar is de kans ongeveer 1:2000 en boven de veertig jaar is de kans al ten minste 1:50.
De mate waarin er sprake is van erfelijkheid kan alleen maar vastgesteld worden door middel van chromosomenonderzoek bij kind en ouders. Het gaat in al die gevallen dan om een translocatie trisomie 21.
Ouders die net te horen hebben gekregen dat hun kind Down-syndroom heeft, wordt geadviseerd om contact op te nemen met de Stichting Down's Syndroom, zowel om informatie te krijgen als contact te hebben met mensen die hetzelfde ervaren hebben. Zij zullen ook worden geattendeerd op het Early Intervention Programma, een stimuleringsprogramma voor jonge kinderen met een ontwikkelingsachterstand. Dit programma bestaat uit fysiotherapeutische oefeningen om de motoriek te stimuleren, logopedische ondersteuning en mogelijkheden om allerlei vaardigheden te ontwikkelen. Voorbeelden hiervan zin het Macquarie Program,

het kleine stapjes programma en het Portage Programma Nederland (PPN).
Al deze programma's zijn bedoeld om op zo'n vroeg mogelijke leeftijd, gezinnen te begeleiden bij (dreigende) opvoedingsproblemen. Een belangrijk element van de programma's is dat er dagelijks aandacht is voor positieve communicatie tussen ouder en kind in de vorm van een spelletje. Zo leert het kind de dingen die moeilijk zijn op een speelse manier. Bij de programma's wordt onder meer een zogenoemde vaardighedenlijst gebruikt. Hierin zijn 580 vaardigheden opgenomen, verdeeld over zes ontwikkelingsdomeinen: vroege ontwikkeling, sociale ontwikkeling, zelfredzaamheid, taalontwikkeling, motorische ontwikkeling, cognitieve ontwikkeling. Ze zijn gerangschikt volgens het normale ontwikkelingsverloop van kinderen tussen nul en zes jaar.

Lichamelijke kenmerken en ontwikkeling

Het syndroom van Down is meestal direct na de geboorte herkenbaar. Er is echter alleen met zekerheid sprake van het syndroom van Down als dit door genetisch onderzoek ook is vastgesteld.

De meest voorkomende (zichtbare) lichamelijke kenmerken (60 à 80%) zijn de volgende:

- scheefstaande oogspleten (van binnen onder naar boven buiten gericht)
- een vlak gezicht (door de lage neusrug en kleine kaakbeenderen)
- huidplooi in de nek naar de schoudertop, waarlangs de aanhechting van het hoofdhaar zich gedeeltelijk voortzet
- een doorlopende buigplooi op een of beide handen
- de oren zijn vaak klein en laag ingeplant

de armen en benen zijn meestal kort in verhouding tot de lichaamslengte
hyperflexibiliteit van de gewrichten;

- algemene hypotonie (spierslapte)
- een minder ontwikkeld kootje van de pink van een of beide handen
- het ontbreken van de Mororeflex (opvangreactie)

Niet-zichtbare kenmerken

- uit röntgenonderzoek blijkt het bekken korter en naar verhouding breder te zijn
- een hartafwijking bij ongeveer 50% van de kinderen
- slechthorendheid en problemen met de ogen
- heupdysplasie

De tong heeft vaak de neiging naar buiten te komen enerzijds door een kleinere mondinhoud, anderzijds door de slapte van de tongspieren. Door een verminderd afweersysteem hebben ze dikwijls last van bovenste luchtweginfecties, chronische verkoudheid, bijholteontstekingen en middenoorontsteking.
Vaak ademen mensen met het Down-syndroom ook door de mond waardoor de tong naar buiten komt en er kloven ontstaan in de lippen en de tong droog wordt. Dit kan weer leiden tot een infectie van de luchtwegen. De kans op een longontsteking is daardoor ook groter.
Een ander veelvoorkomend lichamelijk probleem is obstipatie, dat wordt veroorzaakt door slapte van de darmspieren en/of een gebrek aan beweging. Leukemie

komt bij kinderen met het Down-syndroom ook meer voor dan bij andere kinderen. De schatting is dat dit ongeveer twintig keer zo vaak voorkomt. Het aantal kinderen dat goed op medicatie reageert neemt de laatste jaren toe. Na aangeboren hartafwijkingen en infecties is leukemie de meest voorkomende oorzaak van overlijden in de eerste levensjaren.
De slechthorendheid is vaak een gevolg van de verkoudheid en middenoorontstekingen. Een factor die hier ook een rol kan spelen is dat ze vaak last hebben van een chronische gehoorgangontsteking doordat deze (te) nauw is. Bovendien treedt er vaak vervroegde ouderdomsslechthorendheid op. Het aanvankelijk scheelkijken heeft naar alle waarschijnlijkheid vooral te maken met de slapte van de oogspieren. Dikwijls verbetert dit op latere leeftijd.
Mensen met het Down-syndroom zijn verminderd vruchtbaar. Onderzoek bij mannen heeft aangetoond dat er weinig rijpe zaadcellen worden gevormd. Er zijn gevallen bekend van kinderen geboren uit vrouwen met het Down-syndroom. Ongeveer de helft van hen was normaal en de andere helft had ook weer het syndroom van Down.
Mensen met het Down-syndroom zijn onderhevig aan een vervroegd verouderingsproces. Dit verschijnsel kan worden herkend aan snellere vermoeidheid, trager werken, minder verstaanbaar spreken, verminderde zelfredzaamheid, incontinentie, onzekerder lopen en humeurigheid.
Ook lopen ze meer dan andere mensen met een verstandelijke beperking het risico Alzheimer-dementie te krijgen. Er wordt onderzoek gedaan naar de relatie tussen syndroom van Down en de ziekte van Alzheimer. Het 21e chromosoom lijkt hierin een vitale rol te spelen. Na het 45e levensjaar hebben nagenoeg alle mensen met het syndroom van Down, de ziekte van Alzheimer.
Typerend is dat er bij velen epileptische verschijnselen gaan optreden. Als deze verschijnselen zich voordoen, dan kan de achteruitgang ineens heel snel gaan.

Cognitieve ontwikkeling en taalontwikkeling
Aanvankelijk ontwikkelen mensen met het Down-syndroom zich relatief snel, met name de eerste twee levensjaren. Het verstandelijk niveau van functioneren varieert, de spreiding is groot. Alleen de uitersten komen natuurlijk minder vaak voor dan het gemiddelde. Verreweg de meeste mensen met het Down-syndroom hebben een matige verstandelijke beperking. Uit een onderzoek van Martzberg (1950) blijkt:

- 24% heeft een intelligentiequotiënt (IQ) lager dan 25
- 62% heeft een IQ tussen 25 en 50
- 13% heeft een IQ tussen 50 en 80.

De individuele verschillen zijn groot te noemen, het gemiddelde IQ ligt rond de 50. Het is moeilijk te spreken over dé verstandelijke ontwikkeling.

De meeste mensen met het Down-syndroom ontwikkelen zich tamelijk harmonisch. Daar wordt onder verstaan dat er op alle gebieden achterstand is, maar dat deze achterstand op de gebieden meestal even groot is. Iemand met het Down-syndroom die wat betreft de taal op een niveau van drie jaar functioneert, zal ook wat betreft de intelligentie en de motoriek op dat niveau zitten. Een uitzondering vormt hier de sociale ontwikkeling.

De taalontwikkeling verloopt veelal parallel aan de verstandelijke ontwikkeling van het kind. In hoeverre de taal zich ontwikkelt, hangt af van het niveau van functioneren. De meeste kinderen met het Down-syndroom gaan wel spreken, ook al is dat soms beperkt tot losse woorden.
Ze zijn dikwijls moeilijk te verstaan, de uitspraak is zwak. Debet hieraan is natuurlijk de zwakke mondmotoriek die veroorzaakt wordt door de relatief grote tong en de hypotonie van de mondspieren.

Sociale ontwikkeling
In sociaal opzicht ontwikkelt een kind met het Down-syndroom zich relatief goed. De sociale aanpassing is vaak goed, evenals de praktische redzaamheid. Hij weet in de regel goed om te gaan met de sociale omgeving. Niet zelden worden ze daarom ook overschat in hun mogelijkheden.
Veel mensen met het Down-syndroom maken een versterkte koppigheidsperiode door die langer duurt dan bij normaal ontwikkelende kinderen. Niet zelden ontaardt dit in voorbijgaande driftbuien. Deze fase is van belang voor de persoonlijkheidsontwikkeling. Echter, het kind beschikt over beperkte verstandelijke vermogens waardoor het de werkelijkheid minder gemakkelijk kan inschatten en dus ook moeilijker zich 'passend' kan gedragen.
Het komt niet vaak voor dat zich ernstige problemen met het gedrag van mensen met het Down-syndroom voordoen.
Een ander gegeven is dat mensen met het Down-syndroom anderen vaak imiteren. In de ontwikkeling komt dit goed van pas en kan men daarvan gebruikmaken bij het aanleren van met name eenvoudige vaardigheden.

CASUS

Wim, een jongeman met het syndroom van Down, woont in een leefgroep samen met acht andere jong volwassenen. Een van zijn groepsgenoten, Piet, leert een eenvoudige gebarentaal om zich beter te kunnen uitdrukken. Dit wordt hem aangeleerd met de nodige aandacht en beloning als het lukt. Wim ziet dit en vindt dit zo interessant dat hij ook de gebarentaal gaat benutten en steeds minder gaat spreken...

Aandachtspunten bij de begeleiding

Lichamelijke ondersteuning
Jonge kinderen met het syndroom van Down hebben vaak moeite met de overgang van vloeibaar naar vaster voedsel. Vaak helpt het dan als de lepel voorzichtig op de tong wordt gedrukt en de kin iets omhoog wordt geduwd (mondcontrole) waardoor het voedsel met het naar achteren gaan van de tong wordt meegenomen en doorgeslikt. Advisering door een logopedist kan hier wenselijk zijn.
Verder bestaat er gedurende het hele leven een sterk verhoogde kans op een hypothyreoïdie: een te traag werkende schildklier. Omdat de verschijnselen van deze aandoening niet altijd gemakkelijk te herkennen zijn, is het nodig om regelmatig de schildklierfuncties te controleren in het bloed.

Het verdient in de begeleiding aanbeveling aandacht te besteden aan het geven van voldoende lichaamsbeweging en ervoor te zorgen dat niet stoppende voedingsmiddelen worden gebruikt, om obstipatie te voorkomen.
Sommige onderzoekers menen dat de voedselopname in de darmen bij mensen met het Down-syndroom vaak minder goed is dan bij anderen, met name de in vet oplosbare vitaminen A-D en K, en geven daarom als advies om in water oplosbare vitamine A-D druppels te geven.

Alle mensen met een aangeboren hartafwijking dienen vóór ingrepen waarbij bacteriën (met name streptokokken) in het bloed kunnen komen, een antibioticum te krijgen. Men noemt dit endocarditusprofylaxe, voorkómen dat bacteriën zich nestelen op een beschadigde of afwijkende binnenbekleding van het hart. Met name bij de volgende ingrepen geldt deze therapie:

- ingrepen aan tandvlees en gebit
- spoeling van de kaakholte
- katheterisatie bij geïnfecteerde urinewegen
- diagnostische ingrepen aan maagdarmkanaal en urinewegen
- insnijden van een abces of steenpuist.

Bij de lichamelijke verzorging dient aandacht besteed te worden aan:

Gevoeligheid voor infecties
Mensen met het Down-syndroom zijn snel verkouden en hebben regelmatig een loopneus. Van belang is het dat ze op vochtige en koude dagen warm gekleed zijn, ze te leren de neus goed te snuiten om de ademhaling door de neus mogelijk te maken en ze te stimuleren tot beweging.

Schrale huid en smetplekken
Belangrijk is hier het zorgen voor een goede en evenwichtige voeding met veel eiwitten en voldoende vocht. Daar waar sprake is van kloven in de lippen, rode en schrale wangen, infectieuze ogen, puistjes en smetplekken, dienen na overleg met de arts, geneesmiddelen te worden gebruikt. Voorop blijft staan de preventie; aandacht voor de voeding is dan het voornaamste.

Verzorging van mond en gebit
De kans op infecties in de mond is vergroot door onder andere de omvang van de tong. Een goede verzorging van de mond en met name ook het gebit is hier als preventieve maatregel essentieel. De tanden moeten dan ook ten minste drie keer per dag worden gepoetst. Eenmaal per dag moeten de tanden verzorgd worden met waterstofperoxide (3%) en moeten etensresten worden verwijderd. Adviezen van een mondhygiëniste zijn hier nodig.

Observatie lichaamstemperatuur
Een van de eerste aanwijzingen voor een infectie is het oplopen van de lichaamstemperatuur. De begeleiding dient in ieder geval de 'normale' waarde van de temperatuur te weten, zodat duidelijk wordt of er sprake is van verhoging.

Instabiliteit van botten en gewrichten
Bij mensen met het syndroom van Down komt men regelmatig een instabiliteit tegen hoog in de wervelkolom. Dat leidt lang niet altijd tot symptomen, maar kan mogelijk levensgevaar opleveren bij sporten en andere activiteiten. Het gaat om een te grote beweeglijkheid van de tand van de draaier (tweede halswervel) ten opzichte van de atlas (eerste halswervel). Bij het buigen van het hoofd blijft de tand niet goed op zijn plaats en kan het ruggenmerg beschadigen. Men noemt dit atlanto-axiale instabiliteit. De symptomen die hierbij kunnen voorkomen zijn nekpijn, scheve hals, kortademigheid, zwakte aan de beenspieren, loopproblemen met een wisselend karakter en verandering van urinelozing en defecatie. Bij neurologisch onderzoek worden verhoogde reflexen gevonden en verhoogde spierspanning aan de benen.
Als deze symptomen zich voordoen, is het de taak van de begeleiders een arts in te schakelen voor nader onderzoek. Verder komt het nogal eens voor dat de knieschijf instabiel is, waardoor deze van zijn plaats kan schieten. Dit gaat gepaard met pijn, zwelling en loopproblemen. Soms wordt door middel van een operatie de knieschijf vastgezet.

Waarneming
Er zijn een paar oogafwijkingen die bij mensen met het syndroom van Down vaker voorkomen: brekingsafwijkingen waarvoor een bril nodig is, standaardafwijkingen van de ogen (scheelzien), cataractvorming op jongere leeftijd. Een afwijking die vrijwel alleen bij het syndroom van Down voorkomt is de keratotonus. Dit is een kegelvormige vervorming van het hoornvlies die toeneemt. Als het plotseling erger wordt, dan stroomt oogvocht het hoornvlies in waardoor het vlies beschadigt. Ook kunnen de oogleden niet meer sluiten over het hoornvlies heen waardoor verdere beschadiging ontstaat. Een hoornvliestransplantatie kan uitkomst bieden, maar stelt hoge eisen aan het inzicht in de situatie van de persoon zelf. Ongeveer 5% van de mensen met het syndroom van Down krijgt deze afwijking.

Sociale aspecten
Zoals we al beschreven, verloopt de sociale ontwikkeling van mensen met het Down-syndroom in de regel zonder veel problemen. Weliswaar hebben ze meestal een langdurende en versterkte koppigheidsperiode als kleuter/schoolkind, daarna verlopen de sociale contacten redelijk tot goed.

Opvallend is dat in de communicatieontwikkeling bij mensen met het Down-syndroom het visueel-motorisch kanaal (zien, bewegingen en gebaren) zich gemakkelijker ontwikkelt dan het auditief-vocale kanaal (horen en spreken). Ze maken bij voorkeur gebruik van natuurlijke gebaren en bewegingen om iets uit te drukken. Voor de begeleiding houdt dit gegeven in dat je met deze beperkingen (en ook sterke kanten) in de begeleiding rekening moet houden. Bij jonge, zich nog ontwikkelende kinderen met het Down-syndroom is het verstandig om de communicatie via het auditief-vocale kanaal zo veel mogelijk te stimuleren. Immers, sociale contacten in het leven zijn gemakkelijker te leggen als ze leren beschikken over ook dit auditief-vocale kanaal. Natuurlijk moet dit niet ten koste

gaan van alles. Het moet niet leiden tot grote frustraties en onnodige inspanningen bij zowel de begeleider als de cliënt. Advisering door een logopediste is wat dit betreft wenselijk.
Gedragsproblemen doen zich bij mensen met het Down-syndroom minder voor dan bij andere mensen met een verstandelijke beperking. Bekend is dat de kans op gedragsproblemen groter wordt naarmate het verstandelijk niveau lager is.

Seksualiteit
Seksualiteit als begrip ruim opgevat, in zijn vele uitdrukkingsvormen (vriendschap,tederheid, erotiek, intimiteit, vrijen en het hebben van geslachtsgemeenschap) is ook voor een mens met het Down-syndroom een belangrijk onderdeel van zijn bestaan.
Mensen met het Down-syndroom zijn vaak erg aanhankelijk en meer dan gemiddeld gericht op de sociale omgeving. Als ze contact maken met een ander gebruiken ze vaak hun lichaam. Ze omhelzen spontaan of geven een kus, daar waar wij een hand geven. Hun gedrag wordt in onze geseksualiseerde maatschappij al snel geïnterpreteerd in termen van seksualiteit. Hun gedrag is voor velen op z'n minst verwarrend, immers in onze samenleving is seksualiteit iets aparts, het mag niet door andere dingen heenlopen. Door mensen met een verstandelijke beperking, met name ook mensen met het Down-syndroom, kan dit onderscheid niet worden gemaakt. Ze gebruiken hun lijf om gevoelens uit te drukken.
Begeleiders zullen dit met alle partijen bespreekbaar moeten maken en daarbij aandacht besteden aan mogelijke anticonceptie en afgestemde voorlichting.

Dikwijls worden mensen met het Down-syndroom getypeerd als 'gemakzuchtig' of 'liever lui dan moe'. Deze typering is niet geheel onjuist. In zijn algemeenheid moeten mensen met het Down-syndroom tot activiteiten worden gestimuleerd. Het is belangrijk rekening te houden met de fysieke gesteldheid van de mens met het Down-syndroom, zeker als hij of zij tot lichamelijke inspanning wordt aangezet. Dit geldt met name als er sprake is van een hartgebrek. Medische adviezen zijn dan van belang.

OPDRACHT

Jos is een jongen met het syndroom van Down. Sinds drie jaar woont Jos in een instelling voor mensen met een verstandelijke beperking. Hij heeft een matig verstandelijke beperking en een intelligentieonderzoek heeft uitgewezen dat hij een IQ heeft van 50. Jos heeft een slechte lichamelijke conditie. Dit uit zich in de volgende klachten: hij is snel verkouden en heeft vaak een loopneus en hij heeft een hartgebrek waardoor hij snel moe en kortademig is. Bij hem is ook sprake van overgewicht.
Jos is onlangs zestien jaar geworden en zit duidelijk in de puberteit. Hij maakt op dit moment een versterkte koppigheidsfase door die voor de begeleiding de nodige problemen oplevert. Hij identificeert zich sterk met zijn oudere broer en wil alles doen wat zijn broer doet. Zijn broer stimuleert Jos hier heel erg in. Hij is van mening dat Jos veel te inactief is. De begeleiding zou hem betuttelen en passief houden. De broer van Jos heeft Jos laten inschrijven bij een voetbalclub in het

dorp en wil volgende week de avondvierdaagse gaan lopen met Jos (15 kilometer). In het team is hier onenigheid over. Gezien het overgewicht van Jos en eerdergenoemde lichamelijke klachten, is een aantal mensen uit het team van mening dat zoveel lichamelijke activiteit gevaar kan opleveren voor de gezondheid van Jos. Een aantal mensen uit het team is echter ook van mening dat je Jos niet in 'een glazen huis' moet zetten. Een van de begeleiders zegt: 'Het gaat hier dus om de keuze tussen kwaliteit of kwantiteit van leven.'

- Geef jouw visie op deze situatie. Waar kies jij voor? Is dit een keuze tussen kwaliteit of kwantiteit van leven? Motiveer je keuze.
- Maak een plan van aanpak. Hoe ga je dit probleem oplossen?
- Welke disciplines ga je hierin betrekken en wat verwacht je van welke discipline?
- Welke rol spelen Jos en zijn broer in deze situatie? Hoe ga je hen erin betrekken?

3.1.4 Het fragiele X-syndroom

Al in 1943 werd dit syndroom beschreven door Martin en Bell. In 1969 werd door Lubs de oorzaak gevonden: een breekbaar plekje (fragile site) aan een van de uiteinden van het X-chromosoom. In 1991 hebben onderzoekers van het Academisch Ziekenhuis in Rotterdam, samen met enkele onderzoekers uit Atlanta (VS), het verantwoordelijke gen op het X-chromosoom geïdentificeerd.. Fragiele X wordt vastgesteld door een DNA-onderzoek van het bloed. Hiervoor wordt een buisje bloed afgenomen. Dat bloed wordt onderzocht in één van de Klinische Genetische Centra (KCG). De tijd tussen bloed prikken en de uitslag is meestal enkele maanden.
Het gaat hier om een aandoening aan het geslachtschromosoom X, waarbij hoofdzakelijk mannen 'ziek' zijn en vrouwen draagster. De schatting is dat 1 op de 250 vrouwen draagster is van een premutatie (tegenover 1 op 800 mannen).
Het fragiele X-syndroom komt voor bij ongeveer 1 op de 5000 à 6000 pasgeboren jongetjes en 1 op de 8000 meisjes. *Jaarlijks worden er in Nederland ongeveer 15 meisjes en 20 jongens geboren met het fragiele X-syndroom.* Dit betekent dat het na het syndroom van Down de meest voorkomende (bekende) erfelijk bepaalde oorzaak van een verstandelijke beperking is.
Er zijn in Nederland ruim 700 patiënten bekend. Naar verwachting zijn er ongeveer 5000. Dit grote verschil wordt veroorzaakt door het feit dat bij vrouwen (omdat zij nog een tweede X-chromosoom hebben) de afwijkingen zo klein kunnen zijn, dat er geen sprake is van een verstandelijke beperking en dus geen reden om zich te laten onderzoeken.
De overerving gaat nogal complex. Moeders geven het door aan hun dochter (draagster) die vervolgens zoons krijgt die een verstandelijke beperking hebben. De dochters kunnen het draagsterschap doorgeven aan hun dochters die dan weer dochters kunnen krijgen die zelf ziek zijn. Na het ontdekken van het fragiele X-syndroom moet vervolgens ook de hele familie onderzocht worden.

Lichamelijke kenmerken en ontwikkeling
Op jonge leeftijd zijn kinderen met fragiele X uiterlijk moeilijk te onderscheiden van andere kinderen. Wel valt na een half jaar op dat de motorische ontwikkeling

achterblijft. Het los kunnen zitten begint pas gemiddeld vanaf 10 maanden en het los lopen pas na gemiddeld 21 maanden. Het is dus moeilijk om zeer vroeg een diagnose te stellen.
Vanaf de puberteit zijn de kenmerken, vooral bij jongens, beter zichtbaar:

- lang gelaat
- forse kin/stevige onderkaak
- versnelde groei
- uitstaande oren, grote oorschelpen
- grote(re) testikels
- bewegingsproblemen (zowel grove als fijne bewegingen)
- verstoorde vormen van het bindweefsel; dit kan aanleiding geven tot lichamelijke afwijkingen zoals overbeweeglijke gewrichten, scoliose en platvoeten
- scheelzien
- verhoogde gevoeligheid voor bijholte- en middenoorontstekingen
- epileptische aanvallen bij één op de vijf kinderen; de aanvallen zijn goed behandelbaar en verdwijnen als het kind ouder wordt.

Hierboven werd al gesteld dat de afwijking ook voorkomt bij vrouwen, echter dan zijn de lichamelijke kenmerken minder opvallend en is de verstandelijke beperking lichter of afwezig. Vrouwen komen soms vroeg in de overgang, ook als ze alleen draagster zijn.

Cognitieve en taalontwikkeling

Mannen die lijden aan het fragiele X-syndroom (FX) zijn in de regel matig verstandelijk beperkt (het IQ varieert tussen de 30 en 50 bij kinderen en tussen 20 en 40 bij volwassenen). De meesten hebben een opmerkelijk geheugen voor namen en gebeurtenissen. Naast overbeweeglijkheid is er vaak sprake van concentratieproblemen. Als ze gezien hun verstandelijk niveau van functioneren in aanmerking komen voor speciaal onderwijs, dan zijn deze twee laatste factoren hinderlijk. Hun leerprestatie kan hierdoor ongunstig worden beïnvloed. Bij de helft van de vrouwen is er sprake van een normale intelligentie, bij de andere helft veelal een lichte verstandelijke beperking. Er zijn echter ook vrouwen bekend met een matige of ernstige verstandelijke beperking.
De taalontwikkeling komt laat op gang. Als de taal zich ontwikkelt, dan zijn er dikwijls blijvende stoornissen aanwezig. Het meest opvallende hierbij is hun 'alleen-tweespraak'. Ze kunnen hele gesprekken voeren met zichzelf en daarbij tegelijkertijd anderen imiteren. Dikwijls spreken ze snel, slordig en springen van de hak op de tak. Vaak wordt verder dezelfde zin, hetzelfde woord achter elkaar herhaald (echolalie).
Het niveau van taalbegrip en -gebruik ligt vaak gelijk met het gemiddeld verstandelijk niveau van functioneren. Bij vrouwen is er veelal sprake van problemen met het concentreren op en ordenen van hetgeen zij willen zeggen. Hierdoor kunnen ze zomaar van onderwerp wisselen.

Sociale ontwikkeling

Velen hebben moeite om sociale contacten te onderhouden met anderen. Vaak wordt direct oogcontact vermeden. Het lijkt soms wat autistisch. Verder zijn

nogal wat mensen met FX-syndroom verlegen en schuw van aard. Het mijden van oogcontact en het afwenden van de blik, vooral bij het groeten van mensen, komt vaak voor. Typisch is bijvoorbeeld dat zij soms de hand uitsteken om iemand te groeten, maar tegelijk het hoofd en bovenlijf afwenden. Ze bekijken al het nieuwe aanvankelijk op een veilige afstand. Toch zijn ze vaak wel geïnteresseerd, om niet te zeggen nieuwsgierig, naar gebeurtenissen in hun omgeving. In het contact met anderen bedienen ze zich van repeterende gebaren (telkens de hand voor de mond of ogen bijvoorbeeld).
Opvallend is dat volwassen mannen met het FX-syndroom vriendelijk en open in het contact zijn. Huishoudelijke taken en zorg voor anderen is een sterke kant.

CASUS

Henk, een jongen van veertien jaar met het fragiele X-syndroom raakt in paniek als hij een ballon ziet. Hij is doodsbang voor het mogelijk doorprikken en de daaropvolgende knal. Deze angst wordt zo groot dat hij nu ook bang is voor allerlei voorwerpen die lijken op een ballon: voetballen, strandballen, operatiehandschoenen. Ook van een afbeelding waarop een ballon staat kan hij in paniek raken.

Aandachtspunten bij de begeleiding

Lichamelijke ondersteuning
Veel kinderen met fragiele X-syndroom hebben veelvuldig last van oorontstekingen en luchtweginfecties. Bij een aantal van hen zal het plaatsen van buisjes in de oren noodzakelijk zijn.
Bij één op de vijf kinderen komen epileptische aanvallen voor. Deze aanvallen beginnen gewoonlijk op jonge leeftijd, maar verdwijnen als het kind ouder wordt. De aanvallen zijn met medicijnen goed te behandelen. Andere genoemde lichamelijk problemen zijn: platvoeten, verkromming van de rug (scoliose), scheelzien, slaapstoornissen, voedingsproblemen en braken, verzwikkingen van gewrichten, mitraalklepprolaps, een meestal onschuldige afwijking van een hartklep.

Sociale aspecten
Gezien de veelvoorkomende verlegenheid en sociale angst is het van belang dat de begeleiding hier de nodige veiligheid aanbrengt en initiatieven neemt. Een voorspelbare en vertrouwde omgeving is van belang. Onzekerheden kunnen worden gereduceerd door vertrouwdheid aan te brengen in de relatie en de materiële omgeving. Ook zal deze cliënt vaker dan bij anderen het geval is, moeten worden uitgenodigd om deel te nemen aan activiteiten.
Ze hebben het vaak moeilijk bij feesten en eenmalige gebeurtenissen waar ze niet op voorbereid zijn.
Het is eigenlijk tegenstrijdig, kinderen en volwassenen met FX-syndroom hebben behoefte aan contact, genegenheid en tederheid, maar hun moeilijkheden om die contacten te leggen maken hen bang, waardoor ze de contacten dan maar gaan vermijden.
Ten aanzien van de communicatie geldt alleen het algemene aandachtspunt: maak gebruik van de mogelijkheden die de persoon in kwestie heeft en communiceer zo 'totaal' mogelijk.

Mensen met het FX-syndroom hebben vaak een opmerkelijk geheugen voor namen en gebeurtenissen. In het aanbieden van dagelijkse activiteiten moet hier gebruik van worden gemaakt door de begeleiders. Een voorbeeld hiervan kan zijn het laten doen van boodschappen. Zo wordt dan ingespeeld op hun mogelijkheden.

Gedrag
Er worden nogal eens gedragsproblemen beschreven. Dit vindt mogelijk zijn oorzaak in het feit dat er een verhoogde gevoeligheid is voor zintuiglijke prikkels. Dit kan variëren van zelfverwonding en stereotiep bewegen (flapperen met de handen of in de handen bijten) tot rumineren. Dit gedrag moet niet geïsoleerd worden beïnvloed, maar moet gezien worden als signaal en wijze van communiceren. Het omgaan met dit gedrag zal dus in zijn context bezien moeten worden en alle variabele factoren (personen, omgeving) moeten onderdeel zijn van de beïnvloeding. Dat betekent:

- zorg voor een rustige, vertrouwde omgeving, waarin iemand zich geaccepteerd en veilig voelt;
- stimuleer het contact door dagelijks tijd te nemen voor activiteiten die het kind leuk vindt: stoeien, dansen, zingen, spelletjes, enz.;
- praat veel tegen het kind, ook al lijkt het niet te luisteren of praat het zelf helemaal nog niet;
- stimuleer de motoriek en probeer stereotiepe bewegingspatronen enigszins te doorbreken.

3.1.5 Het Rett-syndroom

Hoewel de Weense hoogleraar A. Rett in 1966 het syndroom reeds beschreef in een publicatie, bleef het vrijwel onbekend tot in 1983 de Zweedse medicus Hagberg over het syndroom publiceerde. De incidentie (het aantal nieuwe gevallen) is 1 op 10.000 geboorten en vrijwel alleen bij meisjes. Het syndroom wordt veroorzaakt door een mutatie in een gen op het X-chromosoom. Jongens met deze mutatie overleven het eigenlijk nooit; bij meisjes kan er een compensatie plaatsvinden door het andere X chromosoom. In Nederland worden ongeveer tien meisjes per jaar met het Rett-syndroom geboren; in 2015 waren er ruim 250 meisjes met het Rett-syndroom bekend.

De klinische diagnose van het syndroom wordt gebaseerd op het voorkomen van drie soorten kenmerken:

- een ontwikkelingsvertraging die gepaard gaat met het verlies van reeds verworven vaardigheden
- duidelijke veranderingen in de emotionele ontwikkeling en het gedrag, gekenmerkt door angsten en contactverlies
- het opkomen van stereotiepe gedragspatronen waarbij meestal de handen en de ademhaling een belangrijke rol spelen.

Alle meisjes kennen een normale ontwikkeling tot een leeftijd van negen tot achttien maanden. Daarna treedt in de loop van enkele weken tot enkele maanden een stilstand in de ontwikkeling in, gevolgd door een periode van vrij snelle achteruitgang. Dit wordt ook wel de 'knik' in de ontwikkeling genoemd. Het syndroom ontwikkelt zich in vier stadia:

1. stagnatie in de ontwikkeling
2. snelle achteruitgang
3. stabiele periode
4. motorische achteruitgang.

Lichamelijke kenmerken en ontwikkeling

Tot de leeftijd van ongeveer anderhalf jaar verloopt de ontwikkeling normaal. Er zijn dan ook nog geen bijzondere lichamelijke kenmerken waar te nemen. Wel is het zo dat er gewoonlijk een minder snelle groei is van het hoofd en het afnemen van de motorische vaardigheden, bijvoorbeeld het vasthouden van de fles. Typerend is ook het zogenaamde stereotiepe 'handenwringen'. Daarnaast kan een aantal kenmerken ontstaan en voorkomen, waarbij moet worden opgemerkt dat niet alle kenmerken hoeven voor te komen:

- afnemende (fijn)motorische vaardigheden
- tandenknarsen
- hyperventilatie, luchthappen of langdurig inhouden van de adem
- atrofiëring (verschrompeling) van de spieren
- een onstabiel en stijf lopen met een 'brede basis' waarbij de benen wijd staan
- kleine voeten
- toenemende spasticiteit uitmondend in gewrichtsmisvormingen
- het trekken van grimassen en andere niet doelgerichte bewegingen
- toenemende scoliosevorming
- epilepsie, op enig ogenblik heeft 75% epilepsie
- incontinentie.

Cognitieve en taalontwikkeling

De verstandelijke ontwikkeling vertraagt nadat de eerste verschijnselen zich hebben voorgedaan. De mate waarin deze ontwikkeling achterblijft is verschillend. Veelal is er sprake van functioneren op het niveau van een ernstige verstandelijke beperking. Soms is een school voor zeer moeilijk lerenden haalbaar.
De taalvaardigheden ontwikkelen zich zeer beperkt. Sommige meisjes/vrouwen zijn in staat om de belangrijkste behoeften aan te geven door middel van klanken of woorden.

Sociale ontwikkeling

Door de achteruitgang in de taalontwikkeling en de sociale ontwikkeling is het denkbaar dat in eerste instantie gedacht wordt aan autisme. De overige klinische verschijnselen maken al snel duidelijk dat hiervan geen sprake is.

Aandachtspunten bij de begeleiding

Lichamelijke ondersteuning
Er moet gelet worden op een aantal aspecten van veiligheid.

Bewegen
In verband met de beperkte motorische mogelijkheden zal de omgeving voldoende bewegingsruimte in letterlijke zin moeten bieden en zullen gevaarlijke voorwerpen en objecten moeten worden vermeden.

Lichamelijke verzorging
Veel zorg is noodzakelijk. Velen zijn wel in staat om 'mee te helpen' bij het verzorgd worden: wassen, aankleden en eten.
Bij een aantal mensen met het Rett-syndroom komt hyperventilatie voor. Door een snelle, diepe ademhaling wordt de lucht in de longen onvoldoende ververst. Het bloed krijgt zo te weinig zuurstof. Doorgaans valt hier niet veel aan te doen. Bij een matige of lichte verstandelijke beperking kan worden geprobeerd een langzamere en minder diepe ademhaling te bewerkstelligen.

Het ophouden van de adem komt ook voor. Dit is eigenlijk nooit een probleem. De ademhaling komt weer terug. Paniek moet worden vermeden.
Ten slotte zijn er ook mensen met dit syndroom die luchthappen (aerofagie). Met het eten, maar ook daarbuiten, wordt lucht doorgeslikt. Er komt dan soms zo veel lucht in de maag en de darmen dat de buik gespannen gaat staan. Meestal ontstaat dit gedurende de dag en verdwijnt dit 's nachts, door boeren of winden te laten. Dit is een neurologisch probleem en is dus niet 'af te leren'.
Ook komen slaapproblemen vaak voor. De slaap kan verstoord zijn, met nachtelijk onderbroken slaap. Vaak treden nachtelijke lachbuien op (84%). Dit neemt met het ouder worden vaak af.

Sociale aspecten
De sociale en communicatieve ontwikkeling gaan sterk achteruit rond het eerste levensjaar. Dit is een opvallend kenmerk. De ontwikkeling verloopt daarna weer vertraagd in opgaande lijn.
De ontwikkeling verschilt van persoon tot persoon. De meesten zijn in staat de elementaire behoeften kenbaar te maken. Communicatiesystemen zijn soms heel nuttig als ondersteuning. Totale communicatie als grondhouding is van belang. Het aanbrengen van een herkenbare en voorspelbare omgeving door de begeleiding is noodzakelijk. Een vertrouwde benadering en omgeving vergroten het gevoel van veiligheid en maken contact mogelijk.

Motoriek
Door het voorkomen van problemen in de mobiliteit – slechts de helft van de mensen met het Rett-syndroom beweegt zich zelfstandig voort – is ook hierbij bijzondere aandacht noodzakelijk. Bewegingstherapie en fysiotherapie, waaronder ook hydrotherapie, zijn zeer bruikbaar. Met fysiotherapie kan stijfheid en gewrichtsmisvorming deels worden voorkomen. Spieren worden gestimuleerd.

Daarnaast is ontspanning ook van belang in verband met de spasticiteit en de voorkomende angsten, ook in het bewegen. De begeleiding neemt dit op in het dagelijks begeleidingsplan en de activiteiten die worden ontplooid. In een goed onderling overleg tussen de begeleiders en betrokken therapeuten zal dit worden vertaald in een begeleidings- of behandelingsplan.

3.1.6 Het Angelman-syndroom

Het Angelman-syndroom is in 1965 voor het eerst beschreven door de Engelse kinderarts H. Angelman. Hij zag op zijn spreekuur meerdere kinderen met dezelfde, opvallende kenmerken. De kinderen lachten veel, hadden last van epilepsie en een houterig bewegingspatroon. Dit deed hem denken aan het bewegen van marionetten en hij noemde het 'puppet children'. Later volgden er publicaties waarbij vooral het lachen en het opgewekte karakter werden beschreven; men noemde het toen het happy puppet-syndroom.
Het gaat hier om een aangeboren afwijking. Er is sprake van een stoornis in het centrale zenuwstelsel. De oorzaak van Angelman-syndroom is een ingewikkeld verhaal. Het wordt namelijk niet veroorzaakt door één bepaald foutje in de chromosomen (bijvoorbeeld een mutatie of een deletie). Bij Angelman-syndroom zijn op dit moment vier verschillende fouten bekend die alle vier leiden tot Angelman-syndroom. Het gemeenschappelijke van deze vier oorzaken is het niet goed werken of het afwezig zijn van een groepje genen op chromosoom 15 (www.angelmansyndroom.nl). Er zijn gezinnen bekend waarbij meer dan één kind het Angelman-syndroom heeft. Verder onderzoek blijft dus belangrijk.

Het is nog niet precies duidelijk hoe vaak het syndroom voorkomt; men schat 1 op de 20.000 levendgeborenen. Het syndroom komt even vaak voor bij jongens als bij meisjes.

Lichamelijke kenmerken en ontwikkeling
De diagnose is veelal niet snel te stellen. De eerste maanden na de geboorte zijn er soms voedingsproblemen, omdat er een slechte zuigreflex is; ook verslikken de kinderen zich regelmatig. Meestal wordt rond de leeftijd van een jaar duidelijk dat er iets aan de hand is.
De motorische ontwikkeling is vertraagd; kinderen kunnen dan nog niet zitten, missen een goede rompbalans en er kunnen epileptische aanvallen optreden.
Een aantal lichamelijke kenmerken wordt met het toenemen van de leeftijd steeds duidelijker:

- de schedelomvang is geringer in vergelijking met leeftijdgenoten
- afgeplat achterhoofd
- puntige, vooruitstekende kin
- grote mond
- brede kaak, met uit elkaar staande gebitselementen
- scheelzien
- scoliose
- lichte pigmentatie van de huid.

Een aantal ontwikkelingskenmerken:

- De voedingsproblemen kunnen tot op veel latere leeftijd blijven bestaan. Er wordt eten en drinken geweigerd, of steeds uit de mond gehaald.
- Veel kinderen hebben slaapproblemen en dat is eigenlijk heel raar omdat ze zo beweeglijk zijn. Na enkele uren zijn ze helemaal wakker en gaan niet meer slapen. Sommige kinderen slapen overdag wel even. Als ze ouder worden, verminderen de slaapproblemen.
- De motorische ontwikkeling is duidelijk vertraagd. Bijvoorbeeld los zitten kan in de regel pas vanaf twaalf maanden. Het kruipen begint meestal pas vanaf 20 maanden. Ze lopen houterig met stijve benen, die ze niet naast elkaar maar wat uit elkaar bewegen (breedbasisch lopen). Ook lopen ze vaak wat naar voren hellend met de armen vooruitgestoken.
  De fijne motoriek is matig ontwikkeld; veel kinderen kunnen geen pincetgreep maken, maar grijpen met de volle hand.
- Hyperactiviteit komt al voor bij kinderen vanaf één jaar; zij zijn snel enthousiast, druk en voortdurend in beweging. Veel kinderen hebben altijd hun handen, hun vingers of een speeltje in de mond. Sommige kinderen kwijlen veel.
- De seksuele ontwikkeling komt meestal iets vertraagd op gang, maar is verder normaal.
- De pijndrempel is verhoogd; het is dus moeilijk om te zien of ze zich niet lekker voelen of pijn hebben.

Cognitieve en taalontwikkeling

De meeste mensen met het Angelman-syndroom zijn ernstig verstandelijk beperkt. Wel hebben veel van hen een goed geheugen voor gezichten en een relatief goed richtingsgevoel.

Het meest opvallend is dat de taal nauwelijks als communicatiemiddel wordt gebruikt. Sommige kinderen kunnen tot ongeveer vijf woorden gebruiken. Zij hebben echter wel begrip voor taal, eenvoudige opdrachten kunnen ze begrijpen. Ook gebarentaal kunnen zij begrijpen, maar de meeste kinderen maken er geen gebruik van.

Sociale ontwikkeling

Kinderen met het Angelman-syndroom maken over het algemeen een vrolijke en blije indruk; ze glimlachen vaak en barsten soms zonder aanwijsbare reden in onbedaarlijk lachen uit.
Vaardigheden op het gebied van zelfredzaamheid, zoals zindelijkheid, zelf eten, aan- en uitkleden, zijn de meeste kinderen met veel geduld wel aan te leren. Zij zijn erg nieuwsgierig en gaan overal op af; ze kennen echter geen gevaar. Veel kinderen houden van spelletjes en speelgoed waarbij lawaai gemaakt wordt en zijn gek op water.

3.1.7 Overige syndromen

Syndroom	Oorzaak	Incidentie	Lichamelijke kenmerken/ontwikkeling
Cornelia de Lange-syndroom	'Toevallige' verandering; een of meer genen op chromosoom 5.	1:10.000 tot 30.000 mensen. Vaak een laag geboortegewicht.	Geringe lichaamslengte, klein hoofd, dunne doorlopende wenkbrauwen, lange wimpers, laagstaande oren, sterke beharing en een bleke, marmerachtige huid. Afwijkingen aan vingers en tenen. Trage motorische ontwikkeling.
Cri du Chat-syndroom	Ontbreken van een deel van de 'korte arm' van chromosoom 5.	1:50.000; komt twee maal zo vaak voor bij meisjes als bij jongens.	In het begin katachtig huilen. Microcephalie (kleine schedel). Rond gezicht, smalle kin, ver uitstaande ogen, vrij grote neus ('snavelvormig'). Korte nek, laagstaande oren. Achterblijvende lengtegroei en laag lichaamsgewicht. Terugkerende infecties van darmen en luchtwegen; epilepsie, hartafwijking.
Klinefelter-syndroom	Eén of meer extra X chromosomen (XXY, XXXY, XXXXY).	1:500 - 1000 geboren jongetjes.	Ontwikkeling tot aan de puberteit redelijk normaal. Kleine, niet-ingedaalde testikels, nauwelijks beharing en bij 30% lichte borstvorming. Volwassenen hebben lange onderbenen en een grote kans op osteoporose en open benen.

Cognitieve en taalontwikkeling	Sociale ontwikkeling	Aandachtspunten/ begeleidingsvraag
Communicatie verdient aandacht; meer receptief dan expressief. Kinderen leren laat praten. Veelal ernstige verstandelijke beperking.	Een opgewekt karakter. Gedragsproblemen en zelfverwonding komen veelvuldig voor. Grote prikkelgevoeligheid, dwangmatig gedrag.	Regelmaat en veiligheid bieden. Voeding verdient aandacht. Mogelijkheden aanbieden om de communicatie te verbeteren. Muziek en bewegingsmogelijkheden. Veel luchtweginfecties. Meisjes vaak urineweginfecties. 85% heeft een reflux.
Veelal ernstige verstandelijke beperking. Taal beperkt tot uiten van losse woorden of veelgebruikte klanken. Taalbegrip beperkt. Moeite met uiten van wat ze bedoelen.	Levendig, opgeruimd. Gedragsproblemen, met name automutilatie en rumineren. Pica (het eten van oneetbare zaken zoals planten, sigarettenpeuken, pluizen van een deken, kerstballen). Leggen graag contact.	Voorkomen van pica, controle maag en darmen. Bijhouden vochtbalans bij veel rumineren. Aandacht geven op momenten dat negatief gedrag zich niet voordoet. Obstipatieproblemen bestrijden. Soms zindelijkheidstraining. Totale communicatie.
Verloopt vrijwel normaal. Een aantal is licht verstandelijk beperkt.	Moeite met: het beheersen en uiten van emoties; overzicht hebben over sociale situaties; overzicht bij het organiseren van leren of werk; gedrag afstemmen op het moment en de omgeving.	Aandacht voor de problemen bij de persoonlijkheidsproblemen. Ondersteunen bij medicamenteuze behandeling ter stimulering van de secundaire geslachtskenmerken. Diabetes komt vaker voor, evenals hypothyreoïde.

Syndroom	Oorzaak	Incidentie	Lichamelijke kenmerken/ontwikkeling
Fenylketonurie	Ontbreken van het enzym fenylalaninehydroxylase. Het is een autosomaal-recessieve aandoening. Iedere baby wordt de 5de of 6de dag na de geboorte geprikt op PKU en CHT (congenitale hersenaandoening). Indien ontdekt en behandeld zijn er verder geen verschijnselen. De behandeling bestaat uit een dieet.	1:16.000 Hogere incidentie bij mensen uit Turkije: 1:5000	Indien niet behandeld: in het eerste halfjaar veel braken. Geen of nauwelijks pigment in ogen, haren en huid. Epilepsie. Veelal ernstig verstandelijk beperkt.
Syndroom van Sanfilippo	Stofwisselingsziekte (mucopolysacharidose); het ontbreken van een enzym dat zorgt voor de afbraak van koolhydraten, vetten en eiwitten; hierdoor ontstaat stapeling en vernietiging van een cel. Verloop is progressief, afhankelijk van het type A, B C of D.	1:25.000	Geleidelijke neurologische regressie, waardoor bedlegerig. Epilepsie.
Tubereuze sclerose complex (ziekte van Bourneville)	Autosomaal dominante aandoening. Verschillende ernst van uiting (60% heeft een vorm van verstandelijke beperking). Neurocutaan: een combinatie van afwijkingen aan de huid en het zenuwstelsel. Mutatie op chromosomen 6 of 9 of spontane mutatie.	1:6000 à 30.000	Depigmentatie op de romp en extremiteiten (witte vlekjes). Oudere kinderen en volwassenen hebben een op acne lijkende uitslag in het gezicht in de vorm van een vlinder. Behandeling met laser. Moeilijk in te stellen epilepsie.

Cognitieve en taalontwikkeling	Sociale ontwikkeling	Aandachtspunten/ begeleidingsvraag
Indien niet behandeld: trage ontwikkeling in het eerste jaar, daarna hyperactiviteit.	Indien niet behandeld: autistische kenmerken, zelfverwonding.	Dieetmaatregelen volgen; rustige omgeving en veiligheid.
Aanvankelijk normale ontwikkeling. Vanaf kleuterleeftijd: verlies van beheerste vaardigheden. Vroegtijdig optreden van dementie.	Gericht op sociaal contact, ook hierin nemen de vaardigheden af.	Goede observatie en rapportage in verband met toenemende afhankelijkheid. Let op overvraging.
Zeer uiteenlopend; gewoon onderwijs tot matig verstandelijk beperkt. Veelal wel een vertraagde ontwikkeling.	De moeilijk instelbare epilepsie en het uiterlijk kunnen leiden tot vereenzaming. Soms een verlies van verworven vaardigheden.	Ondersteuning en stimulering. Instandhouden en uitbreiden sociaal netwerk. Alert zijn op achteruitgang.

Syndroom	Oorzaak	Incidentie	Lichamelijke kenmerken/ontwikkeling
Lesch-Nyhan-syndroom	Aangeboren afwijking; afwezigheid of deficiënt enzym (HG PRT). X gebonden; meestal jongens aangedaan.	1:100 000	Slechte nierfunctie. Scheve stand van armen en hoofd.
Turner-syndroom	Ontbreken van X-chromosoom, komt dus alleen bij meisjes voor. 1: 2500	1:4000 (veel kinderen overlijden al tijdens de zwangerschap).	Achterblijvende lengtegroei. Onderontwikkelde geslachtsorganen. 'Webbing neck' (vliesachtige huidplooi). Brede borstkas; tepels ver uiteen.
Noonan-syndroom (male Turner Syndrome)	Combinatie van verschijnselen. Men vermoedt een gen op chromosoom 12.	1:1000 à 2500	Hartproblemen. Hoog en breed voorhoofd, sterk gebogen wenkbrauwen, afhangende oogleden, grote afstand tussen de ogen, korte brede nek, laag ingeplante oren. Geringe lichaamslengte. Vertraagde motorische ontwikkeling. Frequent luchtweginfecties.
CHARGE-syndroom	Mogelijk een genmutatie op chromosoom 8. CHARGE verwijst naar de eerste letters van de aangedane organen. C = coloboma (sluitingsdefect retina of oogzenuw); H = hartdefect; A = atresie van de coanae (overgang neus/keel); R = retardatie van groei en ontwikkeling; G = genitale afwijkingen; E = ear afwijkingen.	1:10.000 tot 15.000	Visusstoornis. Lichtgevoeligheid (binnenshuis een zonnebril). Gehoorstoornissen. Kleine penis, niet-ingedaalde testikels. Geen evenwichtsorgaan. Lichamelijke problemen leiden al snel tot een achterstand. Problemen met sensorische integratie

Cognitieve en taalontwikkeling	Sociale ontwikkeling	Aandachtspunten/ begeleidingsvraag
Veelal matig tot licht verstandelijk beperkt (IQ 60-80). Taalontwikkeling heel verschillend; veelal gebruikt om behoeften te bevredigen.	Veel gedragsproblemen. Automutilatie (in zeer extreme vorm); veel genoemd worden lip- en vingerbijten en/of head banging. Contact leggen verloopt moeizaam door vreemd gedrag.	Behoefte aan duidelijkheid, structuur en voorspelbaarheid.
Veelal een lichte verstandelijke beperking. Verminderd oriëntatievermogen.	Niet anders dan bij iedereen.	Begeleiding bij het accepteren en verwerken van het anders zijn en het feit dat betrokkene geen kinderen kan krijgen.
Een lichte tot geen verstandelijke beperking. Vertraagde taalontwikkeling.	Verloopt enigszins vertraagd.	Bestrijden/voorkomen luchtweginfecties. Communicatietraining. Begeleiden naar zelfstandigheid.
Mate van verstandelijke beperking verschillend, beïnvloed door visus- en gehoorproblemen.	Nauwelijks vertraagd. Autistiform gedrag (soms).	Aanbieden gevarieerde en stimulerende omgeving. Met name op het gebied van visus en gehoor, hulpmiddelen aanbieden. Begeleiden eventuele hormoontherapie.

Syndroom	Oorzaak	Incidentie	Lichamelijke kenmerken/ontwikkeling
Wolf-Hirschhorn-syndroom	Ontbreken van een stukje erfelijke informatie van de korte arm van chromosoom 4 (4p-).	1:50.000 Bij twee keer zoveel meisjes als jongens.	Laag geboortegewicht, vertraagde groei. Soms ernstig aangeboren afwijkingen (hartaandoening). Epilepsie. Lage spierspanning, klompvoetjes. Gehemeltespleet (ongeveer de helft van de kinderen).
VCF-syndroom (velo-cardio-faciaal)	Deletie op de lange arm van een van de twee chromosomen 22 (deletie 22q11).	1:4000 à 5000 pasgeborenen	Velo: zachte gehemelte: afsluiting tussen mond- en keelholte is niet goed aangelegd. Cardio: helft van de kinderen heeft hartafwijkingen. Faciaal: afwijkend gevormde oren; smalle oogspleten, brede neusbrug, kleine terugwijkende kin, (vaak) open mond. Motorische ontwikkeling wat vertraagd; voedingsproblemen.
FAS-syndroom (Foetaal Alcohol syndroom)	Excessief alcoholgebruik, vooral in de eerste 18 weken van de zwangerschap; cultuurgebonden.	1:1000	Laag geboortegewicht; misvormingen van het gezicht; huidplooien bij de ooghoeken, platte onderkaak, kleine schedel.

Cognitieve en taalontwikkeling	Sociale ontwikkeling	Aandachtspunten/ begeleidingsvraag
Veelal ernstig verstandelijk beperkt. Spreken enkele woorden, begrijpen veel meer.	Herkennen personen en situaties. Kunnen erg koppig zijn, eigen wil. Kijken graag tv.	Slaapproblemen (lijken minder slaap nodig te hebben). Epilepsie is vaak moeilijk instelbaar. Overgevoeligheid van het mondgebied (logopedische hulp).
Leerproblemen en/of verstandelijke beperkt; goed geheugen, beperkte concentratie. Vertraagde spraak/taalontwikkeling. Kinderen praten erg nasaal; zijn moeilijk te verstaan.	Vaak wat teruggetrokken gedrag; contact met leeftijdgenoten zwak, met volwassenen goed. Angsten en stemmingstoornissen.	Aandacht voor communicatie, training sociale vaardigheden, weerbaarheid. Voorkomen van eenzaamheid. Verhoogd risico op psychiatrische problemen. Luchtweginfecties en verminderde bloedstolling.
Matig tot licht verstandelijk beperkt; verstoorde motoriek.	Gedragsproblemen; sociaal niet handig; hyperactief.	Vaak epilepsie; overgevoelig voor licht en geluid; voorkomen van negatieve aandacht omdat gedrag heel druk kan zijn (willen wel, maar kunnen niet).

Aandachtspunten bij de begeleiding

Lichamelijke ondersteuning
De gezondheid is over het algemeen goed.

Ongeveer de helft van de mensen met het Angelman-syndroom heeft weinig pigment; zij moeten voorzichtig zijn in de zon; zij verbranden veel sneller.
Scoliose, een zijwaartse verkromming van de ruggengraat, komt iets vaker voor bij meisjes dan bij jongens en kan al beginnen op jonge leeftijd (vijf jaar). Vooral aan het einde van de puberteit en bij jong volwassen vrouwen kunnen flinke verergeringen optreden. Ondersteuning door fysiotherapie en oefeningen die de begeleiders kunnen uitvoeren, moeten ervoor zorgen dat deze mensen hun mobiliteit blijven behouden.

Regelmatige controle bij een oogarts om mogelijke visusproblemen te voorkomen.

Obstipatie is een veelvoorkomend probleem. Het vraagt aanpassing van de voeding en zorg voor beweging.

Communicatie en contact
Er zal blijvende aandacht moeten worden besteed aan de wijze van communiceren. Kinderen en ook volwassenen zullen steeds uitgedaagd moeten worden om allerlei communicatiemiddelen en vormen te gebruiken. Totale communicatie, gebaren en pictogrammen zullen steeds moeten worden aangeboden.
Begeleiders zullen gebruik moeten maken van de sterke kanten; het goede geheugen voor gezichten en richtinggevoel kan gebruikt worden bij spelletjes. Er is een fascinatie voor water en glinsterende voorwerpen; water en muziek kunnen aanknopingspunten zijn voor sociaal contact.

Sociale aspecten
Essentieel in de begeleiding is het aanbieden van structuur. Hiervoor zijn twee redenen te geven. Enerzijds moet er geprobeerd worden om het chaotische gedrag af te remmen om zo meer ruimte te creëren voor ervaringsgerichte activiteiten en anderzijds moet de wereld voor deze kinderen minder angstig en bedreigend gemaakt worden. Voor de kinderen is het gemakkelijker te begrijpen wat er met hen gebeurt, wanneer de signalen uit de omgeving zo geregeld zijn dat bepaalde sleutelsignalen altijd samen en in een bepaalde volgorde optreden. Iedere dag moet eenzelfde basisritme hebben.

3.2 Mensen met een verstandelijke beperking en dementie

'Ik zie haar nog steeds zo voor me staan, een vrouw van midden tachtig, klein, pinnig, mager, een prachtig hoofd met strak blauwe ogen en met een bos golvend grijs haar en, alsof ze bang was om hem te verliezen, haar handtas vastgeklemd tussen haar lichaam en de binnenzijde van haar rechterarm... Ze liep in zichzelf pratend richting de deur die de afdeling scheidde van het liftenblok. Aan de andere kant van de deur stond het bezoek geduldig te wachten, totdat ik het sein zou geven dat ze naar binnen mochten komen. Bezoekuur. "Mevrouw Sigmond," riep ik, "kom, dan breng ik u naar uw kamer." Ik liep op haar af en pakte haar arm. "Blijf van me af engerd, blijf van me af," krijste ze zonder enige aanleiding. Ik pakte haar steviger vast en probeerde haar mee te trekken, naar haar kamer, weg uit het gezichtsveld van het verzamelde bezoek. "Help, help, hij pakt mijn tas," gilde zij en sloeg me vervolgens midden in mijn gezicht. Ze verloor haar evenwicht en viel. Een oude vrouw, gillend op de grond voor de ogen van het bezoek. Ik kon ze bijna horen zeggen: "Wat een slechte begeleider. Wordt hier zo met de mensen omgegaan." Ik schaamde me diep.'

3.2.1 Wat is dementie?

Dementie is de naam voor een aantal verschijnselen die gelijktijdig voorkomen, zoals geheugenverlies, verlies van oriëntatie en gedragsveranderingen. Het gaat bij dementie om een ziekteproces met verschillende oorzaken (dementie komt bij tientallen ziekten voor) en verschijnselen, dus het zou beter zijn om te spreken van een dementieel syndroom (De Geus, 1998). Dementie is dus geen ziekte maar een klinisch syndroom of een geheel van symptomen dat door verschillende ziekten veroorzaakt kan worden.

De DSM 5 spreekt over dementie als:

1. er sprake is van een geheugenstoornis oftewel een verminderd vermogen om nieuwe informatie te leren of zich eerder geleerde informatie te herinneren.
2. er ten minste één van de volgende cognitieve stoornissen bestaat:
   - Afasie: taalstoornis waarbij een persoon woorden niet goed begrijpt en zich niet goed kan uitdrukken;
   - Apraxie: stoornis waarbij de persoon moeite heeft handelingen uit te voeren, ondanks functionerende spieren;
   - Agnosie: stoornis waarbij iemand geen personen, voorwerpen en geuren kan herkennen, ondanks dat de zintuigen nog goed werken;
   - Stoornis in uitvoerende functies zoals plannen maken, organiseren, opeenvolgend handelen en abstraheren.

Om de diagnose dementie te kunnen stellen moeten de stoornissen genoemd onder 1 en 2 een duidelijke verslechtering in het sociaal of beroepsmatig functioneren veroorzaken. Dit betekent ook een duidelijk achteruitgang ten opzichte van het vroegere niveau van functioneren. Verder geldt dat de stoornissen niet uitsluitend mogen voorkomen tijdens het beloop van een delier. Er is een toenemende tendens om de benadering van een overkoepelend dementiebegrip te verlaten en de aandoeningen apart te beschrijven (Verhey, 2010).
In de DSM 5 wordt de term dementie niet meer gebruikt en vervangen door de aanduiding 'ernstige neurocognitieve stoornissen'. Deze groep van stoornissen omvat ook het delier (eerst uit te sluiten voordat een andere stoornis mag worden verondersteld) en andere cognitieve stoornissen (Van Assche, 2014). Met deze

nieuwe terminologie wil men duidelijk maken dat de cognitieve stoornissen (uitval van hersenfuncties) bij de dementie horen en een gevolg zijn van een hersenaandoening of hersenziekte. De DSM-5 is nog nieuw en in de praktijk wordt nog vaak gewerkt met de DSM-IV en daardoor ook met de term dementie. In dit leerboek blijven we het daarom voorlopig zo noemen.

In Nederland zijn er inmiddels ongeveer 250.000 mensen ouder dan 65 jaar, die aan dementie lijden, en 12.000 jonger dan 65 jaar. Voor 2050 verwacht men dat er dan 400.000 personen getroffen zullen zijn door dementie.
Sommige mensen lopen een hoger risico de aandoening te krijgen. Naast erfelijkheid spelen onder meer de volgende factoren een (vaak) beperkte rol bij het hogere risico:

- hoge leeftijd verhoogt de kans op Alzheimer
- oudere vrouwen hebben een hoger risico dan mannen
- roken
- hoge bloeddruk
- diabetes type 2.

Ook (ouder wordende) mensen met een verstandelijke beperking kunnen geconfronteerd worden met het dementiesyndroom. Zo krijgt een groot aantal mensen met het syndroom van Down na hun 40ste levensjaar de ziekte van Alzheimer. De schattingen lopen uiteen van een derde tot de helft. Er is een verband gevonden tussen Alzheimer en het syndroom van Down. Er ligt een gen op chromosoom 21, dat mogelijk leidt tot een vroeg ontstaan van de ziekte van Alzheimer. Bij het syndroom van Down is er een chromosoom 21 te veel aanwezig. Dit chromosoom bevat een gen dat verband houdt met de stofwisseling van een bepaald eiwit in de hersenen (het amyloïd voorloper eiwit of APP). Door een fout in dit gen wordt dit eiwit niet afgebroken, waardoor het zich ophoopt in de hersenen (de zogenaamde amyloïd plaques). In de hersenen van mensen met Alzheimer zijn deze in groten getale aanwezig. Dat de ziekte van Alzheimer bij mensen met het Down-sydroom relatief vaak voorkomt, kan worden verklaard doordat ze meer van dit erfelijk materiaal bezitten dan andere mensen. Bekend is verder dat onder familieleden van mensen met de ziekte van Alzheimer het Down-syndroom vaker voorkomt dan in families zonder Alzheimerpatiënten (zie ook bij de uitgebreide beschrijving van het syndroom van Down: paragraaf 3.2.4). Tot slot zijn er ook aanwijzingen dat dementie bij mensen met een verstandelijke beperking vaker voorkomt, ook als de mensen met het syndroom van Down niet worden meegerekend.

Mensen met dementie hebben grote moeite met het ordenen van de wereld om hen heen en het ordenen van eigen gedachten en gevoelens. Zij kunnen de informatie niet goed verwerken en snappen steeds minder van de buitenwereld en van zichzelf.
De oorzaak hiervan is het achteruitgaan van het geheugen, waardoor ook het tijdsbesef verloren gaat en oorzaak en gevolg door elkaar worden gehaald. Zo vervreemden ze van zichzelf en van de wereld.
Geheugenverlies is het meest kenmerkende verschijnsel van dementie en komt bij alle vormen voor. In het begin is dit vergeetachtigheid voor dingen die kort gele-

den zijn gebeurd. Zo wordt een telefoonnummer vergeten of een naam van een persoon aan wie men zojuist is voorgesteld. Na verloop van tijd worden ook zaken vergeten die al langer bekend zijn.
Naast het geheugenverlies komen er ook andere verschijnselen voor. Veelal zijn het er meerdere:

- oriëntatieverlies wat betreft plaats, tijd, personen
- cognitieve tekorten bij het rekenen, logisch redeneren, begrijpen, beoordelen van opmerkingen, taal, oordeelsvorming en het abstract denken
- gedragsveranderingen als onrust en ongedurigheid, agressie, veel eten, zinloos herhalen van handelingen, initiatiefverlies
- stemmingsveranderingen zoals somberheid en wisseling van stemming
- handelingsproblemen met tandenpoetsen, afwassen, aankleden.

Het karakter verandert ook. Met name mensen die betrokkene minder vaak zien signaleren dit. Ze kunnen grover worden in taalgebruik, spontaniteit verdwijnt, angst ontstaat.

3.2.2 Oorzaken en vormen van dementie

Dementie is niet één ziekte maar een syndroom dat door verschillende onderliggende aandoeningen kan worden veroorzaakt. Er worden ongeveer 50 vormen van dementie onderscheiden.

Ziekte van Alzheimer
De ziekte van Alzheimer is de meest voorkomende vorm van dementie van het corticale type. Zeven van de tien mensen met dementie lijden aan deze vorm. Het openbaart zich meestal pas na het zeventigste levensjaar. In sommige gevallen begint het al rond of voor het veertigste levensjaar. Dit is onder andere het geval bij een groot aantal mensen met het syndroom van Down. Het verloop is progressief. De verschijnselen nemen geleidelijk toe. Aanvankelijk is er sprake van lichte geheugenstoornissen. Later ontstaat er een situatie, waarin men de juiste volgorde van de handelingen (apraxie) is vergeten en waarin mensen niet meer worden herkend. Typerend voor de ziekte is dat de mensen een helder bewustzijn hebben, ze zijn niet suf. De ziekte is niet te genezen. Gemiddeld overlijden de mensen met deze aandoening ongeveer drie tot negen jaar, nadat de eerste verschijnselen zich hebben voorgedaan. Vrouwen leven gemiddeld wat langer dan mannen. Meestal overlijdt men niet aan de dementie zelf, maar aan bijkomende complicaties als bijvoorbeeld een longontsteking.
De oorzaak is nog niet echt duidelijk. Het is waarschijnlijk een wisselwerking tussen genetische factoren en omgevingsfactoren. Genen (liggend op chromosoom 1,11 en 21) worden in verband gebracht met dementie, met name de ziekte van Alzheimer. Dementie is in de meeste gevallen niet erfelijk. Bij het ontstaan van dementie op jonge leeftijd is de kans op een genetische oorzaak groter. In Nederland zijn er enkele honderden families waarvan bekend is dat er een vorm van erfelijke dementie voorkomt.

Vasculaire dementie
Na Alzheimer komt deze vorm van dementie het meest voor. Hier zijn de bloedvaten in de hersenen aangetast door kleine achtereenvolgende bloedinkjes (TIA) of massale bloedingen (beroerte).

Parkinson
Parkinson is een degeneratieve ziekte, waarbij in een later stadium ook dementie kan optreden.

Alzheimer, vasculaire dementie en Parkinson-dementie zijn de meest voorkomende vormen.

Frontotemporale dementie
Bij frontotemporale dementie (FTD) zijn vooral het voorste deel van de hersenen (de frontaalkwab) en/of de temporele (slaapbeen) kwab beschadigd. Deze hersengebieden zijn verantwoordelijk voor ons gedrag, emotionele reacties, taalvaardigheid en motoriek. De voornaamste symptomen zijn afhankelijk van de plaats in de hersenen waar de ziekte begint. Frontotemporale dementie komt relatief vaak op jonge leeftijd voor.

Lewy Body-dementie
Een kleine groep dementerende mensen, meestal ouder dan 65 jaar, heeft Lewy Body-dementie. Iemand met deze ziekte ondervindt sterke schommelingen in de achteruitgang van zijn verstandelijk functioneren. De verschijnselen verschillen sterk per persoon en van dag tot dag. Ook krijgt iemand met Lewy Body-dementie verschijnselen van de ziekte van Parkinson zoals trillingen, stijfheid, langzame beweging, een gebogen houding en een afwijkende wijze van lopen.

Ook bij andere ziekten en aandoeningen kan dementie nog optreden, zoals AIDS, hersentumoren, Creutzfeldt-Jakob en zoals gezegd het syndroom van Down.
De dementie gaat nogal eens hand in hand met andere ziektebeelden (comorbiditeit). Zo hebben velen ook psychotische ervaringen (wanen en hallucinaties) en angsten en depressies, vooral in de beginfase van de dementie.

Dementie	**Depressie**
Cognitieve verandering treedt eerst op	Stemmingsverandering treedt eerst op
Stemming wisselt	Stemming voortdurend somber
Coöperatief maar niet adequaat bij psychologische testen	Niet meewerkzaam of niet hun best doen
Afasie aanwezig	Afasie afwezig
Geniet van dingen	Geniet niet van dingen

Stadia van dementie

Het voorstadium
Dit stadium kenmerkt zich door toenemende geheugenstoornissen. Allereerst worden dingen uit het recente verleden vergeten. Het lijkt op gewone vergeetachtigheid. Deze vergeetachtigheid leidt tot onzekerheid en frustratie. In het begin zie je ook dat men tracht dit te verbloemen of te verbergen. Dit leidt tot irritatie van de directe omgeving. Ook het denken, taalgebruik, plannen etc. gaat achteruit. Deze cognitieve achteruitgang wordt Mild Cognitive Impairment genoemd en is een bij ouderen veel voorkomend verschijnsel. Maar men denkt dat het in veel gevallen dus een voorbode kan zijn van dementie.

Beginnende dementie
De vergeetachtigheid wordt ernstiger. Hierdoor zoekt de dementerende steeds meer houvast in het verleden en hij praat hierover ook vaker. Ook raakt men de oriëntatie kwijt. Men vergeet de tijd, de plaats waar men is en ook namen. Contacten worden uit de weg gegaan en er kan angst of paniek ontstaan. Ook andere verschijnselen komen voor: routinehandelingen als veters strikken of schrijven gaan steeds moeilijker. Aanvallen van woede of verdriet komen voor. De omgeving krijgt zeker in de gaten dat er meer aan de hand is dan 'vergeetachtigheid'. De dementerende heeft begeleiding nodig.

Matige dementie
Mensen met matige dementie worden verzorgingsbehoeftig. Veel dagelijkse handelingen kunnen niet meer worden uitgevoerd en er bestaan alleen nog herinneringen van lang geleden. Het verleden wordt het heden. Hij of zij begrijpt nog maar weinig van wat er om hem of haar heen gebeurt. Gedrag wordt onaangepast en gedragingen worden eindeloos herhaald. Voor de omgeving wordt het samenleven erg zwaar. Het contact wordt steeds moeilijker. De partner wordt geleidelijk aan niet meer herkend.

Ernstige dementie
De dementerende praat niet meer en kan nog maar heel weinig. Bijna niemand wordt nog herkend. Het lijkt alsof hij terugkeert naar de eerste levensjaren: het leven draait om eten, slaap en warmte. Dikwijls maken ze een gelukkige indruk, er kan ze niets meer gebeuren. Incontinentie komt zeer veel voor en de mobiliteit is gering. Verpleging is noodzakelijk.

De snelheid waarmee dementie verloopt verschilt per individu, waarbij het er wel op lijkt dat het bij mensen met geringere cognitieve vaardigheden sneller verloopt.

Samen oud

Ze richt zich op,
blauw overwaasde ogen
kijken me aan.
Ogen die niet veel meer zien,

maar naar ik vrees
gedachten kunnen lezen
Mijn gedachten waarover ik me schaam

Samen zijn we oud,
maar houden geen gelijke tred.
Haar krachteloos stijve poten
presteren niet meer
dan een blokje rond.
Ik ga haar voor
wachtend op winderige hoeken.

Als gast is ze nergens
meer welkom
sinds ze haar darmen weerloos ontlast.
Dan komen de gedachten,
die ze niet mag lezen.

Ik streel haar kop.
Zuchtend legt ze zich
weer aan mijn voeten.

ANNIE VAN KOOTEN-SNAAUW
1910-1999

3.2.3 Onderkenning en behandeling

Het optreden van geheugenstoornissen is essentieel voor de diagnose 'dementieel syndroom'. Bij mensen zonder verstandelijke beperking duurt het enige tijd alvorens een bezoek aan de huisarts wordt gebracht bij geheugenstoornissen Veelal komt dit door het geleidelijk ontstaan van de klachten. De omgeving went er min of meer aan. Buitenstaanders zijn vaak de reden om een bezoek aan de huisarts te brengen.
Het vaststellen van de diagnose gaat in een aantal stappen. Allereerst moet worden vastgesteld of de verschijnselen duiden op dementie of op een andere aandoening, zoals depressie. Vervolgens moet de oorzaak worden opgespoord (indien mogelijk). Soms is het een gevolg van medicijnen, een schildklierafwijking of zelfs een tumor. Als dit uitgezocht is, dan wordt vastgesteld in welk stadium de betrokkene verkeert. De diagnose wordt dikwijls gesteld door een team, waarin een psycholoog, een geriater, een neuroloog, een psychiater en een wijkverpleegkundige of maatschappelijk werker participeren. Dit team formuleert dan ook voorstellen voor eventuele behandeling en begeleiding.
Men gebruikt psychologische tests, waarbij cognitieve vaardigheden worden gemeten. In de toekomst komen er wellicht klinische tests, waarmee men dementie zou kunnen aantonen op grond van bepaalde eiwitten in het bloed of de urine. Over het algemeen wordt de diagnose terecht gesteld. Meer zekerheid is alleen te

krijgen na het overlijden van de patiënt, als men bij hersenonderzoek bepaalde afwijkingen aantreft.

Professionele en niet- professionele ondersteuners van mensen met een verstandelijke beperking moeten getraind worden in het herkennen van de eerste signalen van dementie, zeker als het gaat om ouderen, met of zonder het syndroom van Down. Er moet een alarmbel gaan rinkelen als er sprake is van een of meer van de volgende gedragingen of verschijnselen:
- Verlies van initiatief en interesse
- Verlies van vaardigheden, met name slechtere (zelf) verzorging
- Vermindering van het communicatieve vermogen
- Desoriëntatie in de tijd (minder in plaats en persoon)
- Motorische achteruitgang
- Geheugenproblemen voor recente gebeurtenissen
- Dwalen
- Stemmingswisselingen en labiliteit
- Prikkelbaarheid
- Incontinentie van urine
- Rusteloosheid
- Spierschokjes (met name bij mensen met het syndroom van Down).

Veranderingen moeten worden gemeld bij de huisarts en indien betrokken, AVG-arts, orthopedagoog of psycholoog. De diagnose stellen is een multidisciplinaire aangelegenheid, een proces waarbij ook ouders en verwanten betrokken moeten worden. De tijd die verloopt tussen de eerste symptomen en de diagnose is vaak lang: van 2 tot 5 jaar.

Het Landelijk KennisNetwerk Gehandicaptenzorg (LKNG) heeft in 2005 een landelijke richtlijn geformuleerd voor het diagnosticeren van dementie bij mensen met een verstandelijke beperking (Meeuwsen en Geus, 2005). Deze richtlijn is een set van aanbevelingen en uitgangspunten voor diagnostiek.
http://www.kennispleingehandicaptensector.nl/gehandicaptenzorg

Behandeling
Voor dementie is geen behandeling mogelijk die leidt tot genezing. Zeker niet bij de ziekte van Alzheimer. Daarom richt de behandeling zich ook vooral op de aanpak van de verschijnselen. In zijn algemeenheid geldt: rust en regelmaat in een vertrouwde omgeving, waarbij rekening wordt gehouden met wat de dementerende zelf nog kan en wat hij niet meer kan. Er is een aantal benaderings- of begeleidingswijzen die in de verschillende stadia van het dementeringsproces kunnen worden toegepast, al zijn de effecten daarvan over het algemeen gering.

Overzicht van de werkzaamheid van interventies bij dementie (Trimbos, 2007)

Behandeling, bejegening	Werkzaamheid
Geneesmiddelen	
Cholinesterase remmers	*/**
Glutamaat remmers	*
Gingko biloba	?
Psychotherapie & training	
Psychotherapie & gespreksgroepen	?
Gedragstherapie	**
Psychomotore en muziektherapie	?
Realiteitsoriëntatietraining	*
Realiteitsoriëntatiebenadering	?
Belevingsgerichte benaderingen	
Validation	?
Reminiscentietherapie	?
Snoezelen	?

*** bewezen werkzaam
** redelijke aanwijzingen voor werkzaamheid
* enig bewijs voor werkzaamheid of bescheiden effect
? bewijs ontbreekt (nagenoeg)
- bewezen onwerkzaam

3.2.4 Dementie en verstandelijke beperking

Als de DSM 5-criteria voor het dementieel syndroom worden toegepast, dan zou je kunnen zeggen dat iedere mens met een verstandelijke beperking ook dementie heeft. Natuurlijk is dit niet waar. Om bij mensen met een verstandelijke beperking te kunnen vaststellen of er sprake is van dementie moet een vergelijking worden gemaakt met het niveau waarop hij of zij eerder functioneerde. Net als mensen zonder een verstandelijke beperking kunnen mensen met een verstandelijke beperking op latere leeftijd worden geconfronteerd met dementieverschijnselen. Het is alleen veel moeilijker vast te stellen, met name omdat verschijnselen die kunnen duiden op beginnende dementie, gezien worden als behorende bij de verstandelijke beperking.

OPDRACHT

Een van de cliënten in de woning waar je werkzaam bent is, zoals de psycholoog het uitdrukt, 'gedesoriënteerd in de tijd'. Op een dag staat hij tijdens het gezamen-

lijk koffiedrinken op en trekt zijn jas aan. Hij meldt dat hij naar zijn moeder gaat want zij is ziek. Ze heeft griep en hij moet boodschappen voor haar doen.
Bedenk zo veel mogelijk oorzaken/redenen voor dit gedrag.
Zou je hier denken aan beginnende dementie?
► Hoe reageer je op deze mededeling?

Om mogelijke dementie vast te kunnen stellen bij mensen met een verstandelijke beperking, wordt veelal gebruik gemaakt van de Dementieschaal voor mensen met een matige of een ernstige Verstandelijke Handicap (DSVH, Maaskant, 2011). Deze vragenlijst wordt ingevuld door een begeleider die de cliënt goed kent en aan de hand van de scores wordt de mate van dementie vastgesteld. Door deze procedure te herhalen ontstaat er een tamelijk goed beeld van de achteruitgang. Voor mensen met een lichte verstandelijke beperking wordt veelal de NETOL (Neuropsychologische testserie voor oudere licht verstandelijke gehandicapten) gebruikt.

Echter, er zijn enkele oorzaken van een verstandelijke beperking die leiden tot vroege dementie. De belangrijkste groep zijn mensen met het syndroom van Down.
Verder geldt het ook voor een aantal progressief verlopende ziektebeelden als het syndroom van Sanfilippo en stapelingsziekten als mucopolysacharidose (MPS).

Het syndroom van Down en Alzheimer
Veel mensen met het syndroom van Down krijgen Alzheimer. Zo heeft meer dan 40% van hen tussen de 60 en 70 jaar Alzheimer. Duidelijk is dat er op het chromosoom 21 een gen ligt dat verantwoordelijk is voor het ontstaan van de ziekte van Alzheimer. Bij mensen met het syndroom van Down die overlijden na hun vijftigste levensjaar, zijn in alle gevallen bij neuropathologisch onderzoek de typerende afwijkingen aan de hersenen gevonden die horen bij Alzheimer. Onder andere wordt dan in de hersenen een stapeling van een eiwit, het amyloïd, gevonden. Hierdoor ontstaan de seniele plaques. Mogelijk is het zo dat mensen met het syndroom van Down, omdat ze een extra chromosoom 21 hebben, een (veel) grotere kans hebben op het ontstaan van deze stapeling, dus Alzheimer.
Het verloop van de ziekte van Alzheimer bij mensen met het syndroom van Down vindt op een andere wijze plaats dan bij mensen zonder een verstandelijke beperking. In het begin zijn de verschijnselen vaak vaag: traagheid, snel vermoeid raken, humeurigheid, incontinentie, onzeker lopen en vage lichamelijke klachten. Bij navraag blijkt vaak dat geheugenstoornissen en oriëntatiestoornissen vaak al langere tijd aanwezig waren. Bijna altijd treden na enige tijd ernstige epileptische aanvallen op, vooral myoclonieën van armen en gelaat of grand mal aanvallen (Zwets en Kars, 1998). Daarna kan het proces heel snel gaan. Gemiddeld duurt het ziekteproces vanaf de diagnose tot overlijden 5 jaar (www.alzheimer-nederland.nl).

3.2.5 Aandachtspunten bij de begeleiding

In deze paragraaf worden aanbevelingen gegeven voor de begeleiding, bruikbaar voor dementiële verschijnselen bij mensen met een verstandelijke beperking zowel met als zonder het syndroom van Down. Uiteraard geldt hier dat de begeleiding en zorg die nodig is, afhangt van het stadium van dementie en de ernst van de verstandelijke beperking. Door de geheugenstoornissen en bijkomende problemen ontstaan er problemen op allerlei gebieden.

Het belang van een ritme
Zeker in een beginnend stadium is het van belang te zorgen voor een vaste dagstructuur. Dit geeft houvast en een gevoel van veiligheid. Bij een meer gevorderde dementie is het nodig om de activiteiten die worden ontplooid te heroverwegen. Er zal moeten worden bekeken of het huidige activiteitenaanbod nog wel bijdraagt aan het welbevinden van de cliënt.
Onderdelen uit de 'omgevingstherapie' zijn zeer goed bruikbaar: de omgeving van de dementerende blijft zo veel mogelijk vertrouwd en bekend. Alles vindt plaats op een vaste tijd en keuzes worden beperkt. Aansluiten bij de mogelijkheden van betrokkene is noodzaak. Stimuleren is goed, maar met mate. Het gaat erom dat de cliënt zo veel mogelijk dingen kan doen die worden ervaren als prettig en/of zinvol. Frequent contact is zeer belangrijk. Dit vergroot de herkenning en het gevoel van veiligheid.

Nachtelijke onrust en slaap-waakstoornissen doen zich zeker voor bij dementerende mensen met een verstandelijke beperking. Dikwijls gaat het gepaard met epileptische aanvallen; zeker bij mensen met het syndroom van Down én Alzheimer. Soms is het noodzakelijk om de cliënt in kwestie 's nachts vast te leggen in bed met een onrustband (vastleggen in het Individueel Ondersteuning Plan). Vaak helpt het ook om hem of haar een eigen kamer te geven. De medecliënten wordt in dat geval een goede nachtrust gegund.

Verlies van geheugen en angst
De centrale stoornis is de geheugenstoornis. In toenemende mate herinnert de dementerende zich steeds minder. Het langst intact blijven herinneringen aan indrukwekkende gebeurtenissen langer geleden. Bij mensen met een verstandelijke beperking is de geheugenstoornis, enkele uitzonderingen daargelaten, altijd aanwezig. Daarom is herkenning van het optreden van dementie in een vroeg stadium ook zo moeilijk. Dikwijls zullen andere verschijnselen eerder opvallen: afnemende redzaamheid, incontinentie, persoonlijkheidsveranderingen, achteruitgang in taal en motoriek.
Door de problemen met het geheugen verandert de zelfbeleving ook. Veelal ontstaat er angst en paniek. Men weet niet meer waar en met wie men is. Door zorg te dragen voor herkenbaarheid in persoon, relatie, tijd en plaats kan dit enigszins worden beïnvloed. Zeker bij een cliënt die verkeert in een beginnend of gevorderd stadium, is dit van belang. In het eindstadium zijn de angstgevoelens niet meer zichtbaar aanwezig. De zelfbeleving is dan ook niet meer waar te nemen.

Communicatie en benadering
Snoezelen is wellicht een geschikte benaderingswijze. Het is geen therapie, het is op een prettige wijze bezig zijn en contact leggen/houden met de cliënt. Zeker bij gevorderde dementie is dit het geval. Rust en herkenbaarheid zijn dan geboden. Er moeten niet te veel prikkels gelijktijdig worden aangeboden. Rustige muziek, weinig licht en lichamelijk contact zijn het belangrijkst.
Geheugentraining is veelal niet geschikt. Alleen bij mensen met een lichte verstandelijke beperking in een voorstadium van dementie kan het enige tijd werken. Het houdt hem of haar mogelijk actief en langer zelfstandig. Daardoor wordt het gevoel erbij te horen bevorderd.
ROT (realiteitsoriëntatietraining) is te hoog gegrepen. Cliënten worden dan vooral geconfronteerd met datgene wat ze niet kunnen. Bovendien kunnen de ROT-regels alleen worden toegepast in een één-op-één begeleiding.

Validation en belevingsgerichte zorg zijn methoden om te communiceren met mensen die lijden aan de ziekte van Alzheimer of aanverwante vormen van dementie.

De belangrijkste principes zijn:
- Ieder mens is uniek en dient als individu te worden benaderd
- Er is een reden voor het gedrag van de gedesoriënteerde
- Veranderen van gedrag is alleen mogelijk, als de persoon zelf daar het nut van inziet
- Als het kortetermijngeheugen minder goed wordt, gaat de persoon met dementie meer ‘leven in het verleden’
- Gevoelens van onrust en angst gaan minder pijn doen, als ze kunnen worden geuit (aan iemand die het vertrouwen geniet)
- Door empathie ontstaat vertrouwen, neemt angst en onrust af en herstelt het gevoel van eigenwaarde en de waardigheid zich.

De benadering wordt medebepaald door het stadium van dementie en bij mensen met een verstandelijke beperking bovendien door de ernst van de verstandelijke beperking.

Validation maakt gebruik van een aantal eenvoudige technieken. Enkele hiervan zijn:
- Centreren
  Alle aandacht moet zijn gericht op de ander. Hiertoe dien je zelf rustig te zijn door je aandacht van tevoren te concentreren op je ademhaling, gedurende enkele minuten.
- Vragen stellen (indien mogelijk) op niet-bedreigende wijze
  Vooral vragen naar feiten (wie, wat, waar, wanneer) en niet vragen naar het waarom wel of niet.
- Parafraseren
  Het helpt om de essentie van het gezegde te herhalen. Dat ordent en geeft rust. Verondersteld wordt dan wel dat verbale communicatie mogelijk is.
- Helpen denken aan het tegendeel (indien mogelijk).

	Lichte desoriëntatie	Verward tijdsbesef	Herhaalde beweging	Vegeteren
Benadering	wie, wat, wanneer vragen, bewaar enige afstand	gebruik aanrakingen en oogcontact	aanrakingen en oogcontact, meebewegen	spiegelbewegingen, gebruik zintuiglijke prikkels (snoezelen)
Oriëntatie	is bewust van desoriëntatie en dat leidt soms tot angst	geen besef van tijd, vergeet namen, plaatsen	sluit zich af voor prikkels	geen herkenning meer van personen of tijd
Spieren	gespannen, snelle en gerichte bewegingen	incontinent, langzaam	rusteloos, ijsberend	slap, bewegingsarmoede
Stemgeluid	snel, onrustig	laag, veel zingen	langzaam	
Ogen	gericht, oogcontact	ongericht, oogcontact kan leiden tot herkenning	gesloten gelaatsuitdrukking	gesloten
Communicatie	positieve reactie op bekenden	reageert op een zachte stem en aanraking	reageert nog weinig	niet zichtbaar

Een cliënt die aangeeft dat niets meer smaakt, kan worden gevraagd: is er dan niet één ding dat je graag lust?

- Reminiscentie
  Dit is het helpen om (vroegere) herinneringen naar boven te halen.
  Hoe deed je dat vroeger? Dit is alleen mogelijk in een beginstadium bij mensen met een licht verstandelijke beperking.
- Intiem oogcontact
  Oogcontact kan leiden tot vertrouwen en minder onrust.
- Ambiguïteit
  Als de cliënt onbegrijpelijk spreekt, toch terugpraten. Als er een non-woord wordt gebruikt, het non-woord vervangen door 'het' of 'zij'. Bijvoorbeeld: 'De Prieten doen me pijn!' 'Waar doen ze dan pijn?'
- Spreken met een duidelijke, lage, zachte stem.
  Dit leidt tot een vermindering van onrust.
- Inspelen op het voorkeurszintuig

- Aanrakingen
  Dit is met name geschikt bij dementie in een later stadium. Maar bij mensen met een ernstige verstandelijke beperking is het altijd passend. Aanraken is intiem en geeft een gevoel van vertrouwen.
- Muziek
  Eenvoudige en bekende liedjes leiden tot herkenning, contact en rust.

De belevingsgerichte zorg maakt gebruik van deze technieken en inzichten. Daarenboven wordt vooral aandacht besteed aan lichamelijke belevingen en zintuiglijke ervaringen. Het lijkt op een combinatie van snoezelen, validation en warme zorg.
Warme zorg ten slotte gaat ook uit van de beleving en is er vooral op gericht het leven aangenamer te maken. Er wordt van uitgegaan dat hechting aan enkele vertrouwde personen belangrijk is om weer een gevoel van veiligheid te bereiken. Dit kan door hem of haar zo veel mogelijk te laten begeleiden door een vaste begeleider en een warme omgeving te scheppen. Persoonlijke kleding, een eigen ruimte, muziek, een huisdier of knuffel, warme kleuren en herkenbare attributen. Zoals blijkt uit het schema van het Trimbos-instituut is de bewijsvoering voor dergelijke benaderingen gering. Het zijn in ieder geval werkwijzen die mensen die het geven en krijgen, wellicht plezierig vinden maar die niet leiden tot een vertraging of verbetering.

3.3 Mensen met een verstandelijke beperking en epilepsie

Hallo allemaal,

Deze morgen na het ontbijt een grote aanval gehad. Van een paar minuten waarschijnlijk. Weer één, da's iedere keer zo'n rotgevoel. Ik haat dat gewoon. Ik heb niets bezeerd gelukkig, maar ik heb wel hoofdpijn. Ik neem mijn medicatie gewoon, waarom blijven ze dan niet weg... ook al verander ik mijn medicamenten?
(BRON: WEBSITE JONG EN EPILEPSIE, GEPLAATST 4 APRIL 2006)

Epilepsie is een verzamelterm voor een groot aantal verschillende verschijnselen. Een bruikbare omschrijving is de volgende:
Epilepsie is een aandoening die zich uit in de vorm van aanvallen. Aanvallen ontstaan door een plotselinge, tijdelijke verstoring van de elektrische prikkeloverdracht in de hersenen. Er zijn veel verschillende soorten aanvallen.
Er ontstaat een soort 'kortsluiting' in de hersenen. Meestal is dit zichtbaar: iemand krijgt een aanval. Pas als iemand bij herhaling dergelijke aanvallen heeft, is sprake van epilepsie.

- Dus één aanval is geen aanval (geen epilepsie).

Van de Nederlandse bevolking hebben ongeveer 120.000 mensen een of andere vorm van epilepsie. Per jaar komen er zo'n 6000 nieuwe ziektegevallen bij. Men verwacht in de toekomst een afname van het aantal ziektegevallen op kinderleeftijd en een toename op hogere leeftijd (bron: Nationaal Kompas Volksgezondheid, RIVM 2011).

Epilepsie heeft grote gevolgen voor het dagelijks leven. Medicatie moet iedere dag op dezelfde tijd worden ingenomen; er zullen vaak mensen mee moeten naar activiteiten, zwemmen, fietsen, brommer- en autorijden kunnen risico met zich meebrengen en voor het halen van het rijbewijs zijn speciale regelingen. De bijwerkingen van medicijnen zijn over het algemeen sufheid en slaperigheid.

Om de diagnose te kunnen stellen wordt gebruik gemaakt van het EEG-onderzoek (elektro-encefalogram). De veranderingen in de elektrische activiteit van de hersenen worden geregistreerd met een zogeheten elektro-encefalograaf. Tijdens een epileptische aanval is het EEG afwijkend. Als de abnormale activiteit zich uitsluitend 'in de diepte' afspeelt, kan het zijn dat er op het EEG niets afwijkends te zien is. Een EEG kan op verschillende momenten worden afgenomen: standaard, tijdens de slaap, na slaaponthouding of door middel van 24-uurs-registratie. Aanvullend onderzoek is soms nodig. Een CT-scan, een MRI-scan en/of bloedonderzoek leveren dan nadere gegevens op.

Afwijkend elektro-encefalogram
In het afgebeelde EEG ziet men (terwijl de zeventienjarige patiënte de ogen open heeft) plotseling een duidelijke verandering van het beeld ontstaan, bestaande uit een serie tamelijk regelmatige golven (piek-golven geheten), die zich gelijktijdig verspreid over alle hersengebieden voordoen (duur van de serie ruim vier seconden). Een dergelijke ontlading is typisch voor een bepaalde vorm van epilepsie die ook wel 'petit mal' (kleine aanval) of 'absence' (afwezigheid) wordt genoemd.

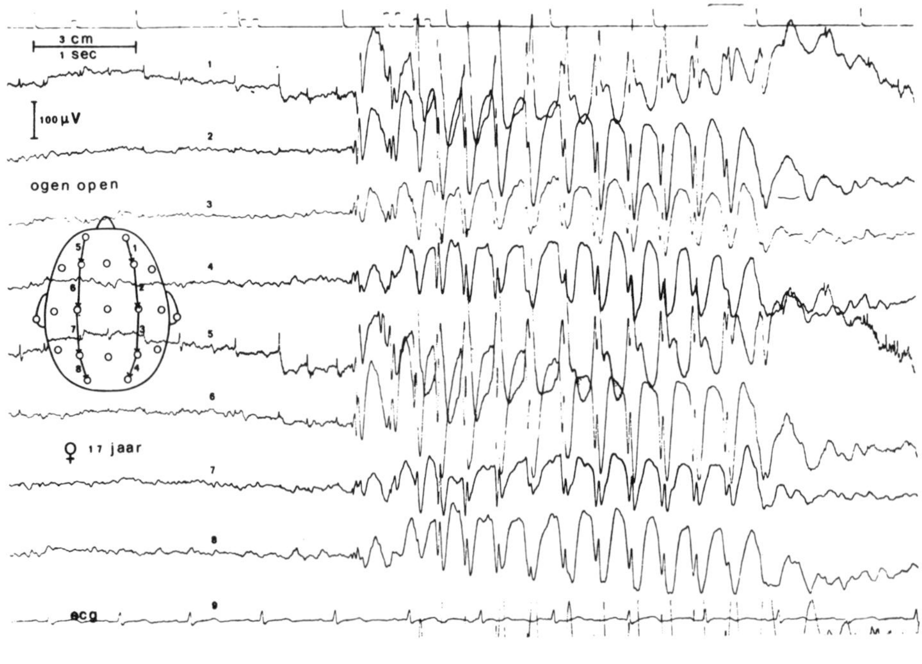

CASUS

'Toen ik zeven was, werd mijn broertje Koen geboren. Hij leerde lopen, maar als we gingen winkelen, liep hij steeds ergens tegenaan of struikelde. Ik vond dat heel vervelend, want de mensen keken mij erop aan. Net of ik niet goed opgelet had of hem duwde. Later bleek dat hij epilepsie had.'

3.3.1 Oorzaken van epilepsie

Bij zeer veel mensen met epilepsie (66%) is er geen directe oorzaak aan te wijzen. Mogelijke oorzaken zijn:

- geboortetrauma, meestal door zuurstofgebrek
- een hersenvlies- of hersenontsteking
- een hersenbloeding of -infarct
- een gezwel in de hersenen
- een erfelijke aandoening waarbij de stofwisseling verstoord is
- een ernstige hersenschudding of hersenkneuzing
- hersenbeschadiging na een ongeluk
- chromosomenafwijking, bijvoorbeeld syndroom van Down
- stofwisselingsstoornis, bijvoorbeeld fenylketonurie.

3.3.2 Indeling van epileptische aanvallen

Er wordt onderscheid gemaakt tussen partiële en gegeneraliseerde aanvallen. Deze hoofdindeling is vooral van belang omdat de verschillende groepen met verschillende medicijnen worden behandeld.
De partiële aanvallen spelen zich af op een bepaalde, aanwijsbare plaats in de hersenen (het focus). De aanval blijft dan beperkt tot een bepaald lichaamsdeel (is dus partieel). In een aantal gevallen is de persoon gedeeltelijk of geheel bij bewustzijn. Partiële aanvallen kunnen overgaan in een gegeneraliseerde aanval.
Van de gegeneraliseerde aanvallen neemt men aan dat ze beginnen in het midden van de hersenen. Vanuit dat beginpunt worden beide hersenhelften in één klap in hun geheel in het proces betrokken. Het bewustzijn is altijd gestoord. Als er motorische verschijnselen zijn tijdens de aanval, dan gaat het over alle willekeurige spieren in het lichaam.

Schematisch overzicht van voornaamste aanvalsvormen

Partiële aanvallen	Belangrijkste kenmerken
Eenvoudige partiële aanvallen	motorische, zintuiglijk/sensorische of psychische verschijnselen bij bewustzijn of verlaagd bewustzijn soms sensorische verschijnselen

Partiële aanvallen	Belangrijkste kenmerken
Complexe partiële aanvallen	gedeeltelijk gestoord bewustzijn met aura zowel eenvoudige als complexe partiële aanvallen kunnen overgaan in een gegeneraliseerde aanval, dit wordt secundair gegeneraliseerd genoemd
Gegeneraliseerde aanvallen	
Tonisch-clonische aanval	volledige aanval geen aura tonische en clonische fase kan overgaan in een status epilepticus (levensbedreigend)
Absences	korte daling van het bewustzijn kan overgaan op latere leeftijd in tonisch-clonische aanvalsvorm
Atonische aanvallen	verslapping van spieren kan leiden tot onverwachte harde val korte bewustzijnsdaling
Myoclonische aanvallen	symmetrische spierschokken zeer korte bewustzijnsdaling

Partiële aanvallen

Eenvoudige partiële aanvallen
De epileptische haard van dit aanvalstype is vaak gelegen in het motorisch gedeelte van de hersenschors. De aanval gaat gepaard met motorische verschijnselen (schokken in een lichaamsdeel) en de persoon is geheel bij bewustzijn. Het bewustzijn is dus niet gestoord. Een voorbeeld hiervan is de epilepsie volgens Jackson. De aanval begint dan in de vingers en breidt zich uit naar de hand, arm en soms ook een lichaamshelft.
Er zijn ook vormen waarbij sprake is van zogeheten sensorische verschijnselen (schijngewaarwordingen van licht, geluid en geuren) of van somatosensorische verschijnselen (prikkelingen, warm-koudgevoel). De haard ligt dan ergens anders.

Complexe partiële aanvallen
Deze aanvallen worden ook wel psychomotorische aanvallen genoemd, omdat er zowel psychische als motorische verschijnselen optreden. Hierbij is het bewustzijn wel gestoord, vaak gedeeltelijk. De aanvallen beginnen met een aura die van enkele seconden tot een halve minuut kan duren. Een aura is voor iedereen anders en te omschrijven als een vreemd gevoel, een bepaalde smaak of geur, een gevoel

van angst en/of een vreemd gevoel in de bovenbuik (rising epigastric sensation). Daarna begint de eigenlijke aanval. De bewegingen en handelingen die dan worden verricht, zijn vaak samengesteld van aard. De persoon maakt zoekende, tastende, wrijvende bewegingen. Het kan ook zijn dat voorwerpen worden verplaatst of doelloos wordt rondgelopen (schemertoestand). In een enkel geval kleedt de betrokkene zich uit. Vaak komen ook grimassen voor en smakbewegingen. De gelaatskleur is vaak rood of bleek en er is een starende blik. Iemand herinnert zich achteraf vaak wel de aura, maar dan verder niets meer.
Genoemde samengestelde bewegingen heten automatismen. De duur van de aanval is vaak langer dan één minuut.

Alle partiële aanvallen kunnen soms overgaan in secundair (dus in tweede instantie) gegeneraliseerde aanvallen met volledig bewustzijnsverlies. Dit gebeurt meestal tijdens de slaap. Dan ontstaat de zogeheten tonisch-clonische aanval (secundair gegeneraliseerd).

Gegeneraliseerde aanvallen

De tonisch-clonische aanval
Deze aanval werd vroeger genoemd de 'grand mal' aanval. Dikwijls wordt aan dit type gedacht als er over epilepsie wordt gesproken. Er is geen sprake van een aura bij dit type, tenzij het een secundair gegeneraliseerde aanval betreft. Soms merken mensen al een paar dagen van tevoren dat er een aanval in aantocht is: zij voelen zich niet zo lekker, zijn prikkelbaar of hebben bijvoorbeeld hoofdpijn. Dit zijn de voortekenen (prodromen) van de aanval; deze moeten echter niet worden verward met een aura.

De aanval begint met een kortdurende (tien tot twintig seconden) tonische kramp waarbij vrijwel alle spieren van het lichaam verkrampen. Door de aanspanning van de ademhalingsspieren en de stembanden begint de aanval soms met een schreeuw. Er kan soms een tong- of wangbeet optreden; het gaat dan vooral om de zijkant van de tong. De ogen zijn geopend en de oogbollen naar boven gedraaid
Na deze fase volgt de clonische fase. Deze kan maximaal enkele minuten duren. Hierbij treden trekkingen op in armen, benen, hoofd en romp. Er kan meer speekselvorming zijn en als de ademhaling heel diep wordt kan het speeksel als (soms bloederig) schuim op de lippen gaan staan. Soms is iemand incontinent in het verloop van de aanval, de beschermende reflexen vallen weg. Tijdens de tonische en clonische fase zijn de pupillen wijd en reageren ze niet op licht. De kleur van het gelaat is eerst rood (door het persen), na de tonische fase blauw omdat de ademhaling gestopt is en weer op gang gaat komen, terwijl het zuurstofverbruik natuurlijk heel groot is geweest.
De trekkingen volgen elkaar steeds langzamer op, de bewegingsuitslag wordt gaandeweg groter. Uiteindelijk doven de trekkingen uit. De persoon blijft nog een aantal minuten (drie tot maximaal vijftien) bewusteloos. Dat kan overgaan in slaap. Als de persoon wakker wordt, is hij meestal kortdurend gedesoriënteerd maar vaak opvallend snel weer van de aanval hersteld. Een aantal mensen blijft een 'kater' overhouden: gedurende uren tot dagen, voelen zich uitgeput en hebben

hoofdpijn. Mensen die een aanval gehad hebben, zullen zich niets van de aanval herinneren.
Als er nu bij dit type telkens insulten kort na elkaar optreden, zonder dat de betrokkene tussentijds bij bewustzijn komt, spreken we van een 'status epilepticus'. Deze toestand is zeer gevaarlijk (vanwege het zuurstoftekort in de hersencellen) en de meest voorkomende doodsoorzaak bij mensen met epilepsie. Gelukkig komt het maar zelden voor.

Absences
Dit zijn gegeneraliseerde aanvallen, ieder met een heel kortdurend verloop. Er is sprake van een bewustzijnsdaling die kan duren van één tot ongeveer dertig seconden. Meestal is deze bewustzijnsdaling zodanig dat betrokkene niet aanspreekbaar is. De ogen hebben een starende uitdrukking, soms wat naar boven gedraaid. Soms worden lichte bewegingen gezien, knipperen met de ogen, schokjes van hoofd of armen. Er kunnen tientallen aanvallen per dag optreden, zodat bij elkaar opgeteld de gevolgen groot kunnen zijn.
Absences beginnen in de regel op te treden tussen het vierde en twaalfde levensjaar. Bij het ouder worden verdwijnen ze meestal. Toch krijgt ruim 30% op latere leeftijd tonisch-clonische aanvallen.
Als absences zo vaak achter elkaar voorkomen dat er een blijvende bewustzijnsdaling is, dan spreken we over een 'absence status'. Deze kan soms uren of dagen duren.

Atonische aanvallen
Deze aanvallen gaan gepaard met een verslapping van de spieren in plaats van een verstijving. Hierdoor kan de patiënt een onverwachte en harde val maken. Dit type wordt daarom ook wel 'valaanvallen' genoemd. De duur van de bewusteloosheid is vaak zo kort dat het nauwelijks wordt opgemerkt. Na het vallen staan ze gelijk weer op. Deze aanvallen komen vrijwel uitsluitend voor bij ernstige hersenbeschadigingen. Het zijn voor het dagelijks leven heel gevaarlijke aanvallen. Mensen kunnen zeer onverwacht vallen, daarom moeten soms mensen die in de rolstoel zitten, een valhelm dragen.

Myoclonische aanvallen
Hierbij is sprake van enkele of in series optredende spierschokken die symmetrisch verlopen, meestal in de armen of benen, soms in het gehele lichaam. De schokken duren vaak zo kort dat een bewustzijnsdaling niet wordt opgemerkt. Deze aanvallen komen meestal voor 's ochtends, direct na het opstaan.

Status epilepticus
Hiervan is sprake als de aanval langer dan vijftien tot dertig minuten blijft voortduren. Het is een aanvalstoestand die lang duurt of een serie aanvallen waarbij de ene aanval overgaat in de volgende zonder dat de mensen hersteld zijn van de vorige. Een status epilepticus kan bij alle vormen van epilepsie optreden, is vrij zeldzaam en moet gestopt worden met behulp van medicijnen.

Epilepsiesyndromen

Hierboven is een indeling naar soorten aanval; een andere indeling is naar vormen van epilepsie, ook wel epilepsiesyndromen genoemd (bron: Nationaal Epilepsiefonds en Kinderneurologie.eu).

Dravet-syndroom: komt niet veel voor (ongeveer 100 mensen in Nederland). Het ontstaat door mutatie in een gen. Er zijn veelal aanvallen in het eerste levensjaar, die moeilijk behandelbaar zijn. Er is vaak sprake van ontwikkelingsachterstand en gedragsproblemen.

Syndroom van West: komt voor bij 1 op de 2000-4000 kinderen (meer bij jongens dan bij meisjes); naast hersenbeschadiging ook erfelijke ziekte of afwijkingen aan de chromosomen. Het begint op zeer jonge leeftijd met zeer kenmerkende aanvallen: salaamkrampen (korte bewegingen van hoofd, armen en benen, het lijkt of het kind een buiging maakt). Zolang er salaamkrampen optreden, staat de ontwikkeling stil. Behandeling is met anti-epileptica.

Syndroom van Lennox Gastaut: komt voor bij 1 op de 10 kinderen met epilepsie beneden de 5 jaar. De oorzaak zoekt men in een hersenbeschadiging of infectie. Begint vanaf het 2e of 3e jaar. Kenmerkend is dan een aanval waarbij het kind als een boog gespannen is, het hoofdje in het kussen boort; meestal als het kind vermoeid is of gaat slapen. Behandeling is met anti-epileptica en eventueel met nervus vagus stimulatie (zie verderop in dit hoofdstuk).

Syndroom van Aicardie: komt voor bij 1 op de 25-100 meisjes met het syndroom van West. Het is zeldzaam en wordt veroorzaakt door afwijkingen aan de hersenen die al voor de geboorte aanwezig zijn. Meestal is er enkele maanden een normale ontwikkeling, dan beginnen de epilepsieaanvallen. Kinderen groeien slecht, hebben veelal een oogafwijking en een vergroeiing van de ruggenwervels. Behandeling is met anti-epileptica en veel multidisciplinaire ondersteuning.

Syndroom van Doose: komt voor bij 1 op de 25.000 kinderen. De oorzaak weet men niet; er zijn aanwijzingen dat het genetisch is. Kinderen krijgen schokken in een lichaamsdeel dat daarna kortdurend helemaal slap is, later ook nog andere soorten aanvallen. Behandeling is met anti-epileptica.

CSWS-syndroom: komt voor bij 1 op de 10.000 kinderen; de oorzaak is niet bekend. Begint bij kinderen tussen de 1 en 8 jaar. Er zijn vooral 's nacht voortdurende, kortdurende aanvalletjes, De ontwikkeling stagneert, behandeling is met anti-epileptica en als die aanslaan gaat de ontwikkeling weer verder.

Landau - Kleffner: komt voor bij 1 op de 10.000 kinderen; de oorzaak is niet bekend. Begint bij kinderen tussen de 1 en 8 jaar. Er is in de nacht in de slaapkwabben voortdurende epileptische activiteit die grote consequenties heeft voor de taal- en spraakontwikkeling. Behandeling is met anti-epileptica, vaak in combinatie met andere medicijnen.

3.3.3 Behandeling

Epilepsie kan in de meeste gevallen, bijna 80%, goed behandeld worden met medicijnen, de zogeheten anti-epileptica.

Anti-epileptica
De neuroloog is verantwoordelijk voor het voorschrijven van anti-epileptica. Er wordt bij voorkeur gestart met het geven van één anti-epilepticum (monotherapie). Bij toepassing van meer medicijnen zal worden gestreefd naar enerzijds een optimale reductie van de aanvallen en anderzijds naar een minimum aan bijwerkingen. Het vraagt van mensen die anti-epileptica moeten slikken een grote nauwkeurigheid: medicijnen moeten steeds op hetzelfde tijdstip worden ingenomen.
Vaak betekent dit dat er een compromis moet worden gezocht, waarbij dan af en toe aanvallen moeten worden geaccepteerd om de lastige bijwerkingen te minimaliseren. De instelling van medicijnen is een proces dat continu gevolgd moet worden. Regelmatig zullen dan ook hoeveelheden en ook type van medicatie aanpassing behoeven.
Als een volwassene langer dan vijf jaar achtereen aanvalsvrij is, kan door de arts worden besloten de medicatie geleidelijk te verminderen of uiteindelijk zelfs te stoppen. Ook hierbij is observatie van groot belang.

Behandeling van de status epilepticus (grand mal aanval)
Zoals gezegd is de status epilepticus een levensgevaarlijke toestand, zeker de tonisch-clonische status epilepticus. Met name het hart wordt zeer zwaar belast en kan op den duur zelfs bezwijken onder deze toestand. Bovendien dreigt opeenhoping van vocht in de hersenen (hersenoedeem), dat als zodanig de epilepsieaanvallen kan verergeren. Ook kan er verstikking ontstaan doordat speeksel, braaksel of bloed in de longen terecht kan komen. Ten slotte kan de lichaamstemperatuur oplopen tot een gevaarlijke hoogte. Ingrijpen op korte termijn met effectieve middelen is dan noodzakelijk.

Formeel spreekt men over 'gegeneraliseerde status epilepticus' als de tonisch-clonische aanvallen langer dan vijftien minuten aanhouden of elkaar zo snel opvolgen dat tussendoor het bewustzijn niet herstelt. In deze situatie moet altijd de hulp van een arts worden ingeroepen die vervolgens met behulp van injecties de status probeert te doorbreken. Veelal wordt dan intraveneus rivotril of valium gespoten, vaak enkele keren na elkaar. Als dit geen resultaat oplevert, wordt de patiënt voor verdere behandeling en nader onderzoek direct naar het ziekenhuis vervoerd. De luchtweg moet vrij gehouden worden en het is nu, in tegenstelling tot een eenmalig insult, wel zinvol om zuurstof te geven.
Bij mensen die regelmatig grand mal insulten krijgen met het risico van een status epilepticus, wordt dikwijls na enkele minuten reeds, in overleg met de arts en/of volgens een vastgesteld handelingsprotocol, een zetpil of een microclysma toegediend.
Meestal wordt dan 'Stesolid' (diazepam) gebruikt. Veelal werkt deze stof, toegediend via de anus, binnen enkele minuten.

Nieuw is het gebruik van een neusspray, Midazolam (is hetzelfde als Dormicum), als noodmedicatie bij het onderdrukken van aanvallen. Het blijkt bij testen even effectief als Stesolid rectiole.

Anti-epileptica en bijwerkingen
De belangrijkste anti-epileptica zijn hieronder in een schema afgedrukt.

Anti-epileptica hebben in de regel bijwerkingen. Deze bijwerkingen verschillen per geneesmiddel en ook per individu zijn er verschillen. Bij een te hoge dosering van anti-epileptica zie je in het algemeen de volgende verschijnselen:

- traagheid
- sufheid
- duizeligheid
- wankel op de benen staan
- maag-darmklachten
- tremoren
- misselijkheid
- gewichtstoename
- jeuk, huiduitslag.

Overigens blijven sommige mensen met een verstandelijke beperking soms suf bij een bepaald anti-epilepticum, ook als de dosis correct is. Verder zie je sufheid als verschijnsel vaak in het begin van het gebruik van medicatie optreden. Sommige medicijnen hebben verschijnselen die kenmerkend zijn voor dat medicijn. Deze worden hierna aangegeven.

Let op: de meeste anti-epileptica verminderen de betrouwbaarheid van de anticonceptiepil van het 'sub-50'-type.

Meest gangbaar, veelal eerste keus, maar ook 'oudere' anti-epileptica:

Algemene (klassieke) medicatie bij epilepsie

Chemische naam	*Merknaam*	*Toepassing*	*Voornaamste bijwerkingen*
carbamazepine	Tegretol Carbymal	partiële aanvallen	huiduitslag dubbelzien duizeligheid
oxcarbonazepine	Trileptal	partiële aanvallen	sufheid
fenytoïne	Epanutin Diphantoïne Dilantin	partiële en secundair gegeneraliseerde aanvallen	overbeharing wankel lopen tandvleeszwelling

Chemische naam	Merknaam	Toepassing	Voornaamste bijwerkingen
natriumvalproaat	Depakine Propymal Conrulex Orfiril	partiële en gegeneraliseerde aanvallen	tremoren
ethosuximide	Ethymal Zarontin	absences	misselijkheid soms de hik
fenobarbital	Luminal	alle vormen, als andere medicijnen niet werken	gedragseffecten, onrust, overprikkelbaar
clobazam	Frisium Urbadan	combinatie met andere medicijnen	gering: sufheid en slaperigheid
primidon	Mysoline	alle vormen met uitzondering van absences	duizeligheid, sufheid, slaperigheid

Medicatie bij Status-epilepticus

Chemische naam	Merknaam	Toepassing	Voornaamste bijwerkingen
diazepam	Valium Stesolid Diazemuls	status epilepticus	slaperigheid ademhalingsdepressie
clonazepam	Rivotril	couperen van aanvallen verschillende vormen bij zuigelingen en kinderen	verhoogde salivatie en bronchiale hypersecretie (kwijlen)
midazolam	Dormicum	status epilepticus	sufheid, coördinatie- en geheugenproblemen

Toedieningsvormen bij het couperen van een aanval:
Bovenstaande medicatie wordt in verschillende vormen toegediend; Diazepam wordt veelal via een rectiole gegeven, Clonazepam in druppelvorm (druppels in het wangslijmvlies) en Midazolam als neusspray.

'Nieuwere' anti-epileptica of bijzondere situaties

Let wel: doordat bij de 'nieuwere' anti-epileptica de bijwerkingen soms zeer ernstig kunnen zijn, mogen deze alleen als adjuvans gebruikt worden indien de epilepsie met de klassiekere middelen niet goed ingesteld kan worden.

Chemische naam	*Merknaam*	*Toepassing*	*Voornaamste bijwerkingen*
lamotrigine	Lamictal	alle vormen als andere niet werken	hoofdpijn misselijkheid verhoogde alertheid huidafwijkingen (Stevens-Johnson syndroom)
vigabatrin	Sabril	syndroom van West moeilijk instelbare epilepsie tubereuze sclerose	irreversibele gezichtsveldbeperkingen psychotische reacties
topiramaat	Topamax	moeilijk instelbare epilepsie	gewichtsverlies nierstenen taalstoornissen paresthesieën
gabapentine	Neurontin	partiële en secundair gegeneraliseerde aanvallen	neuropatische pijnen
levetirazetam	Keppra	partiële en secundair gegeneraliseerde aanvallen	moeheid, duizeligheid versterken psychiatrische symptonen
felbamaat	Taloxa	adjuvans bij Lennox Gastaut epilepsie	misselijkheid, braken dyspepsie, beenmerg-aplasie, hepatotoxiteit
mesuximide	Celontin	abcenses die niet reageren op andere midelen	misselijkheid, soms gedragsveranderingen
lacosamide	Vimpat	met of zonder generalisaties vanaf 16 jaar	duizeligheid, slaperigheid dubbelzien coördinatiestoornissen
pregabaline	Lyrica	partiële aanvallen neuropathische pijnen	duizeligheid, slaperigheid

Chemische naam	Merknaam	Toepassing	Voornaamste bijwerkingen
zonisamide	Zonegran	met of zonder secundaire generalisaties vanaf 16 jaar	duizeligheid, slaperigheid dubbelzien coördinatiestoornissen huidafwijkingen (Stevens-Johnson syndroom
stiripendol	Diacomit	Syndroom van Davret (zeer zeldzame vorm van epilepsie)	duizeligheid, slaperigheid

MET DANK AAN H. RENSEN, AVG-ARTS

Als medicijnen niet goed werken, dan komen de volgende behandelingen mogelijk in aanmerking.

- nervus vagus-stimulatie: via een soort pacemaker in de borst loopt een draad naar de linker nervus vagus; prikkeling van deze zenuw heeft invloed op de hersenen en kan aanvalsonderdrukkend werken.
- ketogeen dieet: een dieet dat voornamelijk uit vet bestaat; met name toegepast bij kinderen. Doordat het dieet te weinig suikers bevat, wordt vet omgezet in zgn. ketonen (aceton). Dit kan een gunstige werking hebben op de epilepsie. Maar het is een moeilijk vol te houden dieet.
- epileptische chirurgie: chirurgie waarbij de bron van de aanvallen verwijderd wordt. Er zijn mensen die epilepsievormen hebben die nauwelijks reageren op welke medicatie dan ook. Er wordt dan gekeken of het mogelijk is om via een hersenoperatie de epileptische haard te verwijderen of de invloed ervan uit te schakelen. Voor een dergelijke ingreep bestaan zeer strikte selectiecriteria. Zo moet er liefst maar één haard zijn waarvan ook de plaats duidelijk aangetoond is, en deze haard mag niet te dicht bij bijvoorbeeld het taalgebied van de hersenen liggen. Jaarlijks wordt zo'n 75 keer een operatie uitgevoerd. Dit biedt de beste kans om therapieresistente epilepsie onder controle te brengen. De meeste mensen zijn na de operatie aanvalsvrij (www.epilepsie.nl).

De bloedspiegel

De bloedspiegel of serumconcentratie van een medicijn geeft aan hoeveel van de ingenomen stof op een bepaald moment is terug te vinden in het bloed. Via het bloed bereikt de stof zijn plaats van bestemming, in dit geval de hersenen. Er zijn grote verschillen in het opnemen en uitscheiden van medicijnen door onder andere lichaamsgewicht, hoeveelheid vetweefsel, afbraaksnelheid. Om dezelfde bloedspiegel te bereiken moet de ene mens soms het dubbele innemen van wat andere mensen innemen. Voor ieder medicijn gelden zogeheten 'therapeutische grenzen': waarden waartussen de bloedspiegel moet zitten om een zo goed mogelijk effect van het medicijn te bereiken met zo weinig mogelijk bijwerkingen.
Hoewel het van groot belang is regelmatig de bloedspiegel te bepalen, is het niet

zo dat deze heilig is. Sommige mensen zijn vrij van aanvallen bij heel lage bloedspiegels en anderen hebben géén last van bijwerkingen bij hoge bloedspiegels.

3.3.4 De relatie tussen epilepsie en verstandelijke beperking

Epilepsie komt bij mensen met een verstandelijke beperking verhoudingsgewijs frequent voor. Ongeveer 30% van de mensen met een verstandelijke beperking (1 op de 3) in intramurale voorzieningen lijdt aan epilepsie (algemeen 1 op de 150 mensen). Dit komt omdat de oorzaak van de verstandelijke beperking dezelfde is als de oorzaak van de epilepsie, namelijk de hersenbeschadiging.
Epilepsie veroorzaakt (in de regel) geen verstandelijke beperking en een verstandelijke beperking veroorzaakt geen epilepsie. Een verstandelijke beperking en epilepsie zijn twee verschillende mogelijke gevolgen van eenzelfde oorzaak: een afwijkend functioneren van de hersenen.
Soms is er wel sprake van een relatie tussen de epilepsie en de verstandelijke beperking. In een enkel geval leidt epilepsie tot achteruitgang van de verstandelijke vermogens. We spreken dan over zeer ernstige vormen van epilepsie. Als er sprake is van zuurstofgebrek bij een langdurende status epilepticus of als er valpartijen plaatsvinden die leiden tot beschadigingen van het hersenweefsel, dan moet rekening gehouden worden met het feit dat de verstandelijke vermogens (verder) achteruit kunnen gaan.
Bovendien kunnen frequente aanvallen leiden tot leerproblemen, zeker bij kinderen in de schoolleeftijd.
Ten slotte kunnen ook negatieve gevolgen van de bijwerkingen van medicijnen de cognitieve vermogens, indirect, beïnvloeden. Opvallend is het ontstaan van gegeneraliseerde epilepsie in het verloop van de ziekte van Alzheimer bij mensen met het syndroom van Down.

Behandeling
Bij mensen met een verstandelijke beperking is dikwijls sprake van ernstige en moeilijk behandelbare vormen van epilepsie. Met name bij mensen met een verstandelijke beperking met ernstige hersenbeschadigingen zijn de aanvallen met medicijnen niet of niet geheel te voorkomen Om nu te komen tot een juiste instelling van medicatie is vooral van belang dat begeleiders de aanvallen goed observeren en in kaart brengen. Bij mensen met een verstandelijke beperking worden vaak twee of meer medicijnen gecombineerd toegepast, omdat met één geen resultaat wordt geboekt.

3.3.5 Aandachtspunten bij de begeleiding

Het komt nogal eens voor dat een cliënt wordt getypeerd als een 'typische epilepticus'.
Ook wordt wel eens in rapportage de kreet 'hij heeft een typisch epileptisch karakter' aangetroffen. Dit karakter zou zich dan kenmerken door 'kleverigheid', traagheid, persevereren en prikkelbaarheid.

Een epileptisch karakter bestaat, daarover is geen twijfel, het is alleen de vraag of dit nu vaker voorkomt bij mensen mét of bij mensen zonder epilepsie! Epilepsie is namelijk iets wat je hebt, niet wat je bent.
Anderzijds mag niet ontkend worden dat epilepsie soms invloed heeft op iemands gedrag of karakter. Een belangrijk aspect daarbij zijn de bijwerkingen van de anti-epileptica die van invloed kunnen zijn op de persoonlijkheidsstructuur.

Wat te doen bij een aanval?
Bij een partiële aanval is het van belang goed te observeren en te voorkomen dat iemand zich bezeert of bepaalde risico's loopt. De begeleiding tijdens zo'n aanval zal voorzichtig, zo nodig met enige aandrang moeten gebeuren, waarbij men zich goed bewust moet zijn van het feit dat de cliënt in een toestand van verlaagd bewustzijn verkeert en dat zijn of haar gedrag in deze situatie berust op doelloze automatische handelingen.
Bij een tonisch-clonische aanval doet zich soms een tongbeet voor meteen aan het begin. Het is zinloos om dan te proberen een hard voorwerp tussen de tanden te drukken, integendeel, een beschadigd gebit kan hiervan het gevolg zijn. Wel belangrijk is controle van de mondholte na afloop van het epileptisch insult. Ook zal de cliënt moeten worden gecontroleerd op overige verwondingen.
Kijk of de omgeving veilig is: schuif meubilair waaraan de cliënt zich zou kunnen verwonden aan de kant; maak de ademhalingswegen vrij door de bovenste knoopjes los te maken; kniel naast de cliënt; leg eventueel zijn hoofd in jouw handpalmen.
Het is bijna overbodig om te zeggen dat het uit den boze is om de spierspanning die ontstaat tijdens een aanval te doorbreken. Het is zelfs gevaarlijk, het zou kunnen leiden tot fracturen van botten, ontwrichtingen of het beschadigen van spieren.
Zodra de ademhaling weer op gang komt (is vaak diep snurkend en snuivend), het hoofd opzij draaien. Laat de cliënt rustig bijkomen. Indien hij incontinent is, loop mee om te helpen bij het verschonen. Vraag de cliënt wat hij vervolgens wil, even rusten op de bank of op zijn kamer. Na een zware tonisch-clonische aanval is het zeker verstandig de cliënt te laten rusten op zijn kamer.

Lichamelijke ondersteuning

Eten en drinken
Het is belangrijk bij mensen met een verstandelijke beperking met ernstige epilepsie goed op zowel de voedings- als vochttoestand te letten. Als er te weinig vocht wordt ingenomen, kan dit leiden tot verhoging van de lichaamstemperatuur, hetgeen een aanval kan uitlokken.
Regelmatig eten is van belang, evenals matig gebruik van alcohol. Als er een aanval ontstaat tijdens het eten/drinken, is het belangrijk er zorg voor te dragen dat er ten gevolge hiervan geen verslikking en verstikking ontstaat. In gevallen waarbij een aanval herkend wordt of snel verwacht wordt, is het verstandig het eten of drinken nog even uit te stellen tot na de aanval, zeker als het gaat om tonisch-clonische insulten.

Lichamelijke verzorging
Na een aanval zal er aandacht besteed moeten worden aan de verzorging van het uiterlijk. Afhankelijk van de ernst van de verstandelijke beperking zal ondersteuning en aanmoediging moeten worden gegeven of hulp bij het zich verzorgen. Zeker na een grote aanval zal de betrokkene bezweet en mogelijk incontinent zijn en speekselresten in en rond het gezicht hebben.

Verzorging van mond en gebit
Door het medicijngebruik hebben mensen met een verstandelijke beperking met epilepsie extra aandacht nodig bij het verzorgen van de mond en het gebit. Het is bekend dat fenytoïne, maar ook andere anti-epileptica, kunnen leiden tot tandvleesontstekingen, gaatjes en tandvleeszwelling. De zwelling moet worden voorkomen: als het er eenmaal is, is het alleen nog operatief te behandelen! Een zeer goede mondhygiëne kan de zwelling voorkomen of beperkt houden. Het is dan van belang na iedere maaltijd en voor het naar bed gaan het gebit én het tandvlees zorgvuldig te poetsen en te reinigen. Er moet dan bij voorkeur gepoetst worden met een zachte tandenborstel om irritatie van het tandvlees te voorkomen.
Als iemand bij een aanval is gevallen, is het belangrijk om het gebit goed te bekijken. Mogelijk zijn er stukjes afgebroken. Een controle door de tandarts kan dan veel onheil voorkomen.

Verstikkingsgevaar
Als zich een aanval aandient, met name bij een gegeneraliseerd insult, dan dient de begeleiding direct zorg te dragen voor het vrijmaken van de ademhalingswegen. Knellende knopen moeten worden losgemaakt en de mond moet zo goed als dit gaat vrij worden gemaakt van obstructies en ook een mogelijke gebitsprothese moet worden verwijderd. Aan het eind van de aanval is het belangrijk, in verband met de speekselvloed, het hoofd opzij te draaien of zo mogelijk de betrokkene in stabiele zijligging te leggen.

Verwondingen
Aanvallen die gepaard gaan met verlies van bewustzijn en/of motorische verschijnselen kunnen leiden tot een ernstige val, waarbij er vaak verwondingen aan het hoofd ontstaan.
Helaas worden veel mensen met een verstandelijke beperking met een dergelijk aanvalstype nogal eens gekenmerkt door ontsierende littekens op het hoofd. Dit is jammer genoeg niet altijd te voorkomen.

Ondersteunen bij het accepteren van (de gevolgen van) de epilepsie
Het hebben van epilepsie is voor mensen zonder een verstandelijke beperking al moeilijk; de kans op een aanval blijft op de loer liggen. Gelukkig zijn er medicijnen om de aanvalsfrequentie zo laag mogelijk te houden, maar activiteiten waarbij provocerende elementen aanwezig zijn, kunnen het best worden gemeden. Voor mensen met een verstandelijke beperking en epilepsie is het vaak moeilijk uit te leggen waarom juist voor hen bepaalde beperkingen gelden. ‘Ik heb toch al drie weken geen aanval meer gehad, ik kan best alleen boodschappen gaan doen.’
Niet onderschat moet worden dat het incontinent zijn na een aanval, zeker voor de

mensen met een matige en lichte verstandelijke beperking, een psychische belasting kan vormen. Ze weten dikwijls niet wat hen overkomt en niet zelden schamen ze zich voor de situatie. Dat in deze gevallen geruststelling en aandacht van de begeleiding nodig is, spreekt voor zich.
Het dragen van een zogenaamde valhelm stuit vaak ook op veel weerstand. Zo'n helm vestigt sterk de nadruk op het feit dat betrokkene epilepsie heeft en is esthetisch ook niet erg fraai te noemen. In de afgelopen jaren is er een alternatief ontwikkeld, de pruikhelm. Deze helm bestaat uit een dunne laag kunststof waarop haren zijn geïmplanteerd. Zo'n helm is natuurlijk maatwerk, de haren worden zo veel mogelijk aangepast aan de eigen haarkleur. Helaas zijn de gebruiksmogelijkheden van dit type helm beperkt. Mensen met een ernstige verstandelijke beperking zullen een dergelijke, weliswaar goedsluitende helm niet op de plaats laten zitten.

Het verminderd of niet kunnen deelnemen aan activiteiten
Sommige activiteiten op het gebied van sport en recreatie zijn voor mensen met epilepsie extra risicovol. Men kan dan onderscheid maken tussen situaties, waarin het optreden van een aanval leidt tot gevaar voor letsel of direct levensgevaar en situaties die een epileptische aanval kunnen uitlokken.
Speciaal moet worden gelet op de volgende activiteiten:

- alle vormen van ontspanning op of nabij het water
- paardrijden
- fietsen
- kermisattracties
- activiteiten die gepaard gaan met vuurgebruik
- activiteiten op enige hoogte, met het risico van vallen.

Veiligheidsaspecten (in de omgeving)

- Voorkom scherpe hoeken en randen aan het meubilair in de huiskamer.
- Tracht zo veel als mogelijk meubilair te gebruiken met (af)wasbare bekleding en scherm radiatoren ook zo veel mogelijk af.
- Zorg voor voldoende ruimte tussen stoelen, tafels en kasten.
- Wees extra voorzichtig met gas en vuur. Als een cliënt een aanval krijgt tijdens het koken, kan dit leiden tot ongelukken. Toezicht is daarom erg belangrijk.
- Extra aandacht is noodzakelijk bij het baden in een ligbad. Helaas gebeurt het nog te vaak dat een cliënt verdrinkt of bijna verdrinkt tijdens een aanval, doordat toezicht ontbreekt.
- Lange tijd verblijven in de felle zon: dit provoceert vaak een aanval.
- Te weinig slaap kan ook leiden tot epileptische aanvallen. Het is daarom belangrijk dat de cliënt zelf zorgt voor voldoende slaap en rustgelegenheid. Hij zal enige regelmaat in zijn dagprogramma moeten (leren) aanbrengen.

Provocerende factoren
Er is een aantal factoren bekend die een aanval kunnen oproepen of uitlokken:

- Activiteiten waarbij (te) veel zintuiglijke prikkels op de cliënt afkomen. Met name zal het zogeheten 'snoezelen' de nodige aandacht of aanpassing vragen. Snel en fel knipperend licht is uit den boze, dit is het direct provoceren van een epileptische aanval. Ook tv kijken, langdurig achter een computerscherm zitten maar ook een scherm van een smartphone kunnen een aanval uitlokken.

- Autorijden; de cliënt moet uit veiligheidsoogpunt altijd op de achterbank zitten.

Psychogene aanvallen

Bij personen met een lichte verstandelijke beperking komen de zogeheten 'psychogene aanvallen' wel eens voor. Deze aanvallen gelijken op een epileptische aanval maar zijn dit niet, omdat zorgvuldige diagnostiek tijdens zo'n aanval aantoont dat er geen afwijkende elektrische activiteit plaatsvindt. Het is overigens moeilijk om de diagnose 'psychogene aanval' te stellen. Uitvoerig onderzoek is dan als eerste vereist. Deze aanvallen moeten worden gezien als inadequate reacties op een zich niet welbevinden van de persoon, door belastende factoren in de omgeving, psychische spanningen of relatieproblemen. Overvraging van betrokkenen in de woon- of werksituatie is een bekende oorzaak van dit type aanval. In deze situatie is advies van een gedragsdeskundige na uitvoerige observatie zeer gewenst. De behandeling bestaat dan vaak in het wegnemen van de psychogene blokkades.

In zijn algemeenheid kan worden gezegd dat conflicten, spanningen en relatieproblemen provocerend kunnen zijn voor een epileptische aanval. Dit verschilt weer van mens tot mens. De begeleiding ligt dan vooral in het onderzoeken en helpen wegnemen van de stressoren.

3.3.6 Observatie en rapportage

Systematische observatie is in verband met epilepsie van groot belang voor de volgende doeleinden:

- medische diagnostiek
- instelling en aanpassing van medicatie
- psychologische diagnostiek en behandeling
- het vaststellen en bijstellen van het ondersteuningsplan.

Tijdens het observeren is het belangrijk alle zintuigen te gebruiken. Het gaat dan om geluiden (verschuiven van tafels, kreetjes en dergelijke), beelden (motorische verschijnselen, kleur van het gezicht, gezichtsuitdrukking, de omgeving van de cliënt), geuren (incontinentie), maar ook om minder gemakkelijk waarneembare zaken als sfeer, spanningen, temperatuur van de omgeving, bijzondere gebeurtenissen.

Ook nachtelijke observaties zijn mogelijk, onder andere met behulp van infrarood camera's en geluidsbewaking. Om nu afwijkingen in genoemde gedragingen en feiten te kunnen constateren is het natuurlijk belangrijk dat de observator de persoon in zijn 'gewone' doen en laten kent. Bij observatie in verband met epilepsie dient dan ook alles te worden opgemerkt en gerapporteerd wat afwijkt van het bekende gedragspatroon.

Mensen met een verstandelijke beperking bij wie sprake is van ernstige epilepsie en bij wie zich problemen met het instellen van medicatie voordoen, kunnen voor observatie en behandeling worden opgenomen in een van de epilepsiecentra. Een opnameperiode van drie maanden is dan vaak het minimum.

Een cliënt die normaal gesproken overdag en 's nachts zindelijk is en dit op enig moment zonder duidelijke aanleiding niet meer is, moet voor de begeleiders een signaal zijn. Er kan immers in de nacht een aanval zijn opgetreden. Ook klachten als hoofdpijn 's morgens, traagheid en sufheid moeten als signaal worden opgepakt in verband met mogelijke aanvallen 's nachts.

3.3.7 Informatie

Er is veel informatie beschikbaar voor cliënten, begeleiders en verwijzers. Met name een aantal websites (die ook naar elkaar verwijzen) zijn informatief en zeer toegankelijk:
www.epilepsienukanhetbeter.nl
www.sein.nl
www.epilepsievereniging.nl
www.epilepsie.nl
www.kinderneurologie.nl
www.epilepsiefonds.nl
www.jongenepilepsie.nl

OPDRACHT – 1

Lees onderstaande situaties en geef antwoord op de gestelde vragen.

- Anja, een bewoonster met een licht verstandelijke beperking wil zelfstandig naar de disco. Tot nu toe is ze alleen onder begeleiding geweest. Zij heeft epilepsie, maar is al twee jaar aanvalsvrij.
  - Wat is jouw mening hierover? Motiveer je antwoord!

- Jullie gaan met de groep waar je werkt een dagje naar het strand. Op de groep wonen vier cliënten met een ernstige vorm van epilepsie.
  - Wat zijn de gevaren waar je op moet letten?
  - Welke extra maatregelen tref je in verband met de cliënten die epilepsie hebben?
- Onder welke voorwaarden kun je naar jouw mening in je eentje met een cliënt die vaak een tonisch-clonische aanval krijgt gaan wandelen?

- Kees, een cliënt met een matig verstandelijke beperking heeft primair gegeneraliseerde epilepsie (absence). Hij wil graag leren zwemmen.
  - Wat zijn de gevaren die je tegen kunt komen?
  - Welke extra maatregelen zou je hier moeten treffen?

- Je gaat met de cliënten van de groep waar je werkt een dagje naar een pretpark. Op de groep wonen vier cliënten met een ernstige vorm van epilepsie.
  - Waar let je op bij de voorbereiding van zo'n dag?
  - Waar let je op tijdens de dag zelf?
  - Waar let je op als je weer terug bent?

Een ontwikkeling is de instelling van een epilepsieconsulent; in 2015 is het aantal in Nederland 16. Als bij iemand de diagnose epilepsie wordt gesteld, wordt naast de arts ondersteuning geboden door de consulent: iemand die de gewenste opvang en begeleiding biedt na de diagnose, extra aandacht heeft voor de emotionele en praktische gevolgen van epilepsie, deskundige voorlichting geeft, meedenkt over het vervolg-/zorgtraject en die bovendien een extra aanspreekpunt is in de epilepsiezorg.
Dit wordt een StartPoli epilepsie genoemd. Ouders van kinderen met epilepsie hechten relatief veel belang aan de psychosociale ondersteuning en begeleiding en lijken ook meer behoefte te hebben aan snelle opvang en begeleiding na de diagnose (www.epilepsieconsulent.nl).

3.4 Meervoudige beperkingen

In Nederland zijn meer dan 30.000 mensen met een meervoudige beperking. Alle mogelijke combinaties zijn denkbaar. Verstandelijk beperkt en doof, verstandelijk beperkt en blind, verstandelijk en motorisch beperkt, maar ook blind en doof, doof en spraakbeperkt en andere combinaties. De mensen met ernstige meervoudige beperkingen (ongeveer 10.000), zijn vaak rolstoelgebonden en hebben veelal ook zintuiglijke beperkingen. Zij zijn medisch kwetsbaar.

Het apart bespreken van meervoudige beperkingen heeft een functie in de betekenis dat 'het geheel meer is dan de som van de delen'. Als een mens met een verstandelijke beperking blind is, zijn de gevolgen van deze blindheid ingrijpender en de noodzakelijke begeleiding intensiever dan bij twee zorgvragers die respectievelijk verstandelijk en visueel beperkt zijn. Een persoon met een verstandelijke beperking en een visuele beperking kan de visuele beperking minder of soms zelfs helemaal niet compenseren. Daarom is bijzondere aandacht op zijn plaats.

De term MCG (meervoudig complex gehandicapt) werd aanvankelijk gebruikt om aan te geven dat er naast de verstandelijke beperking sprake is van een motorische beperking en dat er daardoor complexe problemen zijn. Maar dat leidde tot spraakverwarring; want is iemand die niet kan zien en horen ook niet meervoudig complex gehandicapt? Om deze spraakverwarring te voorkomen geeft men nu de voorkeur aan de term meervoudige beperkingen.

3.4.1 Mensen met een verstandelijke en een visuele beperking

De blinde zanger
'Mijnheer, mag ik u iets vragen? Wat ziet u daar?'
'Hetzelfde als u, een droom.'
J. BERNLEF, DE SCHOENEN VAN DE DIRIGENT

Zien, kijken, waarnemen, observeren: een van de belangrijkste bronnen van informatie zijn onze ogen. Bij het zien van iets of iemand kunnen beelden van eerdere

situaties weer bovenkomen, kunnen veranderingen worden waargenomen en kun je aftasten of het echt is wat je ziet. Het is bekend dat mensen die blind zijn, andere zintuigen als het ware 'aanscherpen', om het niet kunnen zien te compenseren. Naar schatting heeft meer dan 30% van de mensen met een verstandelijke beperking in meer of mindere mate gezichtsproblemen. De prevalentie ligt ruimt 12 keer hoger dan bij mensen zonder een verstandelijke beperking (Van Splunder, 2006).
Bij mensen met een verstandelijke beperking verloopt de verwerking via de zintuigen veelal trager of niet juist. Dat betekent dat het niet kunnen zien, ook niet goed gecompenseerd kan worden en de ontwikkeling nog sterker remt.

Om te kunnen zien is het nodig dat het waargenomen beeld een zekere scherpte en een zekere helderheid heeft en dat daarenboven aan hetgeen waargenomen wordt, enige betekenis kan worden toegekend. Voorwerpen om ons heen zenden lichtstralen uit door reflectie of doordat ze zelf licht geven. Door deze lichtstralen ontstaat op het netvlies van het oog een afbeelding.
Deze afbeelding op het netvlies ontstaat niet zomaar. Daarvoor is een lenzenstelsel nodig, waarvan de ooglens een van de belangrijkste onderdelen is. Het wonderlijke van een normaal functionerende ooglens is dat deze zichzelf aanpast aan de afstand waarop we willen waarnemen.

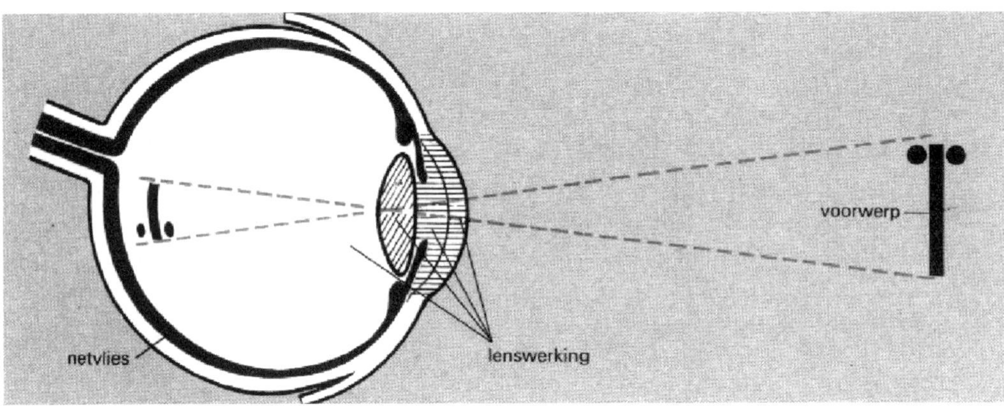

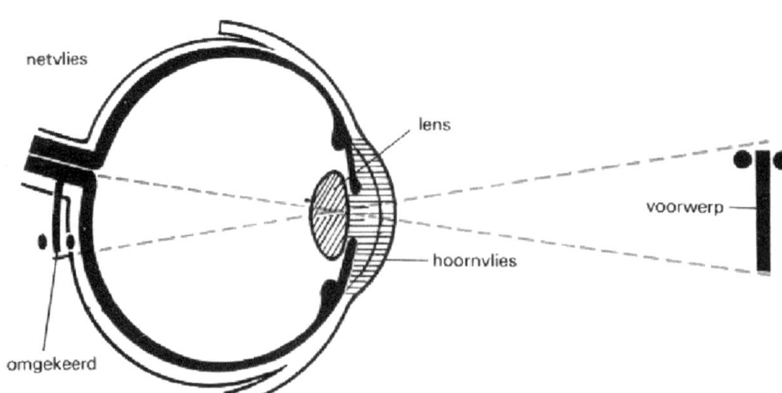

Hier is schematisch weergegeven op welke manier een voorwerp niet op de juiste wijze op het netvlies wordt geprojecteerd. De lichtstralen ondergaan drie lenswerkingen: van het hoornvlies, het vocht in de voorste oogkamer en de lens. Door middel van spiertjes kan de lens de breking van de lichtstralen actief beïnvloeden (accommoderen).

Boven Hier ligt de projectie vóór het netvlies, zodat het beeld wazig wordt waargenomen. Dit komt door te sterk accommoderen of doordat de oogas te lang is. Deze afwijking heet *myopie* (bijziendheid).
Onder De projectie valt achter het netvlies. De accommodatie schiet tekort of de oogas is te kort. Dit wordt *hypermetropie* (verziendheid) genoemd.

Als de afbeelding 'op het netvlies is ontvangen', wordt die informatie gebundeld in de oogzenuw. De oogzenuwen van het linker- en het rechteroog ontmoeten elkaar in de hersenen in het 'oogzenuwkruispunt', waar de met beide ogen ontvangen informatie wordt vermengd. Vanuit dit oogzenuwkruispunt wordt ten slotte de informatie doorgegeven aan een bepaald gedeelte van de hersenen in het achterhoofd (gezichtscentrum); hier wordt men zich bewust van het feit dat men ziet.

Stoornissen bij het zien
Mensen met afwijkingen in het zien kunnen op verschillende wijzen gehandicapt zijn:

- Ze nemen totaal niets waar (of doordat de ogen niet functioneren of door een herseenstoornis, waardoor men zich niet bewust is van de waarneming).
- Ze kunnen nog wel licht en donker onderscheiden.
- Ze zien nog wel iets, maar vaag, onscherp en weinig helder.
- Het gezichtsveld is zeer beperkt, ze kijken als het ware door een koker, het kleine deel dat wel kan worden gezien is mogelijk scherp (peephole vision of kokervisus).
- In het gezichtsveld zijn gaten gevallen, men ziet hier en daar iets, soms zijn de beelden vervormd.

Bij de eerste twee vormen spreken we zonder meer over blindheid. Bij de derde vorm ligt het aan de mate van vaagheid en scherpte van zien of er sprake is van blindheid dan wel slechtziendheid.

Een veel gebruikte indeling van visuele beperkingen is de volgende:
- Blindheid: men oriënteert zich vooral op de tast en via geluiden
- Zeer slechtziend, ook wel maatschappelijk blind genoemd. Hierbij is het gezichtsvermogen minder dan 5% of het gezichtsveld kleiner dan 10 graden. Men oriënteert zich vooral via geluiden, maar men kan ook – bij een normale intelligentie – lezen met behulp van het visuele schrift. Men is aangewezen op braille.
- Slechtziend: als het gezichtsvermogen na correctie door een bril of contactlenzen nog altijd minder dan 30% is en/of als het gezichtsveld kleiner is dan 30 graden. Men oriënteert zich via het zien en kan met extra hulpmiddelen het gewone visuele schrift lezen en schrijven, tenminste bij een normale intelligentie.

Stoornissen in het zien kunnen zich anatomisch/fysiologisch op de volgende twee terreinen voordoen:

- Het oog zelf vertoont bepaalde afwijkingen (beschadiging van het hoornvlies, vertroebelde ooglens, afwijkingen in het glasachtig lichaam, afwijkingen van het netvlies, stoornissen in de oogzenuw naar de hersenen toe).
- Beschadigingen van hersencentra die bij het zien betrokken zijn.

CASUS

In Nijmegen is in 2004 het MuZIEum geopend. Een ervaringsmuseum over zien en niet-zien. Voor ziende mensen is er als vaste activiteit 'dialoog in het donker'. Een ontdekkingstocht door de wereld van het niet-zien. Met behulp van de andere zintuigen ervaren bezoekers tijdens hun wandeling in totale donkerte alledaagse situaties op een heel bijzondere en onbekende manier. Ze worden hier begeleid door een blinde gids die hen helpt en vertelt over zijn of haar leven als niet-ziende.

Oorzaken van slechtziendheid

Stoornissen in het erfelijkheidsmateriaal
Voorbeelden hiervan zijn glaucoom (verhoging van de druk binnen in het oog met als gevolg op den duur een netvliesbeschadiging) en cataract of staar (vertroebeling van de ooglens). Bij mensen met het Down-syndroom wordt een cataract en glaucoom naar verhouding vaker aangetroffen.

Ontwikkelingsstoornissen tijdens de zwangerschap
Belangrijke voorbeelden hiervan zijn een infectie met toxoplasmose of rode hond.

Stoornissen rond de geboorte
Door een zuurstoftekort of een hersenbloeding kan een gezichtsstoornis ontstaan. Overigens kan ook een teveel aan zuurstof, toegediend bij ernstige ademhalingsproblemen na de geboorte, aanleiding geven tot bindweefselvorming in het glasachtig lichaam van het oog.

Oorzaken na de geboorte
Voorbeelden hiervan zijn een hersenvliesontsteking of een beschadiging van de hersenen na een ongeval. Bij mensen met een verstandelijke beperking komen oogafwijkingen en dus gezichtsproblemen nogal eens voor ten gevolge van automutilatie (bonken met het hoofd of het met de vingers in de ogen prikken).
Ook tengevolge van diabetes mellitus kan slechtziendheid ontstaan.

OPDRACHT

Om inzicht te krijgen in wat het kan betekenen voor iemand om een visuele beperking te hebben en hoe je iemand met een visuele beperking moet begeleiden, is het zinvol om een aantal ervaringsoefeningen te doen en deze ervaringen daarna met elkaar te bespreken.

De oefeningen worden in tweetallen uitgevoerd waarbij de rollen door beide personen moeten worden ervaren. Per rol krijg je vragen mee die je na de oefening moet beantwoorden en plenair moet nabespreken. Je kunt kiezen uit de volgende oefeningen.

- Jullie gaan een stukje wandelen. Een van de twee is geblinddoekt, de ander begeleidt de persoon die geblinddoekt is tijdens de wandeling.
- Jullie gaan een stukje fietsen. Een van de twee is geblinddoekt en zit achterop, de ander fietst en begeleidt de persoon achterop tijdens de fietstocht.
- Jullie gaan geld pinnen bij de dichtstbijzijnde geldautomaat. Een van de twee is geblinddoekt, de ander begeleidt de persoon die geblinddoekt is tijdens het geld pinnen.
- Jullie gaan thee zetten. Een van de twee is geblinddoekt, de ander begeleidt de persoon die geblinddoekt is tijdens het thee zetten.
- Jullie gaan wandelen. Een van de twee personen zit in een rolstoel en is geblinddoekt. De ander begeleidt de persoon in de rolstoel tijdens de wandeling.
  De persoon in de rolstoel mag kiezen of hij geduwd wordt of zelf de rolstoel voortbeweegt.
- Jullie gaan ramen zemen. De persoon die de ramen zeemt is geblinddoekt. De ander begeleidt de persoon die geblinddoekt is tijdens het ramen zemen.

Als alternatieve opdracht kun je er ook als lesgroep voor kiezen om met de hele groep te gaan zwemmen. Hierbij ga je in tweetallen het zwembad in, waarbij een van de twee geblinddoekt is en de ander de geblinddoekte persoon begeleidt.

Vragen voor de 'geblinddoekte'

- Voelde je je veilig tijdens de oefening? Wanneer wel, wanneer niet?
- Beschrijf waarom je je in bepaalde situaties wel/niet veilig voelde.
- Hoe belangrijk was je begeleider en wat vond je van de begeleiding die je kreeg?
- Hoe heb je je proberen te oriënteren tijdens de oefening?
- Voelde je je afhankelijk tijdens de oefening? Zo ja, hoe vond je dat?

Vragen voor de 'begeleider'

- Hoe heb jij de geblinddoekte persoon veiligheid geboden in tijd, plaats en persoon?
- Hoe vond je het om zo verantwoordelijk te zijn voor het handelen van een ander?
- Welke situaties vond je moeilijk en waarom dan?

Een alternatief is een bezoek aan het Nijmeegse museum muZIEum (www.muzieum.nl).

Diagnostiek en behandeling

Een eerste aanwijzing voor problemen met het zien kan worden gegeven door algemeen onderzoek. Als er geen of onvoldoende pupilreflex is en er is geen reactie bij het volgen van een lichtje, dan is dit aanleiding voor nader specialistisch onderzoek. Maar ook als deze beide reacties normaal zijn, kan er sprake zijn van ernstige gezichtsstoornissen. Specialistisch onderzoek wordt verricht door een oogarts, in een algemeen ziekenhuis of in een speciaal centrum. In ons land zijn

enkele centra gespecialiseerd in diagnostiek en behandeling van slechtziendheid bij kinderen met een verstandelijke beperking.
Heel belangrijk naast deze medische diagnostiek is natuurlijk ook de dagelijkse observatie van de begeleiding. Zijn er aanwijzingen dat een cliënt minder goed ziet, dan is het zaak hier een arts bij in te schakelen.
In zijn algemeenheid kan worden gezegd dat onderzoek naar en behandeling van slechtziendheid bij mensen met een verstandelijke beperking bijzonder moeilijk is. Het kind kan zelf niet aangeven wat het wel en niet ziet en de medewerking bij het gebruik van hulpmiddelen is vaak zeer beperkt.
Dat betekent dus dat hetgeen hieronder volgt soms gerelativeerd moet worden.

- Staaroperaties zijn in een aantal gevallen, ook bij mensen met een verstandelijke beperking mogelijk. Er moet dan wel sprake zijn van een redelijke coöperatie om complicaties na de operatie te voorkomen.
- Lenstransplantaties zijn vaak door de beperkte medewerking niet mogelijk.
- Glaucoombehandeling kan in beginsel op twee manieren. Als eerste kan worden gekozen voor de conservatieve methode (medicatie) en als tweede voor een operatie die de afvloed verbetert.
- Oogcorrectie met behulp van een bril is zeker bij personen met een ernstig verstandelijk beperking een moeilijke zaak. Het nodige geduld om te wennen aan de bril ontbreekt vaak. Ook komt het voor dat de cliënt met bril beter ziet, maar hier geen belang in stelt. Voor alle duidelijkheid: een bril helpt alleen bij brekingsstoornissen in het lenzenstelsel .

Aandachtspunten bij de begeleiding

Zelfredzaamheid
Het kind met een verstandelijke beperking en daarnaast een visuele beperking is letterlijk meervoudig gehandicapt. Bij visueel gehandicapte kinderen zonder verstandelijke beperking zijn vaak compensatiemogelijkheden aanwezig. Die kinderen leren de andere zintuigen, zoals het gehoor en de tast, optimaal te gebruiken. Het kind zonder verstandelijke beperking heeft een bepaalde reserve aan ontwikkelingsmogelijkheden. Het kind met een verstandelijke beperking dat bovendien slecht ziet, verwerkt de informatie die het verkrijgt via de andere zintuigen veel minder gemakkelijk.
Het slechte zien en de verstandelijke beperking hebben een elkaar negatief versterkende invloed op de ontwikkelingsmogelijkheden. Met eenvoudige hulpmiddelen en aan te leren technieken is het vaak goed mogelijk de zelfredzaamheid te bevorderen, zodat de mens met een verstandelijke beperking én een visuele stoornis zelf kan eten en drinken. Een leesloep kan bij sommige visuele beperkingen een goed hulpmiddel zijn. Bij mensen met een ernstiger beperking is het belangrijk zo veel mogelijk te vertellen welk eten en drinken wordt gegeven en tevens zal de temperatuur van de voeding of het vocht in de gaten moeten worden gehouden.

Communicatie
Een blind of slechtziend kind mist visuele ervaringen. Al vrij snel na de geboorte doet een ziend kind al veel ervaringen op met de ogen. Een ziend kind herkent na enkele maanden al het gezicht van de moeder, lacht tegen de moeder en het begin

van de sociale ontwikkeling is daar. Een blind of slechtziend kind mist dit. Het verkennen van de wereld om hem heen is voor een blind kind een bijna onoverkomelijk probleem. Eigen initiatief wordt erg vaak afgestraft door vallen, stoten, enz. Ook het imiteren blijft goeddeels achterwege. Het eigen handelen ziet een blind kind ook niet, waardoor de zogenaamde 'blindenhouding' ontstaat. Een idee van het eigen lichaam is er nauwelijks. Er ontstaan altijd extra bewegingen, de zogenaamde blindismen, zoals het steeds heen en weer bewegen van het lichaam of het met de vinger drukken op de oogbol.
Hieruit valt af te leiden dat vroegtijdige hulp en ondersteuning van groot belang is voor dit kind en het gezin waarin hij opgroeit. Als specialistische hulp achterwege blijft, zal het kind – maar ook de volwassene – snel vervallen in initiatiefloosheid en het zal zich ontmoedigd voelen. Ze moeten in alle opzichten worden geholpen met het verkennen van de materiële en sociale omgeving. In hun sociale contactlegging zijn ze dus sterk aangewezen op hulp van buiten. Als deze begeleiding achterwege blijft, zal er snel eenzaamheid, hulpeloosheid en minderwaardigheid ontstaan.

Niet-verstandelijk beperkte slechtzienden kunnen leren lezen met hulpmiddelen. Bij blindheid of ernstige slechtziendheid kan het brailleschrift worden geleerd. Bij mensen met een verstandelijke beperking is dit laatste maar zelden haalbaar. In de communicatie zal daarom nadruk moeten worden gelegd op voor hen wel waarneembare aspecten van communiceren als:

- intonatie
- stemvolume
- aanraken
- betasten
- ruiken
- proeven.

Omgeving
Voor iemand die niet of zeer slecht kan zien, is het belangrijk dat de omgeving voorspelbaar is. Meubels en gebruiksvoorwerpen steeds op dezelfde plaats, zodat het zich oriënteren in de ruimte zo min mogelijk problemen oplevert. Een zitplaats die het mogelijk maakt om mensen aan te horen komen; dus niet te dicht bij de tv of een gang.
De kasten van de cliënt zelf, maar ook die van de gezamenlijke ruimtes steeds op dezelfde manier ingedeeld en opgeruimd. Gevaarlijke voorzieningen en objecten moeten zo veel als mogelijk worden vermeden. Opstapjes en scherp meubilair zijn grote hindernissen. Het vraagt van de begeleiding veel zelfdiscipline.
Ook zijn er andere speciale voorzieningen denkbaar als een stang of touw langs de muur, waardoor de weg naar bijvoorbeeld het toilet gemakkelijker gevonden kan worden.

Activiteiten
Het is belangrijk om bij het aanbieden van activiteiten te zoeken naar passende activiteiten en soms ook aangepaste activiteiten. Muziek luisteren en maken zijn

activiteiten die de mogelijkheid bieden 'buiten jezelf te treden'. Het biedt expressiemogelijkheden. In het ontplooien van activiteiten is een slechtziende met een verstandelijke beperking nog meer aangewezen op aanmoediging en ondersteuning dan een ziende. Er kan gebruik worden gemaakt van 'gesproken' boeken; deze zijn er voor alle niveaus. De Stichting Koninklijke Visio heeft een speciale audiotheek. Hier worden hoorspelen uitgegeven en uitgeleend (www.visio.org). Bij stichtingen in Nederland die gespecialiseerd zijn in slechtziendheid en blindheid, kun je informatie krijgen over spelmaterialen en mogelijkheden.

CASUS

Muriël wil 's morgens niet meer in de ontmoetingsruimte zitten.
Altijd als zij het ontbijt op had, liep ze wat rond in de woning en vertrok vervolgens naar de ontmoetingsruimte, waar zij een lekkere luie stoel tot haar beschikking had. De begeleiders wisten wel dat zij wat minder zag en hadden daar ook rekening mee gehouden. Haar luie stoel was zo gezet dat er niemand onverwacht langs kon lopen. Zou ze misschien geplaagd worden of bevalt de muziek haar niet meer? Rob kwam op het idee om eens een tijdje in die luie stoel te gaan zitten en wat bleek? Nu het voorjaar was, scheen de zon 's morgens door de ramen op de net gepoetste vloer (zeil); de schittering die dat gaf was heel vervelend voor je ogen. Zeker voor Muriël nu ze minder zag. De oplossing? Simpel dus: een rolgordijn.

Lichamelijke verzorging
Afhankelijk van het cognitief niveau zal dit meer of minder aandacht vragen. Bij mensen met een matige verstandelijke beperking én een visuele beperking is dit bij voorkeur een zorgactiviteit die zich ervoor leent het eigen lichaamsbeeld te ontwikkelen.
Het is belangrijk de omgeving waar de cliënt zich verzorgt zodanig in te richten dat de eigen zelfredzaamheid zo groot mogelijk kan zijn. Gedacht moet worden aan onder andere vaste plaatsen voor de handdoek, zeep, shampoo, tandenborstel en dergelijke. Een aangepaste en herkenbare materiële omgeving dus.

Zindelijkheidstraining bij kinderen met een visuele beperking:

1 Creëer een veilige plek, zorg voor extra veiligheid in die ruimte, zorg ervoor dat er geen afleidende factoren in die ruimte zijn; een goede en ontspannen zithouding naast adequate zitvoorziening behoren tot een aantal basale voorwaarden. Een kind met visuele beperking zal moeite hebben met het vinden van de weg naar het toilet. De afhankelijkheid van het kind met een visuele beperking kan langer of blijvend zijn.
2 Naast het mondeling aangeven dat het tijd is om naar de wc te gaan kan ook gebruik worden gemaakt van een tastbare 'verwijzer'. Een verwijzer is een communicatiehulpmiddel waarmee de begeleiding en het kind naar elkaar toe iets duidelijk kunnen maken. Dit kan bijvoorbeeld een voorwerp zoals een lege wc-rol zijn. Deze wc-rol krijgt dan de betekenis van het naar het toilet gaan c.q. op het potje moeten.
3 De factoren die het effect van training kunnen beïnvloeden zijn onder andere: het niveau van sociaal functioneren, de kalenderleeftijd en de nazorg.

4 Soms kan, ondanks de langdurige en intensieve begeleiding, het niveau van klokzindelijkheid het hoogst haalbare doel zijn.
Het ondersteunen van deze groep kinderen en jongeren op het gebied van zindelijkheidstraining dient multidisciplinair plaats te vinden

Zorg voor persoonlijke hulpmiddelen
Als er gebruik wordt gemaakt van bijvoorbeeld een bril, dan is het zaak hier de nodige zorg aan te besteden. Ook hier moet natuurlijk zo veel mogelijk de zelfstandigheid bevorderd en in stand gehouden worden, maar als deze beperkt is zullen de nodige maatregelen moeten worden genomen om schade te voorkomen. Het missen van de bril doordat deze stuk of zoek is, vormt een zeer grote handicap. Extra eisen moeten worden gesteld aan de kwaliteit van de bril: stevig montuur, eventueel kunststof glazen, veren achter de oren. Een of twee reservebrillen zijn geen overbodige luxe.

OPDRACHT

Je werkt in een huis van cliënten die licht verstandelijk beperkt zijn en bijna allemaal een visuele beperking hebben. Binnenkort gaat deze groep verhuizen naar een woonhuis in de stad en het is de bedoeling dat de cliënten zo veel mogelijk betrokken worden bij de inrichting van hun leefomgeving. De cliënten hebben de inrichting van hun eigen kamer al gekozen. De inrichting van de gemeenschappelijke ruimte moet echter nog plaatsvinden. Alles moet nog aangeschaft worden voor de woonkamer, niet alleen de meubels maar ook de vloerbedekking, de geluidsinstallatie, enzovoorts. Jij hebt de opdracht gekregen om dit samen met de cliënten te gaan doen. Je mag dan bij alle bestaande winkels kopen.
Maak een plan van aanpak om het bovenstaande te realiseren. In je plan moet je stapsgewijs beschrijven wat je gaat doen. Houd hierbij rekening met het volgende:
- Hoe wil je tegemoetkomen aan de individuele woonbehoeften van de cliënt?
- Aan welke eisen moet de inrichting volgens jou voldoen om tegemoet te komen aan de visuele beperking van de cliënten (denk bijvoorbeeld aan verlichting)?
- Op welke wijze wil je de cliënten gaan betrekken bij het aankopen van de inrichting?
- Op welke wijze wil je de cliënten gaan begeleiden in het maken van keuzes gezien hun visuele beperking?
- In hoeverre vind jij dat hun visuele beperking van invloed is op de keuze van de inrichting?

3.4.2 Mensen met een verstandelijke en een auditieve beperking

Of ben ik soms zo door mijzelf verlaten,
dat mijn woorden zijn teruggevlucht.
HANS FAVEREY, HET ONTBROKENE

Geluiden die we horen bereiken het oor via de gehoorgang, waarbij de oorschelp een ondersteunende (richtingbepalende) functie heeft. De geluidsgolven brengen

het trommelvlies in trilling. De beweging van het trommelvlies die dan ontstaat, wordt via de drie kleinste menselijke botjes (hamer, stijgbeugel en aambeeld) overgebracht op een tweede vlies, het ovale venster genaamd, dat dan ook gaat trillen. De ruimte tussen het trommelvlies en het ovale venster heet het middenoor. De bewegingen van dit ovale venster brengen in het binnenoor lymfevocht in het zogenaamde slakkenhuis in trilling. In dit slakkenhuis bevinden zich haarvormige uitsteeksels die ieder op een bepaalde frequentie gaan meetrillen. De bewegingen van deze haarvormige uitsteeksels worden geregistreerd door de zenuwvezels van de gehoorzenuw. Door de gehoorzenuw wordt de informatie overgebracht naar de hersenen, waarna we ons bewust zijn van het geluid.
Behalve via de gehoorgang komen geluiden ook door via het achter het oor gelegen rotsbeen dat eveneens het ovale venster in beweging brengt. We noemen dit de beengeleiding.

Stoornissen van het horen

Stoornissen in het horen gaan nagenoeg altijd gepaard met stoornissen in de spraakontwikkeling. Naar schatting heeft 30% van de mensen met een verstandelijke beperking (IQ tot 70) naast hun verstandelijke beperking een auditieve beperking. Meer dan de helft van de mensen met het Down-syndroom heeft een auditieve beperking. Voor een kind dat slechthorend is en tegelijkertijd een verstandelijke beperking heeft, is spraakontwikkeling meestal geheel onmogelijk. Alternatieve communicatiemogelijkheden, waarbij veelvuldig lichamelijk contact wordt gebruikt, moeten dan worden benut.

Ruwweg kunnen drie vormen van doofheid/slechthorendheid worden onderscheiden (Zwets en Kars, 1997).

1. Gehoorstoornissen die ontstaan doordat het middenoor niet goed functioneert. Er is dan iets aan de hand met het gebied gelegen tussen het trommelvlies en het ovale venster. Vaak is er dan sprake van problemen met de gehoorbeentjes óf er is een vochtophoping tussen de twee vliezen, die een goede overdracht van geluid bemoeilijkt. Ook is het mogelijk dat er een gaatje zit in het trommelvlies, waardoor het geluid niet op een juiste wijze wordt opgevangen. In het geval het middenoor verminderd functioneert, is er geen sprake van volledige doofheid; het geluid kan immers het ovale venster nog bereiken via de beengeleiding. Men noemt dit ook wel geleidingsstoornissen.
2. Gehoorstoornissen ten gevolge van onvoldoende functioneren van het binnenoor of de gehoorzenuw. In deze gevallen is vaak sprake van volledige doofheid.
3. Gehoorstoornissen die het gevolg zijn van zowel een niet goed functioneren van het binnenoor als het middenoor. Ook dan is er sprake van volledige doofheid.

Oorzaken van slechthorendheid en doofheid
De oorzaken zijn onder te verdelen in drie hoofdgroepen:
1. Oorzaken in de aanleg of de ontwikkeling van het ongeboren kind (prenatale oorzaken).
   - erfelijke gehoorproblemen

- niet-erfelijke syndromen
- infecties die de ongeboren baby door de moeder oploopt (een voorbeeld is hier rode hond)
- chromosoomafwijkingen (bijvoorbeeld het syndroom van Usher).

Bijna de helft van alle mensen die doof zijn, is dit op grond van een erfelijke gehoorstoornis. De oorzaak van een ernstige gehoorstoornis die ontstaat voor de geboorte van een kind met een verstandelijke beperking, is meestal tevens de oorzaak van die verstandelijke beperking.

2 Oorzaken die rond de geboorte ontstaan (perinataal).
Door een zuurstofgebrek kan er op het binnenoor en op de gehoorzenuw een schadelijke invloed worden uitgeoefend. Ook kan vlak na de geboorte doofheid ontstaan bij een ernstige vorm van geelzucht (kernicterus) hetgeen men vroeger vooral aantrof bij kinderen met een Rhesusziekte.

3 Oorzaken die na de geboorte optreden (postnatale oorzaken).
- Hierbij gaat het vooral om ontstekingen van de hersenen, de hersenvliezen of het middenoor zelf. Ontstekingen van het middenoor kunnen leiden tot ernstige slechthorendheid, niet tot algehele doofheid. De rotsbeengeleiding blijft immers intact.
- Een andere oorzaak ligt in het feit dat nogal wat kinderen met een verstandelijke beperking regelmatig een middenoorontsteking hebben. Hierdoor kan het middenoor beschadigd raken, waardoor een blijvende slechthorendheid ontstaat.
- Ook ernstig hoofdletsel kan leiden tot blijvende slechthorendheid. Bij sommige mensen met een verstandelijke beperking komt het voor dat ze hun trommelvlies en middenoor zelf beschadigen door er met voorwerpen in te peuteren.
- Een afsluiting van de gehoorgang door oorsmeer. Dit kan een gehoorverlies veroorzaken van ongeveer 30 tot 40 decibel (mensen in een lawaaiige ruimte kun je niet verstaan).

Diagnostiek en behandeling

Het vaststellen van gehoorstoornissen is bij alle kinderen moeilijk. Via de jeugdgezondheidszorg wordt sinds een paar jaar bij ieder kind op de leeftijd van ongeveer drie weken een gehoorscreening gedaan: de zogenaamde ALGO-test. Het kind krijgt een dopje in het oor verbonden met een meetapparaatje. Bij voorkeur wordt het onderzoek uitgevoerd als de baby slaapt. Uitgebreider onderzoek volgt als een gehoorbeperking wordt vastgesteld. Hiermee is het gebruik van de vroegere Ewing-test en de CAPAS-test op de leeftijd van negen maanden vervallen. Hoe vroeger de diagnose kan worden gesteld, hoe adequater vervolgens kan worden behandeld. Specialistisch onderzoek wordt gedaan door audiologen en KNO-artsen. Het advies is om bij iedereen om de vijf jaar een gehoortest te laten doen; bij mensen met het syndroom van Down zelfs vaker, omdat zij heel vatbaar zijn voor gehoorstoornissen.

Aanbevolen methoden voor gehoordiagnostiek

Licht verstandelijke beperking:
- screening: screeningsaudiometer
- nader onderzoek: normale toon- en spraakaudiometrie

Matig verstandelijke beperking:
- screening: fluisterspraak, screeningsaudiometer
- nader onderzoek: aangepaste subjectieve audiometrie, PAS

Ernstig verstandelijke beperking:
- screening: oto-acoustische emissies (ALGO-test)
- nader onderzoek: aangepaste subjectieve audiometrie, PAS, hersenstam-audiometrie

Zeer ernstig verstandelijke beperking:
- screening: oto-acoustische emissies
- nader onderzoek: aangepaste subjectieve audiometrie, hersenstamaudiometrie

De behandeling en de te gebruiken hulpmiddelen hangen natuurlijk samen met de gestelde diagnose en de aard van de problematiek die zich voordoet. Slechthorendheid kan het gevolg zijn van een prop opgehoopt oorsmeer. Het kan ook het gevolg zijn van een voortdurende middenoorontsteking. In dat geval zullen antibiotica moeten worden gegeven om de infectie op te heffen. Bij regelmatig terugkerende middenoorontsteking kan worden overwogen zogeheten 'buisjes' te plaatsen in het oor, zodat de afscheiding permanent kan worden afgevoerd.

Als de slechthorendheid een gegeven is (niet goed functionerend middenoor), kan een gehoorapparaat worden voorgeschreven. Dit apparaat versterkt de geluidsimpulsen. De mogelijkheden van een gehoorapparaat zijn beperkt, omdat een verminderd functioneren van het binnenoor niet of maar beperkt kan worden gecorrigeerd.
Bij mensen met een verstandelijke beperking én slechthorendheid is het gebruik van een gehoorapparaat vaak problematisch. Zij verdragen deze aanpassing vaak niet. Bij mensen met een matige of ernstige verstandelijke beperking kan bovendien een gehoorapparaat leiden tot een chaotisch beleven van de geluidrijke omgeving. In sommige gevallen kan het echter een hulpmiddel zijn van zeer grote waarde.
Een vrij recente behandelmethode is het zogeheten 'cochleair implantaat', ook wel CI genoemd. Met zo'n CI kunnen personen die geen of nog maar een beperkt restgehoor bezitten opnieuw klanken, geluiden en spraak waarnemen. Inwendig wordt met een operatieve ingreep een implantaat aangebracht en verbonden met een elektrode die in het slakkenhuis wordt geschoven. De elektrode ligt dicht bij de te prikkelen zenuwvezels en geeft signalen door. Uitwendig wordt een zendspoel achter het oor gedragen, die door de huid met het inwendige implantaat verbinding maakt. Het geluid wordt opgevangen door een microfoon, verwerkt in de spraakprocessor tot een elektronische code, gaat via de zendspoel naar het implantaat dat de code omzet in elektrische pulsen; via de elektrode worden de vezels van de gehoorzenuw in het slakkenhuis door de elektrische pulsen geprikkeld. De methode is zeker niet voor iedereen geschikt en er is sprake van een intensieve revalidatie. Desalniettemin mag deze ontwikkeling spectaculair en veelbelovend worden genoemd.

OPDRACHT

Om inzicht te krijgen in wat het kan betekenen voor iemand om slechthorend of doof te zijn en hoe je iemand met een gehoorstoornis kunt begeleiden, is het zinvol om een aantal ervaringsoefeningen te doen en deze ervaringen daarna met elkaar te bespreken.

De oefeningen worden in drietallen uitgevoerd, waarbij de rollen door alle personen moeten worden ervaren. Per rol krijg je vragen mee, die je na de oefening moet beantwoorden en plenair moet nabespreken.

Je kunt kiezen uit de volgende oefeningen:

- Jullie gaan gezellig een kopje koffie drinken. Zoek een gelegenheid waar veel mensen zijn. Een van jullie heeft ooropax in zijn oren en hoort hierdoor minder. De andere twee gaan in eerste instantie lekker babbelen met elkaar en houden hierbij geen rekening met de 'gehoorstoornis' van de ander. Later betrekken zij de persoon er wel bij.
- Jullie gaan een stukje video bekijken, waarin Nederlands gesproken wordt. Een van de drie heeft ooropax in zijn oren en kan hierdoor de video niet volgen. De andere twee kijken in eerste instantie naar de video en laten de derde persoon links liggen. Later proberen zij de video voor de derde persoon te vertalen.
- Jullie krijgen van de docent een opdracht uitgereikt, die de persoon met de 'gehoorstoornis' moet uitvoeren. Hij mag die opdracht niet lezen. Jullie moeten dus, zonder je stem te gebruiken, aan de persoon met de ooropax in duidelijk maken wat hij moet doen.
- Jullie gaan wandelen. Een van de twee personen zit in een rolstoel en heeft ooropax in. De anderen begeleiden de persoon in de rolstoel tijdens de wandeling. De persoon in de rolstoel mag kiezen of hij geduwd wordt of zelf de rolstoel voortbeweegt.
- Jullie zoeken een ruimte op waarin veel lawaai gemaakt mag worden. Je neemt de stereo mee en zet deze hard aan. Terwijl de muziek speelt, probeer je erachter te komen wat de persoon met de ooropax in vanavond gaat doen. Bij de wisseling van de rollen bedenk je een nieuwe vraag.

Vragen voor de 'slechthorende'

- Voelde je je veilig tijdens de oefening? Wanneer wel, wanneer niet?
- Beschrijf waarom je je in bepaalde situaties wel/niet veilig voelde.
- Hoe belangrijk was je begeleider en wat vond je van de begeleiding die je kreeg?
- Hoe heb je je proberen te oriënteren tijdens de oefening?
- Voelde je je afhankelijk tijdens de oefening? Zo ja, hoe vond je dat?
- Op welke momenten voelde je je buitengesloten en hoe vond je dat?

Vragen voor de 'begeleider'

- Hoe heb jij de persoon met ooropax in veiligheid geboden in tijd, plaats en persoon?
- Hoe vond je het om zo verantwoordelijk te zijn voor het handelen van een ander?

- Welke situaties vond je moeilijk en waarom?
- Hoe voelde je je, als de persoon je niet begreep?

Aandachtspunten bij de begeleiding

Communicatie
Een slechtziend of blind kind leeft in een wereld zonder beelden. Voor een doof kind geldt dat het van meet af een wereld aan zich voorbij ziet trekken als een film zonder geluid. Het belangrijkste wat dan ontbreekt is de menselijke stem, de stem van de moeder of verzorger. Niet alleen de inhoud van het gesproken woord ontbreekt, vooral ook de intonatie, de klank en kleur van de stem. Zeker voor kinderen met een verstandelijke beperking die in de regel een ontbrekende of beperkt ontwikkelde passieve woordenschat kennen, is dit een groot gemis. Een extra handicap is vervolgens het feit dat het kind ook nog eens in zijn spraak gestoord is. Het kan zelf niet of moeilijk duidelijk maken wat het wil.
Het gebruik van natuurlijke gebaren in de communicatie met mensen met een verstandelijke beperking én een gehoorstoornis is onontbeerlijk. Meestal blijft het beperkt tot deze natuurlijke gebaren. Het vingeralfabet is voor de meesten te complex. Er zal steeds gekozen moeten worden voor een bepaalde vorm van communiceren, waarbij het non-symbolische, het pre-symbolische en het symbolische zijn inbegrepen.

Totale communicatie als grondhouding van de begeleiders is dus absoluut noodzakelijk. Dit geldt voor het communiceren met mensen met een verstandelijke beperking in zijn algemeenheid en voor het communiceren met dove of slechthorende mensen met een verstandelijke beperking in het bijzonder.
Geen enkel middel moet dus onbenut worden gelaten. Mogelijkheden in de alternatieve (aanvullende) communicatie zijn dan:

- Het betrekken van je lijf en leden in de communicatie
- Het gebruikmaken van foto's, afbeeldingen en voorwerpen
- Pictogrammen
- Het Bliss-systeem (een systeem waarbij begrippen symbolisch weergegeven worden)
- Elektronische communicatiesystemen (communicator)
- Natuurlijke gebarensystemen
- Het gesproken woord.

Het is een taak van de begeleider om het sociaal isolement, waarin mensen met een gehoorstoornis snel terecht kunnen komen, zo veel mogelijk te helpen vermijden.
Een extra element dat een rol kan spelen is de achterdocht die slechthorende mensen met een verstandelijke beperking kunnen hebben of ontwikkelen. Als je moeizaam kunt volgen wat er allemaal besproken wordt door degenen die in je omgeving verkeren, kan het idee wel eens postvatten dat de anderen het over jou hebben. Temeer daar mensen geneigd zijn de ontbrekende delen zelf in te vullen met hun fantasieën. Duidelijk spreken, de ander steeds bij het gesprek betrekken en nagaan of hetgeen besproken wordt ook begrepen is, doet de achterdocht afnemen.

Beck en De Jong (1990) noemen nog een aantal persoonlijke kenmerken van dove kinderen, die ook opgaan voor in ieder geval het dove kind met een verstandelijke beperking en mogelijkerwijs voor de volwassene.

- Ze zouden wellicht impulsiever zijn (hetgeen verklaard kan worden, doordat ze gevoelens niet kunnen benoemen, hetgeen angst kan opwekken).
- Ze zijn meer rigide. Deze starre houding is het product van de vaststaande wijze waarop de omgeving met het kind omgaat. Wijzigingen in de gang van zaken zijn moeilijk uit te leggen, dus er wordt op het kind vanuit steeds hetzelfde patroon gereageerd.
- Onvolwassenheid. De omgeving heeft te veel de neiging de dove te beschermen, waardoor die onvoldoende gelegenheid krijgt dingen zelf te ontdekken, hetgeen weer afhankelijkheid zal bewerkstelligen.
- Doordat het kind te weinig wordt geconfronteerd met kritiek en gewone opmerkingen, bestaat het gevaar dat de persoonlijkheid zich egocentrisch en narcistisch (ziekelijke zelfliefde) ontwikkelt.

Opmerkelijk is dat veel van die eigenschappen niet zozeer een gevolg zijn van de beperking, maar het gevolg zijn van de wijze waarop de omgeving omgaat met die beperking. Daarmee is het in feite een sociale constructie.

Activiteiten
In zijn algemeenheid zijn er geen aandachtspunten ten aanzien van het aanbieden van activiteiten. Het is wel zo dat recreatieve activiteiten als muziek luisteren en dergelijke niet of beperkt mogelijk zijn. Als de cliënt een gehoorapparaat draagt, is het van belang rekening te houden met het geluidsniveau in de omgeving en dient het toestel eventueel te worden bijgesteld als het omgevingsgeluid toeneemt.

De omgeving
Het is belangrijk te zorgen voor een voldoende voorspelbare omgeving. Dit betekent dat de begeleider in het geval een cliënt een hoortoestel draagt, plotselinge, harde geluiden tracht te vermijden. Het benaderen van cliënten met een gehoorstoornis dient ook voorspelbaar te zijn om onnodige schrikreacties te vermijden. Het plotseling voor de neus van de cliënt verschijnen kan leiden tot schrik. Een herkenbaar tikje op de schouder of andere aanraking als vast ontmoetingsritueel kan dit voorkomen.

Verzorging
Om te voorkomen dat de oren met oorsmeer verstopt raken, kan het advies worden gegeven om tweemaal per week de oren met een reinigingsmiddel te druppelen. Verzorging van hulpmiddelen: op tijd zal de batterij van het gehoorapparaat moeten worden vervangen, het toestel moet regelmatig (telkens voor het plaatsen) worden gecontroleerd en de nodige hygiëne dient te worden betracht. Bijna altijd heeft een cliënt hierbij hulp nodig. Adviezen van een logo-akoepedist moeten hierbij opgevolgd worden.

OPDRACHT

Je werkt in een huis met cliënten met een matig verstandelijke beperking. In het huis woont een cliënt die doof is en bij wie iedere poging om gebarentaal aan te leren mislukt is. Hij kan aardig liplezen, maar jullie zijn nu eenmaal niet altijd in de buurt om hem te helpen. Dit alles beperkt de cliënt enorm in zijn functioneren. Je kunt hem eigenlijk nog een hele hoop leren, maar hij vergeet snel de volgorde waarin iets moet gebeuren en dan raakt hij geïrriteerd als jullie niet meteen tijd voor hem hebben.
In overleg met de orthopedagoog is besloten om voor een aantal terugkomende handelingen fotoboekjes te maken, waarin stapsgewijs aanwijzingen worden gegeven ten aanzien van bepaalde handelingen.

► Jullie gaan in groepjes van drie of vier personen bovengenoemde boekjes maken. Je kunt daarbij een keus maken uit de volgende handelingen:
- jezelf aankleden
- boodschappen doen
- tafel dekken
- zelfstandig naar activiteiten lopen
- iemand opbellen
- je bed verschonen.

► Presenteer jullie fotoboeken aan elkaar en geef elkaar feedback.

OPDRACHT

► Richt het klaslokaal in als snoezelruimte voor cliënten met een visuele beperking en/of een gehoorstoornis. Gebruik daarbij de ervaringen die je hebt opgedaan in de eerdere oefeningen. Als de ruimte ingericht is, gaan jullie zelf geblinddoekt of van ooropax voorzien de ruimte beoordelen.

Houd bij het inrichten van de snoezelruimte rekening met:
- Een goede taakverdeling: wie doet wat?
- Hoe wil je tegemoetkomen aan de 'extra' beperking van de cliënt?
- Waar moet de snoezelruimte aan voldoen om tegemoet te komen aan die 'extra' beperking?
- Hoe bewaak je de veiligheid voor de cliënt in de snoezelruimte?
- Op welke manieren wil je gebruikmaken van tast, geur, geluid, smaak en visuele zaken?

Bespreek jullie bevindingen na het uitvoeren van de opdracht na aan de hand van de volgende punten:
- Hoe verliep de samenwerking? Waren de taken goed verdeeld en was het voor iedereen duidelijk wat hij moest doen?
- Werd je geprikkeld door de snoezelruimte? Waarom wel, waarom niet?
- Voelde je je veilig in de snoezelruimte?
- Werd er in voldoende mate gebruikgemaakt van tast, geur, geluid, smaak, en visuele zaken?

- In welke mate komt deze snoezelruimte tegemoet aan de behoeften van de cliënt met een gehoorstoornis en/of een visuele beperking?
- Heb je onder begeleiding de snoezelruimte verkend of zelfstandig? Wat is voor jou de meest prettige manier en waarom?

Doofblind
In Nederland zijn zo'n 2000 mensen gelijktijdig slechtziend/blind en slechthorend/doof. Een dubbele zintuiglijke beperking verworven op jonge leeftijd of voor de geboorte. Zo'n 600 mensen hebben het syndroom van Usher. Naar schatting heeft ongeveer de helft van de doofblinden ook een verstandelijke beperking. In Nederland zijn drie zorgaanbieders gespecialiseerd in deze doelgroep, Kentalis in Sint Michielsgestel, Bartimeus in Doorn en Kalorama in Beek Ubbergen. Doofblindheid is meer dan de optelsom van doofheid en blindheid. Het begeleiden van deze doelgroep vraagt bijzondere expertise op het gebied van communicatie, activiteitenaanbod, psychische ondersteuning en handhaving van autonomie (Balder e.a., 2006).

3.4.3 Mensen met motorische stoornissen

Zwets en Kars (1997) onderscheiden een aantal motorische stoornissen. Wij bespreken ze hier in het kort.

Verlammingen
De spieren zijn gedeeltelijk of geheel verlamd en kunnen daardoor nauwelijks of niet functioneren. Een volledige verlamming wordt een paralyse genoemd en een gedeeltelijke verlamming heet een parese. Bij deze laatste vorm is een deel van de spierfunctie bewaard gebleven. Bij ernstige hersenbeschadigingen (hetgeen vaak voorkomt bij mensen met een verstandelijke beperking) worden dikwijls een of meer ledematen getroffen. Men spreekt van monoplegie als één arm of één been is getroffen, van diplegie als het beide armen of benen betreft, van hemiplegie als één lichaamshelft is verlamd en van quadriplegie als alle vier de ledematen zijn verlamd.
Onwillekeurige spierbewegingen
De spieren voeren niet de gewenste bewegingen uit en zijn moeilijk onder controle te krijgen. De volgende vormen worden onderscheiden:
- Tremoren: het ongewild trillen van met name handen en armen. Tremor betekent letterlijk beving.
- Athetose: voortdurende, langzame, onwillekeurige bewegingen van vingers, tenen en soms ook de tong.
- Chorea: onwillekeurige, haastige, schokkende bewegingen van met name armen en benen. Ook aan de rest van het lichaam (romp en gezicht) kan het worden waargenomen. Bij mensen met een verstandelijke beperking met een motorische stoornis wordt chorea vaak in combinatie met athetose aangetroffen, we spreken dan over chorea-athetose.

Spasticiteit
Hierbij zijn er problemen met de controle van beweging en/of houding. Er is spra-

ke van een verhoogde spierspanning in combinatie met verhoogde en abnormale reflexen en een gestoorde samenwerking tussen de spieren. Zo is er een slechte samenwerking tussen spieren, met een tegengestelde werking.
Het gaat dan om paarsgewijs functionerende spieren zoals spieren die naar buiten en naar binnen draaien of strekken en buigen. Tegelijkertijd zijn er problemen met de spierspanning, bijvoorbeeld de tonus van de buigspier is te hoog, waardoor strekspieren niet of nauwelijks kunnen functioneren. Bij spasticiteit is bovendien vaak sprake van verlamming van bepaalde spiergroepen. Ook wordt bij spastische kinderen nogal eens de chorea-athetose aangetroffen. De mate van spasticiteit is onderhevig aan factoren als: pijn, temperatuur, omgevingsdrukte, verdriet en spanning.

Coördinatiestoornissen
De spieren functioneren wel, maar de afstemming verloopt niet goed. Een voorbeeld hiervan is 'het iets willen pakken', maar dit veel te ruw doen, de hand schiet uit.

Hyper- en hypotonie
Spiergroepen zijn voortdurend te veel gespannen (hypertoon) of kunnen niet goed worden gespannen (hypotoon).

Apraxie
Het onvermogen om gecompliceerde handelingen te verrichten, zoals het strikken van veters.

Afwijkingen van het skelet
Doordat er afwijkingen zijn in de botten of gewrichten, kunnen de spieren niet goed functioneren.

Oorzaken van motorische stoornissen
Er zijn vier gebieden waar beschadigingen tot motorische stoornissen kunnen leiden:
- beschadigingen van de hersenen;
- beschadigingen van het ruggenmerg of van de zenuwen die hiervan uitgaan;
- beschadigingen van het spierweefsel zelf;
- beschadigingen van de botten en/of gewrichten.

De oorzaken van deze beschadigingen kunnen zijn gelegen vóór, tijdens of na de geboorte. Er kan bijvoorbeeld sprake zijn van een aanlegstoornis, een geboortetrauma door zuurstoftekort, maar ook van mechanisch geweld. In beginsel zijn het dezelfde oorzaken als die zijn genoemd als mogelijke oorzaak van een verstandelijke beperking.

Gestoorde motorische ontwikkeling en diagnostiek
Een gestoorde motorische ontwikkeling kan voor het kind op veel gebieden van de ontwikkeling problemen opleveren. Door het kunnen kruipen leert een kind bijvoorbeeld wat hoog en laag is, het leert begrippen als achter en voor. Het kind ontdekt in het eerste levensjaar zijn omgeving met zijn zintuigen en zijn bewegin-

gen. Is de mogelijkheid tot bewegen gestoord, dan heeft dit onvermijdelijk invloed op onder meer de cognitieve ontwikkeling. Een gestoorde motorische ontwikkeling leidt dus vaak tot een achterstand in de verstandelijke ontwikkeling.
Als een kind zich motorisch erg traag ontwikkelt (bedoeld wordt dan een achterstand van enkele maanden), dan dient dit aanleiding te zijn tot onderzoek.
De volgende verschijnselen dienen in elk geval een signaalfunctie te hebben:

- Het scharen van de gestrekte benen bij het kind dat wordt opgetild of op de rug ligt.
- Het actief zijn van de baby met de armen, terwijl de benen zich niet of nauwelijks bewegen.
- Het kind vertoont afwijkende (pathologische) reflexen of reflexen die al lang zouden moeten zijn verdwenen.
- Er is een links-rechtsverschil in het bewegen van armen en/of benen.
- De baby houdt bijna altijd de vuistjes sterk gebald met de duim onder de vingers, ook in een rustsituatie.
- Het kind is extreem slap; als het wordt opgetild laat het armen, benen, hoofd slap hangen. Ook extreme stijfheid kan voorkomen.

Al deze feiten afzonderlijk zijn aanleiding tot nader onderzoek door een arts/specialist.

De motoriek van mensen met een verstandelijke beperking
Bij mensen met een verstandelijke beperking verloopt de ontwikkeling van de motoriek bijna altijd vertraagd. Overigens betekent een vertraagde ontwikkeling niet altijd zonder meer dat er iets ernstigs aan de hand is. Er zijn natuurlijk individuele verschillen in het ontwikkelingstempo.
In zijn algemeenheid is de motoriek van mensen met een verstandelijke beperking eenvoudig, houterig en onhandig. Ook stereotypieën komen vaak voor (Zwets en Kars, 1997). Voorbeelden hiervan zijn het heen en weer schommelen met de romp, fladderen met de ledematen, heen en weer bewegen met het hoofd. Verder is bij veel mensen met een verstandelijke beperking sprake van vrij slappe spieren (hypotonie), zoals bijvoorbeeld bij mensen met het syndroom van Down of van Prader-Willi.

Veel mensen met een verstandelijke beperking (ruim 30%) hebben ook een vorm van spasticiteit, met mogelijk de gevolgen: van dwangstanden, scoliosevorming tot een gestoorde mondmotoriek.

Dwangstanden van gewrichten (contracturen)
De gewrichten kunnen vast gaan zitten, doordat een gewricht voortdurend, gedwongen, in een bepaalde stand staat. De oorzaak is dan de spasticiteit, strekspieren kunnen de buigspieren overheersen, het gewricht beweegt niet en verstijft dan als het ware. Grote problemen ontstaan als er contracturen ontstaan van elleboog, heup en/of kniegewrichten. De verzorging wordt dan erg moeilijk.

Scoliosevorming
Bij een scoliose is sprake van een zijdelingse verkromming van de ruggengraat doordat de spieren in ongelijke mate krachten hierop uitoefenen. Vaak gaat de scoliose gepaard met een gebogen rug (kyfose). Met name tijdens de groei van het kind kan een scoliose ernstig toenemen. Na de groeiperiode is de kans op verergе-

ring van de scoliose verminderd. Het grote gevaar van een ernstige scoliose bestaat in het feit dat door de verkromming met name het hart en de longen in de verdrukking kunnen raken, met alle gevolgen van dien.

Heupontwrichting
Bij veel spastische kinderen is er de neiging tot scharen van de benen. Door de sterke spierspanning worden de heupgewrichten voortdurend belast, waardoor de heupkop op den duur de neiging gaat vertonen uit de heupkom te schieten. We spreken dan van een heupluxatie. Als een kind bedlegerig is, dan is een dreigende luxatie niet zozeer een probleem in verband met de loopfunctie. Wel zijn er veel andere problemen, die ontstaan ten gevolge van een luxatie. In eerste instantie is het zeer pijnlijk voor het kind en in tweede instantie wordt de verzorging ernstig bemoeilijkt door de pijnvermijding. Ook andere gewrichten kunnen luxeren, maar de heupluxatie is de belangrijkste.

Een gestoorde mond- en slikmotoriek
Door de spasticiteit is de kauw-, slik-, spreek- en hoestfunctie ook vaak gestoord. Dat dit met name ten aanzien van de voeding kan leiden tot grote problemen is duidelijk. De kans op verslikken is aanzienlijk. Ook het spreken is vaak moeilijk, omdat de mondmotoriek gestoord is.
Verder kwijlt het kind vaak, doordat het doorslikken van speeksel niet of onvoldoende automatisch geschiedt.

Overige problemen bij spasticiteit
- Verhoogde kans op doorliggen ten gevolge van onder andere bloedcirculatiestoornissen, zeker als er sprake is van immobiliteit
- Een grotere kans op verstopping (obstipatie) door een te geringe beweging
- Longproblemen door de scoliose, de hoestproblemen en het geringe bewegen.

Behandeling en hulpmiddelen bij spasticiteit
De behandeling van spasticiteit ligt met name in het voorkomen van de genoemde gevolgen. De spasticiteit als zodanig is niet te behandelen. Ook voor het gebruik van hulpmiddelen geldt dat dit vooral helpt om gevolgen te voorkomen of te beperken.

Medicatie
De zogenaamde spasmolitica kunnen worden gegeven ter ondersteuning van verdere behandeling en verzorging. Deze medicijnen werken verslappend op de te hypertone spieren. Voorbeelden hiervan zijn dantrium (baclofen) dat gegeven wordt bij mensen met verworven hersenaandoeningen, waardoor er spasticiteit is ontstaan, en Sirdalud dat met name bij jonge kinderen gebruikt wordt (naast natuurlijk de benzodiazepinen). Een bijwerking is sufheid; dit kan soms een reden zijn om de medicatie te stoppen of naar een ander medicijn om te zien. Artsen zijn bezig met onderzoek naar het gebruik van botulinetoxine (botox) injecties die de innervatie verhinderen, waardoor spasmen opgeheven worden.

Orthopedische operaties
Bij mensen met een verstandelijke beperking met spasticiteit zijn deze operaties

maar zelden zinvol. Aangebrachte correcties worden vaak weer tenietgedaan, doordat de spastische spieren ook na de operatie nog grote krachten uitoefenen. Andere operaties zijn niet zinvol, omdat door de ernst van de verstandelijke beperking het kind nooit zal leren lopen. Bovendien zijn de aan een operatie gekoppelde revalidatieprogramma's niet haalbaar voor velen, waardoor de operatie niet zinvol is. Een aantal ingrepen kan nogal eens zinvol zijn (Zwets en Kars, 1997):

- Het doorsnijden van bepaalde spieren/pezen om contracturen op te heffen. Deze ingreep is relatief eenvoudig en de winst is naar verhouding groot. Een voorbeeld hiervan is de adductorentenotomie.
- Operatief verwijderen van de dijbeenkop, als er sprake is van een blijvende heupluxatie. Dit heft de pijnlijke druk op die ontstaat doordat deze dijbeenkop drukt op zenuwbanen en spieren.
- Verplaatsing van de aanhechtingsplaats van de achillespees op het bot, om het kniegewricht in een betere stand te plaatsen.
- Het verlengen van pezen als deze door de spasticiteit te kort zijn geworden. Hierdoor kan de beweeglijkheid van een gewricht soms worden verbeterd.

Fysiotherapie
De hulpverlening door een fysiotherapeut is voor spastische kinderen onontbeerlijk. Dit geldt al, en misschien wel met name, voor het zeer jonge kind. De volgende activiteiten kunnen door een fysiotherapeut, na te zijn ingeschakeld door een arts, worden ontplooid:

- adviezen geven ten aanzien van houding en bewegen;
- adviezen geven ten aanzien van het gebruik van hulpmiddelen;
- adviezen ten aanzien van de wijze van verzorgen;
- zelf behandelen (doorbewegen bij dreigende of bestaande contracturen, revalidatieoefeningen na een orthopedische operatie en dergelijke);
- adviezen geven en meebepalen (bijvoorbeeld in samenspraak met een ergotherapeut) bij persoonlijke aanpassingen als een speciale zitschelp, een bed, een statafel.

Logopedie
De logopedist kan adviseren ten aanzien van problemen die zich voordoen ten gevolge van de gestoorde mond- en slikmotoriek.

Hulpmiddelen
Enkele veelgebruikte hulpmiddelen zijn:

Middel	Toepassing
sta-plank of sta-tafel	voorkomen van dreigende luxaties
rompspalken/braces	voorkomen van scoliosevorming
zit- en ligaanpassingen	voorkomen scoliosevorming en drukplekken
rolstoelen	mobiliteit vergroten
patiëntenlift	verplaatsing
ortheses	zit- of ligaanpassingen

OPDRACHT

Mieke is een vrouw van 52 jaar met een matig verstandelijke beperking. Zij is een halfjaar geleden bij een epileptische aanval zo ongelukkig terechtgekomen dat zij haar nek heeft gebroken. Binnenkort komt zij uit het ziekenhuis terug met een dwarslaesie vanaf haar borst. Hierdoor kan zij nog wel haar armen gebruiken, maar alles beneden haar borst is totaal verlamd.

- Maak een plan, waarin je beschrijft hoe je Mieke vertrouwd gaat maken met haar nieuwe situatie.
- Geef vervolgens aan waar je in de zorg voor Mieke rekening mee dient te houden en hoe je begeleiding eruit moet zien.
- Beoordeel met elkaar of je plan volledig en uitvoerbaar is.

Aandachtspunten bij de begeleiding van mensen met motorische stoornissen

Op lichamelijk gebied

- Douchen en wassen vragen extra ondersteuning. Iemand datgene laten doen wat hij zelf kan. Kijk naar aanpassingen: bijvoorbeeld een extra grote handdoek waardoor je je gemakkelijker kunt afdrogen. Controleer de temperatuur van het badwater. Koud water is niet alleen onaangenaam, het versterkt ook het spasme.
- Gebitsverzorging. Het poetsen van de tanden is vaak erg moeilijk door de spasticiteit. Extra aandacht en tijd om het gebit goed (ideaal is driemaal daags) te kunnen verzorgen is dus nodig. Een elektrische tandenborstel heeft als voordeel dat het tandvlees beter wordt gemasseerd en dat de verstandelijk beperkte hem eventueel vanwege het brede handvat zelf kan hanteren.
- Lichaamshouding. Het uitvoeren van oefeningen (door arts of fysiotherapeut aangereikt) om dwangstanden of contracturen te voorkomen. Cliënten die veel op dezelfde manier liggen, hebben een grotere kans op doorligplekken; dus regelmatig veranderen van houding. Cliënten hebben veelal aangepaste bedden (ligorthese) of spalken om; let erop dat alles op de juiste manier aangebracht wordt. Niet met de billen tussen de knieën laten zitten; dit vergroot de kans op heupluxatie.
- De kleding die wordt gebruikt dient gemakkelijk aan- en uitgetrokken te kunnen worden. Broeken met een sluiting van klittenband kunnen het zelf aan- en uitkleden vergemakkelijken.
- Het ophoesten van voedsel of slijm gaat vaak moeilijk of lukt in het geheel niet. Door het moeilijke ophoesten kunnen ze het bij een eenvoudige verkoudheid al erg benauwd hebben. Hulp bieden bij het ophoesten is daarom ook vaak nodig. Soms is het nodig slijmoplossende siroop te geven.

Bij cliënten met spasticiteit mag je, in geval van luchtwegobstructie nooit op de rug slaan. Hierdoor bereik je het tegengestelde effect, de cliënt schiet in een strekhouding, de mond wordt geopend en de obstructie wordt dieper in de keelholte/luchtpijp gezogen. Bij een spastische cliënt breng je het hoofd en het bovenlichaam in een buiging. Het lichaam ontspant zich dan en vervolgens kun je de obstructie met de hand uit de keel halen.

Eten

Zowel het kauwen als het slikken verloopt vaak moeilijk. Voedsel moet niet in te grote stukken gegeven worden of leiden tot overmatige slijmvorming.

- Overleg met de diëtiste over een goed samengesteld menu.
- Plaats de cliënt in de juiste houding in een stoel of op schoot. Het hoofd mag niet te veel naar achteren hangen en bij een slechte hoofdbalans is ondersteuning nodig.
- Zorg voor voldoende rust tijdens het eten en drinken. Onverwachte geluiden kunnen leiden tot verslikken en maken het eten tot een onaangename bezigheid.
- Als het eten te lang duurt (langer dan dertig minuten), dan is het verstandig vaker minder te geven. Langer eten geven is te vermoeiend, maakt het eten tot een onplezierige bezigheid en vergroot de kans op verslikken.
- Maak gebruik van bestaande hulpmiddelen, als een antislipmat onder het bord (als de cliënt zelf kan eten: een zijwaarts gebogen lepel, een beker met een slang, een bord met opstaande rand en eventueel gevuld met warm water), fixeer eventueel de arm die niet nodig is om te eten of drinken.

Ontlasting

Door de spasticiteit is de beweging vaak beperkt waardoor er een grote kans is op verstopping of obstipatie. Anderzijds zal gemalen voeding ook de kans op obstipatie vergroten. Van groot belang in de begeleiding is dan ook zorg te dragen voor:

- het aanbieden van zo veel mogelijk ontspannende situaties
- het bieden van zo veel mogelijk lichaamsbeweging (met name zwemmen en baden werken heel goed)
- vezelrijke en niet-stoppende voeding (zemelen zijn onmisbaar)
- laxerende thee.

Omgeving

Zorg voor een veilige omgeving. Als de cliënt zelf kan lopen of rijden in een rolstoel, is het nodig de omgeving zo veel mogelijk te ontdoen van onnodige obstakels als drempels en nauwe doorgangen.

Communicatie

Door de gestoorde mondmotoriek is het gebruik van gesproken taal vaak moeilijk en traag. Daarnaast is het moeilijk om de lichaamstaal te verstaan, omdat die veelal niet in samenhang met de boodschap is. Want hoe meer de cliënt zijn best gaat doen om iets duidelijk te maken, hoe meer het spasme toeneemt. Geduld is hier van groot belang en zorg dragen voor een rustige en ontspannen omgeving is noodzakelijk, teneinde de communicatie goed te laten verlopen.
Het gebruik van gebarentaal wordt vaak ook beperkt door de spasticiteit. Als de cliënt wel iets kan aanwijzen, dan kan het werken met fotoboeken met onderwerpen die zijn afgebeeld, ondersteunend zijn. Gebruikmaken van aanwezige mogelijkheden is het vertrekpunt.

Seksualiteit

Door de feitelijk dubbele beperking wordt er vaak minder aandacht besteed aan de seksualiteit. Als iemand zich niet zo goed kan uitdrukken, wordt daar niet zo gauw naar gevraagd. Door het 'vreemde' bewegingspatroon worden mensen vaak lager ingeschat. Het praten over seksualiteit vormt een probleem, doordat de cliënt niet duidelijk kan praten en masturberen is bijvoorbeeld door de lichamelijke beperkingen vaak moeilijk. Spasticiteit sluit het (seksuele) gevoelsleven niet uit. Op verschillende plaatsen in ons land zijn er werkgroepen 'handicap en seksualiteit', die voorlichting geven en ook bemiddelen bij seksuele wensen. De stichting SAR (Stichting Alternatieve Relatiebemiddeling) heeft contact met een aantal prostituees, die tegen betaling seksuele wensen helpen bevredigen bij mensen met een lichamelijke en/of verstandelijke beperking. www.stichtingsar.nl

3.5 Psychische stoornissen bij mensen met een verstandelijke beperking

3.5.1 Inleiding

Hoe vaak hoor je niet iemand zeggen: 'Doe normaal!' Blijkbaar is het dus zo dat er zoiets is als normaal. Maar als je daar wat dieper over nadenkt en als je aan mensen vraagt wat normaal is, dan kunnen ze daar eigenlijk maar met moeite antwoord op geven. Dan blijken de zaken toch ingewikkelder te liggen dan we dachten. Het is niet zo gemakkelijk om aan te geven wat normaal is. Misschien is normaal wel datgene wat de meeste mensen normaal vinden.
Soms is het zo dat juist door het abnormale het normale zichtbaar wordt. Als iemand afwijkt van wat als gebruikelijk in een bepaalde situatie wordt gezien, dan worden zowel normaliteit als abnormaliteit ineens helder. Zonder dat we dan overigens een definitie van die begrippen zouden kunnen opstellen. Of dat we exact de grens kunnen aangeven tussen wat normaal is en wat niet.
Meestal zijn de gedragingen, gedachten en belevingen van mensen normaal. Dat wil zeggen dat ze niet erg opvallen en dat ze de dingen doen die de meeste mensen doen. Soms is het duidelijk dat mensen daarvan afwijken. Ze gedragen zich abnormaal, bijvoorbeeld door poedelnaakt door een drukke winkelstraat te lopen. Of ze denken vreemde dingen. Bijvoorbeeld wat zou er gebeuren als ik mijn kind met een schaar in het oog zou steken. Of ze beleven merkwaardige dingen. Bijvoorbeeld: iemand die insecten op zijn tong voelt krioelen. Soms zijn die vreemde belevingen of gedragingen zo duidelijk dat we het er snel over eens zijn dat de persoon in kwestie zich abnormaal gedraagt of dat de gedachten die hij heeft uitzonderlijk zijn. Maar vaak ligt het subtieler en is niet uit te maken waar de grens tussen normaal en abnormaal ligt. Dat komt omdat we geen bevredigende omschrijving hebben van abnormaal en normaal.

Toch is het zo dat mensen die in zekere zin 'abnormaal' zijn voldoen aan bepaalde kenmerken. Hoe meer van die kenmerken zich bij een enkele persoon voordoen, hoe meer de omgeving ervan overtuigd is dat we hier te maken hebben met iemand die 'gestoord' of 'ziek' is. Maar zelfs bij mensen die een aantal van de hierna te noemen kenmerken hebben kun je niet onomstotelijk vaststellen dat het hier 'gestoorde mensen' betreft. Zoals gezegd, er is geen sluitende definitie.

Dat het moeilijk is om precies aan te geven wat een stoornis is, heeft er ook mee te maken dat psychische stoornissen in tegenstelling tot veel somatische stoornissen niet aantoonbaar zijn. Als je bij de dokter komt met de opmerking dat je diabetes hebt zal de arts dat proberen vast te stellen door middel van onderzoek. Afhankelijk van de uitkomsten van bijvoorbeeld bloedonderzoek zal de arts het vermoeden bevestigen of tegenspreken. We zouden het vreemd vinden als de arts zonder nader onderzoek instemt met de mening van de patiënt. Maar als iemand bij de dokter komt met de opmerking depressief te zijn dan heeft ook de huisarts weinig middelen om de zelfdiagnose te aanvaarden of te betwisten. Voor vrijwel alle psychiatrische problemen bestaan er geen biologische aanwijzingen op grond waarvan een arts de aanwezigheid van een probleem kan bevestigen dan wel uitsluiten. Bij psychische problemen zijn we dus aangewezen op het geobserveerde gedrag en op wat de patiënt ons vertelt.

Daarmee verbonden zijn de problemen rondom de betrouwbaarheid en validiteit van psychiatrische diagnoses. De betrouwbaarheid heeft simpel gezegd te maken met de mate waarin verschillende beroepsbeoefenaren die een diagnose stellen overeenstemming bereiken. Als dezelfde patiënt door tien verschillende dokters wordt beoordeeld en ze komen allemaal tot dezelfde conclusie dan is er een hoge betrouwbaarheid. In de psychiatrie blijkt die betrouwbaarheid gering te zijn. Er zijn talloze onderzoeken waaruit steeds blijkt dat psychiaters onderling sterk van mening verschillen omtrent de diagnose van een en dezelfde patiënt. De oordelen van psychiaters zijn dan wel gebaseerd op dezelfde bron (bijvoorbeeld de DSM) maar in het interpreteren van de gegevens lopen de meningen sterk uiteen. Bovendien is er zelfs vaak geen overeenstemming over de vraag of iemand überhaupt een psychische stoornis heeft. De validiteit van een diagnose heeft te maken met de vraag in hoeverre de diagnose de werkelijke wereld weerspiegelt. We kunnen druk gedrag ADHD noemen maar daarmee is nog niet gezegd dat er werkelijk een aantoonbare aandoening als ADHD bestaat. De diagnose is in de psychiatrie eerder gebaseerd op een verzameling afspraken dan op werkelijke aantoonbare verschijnselen in (bijvoorbeeld) iemands hersenen. Al met al gaan psychiatrische diagnoses gebukt onder een geringe mate van validiteit en betrouwbaarheid.

Kortom, in weerwil van de talloze claims dat psychische stoornissen zijn geworteld in problemen in de biochemie van het brein of in het tekort of teveel aan bepaalde neurotransmitters en/of genetische defecten, is de oorsprong van psychische stoornissen nog steeds duister en zijn de behandelingen louter symptomatisch en over het algemeen weinig effectief (Scull, 2015).

Daarnaast moet je nog bedenken dat het veel uitmaakt in welke context je de opmerkelijke gedragingen, gedachten en belevingen tegenkomt. Je zou kunnen zeggen dat iedere opvatting over wat abnormaal en normaal is bepaald wordt door de cultuur waarin dat gedrag zich voordoet.
Wat vroeger normaal gevonden werd, bijvoorbeeld op straat je behoeften doen, wordt tegenwoordig abnormaal gevonden, al schijnen met name jonge mannen daar tegenwoordig weer anders over te denken. Slurpen en smakken tijdens de maaltijd is in China niet ongebruikelijk. Veel over je gevoel praten wordt in onze

samenleving gewaardeerd. Dus wat gek is in de ene culturele omgeving is minder gek in de andere. Sommige psychische stoornissen zijn zelfs cultuurgebonden. Zo bestaat in sommige Aziatische streken bij een aantal mannen en vrouwen de angst dat de penis of vagina en tepels zich terugtrekken in het lichaam, hetgeen uiteindelijk tot de dood zal leiden. In westerse landen zien we bijvoorbeeld een verschijnsel als anorexia nervosa dat in veel andere culturen niet of veel minder lijkt voor te komen.

In de Diagnostic and Statistical Manual of Mental Disorders (DSM 5) wordt een (omstreden) definitie gegeven van wat een psychische stoornis is.
Dit handboek, voor het eerst verschenen in 1952 en inmiddels toe aan de vijfde editie, is een wereldwijd door psychiaters gebruikt classificatiesysteem van psychische stoornissen.
Ofschoon de definitie van de DSM wereldwijd wordt gebruikt houdt men ook hier een slag om de arm. Ook deze omschrijving is niet waterdicht en men erkent dat het eigenlijk onmogelijk is om psychische stoornissen zo te omschrijven dat ze geheel afgebakend zijn van de normaliteit.
In de DSM wordt de volgende definitie gebruikt:
'Een psychische stoornis is een syndroom gekenmerkt door klinisch significante symptomen op het gebied van de cognitieve functies, de emotieregulatie of het gedrag van een persoon, dat een uiting is van een disfunctie in de psychologische, biologische, of ontwikkelingsprocessen die ten grondslag liggen aan het psychisch functioneren'.

Daarbij wordt, om te voorkomen dat bijvoorbeeld rouw als een stoornis wordt gezien, benadrukt dat een stoornis zich onderscheidt van:

'een reactie op een veelvoorkomende stressor of verlies, bijvoorbeeld het overlijden van een dierbare, dat te verwachten valt en cultureel wordt geaccepteerd'.

Tot slot stellen de samenstellers van de DSM dat: 'sociaal deviant gedrag en conflicten die zich vooral afspelen tussen een individu en de maatschappij geen psychische stoornissen zijn, tenzij de deviantie of het conflict het gevolg is van het disfunctioneren van het individu' (Nussbaum, 2015).

Het Trimbos-instituut geeft ook een beschrijving van wat onder een psychische stoornis verstaan kan worden (www.trimbos.nl). Psychische stoornissen zijn vormen van 'abnormaal' gedrag. Het gaat hierbij niet alleen om waarneembaar gedrag maar ook de door een persoon als abnormaal gerapporteerde belevingen, gevoelens en gedachten. Het abnormale gedrag hangt samen met ontregelingen in iemands hersenen waardoor psychische functies zoals het denken, de concentratie, het gevoelsleven, de motivatie, de agressieregulatie, de waarneming en het leren anders functioneren. Gevolgen van een gedragsverandering kunnen leiden tot zichtbaar leed, een (gedeeltelijk) onvermogen tot functioneren en een verhoogd risico op sterfte, pijn en beperkingen. Het onafhankelijk kunnen functioneren en leven wordt hierdoor in gevaar gebracht.

3.5.2 Voorkomen en risicogroepen

Hoewel dus nooit helemaal met zekerheid vast te stellen is of bepaalde individuen lijden aan een geestesstoornis gaan we er toch van uit dat er wel zoiets bestaat als een psychische stoornis en dat er talloze mensen zijn die daar onder gebukt gaan. Uit een groot meerjaren onderzoek, opgezet door het Trimbos-instituut (NEMESIS) bleek dat ruim 18% van de Nederlanders tussen de 18 en 64 in 2010 een of meerdere psychiatrische aandoeningen had. De lifetime prevalentie (dat is het aantal mensen dat ooit in het leven een psychische stoornis had) ligt op 42,7%. Bijna de helft van de mensen met een stoornis heeft meer dan 1 stoornis tegelijkertijd. Bijvoorbeeld het gelijktijdig optreden van angst en depressie. Dit samengaan van problemen heet comorbiditeit.

De meest voorkomende psychische problemen in Nederland (lifetime prevalentie in procenten; leeftijd 18-64): (NEMESIS 2, 2010)

	man	vrouw
Depressie	13,1	24,3
Angststoornis	15,9	23,4
Alcoholmisbruik en afhankelijkheid	25,0	16,3
Aandachtstekort en/of gedragsstoornis	11,8	6,5

Ongeveer 40% van deze problemen heeft een zekere mate van chronisch beloop.

Ruim 11% van de Nederlanders maakt jaarlijks gebruik van de zorg vanwege psychische problemen. Veel mensen zoeken hulp in de eerste lijn (bijvoorbeeld bij de huisarts of POH-GGZ), een aantal van hen komt via verwijzing in de specialistische GGZ, weer anderen wenden zich tot informele circuits en/of mensen in de nabije omgeving. 5,7% van de Nederlanders krijgt medicatie vanwege hun psychische problemen. Een toenemend aantal mensen zoekt hulp via internet (e-therapy). Mensen met verslavingsproblemen maken het minst gebruik van zorgvoorzieningen.

Al sta je er misschien nooit zo bij stil, de kans dat je dus ooit getroffen zult worden door een psychische aandoening is groot. Misschien wel net zo groot als de kans om lichamelijke kwalen te krijgen.

Niet iedereen heeft overigens een even grote kans op mentale problemen. Sommige mensen zijn, door allerlei redenen, extra kwetsbaar en lopen meer risico. Bovendien is de gezondheidszorg niet in gelijke mate toegankelijk voor iedereen. Risicofactoren kunnen te maken hebben met de werk- en leefomstandigheden van mensen. Zo komen ziekten, verstandelijke beperkingen en mentale stoornissen onder mensen uit lagere sociale klassen en/of met een lagere opleiding meer voor. Geld maakt niet gelukkig maar armoede ook niet. De verhouding 'welgestelde' cliënten - 'arme' cliënten is naar schatting 1 staat tot 1.4. Ook allochtonen en alleenstaanden blijken kwetsbare groepen. Er kunnen ook meer biologische factoren een

rol spelen (al kunnen die nog steeds gerelateerd zijn aan de sociaal economische situatie) zoals geboortecomplicaties of (verworven) hersenletsel.
Een groep die ook meer risico loopt op een psychiatrische aandoening dan de 'gemiddelde mens' is de groep van mensen met een verstandelijke beperking.

3.5.3 Verstandelijke beperking en psychiatrische stoornis

Het lijkt overbodig maar veel mensen weten niet dat er verschillen bestaan tussen mensen met een psychische stoornis en mensen met een verstandelijke beperking. Laat staan dat men op de hoogte is van het feit dat iemand beide kan hebben. Op een open dag in een psychiatrisch ziekenhuis toonden sommige bezoekers zich verbaasd toen bleek dat psychiatrische patiënten tegen hun verwachting in gewoon konden praten. Kortom, er heersen veel misverstanden bij het grote publiek. Zeker omdat mensen met een verstandelijke beperking daarnaast ook kunnen lijden aan een psychiatrische aandoening.

Voor de duidelijkheid een aantal verschillen samengevat:

Psychiatrische aandoening	*Verstandelijke beperking*
Een aandoening die in veel gevallen met behulp van psychotherapie, sociale steun en/of medicatie is te verbeteren of te stabiliseren	Levenslange ontwikkelingsbehoeften; vertraagde intellectuele ontwikkeling waar medicijnen geen effect hebben
Genetische factoren kunnen een rol spelen, de problemen kunnen worden veroorzaakt door sociale en psychologische problemen	Kan veroorzaakt worden door genetische factoren of door omgevingsfactoren en/of factoren tijdens de zwangerschap. Verstandelijke beperking wordt niet veroorzaakt door sociale omstandigheden
In veel gevallen is een psychiatrische aandoening episodisch	Een verstandelijke beperking is blijvend

Nog niet zo heel lang geleden was er eigenlijk nauwelijks aandacht voor het feit dat ook mensen met een verstandelijke beperking konden lijden aan een of meerdere psychische stoornissen.
Moeilijkheden in gedrag werden al te gemakkelijk toegeschreven aan de cognitieve beperking. Als de cliënt dwars was dan kwam dat niet omdat hij wellicht somber of angstig was maar er werd gedacht dat dat een uitvloeisel zou zijn van de beperkte verstandelijke vermogens. Hoewel nog veel onduidelijk en onbekend is weten we tegenwoordig wel, op grond van een vracht aan onderzoeksgegevens, dat psychische stoornissen in ruime mate voorkomen bij mensen met een verstandelijke beperking. Er zijn aanwijzingen dat de prevalentie van psychische stoornissen drie

tot vijf maal hoger is dan in de algemene bevolking.
Om verschillende redenen is dat aantal moeilijk vast te stellen. De multidisciplinaire diagnostiek van psychiatrische stoornissen bij mensen met een verstandelijke beperking is moeilijk. De groep is immers nogal divers door de verschillende vormen, oorzaken en gradaties van de verstandelijke beperking en de verschillende manieren waarop de symptomen zich voordoen. Zo is bijvoorbeeld bekend dat mensen met het syndroom van Down meer kans hebben op depressies en Alzheimer, vergeleken met andere mensen met een verstandelijke beperking, maar weer minder kans op gedragsproblemen en psychotische stoornissen. In veel gevallen is het niet mogelijk met de patiënt te spreken over zijn problemen. In die gevallen wordt de diagnostiek voor een belangrijk deel gebaseerd op gestructureerde observatie en een uitgebreid milieuonderzoek.

Psychologen en psychiaters maken bij hun diagnostiek van psychische stoornissen gebruik van gestandaardiseerde instrumenten, maar ondanks dat blijft het een moeilijke kwestie.
Voorbeelden van dergelijke instrumenten zijn de Behaviour Problems Inventory, de Reiss Screen for Maladaptive Behaviour, het Psychopathology Instrument for Mentally Retarded Individuals en de Developmental Behavior Checklist.
Ook de European Association for Mental Health in Mental Retardation heeft het initiatief genomen tot het maken van zo veel als mogelijk *evidence based medisch-psychiatrische diagnostische richtlijnen* voor werkers in de praktijk.
Daarnaast wordt vaak gebruik gemaakt van medisch onderzoek met behulp van het EEG, CT-scan, MRI, genetica en ander neuropsychologisch onderzoek.

Bij de classificatie van stoornissen onder de algemene bevolking wordt door psychiaters meestal gebruik gemaakt van de Diagnostic and Statistical Manual of Mental Disorders (5e versie). Nadeel is dat dat instrument niet is toegesneden op mensen met een verstandelijke beperking. De DC-LD (*Diagnostic Criteria for Psychiatric Disorders for Use with Adults with Learning Disabilities*. Royal College of Psychiatrists, 2003) voorziet in een meer specifiek instrument voor assessment, diagnostiek en classificatie van psychiatrische stoornissen bij mensen met een verstandelijke beperking.
De DC-LD houdt onder meer rekening met het effect van (toenemende) ernst van de verstandelijke beperking op de psychopathologie. Onderzoek met dit instrument toont aan dat wanneer het systematisch wordt toegepast, eerdere diagnoses moeten worden bijgesteld en dat veel diagnoses zonder de DC-LD over het hoofd worden gezien.

Zoals gezegd vormen mensen met een verstandelijke beperking een risicogroep daar waar het psychische stoornissen betreft. Hoe is dat te verklaren?

Eigenlijk is dat niet goed te verklaren. Wetenschappers zijn nog steeds niet in staat om de meeste mentale stoornissen te verklaren, al hebben ze daar wel vele theorieen over. Meestal ziet men als oorzaak van psychische stoornissen een mengelmoes van biologische factoren (zoals een hersenafwijking, neurologische stoornissen of een erfelijke kwetsbaarheid), psychologische (opvoeding, karakter, life events) en

Mate van verstandelijke beperking	Veelvoorkomende stoornissen
Ernstig	gedragsproblemen rusteloosheid slaapstoornissen automutilatie woede-uitbarstingen terugtrekgedrag wisselende stemmingen
Matig	motorische onrust aandachtsstoornissen (ADHD) agressie automutilatie oppositioneel gedrag pervasieve ontwikkelingsstoornissen angststoornissen stemmingsstoornissen psychotische stoornissen
Licht	psychotische stoornissen stemmingsstoornissen aanpassingsstoornissen impuls-controlestoornissen pervasieve ontwikkelingsstoornissen angststoornissen aandachtsstoornissen (ADHD)

sociale factoren zoals armoede of behorend tot een minderheidsgroep.
Bij sommige beelden lijken biologische factoren de overhand te hebben (denk aan schizofrenie of autisme), bij andere lijken psychosociale omstandigheden de belangrijkste rol te spelen, bijvoorbeeld bij eetstoornissen of angststoornissen. Maar ook hierover zijn de meningen verdeeld.
Wat mensen met een verstandelijke beperking aangaat ligt het natuurlijk in de lijn der verwachtingen dat er een biologische kwetsbaarheid is omdat er iets mis is in het brein. Maar doordat je een verstandelijke beperking hebt kun je ook blootstaan aan negatieve sociale condities. De afwijzende houding van veel mensen ten aanzien van een verstandelijke beperking kan ertoe bijdragen dat er zich een psychische stoornis ontwikkelt. Bijvoorbeeld als je het idee hebt dat jouw situatie hopeloos is (omdat anderen jou dat voortdurend duidelijk maken; 'dat kan jij toch niet!') dan ligt de depressie op de loer.
De vraag waarom mensen met een verstandelijke beperking zoveel psychische problemen hebben is dus niet eenduidig te beantwoorden, maar heeft te maken met de samenhang in een reeks van oorzaken waaronder een verhoogde kwetsbaarheid voor levensproblemen en wellicht een door de beperkte cognitieve vermogens

geringere mate van flexibiliteit waardoor het lastiger wordt soepel te reageren op tegenslag en om te gaan met frustraties. Het lijkt ook zo te zijn dat achterstand in sociaalemotionele ontwikkeling samenhangt met het voorkomen van psychische stoornissen en moeilijk verstaanbaar gedrag (Dijkstra, 2007).

Došen (2000) presenteert een overzicht van de meest voorkomende mentale stoornissen, gerelateerd aan de mate van de verstandelijke beperking. Daarbij geldt dat hoe lager het niveau van verstandelijk functioneren is, hoe moeilijker het is om een psychische stoornis vast te stellen. Op een laag niveau is er vaak sprake van bepaalde gedragscomplexen of losstaande symptomen. Pas op een hoger niveau kan voldoende gedifferentieerd worden en kan er sprake zijn van een welomschreven psychische stoornis, bijvoorbeeld een depressie.

3.5.4 Veelvoorkomende psychiatrische beelden bij mensen met een verstandelijke beperking

Hieronder volgen enkele beknopte beschrijvingen van veelvoorkomende stoornissen.
Een van de taken van de begeleider met betrekking tot deze problematiek is vaak die van observeren. Mede op basis van deze observaties kan een goede diagnose worden gesteld en een behandelplan worden gemaakt. Vandaar dat de nadruk hier ligt op de beschrijving van het beeld waaraan de problematiek te herkennen valt. Voor een uitgebreidere behandeling wordt verwezen naar in de literatuurlijst opgenomen handboeken.

1 *Aandachtstekort/hyperactiviteitstoornis*
Deze stoornis, die de laatste jaren onder de noemer ADHD bekend staat heeft een lange voorgeschiedenis. Drukke en impulsieve kinderen, vooral jongens, kregen etiketten mee als *minimal brain dysfunction* of *brain-injured child syndrom*. Van de Nederlandse bevolking van 18-44 jaar heeft 2,9% ooit in het leven ADHD gehad. Er zijn meer mannen (4,4%) dan vrouwen (1,5%) die ooit ADHD hebben gehad (NEMESIS 2, 2010).
Volgens de DSM 5 is het noodzakelijk dat het gedragspatroon al in uiteenlopende sociale situaties aanwezig was voor het 12de levensjaar en dat dat tot moeilijkheden leidt in het sociaal functioneren of slechte school, studie- of werkprestaties. De klachten moeten minstens 6 maanden aanwezig zijn in een mate die niet past bij het ontwikkelingsniveau. Dat laatste is natuurlijk een belangrijke toevoeging in het kader van een verstandelijke beperking. Daarnaast moeten er minstens 6 symptomen van onoplettendheid zijn:

- Ziet details over het hoofd
- Geen aandacht bij taken kunnen houden
- Lijkt niet te luisteren
- Krijgt taken niet af
- Moeite met het organiseren van taken
- Vermijdt taken die een langdurige geestelijke inspanning vereisen

- Raakt vaak dingen kwijt die nodig zijn voor taken
- Wordt makkelijk afgeleid
- Is vaak vergeetachtig.

Voor de diagnose is het ook noodzakelijk dat er minstens 6 uitingen van hyperactiviteit en impulsiviteit zijn:

- Kan niet stilzitten
- Staat op
- Rent rond of klimt ergens op
- Kan moeilijk rustig blijven
- Hyperactiviteit
- Praat excessief veel
- Spreekt voor zijn beurt
- Heeft moeite om op zijn beurt te wachten
- Stoort anderen of dringt zich op.

Er zijn drie vormen van ADHD.
In de eerste plaats is er het onoplettende type waarbij de aanhoudende aandachtszwakte opvalt. De hyperactiviteit en impulsiviteit ontbreekt. Deze vorm wordt ook wel ADD genoemd.
In de tweede plaats is er het type met de nadruk op hyperactiviteit en impulsiviteit.
Tot slot het meest voorkomende type waarbij bovenstaande in combinatie voorkomt.

Waardoor ADHD wordt veroorzaakt is niet duidelijk. Het is zelfs niet duidelijk of het wel een ziekte is (probleem van de validiteit). De standaardredenering is dat ADHD komt door een combinatie van biologische en psychosociale factoren waarbij een biologische (genetische en erfelijke) bepaaldheid wordt verondersteld die door andere factoren kan verslechteren. Er is echter geen lichamelijk (bijvoorbeeld neurologisch) kenmerk dat specifiek is voor mensen met ADHD (Batstra, 2012). Sommige kinderen hebben meer risico. Bijvoorbeeld omdat moeder tijdens de zwangerschap alcohol heeft gebruikt of heeft gerookt. Ook vroeggeboren kinderen en kinderen met een laag geboortegewicht zijn vatbaarder. Omgevingsfactoren, zoals een gezin met veel problemen en een laag inkomen en opleidingsniveau, houden de ADHD in stand maar veroorzaken het niet.

ADHD kan doorlopen tot in de volwassenheid en treedt zelden alleen op. Meestal is er sprake van wat men *comorbiditeit* noemt. Dat is als een persoon meerdere psychiatrische stoornissen tegelijkertijd heeft.
Vaak gaat het hand in hand met de oppositioneel-opstandige gedragsstoornis (brutaal, driftbuien, ongehoorzaamheid).

De behandeling bestaat vaak uit een mix van psychosociale interventies en medicatie. Psychosociale interventies betreffen bijvoorbeeld gedragstherapie, psychoeducatie voor ouders en/of leerkrachten, vaardigheidstrainingen. ADHD wordt ook veel behandeld met stimulantia (Ritalin bijvoorbeeld) Voor een overzicht van de behandeling kun je de multidisciplinaire richtlijnen raadplegen. (www.ggzrichtlijnen.nl)

Bij vrij veel jongeren met een verstandelijke beperking wordt de diagnose ADHD gesteld al is het maar de vraag of de verschijnselen als hyperactiviteit voortvloeien uit ADHD of meer te maken hebben met de verstandelijke beperking an sich. Schattingen variëren tussen de 9 en 20%. De prevalentie lijkt in ieder geval hoger dan die onder de algemene populatie. De combinatie ADHD en verstandelijke beperking kenmerkt zich ook door meer stereotiep gedrag, bijkomende angsten, somberheid en gedragsproblemen.
Het valt natuurlijk te begrijpen dat deze kinderen vanwege hun impulsiviteit en gedragsproblemen over het algemeen niet de meest geliefde speelkameraadjes zijn. De kans bestaat dan ook op een sociaal isolement. Tevens zal er door hun gedrag en het onvermogen zich goed te concentreren sprake zijn van leerproblemen. Het kind komt dan al snel in een negatieve spiraal van afwijzing, faalervaringen en terechtwijzing.
Het is daarom dan ook geen wonder dat veel kinderen en jeugdigen met ADHD last hebben van een laag zelfbeeld en buien van somberheid of depressies. Tot slot, ADHD is ook een omstreden begrip. Vroeger noemden we drukke kinderen een wildebras of iets dergelijks en werd hun gedrag geaccepteerd.
Tegenwoordig, zo luidt de redenering, hebben veel ouders het zo druk dat gedrag van kinderen al snel problematisch is. Vervolgens wordt dit 'drukke' gedrag gemedicaliseerd. Bovendien, naarmate de samenleving sneller, dynamischer, flexibeler en complexer wordt vallen mensen die dit niet allemaal kunnen bijbenen eerder uit de boot. Dat geldt zeker voor mensen met wat minder cognitieve vaardigheden. Opmerkelijk is dat in de Verenigde Staten bijvoorbeeld 15% van de schooljeugd het medicijn Ritalin voorgeschreven krijgt, terwijl volgens schattingen maar 3% tot 5% van de kinderen (meer jongens dan meisjes) zou lijden aan ADHD.
In Nederland is mede daarom vanuit de overheid gewaarschuwd voor het te snel voorschrijven van dergelijke middelen. Meer en meer wetenschappers lijken zich zorgen te maken over de toename van het aantal diagnoses ADHD en de toename van medicatiegebruik, temeer omdat de (mogelijk schadelijke) lange-termijneffecten van deze medicatie op het brein onduidelijk zijn. Bovendien zijn er aanwijzingen dat het verslavend is en zijn er gerede twijfels over de effectiviteit van medicatie. Het grootste onderzoek naar de lange-termijneffectiviteit van medicijnen voor ADHD is gedaan in de Verenigde Staten (Brooke, 2009) en dat toont aan dat er na 8 jaar behandeling geen verschil is tussen de jongeren die geen medicatie gebruiken en zij die dat wel doen. Ook wijzen critici op het belang dat producenten van medicijnen belang hebben bij de toename van het aantal diagnoses (Frances, 2013). Zie voor een uitgebreide bespreking van ADH www.ggzrichtlijnen.nl

2 *Depressie*
Alle zoogdieren – dus ook mensen – kunnen lijden aan een depressie, de meest voorkomende stemmingsstoornis.

Andrew Solomon is een Brits schrijver die zelf aan depressies leed en in zijn boek *Demonen van de middag* (2014) verslag doet van wat een depressie behelst, vanuit wetenschappelijk- en ervaringsperspectief.
Hij schrijft: 'Depressie is de zwakke plek in de liefde. Om liefhebbende mensen te kunnen zijn moeten we mensen zijn die kunnen wanhopen om wat we verliezen, en depressie is het mechanisme van die wanhoop. Als de depressie komt, valt je gevoel van zelf uit elkaar en zal uiteindelijk je vermogen om liefde te geven of te ontvangen worden weggenomen. We raken niet alleen de band met anderen kwijt als we depressief zijn, maar ook het vermogen om in vrede met onszelf alleen te zijn. Hoewel liefde een depressie niet kan voorkomen, is ze wél iets dat de geest in de watten legt en tegen zichzelf beschermt. Opgewekte mensen zullen zichzelf liefhebben, of anderen, of hun werk, of God; al die passies kunnen voorzien in dat vitale gevoel van doelgerichtheid dat het tegendeel van depressie is. Want het tegenstelde van een depressie is niet zozeer voortdurend gelukkig maar het gevoel van vitaliteit, het gevoel te leven. Liefde laat ons van tijd tot tijd in de steek, en wij laten de liefde in de steek. Bij een depressie wordt de betekenisloosheid van alles wat we ondernemen en van alles wat we voelen duidelijk. De betekenisloosheid van het leven zelf wordt zichtbaar. Het enige gevoel dat in die liefdeloze toestand overblijft, is onbeduidendheid.'

Depressies komen zelfs zeer veel voor bij mensen. Volgens schattingen krijgt 1 op de 7 Nederlanders in zijn leven een depressie waarbij vrouwen 2 maal zoveel kans op de stoornis hebben als mannen.
Er is sprake van een depressieve stoornis indien gedurende minstens twee weken sprake is van ten minste vijf van de onderstaande symptomen, die ernstige problemen geven bij het dagelijks leven in zowel relaties als werk (Nussbaum, 2015). Bij die vijf moeten in iedere geval minimaal een van de eerste twee symptomen aanwezig zijn:

- Sombere stemming gedurende het grootste deel van de dag
- Duidelijk verminderde interesse in activiteiten of minder genieten
- Significant gewichtsverlies- of toename
- In- of hypersomnia (slaapproblemen)
- Psychomotorische agitatie of vertraging
- Vermoeidheid of verlies van energie
- Verminderd vermogen tot concentreren
- Gevoelens van waardeloosheid of buitensporige schuldgevoelens
- Herhaalde gedachten aan de dood of suïcidegedachten.

Er zijn verscheidene vormen van een depressie, maar bovenstaande kenmerken zijn gemeenschappelijk.
Ook mensen met een verstandelijke beperking kunnen een depressie hebben. En hoewel vaak niet als zodanig onderkend, ook bij mensen met een ernstige beperking doen zich depressies voor. Sommige onderzoekers spreken zelfs van een percentage oplopend tot 50 in een klinische populatie. Dat wil zeggen dat de helft van het aantal mensen met een verstandelijke beperking dat in een intramurale voorziening verblijft ooit aan depressies lijdt. Dat roept dan de vraag op of de depressieve gevoelens wellicht te maken hebben met het verblijf in een instelling. Het is

vaak moeilijk om een depressie bij mensen met een verstandelijke beperking te herkennen. Vaak wordt de diagnose (mede) gesteld op basis van hetgeen de patiënt in kwestie zelf meedeelt over de toestand waarin hij verkeert. Bij mensen met een verstandelijke beperking is dit nogal eens lastig vanwege de communicatieve beperkingen. Voor de diagnose is men dan ook in veel gevallen aangewezen op de zorgvuldige observaties van naasten of verzorgers.
Over het algemeen denken we bij een depressie aan teruggetrokken mensen die lusteloos zijn en weinig activiteit tonen. Maar zoals ook al blijkt uit het bovenstaande lijstje hoeft dat niet. Er kan ook sprake zijn van boosheid, irritatie, agressie, rusteloosheid of gejaagdheid. Dit zien we nogal eens bij kinderen en adolescenten maar ook bij mensen met een verstandelijke beperking.
Zo haalt Došen (2000) een onderzoek aan van Reiss en Rojahn waaruit zou blijken dat bij 40% van de mensen met een verstandelijke beperking die aan een depressie leden, ook sprake was van agressief gedrag. In de praktijk zijn er nogal wat mensen met een verstandelijke beperking die teruggetrokken gedrag vertonen, weinig initiatief tonen, een negatieve stemming en een lage zelfwaardering hebben. Het komt nogal eens voor dat deze personen onder hun niveau functioneren, mede doordat ze onvoldoende worden gestimuleerd.

Bij mensen met een ernstige beperking kunnen verschijnselen als prikkelbaarheid, agressiviteit, stereotiep gedrag, zelfbeschadiging, terugtrekken, gillen en dergelijke mogelijk een indicatie zijn van een onderliggende depressie. Dat is echter niet zo maar vast te stellen, immers, andere problemen, zoals pijn, frustratie of overvraging kunnen aan dezelfde symptomen ten grondslag liggen.

Suïcidaliteit komt, zo constateren veel deskundigen, onder mensen met een verstandelijke beperking minder voor in vergelijking met de rest van de bevolking. Uit onderzoek (Harris, 1997) blijkt dat vrijwel alle psychiatrische stoornissen een verhoogd risico op zelfdoding hebben behalve dementie, agorafobie en verstandelijke beperking (overigens geen psychiatrische stoornis). Wellicht dat voor een dergelijke daad cognitieve activiteiten noodzakelijk zijn, zoals bijvoorbeeld een bepaalde mate van een innerlijke dialoog, planning en introspectie die met name voor de mensen met een ernstiger verstandelijke beperking niet beschikbaar zijn. Echter andere bronnen (o.a. Merrick, 2005) betwijfelen dit weer en suggereren dat de intellectuele beperkingen niet als buffer fungeren en dat het aantal suïcides vergelijkbaar of hoger is dan dat van de algehele bevolking. Het risico zou dan hoger zijn omdat sowieso de prevalentie van psychiatrische stoornissen onder deze groep hoger ligt. Studies suggereren dat vooral jongeren met een milde tot lichte beperking een verhoogd risico hebben, zeker als er bijkomende psychiatrische en psychosociale problemen zijn.

Al met al is ook op dit vlak nader onderzoek nodig, onder andere door betere op de doelgroep toegespitste signaleringsinstrumenten te maken. (Zie voor een uitgebreide bespreking van de depressie en de behandelmethoden www.ggzrichtlijnen.nl)

3 *Psychotische stoornissen*

Een psychose is een zeer ernstige toestand. We gebruiken de term voor mensen die zich zo anders gedragen dan de meesten van ons dat een normaal leven eigenlijk onmogelijk is geworden. Meestal is hulp noodzakelijk. Mensen die psychotisch zijn hebben een verstoord begrip van de werkelijkheid. Door de hallucinaties en wanen, door het onsamenhangende en vaak onlogische denken, mogelijke bewegingsstoornissen en het ontregelde gedrag kan iemand zich meestal niet of nauwelijks nog staande houden.

Vaak is er ook sprake van een gebrekkig ziekte-inzicht (de betrokkene heeft zelf niet in de gaten dat er iets mis is), maar dat hoeft niet. Er zijn juist ook mensen die heel goed beseffen wat er met hen aan de hand is en onder dat besef erg lijden. Er zijn verschillende soorten van psychotische stoornissen. Schizofrenie is de bekendste.
Over de oorzaak van een psychose is nog veel onbekend. Wel lijkt het erop dat neurobiologische factoren een rol spelen.
Sommige onderzoekers menen ook dat er zonder een (genetisch) bepaalde biologische kwetsbaarheid geen psychotische stoornis kan optreden. Iemand zonder aanleg zal bijvoorbeeld op voortdurende stress niet reageren met een psychose, maar bijvoorbeeld verdrietig worden of opgebrand raken. Iemand met wel een aangeboren kwetsbaarheid kan op stress psychotisch reageren. Of, de combinatie kwetsbaarheid met drugsgebruik kan leiden tot een psychotische toestand. Maar over het algemeen is er nog te weinig duidelijk om onomstreden uitspraken te doen. Zo is ook het bewijs voor biologische gronden van psychische stoornissen als schizofrenie aanvechtbaar. Zo is ondanks veel speurwerk nog steeds geen gen gevonden voor schizofrenie. Wetenschappers als Van Os (2009) of Thomas (2015) wijzen erop dat bijvoorbeeld immigranten, eenzame mensen of getraumatiseerde mensen (bijvoorbeeld ten gevolge van kindermishandeling of gepest zijn) een aanzienlijk grotere kans hebben op psychose dan de gemiddelde bevolking. Zij stellen dat psychotische ervaringen onderdeel zijn van de normale menselijke ontwikkeling en dat de omgeving daarin een grote rol speelt.

Psychotische stoornissen op zeer jonge leeftijd zijn zeldzaam. Eussen (2000) meldt dat voor de puberteit psychosen bijna niet voorkomen, maar dat in de leeftijd tussen de dertien en negentien jaar 0,5% van alle adolescenten een psychose doormaakt. In ongeveer de helft van die gevallen betreft het schizofrenie. Zonder een tijdige en goede behandeling is de kans op herhaling groot. De jaarprevalentie in Nederland bedraagt naar schatting 88.500 personen (Van der Gaag, 2012).

Het is van belang voortekenen van een psychose snel te herkennen.
Het beloop van een psychotische aandoening varieert in Nederland. Bij ongeveer een kwart van de mensen is er een volledige remissie, bij een ander kwart is er sprake van een chronische psychose. Bij veel mensen is sprake van (tijdelijke) terugval. Hoe vaker er terugval optreedt, hoe hoger de kans dat de aandoening een chronisch beloop zal krijgen (Van der Gaag, 2012).

Het algemene beeld dat bij velen bestaat is dat 'waanzin' en genialiteit dicht bij elkaar liggen. En er zijn ontegenzeglijk veel voorbeelden van bijzonder getalenteerde mensen die er een opmerkelijke levenswandel op nahouden en er zijn ook voorbeelden van bijvoorbeeld zeer intelligentie wetenschappers die aan psychoses lijden. Al is het onderzoek niet beslissend lijkt het er toch op dat een hoge intelligentie beschermt en dat een lagere intelligentie het risico op psychosen verhoogt. Dat laatste zou kunnen samenhangen met het feit dat omgevingsfactoren zoals een kindermishandeling en verwaarlozing, ervaringen in de baarmoeder (zoals bijvoorbeeld de moeder van Rachelle uit de casus van de familie Freriks die gedurende haar zwangerschap cocaïne gebruikte) of druggebruik op jonge leeftijd voor een lager IQ kunnen zorgen. En daarmee voor een verhoogd risico op psychosen (Pedersen, 2015). Wanneer psychotische stoornissen zich voordoen bij mensen met een verstandelijke beperking zijn het vaak reactieve psychosen (vroeger ook wel bekend onder de naam debiliteitspsychosen). Deze vorm van psychose is relatief minder ernstig en wordt sterk bepaald door een belastende ervaring. Voorbeelden van dergelijke ervaringen zijn verkrachting, geweld, natuurrampen of het verlies van de partner. Voor mensen met een verstandelijke beperking kunnen waarschijnlijk ook minder belastende ervaringen een psychotische periode als het ware uitlokken. Door hun verstandelijke beperking verliezen ze eerder het overzicht en ervaren gebeurtenissen sneller als belastend. Een dergelijke episode duurt meestal enkele weken tot enkele maanden waarna over het algemeen, met behulp van medicatie een herstel optreedt zonder blijvende restverschijnselen. De prognose is dus goed te noemen.

Meestal worden psychotische toestanden (bij voorkeur kortdurend) bestreden met het toedienen van antipsychotica. Ook in de zorg voor mensen met een verstandelijke beperkingen worden die middelen veel ingezet. Het verontrustende is dat ze niet alleen veel en langdurig worden gebruikt om een psychose te beteugelen, maar ook om ongewenst gedrag te bestrijden. Dit heet off-label voorschrijven, een middel gebruiken waarvoor het eigenlijk niet bedoeld is. In woonvoorzieningen werd bij 32% van de mensen antipsychotica voorgeschreven, slechts in een minderheid vanwege chronisch psychotische aandoeningen.
Dat dit zoveel gebeurt is niet alleen verontrustend omdat de bijwerkingen van deze medicatie fors kunnen zijn en dat de lange-termijneffecten schadelijk zijn, maar ook omdat het risico op het metabool syndroom toeneemt. Antipsychotica zijn een risicofactor voor dat syndroom dat bestaat uit verhoogde bloedsuikerspiegel, afwijkende bloedvetten, overgewicht en te veel buikvet en te hoge bloeddruk. Daardoor is er een sterk verhoogd risico op diabetes en hart- en vaatziekten. Bovendien zorgt juist het stoppen of verminderen van antipsychotica voor een afname van probleemgedrag (De Kuijper, 2013).

De behandeling kan door de beperkte vermogens moeilijk zijn; Rivierduinen heeft daarom een psycho-educatiemodule ontworpen die onder meer tot doel heeft het herstel te bevorderen en de kans op herhaling van de psychose te verminderen. Deze module die uitleg geeft die aansluit bij het cognitieve en sociaal-emotionele ontwikkelingsniveau van de patiënt is gratis te verkrijgen op:
http://www.rivierduinen.nl/centrumkristal/professionals/uitgaven/psycho-educatie-psychose.

4 *Persoonlijkheidsstoornissen*

Sinds mensenheugenis hebben we er behoefte aan gehad om de veelheid aan individuen onder te brengen in handzame categorieën. En zeker is al sinds eeuwen geprobeerd afwijkende mensen in te delen in prototypen, denk bijvoorbeeld maar aan de astrologie.
In de DSM is ook plaats ingeruimd voor een dergelijke categorisering.
Bij de persoonlijkheidsstoornissen draait het om de aparte karakters die sommige mensen hebben. Deze karakters kunnen een voedingsbodem vormen waarop andere stoornissen mogelijk tot wasdom komen. Bijvoorbeeld iemand die altijd al een angsthaas was kan een fobie ontwikkelen. Of iemand die altijd klagerig en tobberig is ingesteld kan een depressie ontwikkelen. Maar het kan ook zo zijn dat het karakter zelf het probleem is. Iemand die altijd maar klaagt en nooit de zon in het water kan zien schijnen zal zich op den duur niet echt geliefd maken bij zijn omgeving. De relatie tot anderen zal moeizaam zijn.
De DSM-5 verstaat onder de persoonlijkheidsstoornis: een duurzaam patroon van innerlijke ervaringen en gedragingen dat duidelijk afwijkt van de verwachtingen binnen de cultuur van de betrokkene, in veel verschillende situaties aanwezig is en hardnekkig is, ontstaat tijdens de adolescentie of op jongvolwassen leeftijd, stabiel is in de tijd en beperkingen of lijdensdruk veroorzaakt (APA, 2014).
Verder is het zo dat dit duurzame patroon niet veroorzaakt wordt door een andere psychische stoornis, het gebruik van drugs en/of alcohol of door een somatische aandoening (bijvoorbeeld een hersentrauma).

De DSM-5 onderscheidt tien verschillende persoonlijkheidsstoornissen die over drie clusters worden verdeeld:

Cluster A bestaat uit mensen die een eigenaardige, bizarre en excentrieke indruk maken. Het bevat de schizoïde, de paranoïde en de schizotypische persoonlijkheidsstoornis.
Cluster B omvat vier persoonlijkheidsstoornissen: de antisociale, de borderline, de histrionische en de narcistische. Dit betreft in grote trekken mensen met dramatisch, wispelturig en emotioneel gedrag.
Cluster C tenslotte betreft mensen met veel zorgen en angsten. Het gaat dan om de afhankelijke, de dwangmatige en de vermijdende persoonlijkheidsstoornis.

Hoe vaak komt het voor?

- Prevalentie van minstens 1 persoonlijkheidsstoornis onder een normale populatie 10,0 – 14,8 %
- onder een psychiatrische populatie 45,2 – 80,0% (comorbiditeit)
- onder behandelde verslaafden 34,8 – 73,0 %
- Prevalentie persoonlijkheidsstoornissen ligt hoger bij jongeren (bron: Kenniscentrum persoonlijkheidsstoornissen)

Zoals op te maken valt uit de geschatte prevalentie komen deze stoornissen relatief veel voor. In een aantal gevallen kenmerken ze zich door een hoog hulpzoekend of maatschappelijk problematisch gedrag. Vandaar, zoals te zien valt in de geschatte prevalentie onder specifieke popualties,dat sommige stoornissen wel weer veel voorkomen in bijvoorbeeld de (ambulante) psychiatrie (borderline) of in forensische voorzieningen (antisociale persoonlijkheidsstoornis).

Wat opvalt is eigenlijk het onvermogen van het individu zich te plooien naar wisselende omstandigheden. Het lijkt misschien een compliment als van iemand gezegd wordt dat hij altijd zichzelf is en altijd hetzelfde reageert, maar het wijst ook op een zekere starheid. Gezonde mensen kenmerken zich door een relatieve mate van flexibiliteit in hun gedrag. Ze kunnen hun repertoire variëren en afstemmen op wat in een gegeven situatie het meest adequaat is. Mensen met persoonlijkheidsstoornissen vallen juist op door hun voorspelbare, rigide wijze van handelen. Door deze geringe flexibiliteit is hun gedrag dan ook vaak inadequaat. Rationaliteit bijvoorbeeld is nuttig in situaties waarin problemen opgelost moeten worden. Op een romantisch avondje, na de eerste kus aan je nieuwe vriend gaan uitleggen hoe de kus tussen mensen in sociobiologisch perspectief geïnterpreteerd kan worden en welke hormonen er een rol bij spelen en hoeveel bacteriën er in het uitgewisselde speeksel zitten, is minder toepasselijk.

Voor de veelsoortige kritiek op het niet geheel onomstreden concept van de persoonlijkheidsstoornissen wordt verwezen naar de vakliteratuur, maar enkele aspecten kunnen hier niet onbesproken blijven.

Een persoonlijkheidsstoornis lijkt een etiket dat tamelijk vastgeplakt zit. Toch is dat niet zo. Wanneer mensen met de diagnose lang gevolgd worden blijkt vaak dat ze na verloop van tijd niet langer aan de diagnostische vereisten voldoen. Persoonlijkheid is lang niet zo stabiel als wordt verondersteld. Dit komt omdat ons gedrag voor een groot deel context gebonden is. Mensen gedragen zich vaker dan we denken op grond van de omstandigheden waarin ze verkeren en minder vaak op grond van innerlijke drijfveren. Ook kunnen ervaringen ons doen veranderen. Het valt dus niet uit te sluiten dat onze persoonlijkheid minder robuust en belangrijk is dan we denken.

De diagnose – of het etiket – persoonlijkheidsstoornis is erg stigmatiserend voor de betrokkene. Een dergelijke diagnose zegt eigenlijk dat je niet aan iets lijdt (zoals je aan een longontsteking kan lijden), maar dat wie je bent fundamenteel niet deugt of in orde is. Dat is nogal een zwaar oordeel. Onze aangeboren fundamentele behoefte aan voorspelbaarheid en zekerheid leidt ertoe dat we dingen (maar ook de persoonlijkheid) als onveranderlijk zien (hardnekkigheid van stigma en stereotyperingen).

Daarbij komt nog eens dat veel hulpverleners tamelijk pessimistisch zijn over de mogelijkheden tot verandering. Illustratief is het onderzoek dat door Hellinga (1999) wordt aangehaald.
Een groot aantal verpleegkundigen kreeg een aantal korte beschrijvingen van incidenten voorgelegd met de vraag: 'Wat zou u doen als zoiets op uw afdeling gebeurde?' Bij de helft van de incidenten werd gezegd dat het ging om iemand die aan schizofrenie leed, bij de andere helft betrof het iemand met een persoonlijk-

heidsstoornis. De incidenten waren verder identiek. In het geval van schizofrenie zouden verpleegkundigen structurerend, geduldig en nuchter reageren. Bij de incidenten waar iemand met een persoonlijkheidsstoornis bij was betrokken zou eerder straffend worden opgetreden.

Al met al zijn persoonlijkheidsstoornissen zijn geen stoornissen van de persoonlijkheid maar is het een term die gebruikt wordt om aan te geven dat problemen een chronisch karakter hebben

Vergeleken met de vele studies naar persoonlijkheidsstoornissen bij gemiddeld begaafden zijn er weinig wetenschappelijke studies naar persoonlijkheidsstoornissen bij verstandelijk beperkten (Verheul & Kamphuis, 2007). Het is immers moeilijk om een gestoorde persoonlijkheid af te bakenen van een onrijpe of gestagneerde persoonlijkheidsontwikkeling en wat de invloed van een lager IQ op de persoonlijkheidsontwikkeling precies is.

Beschikbaar onderzoek laat zien dat de prevalentie van persoonlijkheidsstoornissen onder de populatie mensen met een verstandelijke beperking hoog is. Er worden percentages genoemd tussen de 27 en 57. De persoonlijkheidsstoornissen die het meest voor zouden komen zijn die uit het C-cluster. In de forensische psychiatrie (waar een fors deel van de populatie een verstandelijke beperking heeft) zien we vooral dat de antisociale persoonlijkheidsstoornis veelvuldig voorkomt.
Ook is er sprake van (evenals dat het geval is in een 'gewone' populatie) een hoge mate van comorbiditeit. Er bestaat vaak een samenhang tussen gedragsproblemen en persoonlijkheidsstoornissen.
Persoonlijkheidsstoornissen zijn niet of nauwelijks vast te stellen bij mensen met een ernstige verstandelijke beperking. Bovendien blijkt in de praktijk dat er bij mensen met een verstandelijke beperking vaak gedragspatronen zichtbaar zijn die niet te rangschikken zijn onder de hierboven beschreven tien persoonlijkheidsstoornissen. Wellicht dat men op zoek moet naar nieuwe categorieën.

Došen (in: Van Osch, 1996) noemt een aantal factoren die het proces van de normale persoonlijkheidsontwikkeling op verschillende manieren kunnen belemmeren en beïnvloeden.
Hierdoor kunnen dan dusdanige verstoringen ontstaan die leiden tot 'ander' gedrag. Dit patroon kan dan op den duur karakteristiek worden voor de persoon in kwestie.
Došen noemt:

- de graad van de cognitieve beperking
- genetische afwijkingen
- verstoring van de rijping van het centrale zenuwstelsel
- organische afwijkingen en disfuncties van het centrale zenuwstelsel
- graad van emotionele ontwikkeling
- sociale interacties
- temperament
- socioculturele omstandigheden
- stress.

Al deze aspecten kunnen de basis leggen voor persoonlijkheidsproblematiek. Enkele voorbeelden. Als het (aangeboren, genetisch bepaalde) temperament 'moeilijk' gedrag genereert (hetgeen naar verluidt bij 40% van de mensen met een verstandelijke beperking het geval is) dan heeft dat natuurlijk gevolgen voor het interactiepatroon met anderen en daarmee ook voor de persoonlijkheidsontwikkeling. Vertraagde rijping van het centraal zenuwstelsel en het daarmee gepaard gaande disfunctioneren kan weer gevolgen hebben voor het hechtingsproces. Een achterstand in hechting kan bijvoorbeeld leiden tot problemen tussen kind en opvoeders die moeite hebben zich goed op elkaar af te stemmen. Dit kan weer leiden tot een basaal gevoel van onveiligheid en (duurzame) gedragsstoornissen.

Algemeen wordt echter aangenomen dat mensen met een verstandelijke beperking kwetsbaarder zijn voor persoonlijkheidsstoornissen dan de niet-gehandicapte populatie. De wijze waarop de stoornis zich manifesteert verschilt niet veel van die bij niet-verstandelijk beperkte mensen.

Tot slot een aan De Bruyn (2014) ontleend (aangepast) schema om de verschillen tussen de persoonlijkheidsstoornissen en andersoortige aandoeningen te verduidelijken:

Niveau	Gevoelsmatige herkenning
Reactieve stoornissen: (heftige) situatie- of leeftijdsgebonden reacties	Gevoelens zijn voor de persoon zelf of diens omgeving direct te begrijpen vanuit wat er is gebeurd (bijvoorbeeld hevige rouwreactie na een verlies)
Neurotische stoornissen: buitenproportionele emotionele reactie op schijnbaar alledaagse problemen (in de vorm van karaktertrekken of symptomen)	Zitten in de knoop met hun gevoelens maar lijden daar zelf ook onder. De omgeving herkent dit lijden, al is het soms moeilijk te begrijpen (bijvoorbeeld woede om een kleinigheid of grote angst voor iets onbetekenends)
Psychotische stoornissen	Vervaging van grenzen. Wat is van mij ? Wat is van de omgeving?
Persoonlijkheidsstoornissen: ongezonde oplossingsstrategieën monden uit in starre patronen die bij velen automatismen worden en deel gaan uitmaken van de persoonlijkheid	Eigen gevoelens en onlust worden als een moeilijk te benoemen (heftige) spanning of gevoel ervaren die vaak onmiddellijk afgereageerd worden op de omgeving die daar veel last van heeft. De persoon zelf lijkt daar niet al te zeer onder gebukt te gaan.

't Doet pijn te zien
Dat mijn kind als een wolf verschijnt
In het poppenhuis en puzzles legt
Met hoeken in het midden
't Doet pijn om met een huilend kind
In het zitje achterop de fiets
Weer onderweg naar huis te zijn
CISKA MULLER, NIEMAND WORDT GERAAKT

Globaal gezien liggen de stoornissen bij de autisme-spectrumstoornissen (ASS) op het vlak van:

- het vermogen tot contact met anderen
- de (stagnerende) taalontwikkeling
- de reactie op interne en externe prikkels
- het vermogen tot op de sociale situatie afgestemd gedrag
- de motoriek
- het aanvoelen van sociale informatie.

Autisme kan op verschillende manieren tot uitdrukking komen, vandaar ook dat men spreekt van ASS.

Volgens de omschrijving van de DSM-5 is er sprake van de neurobiologische stoornis autisme als voldaan is aan de volgende criteria: aanhoudende tekortkomingen in de sociale communicatie en de sociale interactie, in uiteenlopende situaties, die al in de vroege ontwikkelingsperiode aanwezig waren, maar zich mogelijk pas volledig manifesteren wanneer de sociale eisen de begrensde mogelijkheden overstijgen en er klinisch significante beperkingen in het functioneren ontstaan. De stoornis wordt gekenmerkt door alle onderstaande tekortkomingen in de sociale interactie en communicatie:

- tekortkomingen in de sociaal-emotionele wederkerigheid
- tekortkomingen in het ontwikkelen en onderhouden van relaties
- tekortkomingen in het non-verbale communicatieve gedrag dat gebruikt wordt voor sociale interactie zoals slecht geïntegreerde verbale en non-verbale communicatie, abnormaal gedrag bij lichaamstaal en oogcontact, tekortkomingen in het begrijpen en gebruiken van non-verbale communicatie of een totaal ontbreken van gebaren en gezichtsuitdrukkingen (Nussbaum, 2014).

Naast bovengenoemde vereisten moet minstens aan twee van de onderstaande criteria worden voldaan aleer er sprake is van ASS:

* Stereotiep of repetitief spreken, bewegen of gebruik van voorwerpen
* Hardnekkig vasthouden aan hetzelfde en buitensporig gehecht zijn aan routine of het vermijden van veranderingen
* Beperkte interesses die abnormaal intens of gefocust zijn
* hyper- of hyporeactiviteit op zintuiglijke prikkels.

De mate van ernst in de DSM-5 wordt aangegeven aan de hand van de mate waarin steun nodig is. Er zijn drie categorieën, van ondersteuning, naar substantiële ondersteuning tot zeer substantiële ondersteuning. Deze oplopende indeling mag echter niet gebruikt worden voor zorgtoewijzing.

Ernstniveau	Sociale Communicatie	Beperkt patroon herhalende activiteiten	Begeleiding
ernstig	Ernstige tekorten in (non)verbale sociale communicatie-vaardigheden veroorzaken ernstige beperkingen	Inflexibel gedrag, extreme problemen om met veranderingen om te gaan, beperken het functioneren in alle contexten	Zeer intensieve begeleiding
Matig	Ernstige tekorten in (non)verbale sociale communicatie-vaardigheden ook duidelijk als er ondersteuning is	Inflexibel gedrag, problemen om met veranderingen om te gaan zijn zichtbaar voor anderen en belemmeren het functioneren	Intensieve begeleiding
Licht	Zonder ondersteuning hebben de sociale communicatie-problemen gevolgen voor het functioneren	Inflexibiliteit heeft gevolgen voor het functioneren in één of meer contexten	Ondersteuning

(Dijkxhoorn, 2010)

Ofschoon de diagnostische criteria ervan uitgaan dat de verschijnselen zich al voordeden in de vroege jeugd wil dat niet zeggen dat dan ook de diagnose gesteld moet worden. Immers in een overzichtelijke en goed gestructureerde omgeving kan het lang duren (tot in de volwassenheid aan toe) eer dat de problemen op beginnen te vallen of dat iemand er last van begint te krijgen.
In de nieuwe versie van de DSM maken de inmiddels ingeburgerde begrippen als PDD-NOS en Asperger geen deel meer uit van de diagnose. Ook zijn de criteria scherper gesteld. Dit betekent dat velen (naar schatting om en nabij de 30%) die eerst een diagnose in het autismespectrum hadden dit nu niet meer hebben (althans, op grond van de formele omschrijving). Zij zouden in de DSM-5 kunnen vallen onder de noemer 'sociale communicatiestoornis' maar er zijn controverses rondom de mate van validiteit van deze diagnose.

Geschat wordt dat (internationaal) autisme-spectrumstoornissen (ASS) voorkomen bij 6 tot 10 mensen per duizend mensen. Dat is veel meer dan in het verleden. De groei in diagnoses hangt samen met de grotere bekendheid van de diagnose waardoor mensen eerder hulp zoeken en dat de diagnose in de DSM 5 wat verruimd is. Sommigen zijn ook van mening dat de toenemende complexiteit in de samenleving hogere eisen stelt op het vlak van sociaal-communicatieve vaardigheden en flexibiliteit. Omdat dus meer mensen daaraan niet voldoen zou het aantal mensen met ASS zijn toegenomen.
Er is bij ASS een man-vrouwratio van 4:1. Gezien de prevalentie is ASS een relatief zeldzame aandoening. Er bestaat tegelijkertijd veel belangstelling voor de stoornis. Autisme wordt aangetroffen onder alle lagen van de bevolking. Naar schatting zijn er momenteel ongeveer tussen de 140 duizend en 220 duizend personen met ASS in ons land. Met ASS zijn, omdat het een aandoening is die levenslang duurt, grote kosten gemoeid.

Enkele karakteristieken

Kwalitatieve tekortkomingen in wederzijdse sociale interacties
Deze openbaren zich door een zich niet of nauwelijks bewust zijn van de gevoelens van andere mensen. Het ontbreekt de betrokkene aan inlevingsvermogen. Het sluiten van vriendschappen, anders dan instrumenteel van aard, is derhalve ook meestal niet mogelijk. De medemens (en dit begint bij de ouders) wordt nogal eens gezien als een hulpmiddel of instrument om 'iets gedaan' te krijgen of iets te verwerven, bijvoorbeeld eten. Dit voor anderen moeilijk te hanteren en accepteren gegeven komt duidelijk naar voren in de in boekvorm uitgegeven brief- en dagboekfragmenten van Dietmar Zöller, zelf een autist en een van de weinigen die iets over zijn belevenissen weergeeft.

'Ik kan niet met twee mensen goed bevriend zijn. Daarom kan ik met meneer Katz geen vrede sluiten. Ik ben altijd zo negatief tegen hem. Dat moet ik veranderen, maar hoe? Ik kan niet zoveel relaties tegelijk aan' (Zöller 1989).

Het meest basale contact (zich uitend in een glimlach naar de moeder en oogcontact) komt niet of nauwelijks voor. Als peuter en kleuter komt het kind niet tot spel met andere kinderen en begrijpt ook niet wat er in de andere kinderen omgaat. Ze blijven afzijdig bij groepsactiviteiten.

Kwalitatieve tekortkomingen in verbale en non-verbale communicatie en in fantasieactiviteiten (verbeeldings- en doen alsof-spel ontbreken)
Meer dan de helft van deze kinderen komt niet tot spreken. Bij degenen die wel gaan praten, komt de taalontwikkeling in de regel laat op gang en blijft de taal als communicatiemiddel beperkt en gestoord. Meestal zijn er opvallende afwijkingen in het gebruik van de gesproken taal. Het geluidsvolume is niet adequaat (meestal te hard), de intonatie is vlak, de snelheid van spreken ligt te hoog. De gebruikte taal is vaak een aaneenrijging van zinnen en zinsdelen die anderen hebben uitgesproken. Er ontstaat meestal geen natuurlijk verband tussen het gebruik van woorden en hetgeen het kind wil zeggen. De taal van anderen wordt vaak moeilijk

begrepen. Nogal eens komen opvallende aandoeningen voor in de vorm of inhoud van de spraak zoals het gebruik van stereotiepe taal, het gebruiken van de tweede persoonsvorm (jij) als de eerste (ik) wordt bedoeld en het spreken in vragende zinnen als iets wordt meegedeeld aan een ander.

Fantasieactiviteiten ontbreken nagenoeg
Verbeelding is niet of nauwelijks mogelijk. In het spel van het kind zit geen verhaal en het kind blijft gepreoccupeerd met bepaalde geïsoleerde aspecten van voorwerpen zoals kleur, vorm, geluid of structuur van het oppervlak. Veranderingen worden erg moeilijk verdragen, als de omgeving hem of haar daar toe aanzet. Het kind gaat zijn eigen gang en is moeilijk van buitenaf beïnvloedbaar.

Een opvallend beperkt repertoire van bezigheden en interesses
De lichaamsbewegingen zijn stereotiep van karakter. Het kind beweegt zich vaak houterig zonder de natuurlijke souplesse. Op latere leeftijd loopt het nog vaak op de tenen en maakt bij opwinding fladderende bewegingen met armen en benen. De handen worden vaak in een onnatuurlijke stand gehouden en met de vingers worden soms vreemde bewegingen gemaakt. Kinderen variëren in dit motorisch opzicht nogal eens. Het ene kind kan perfect over een muur lopen, maar geen trap klimmen. Anderen kunnen wel schroefjes losdraaien, maar geen dop van een fles draaien.
In zijn algemeenheid kan worden gezegd dat het kind en ook de volwassene een zeer beperkt gebied van bezigheden en interesses kent. Het belangstellingsgebied is dus erg klein. Ze kunnen zich soms uren vermaken met het openen en sluiten van een piepende deur, het wapperen met een papiertje of door heen en weer te hollen in een ruimte. Daarnaast kan (schijnbare) paniek ontstaan als ze worden gestoord (bijvoorbeeld vanwege de overgevoeligheid voor geluid) of beïnvloed in deze bezigheden of als de omgeving hierin variaties wenst aan te brengen. Van een andere plaats aan tafel, of ander broodbeleg, een andere volgorde van routinehandelingen kunnen ze direct van slag raken.

Hetgeen hierboven is gesteld gaat voor alle hoofdkenmerken op bij mensen met ‘vroegkinderlijk autisme’.

CASUS

Billy is een jongen van twaalf jaar met een matig verstandelijke beperking die lijdt aan ASS. Bij Billy is sprake van contact- en communicatiestoornissen. Billy kan niet praten en als hij zich al duidelijk wil maken doet hij dat door je hand te pakken en je naar het onderwerp toe te brengen. Bijvoorbeeld naar z’n jas als hij naar buiten wil. Nu is er de laatste tijd sprake van een lichte verandering. Als Billy iets wil of iets nodig heeft pakt hij pen en papier en begint hij het desbetreffende te tekenen. Op de afdeling komt het idee op om voor Billy een communicatiehulpmiddel te ontwikkelen waarmee hij kan communiceren. Het meest voor de hand liggend is het werken met pictogrammen.

Activiteiten

- Maak een overzicht met de meest voorkomende activiteiten van het dagelijks leven. Denk hierbij aan dagelijks, wekelijks en incidenteel.

- Ontwerp voor iedere activiteit een duidelijk pictogram.
- Laat je klasgenoten beoordelen of de pictogrammen direct herkenbaar zijn voor de juiste activiteit.
  Doe dit met behulp van een lijst waarin je de pictogrammen hebt genummerd en waar de ander achter moet schrijven waar het pictogram voor staat.

Oorzaken van autisme

'Ik heb veel aspecten van mijn beperking overwonnen, maar vele andere nog niet. Ik heb vooral problemen met waarnemen. Ik zie en hoor veel. Daarom heb ik meer rust nodig dan andere mensen.'
DIETMAR ZÖLLER, ALS IK MET JE PRATEN KON...

Nadat Leo Kanner in 1943 het begrip 'autisme' introduceerde werd naarstig naar mogelijke oorzaken gezocht om de sleutel tot genezing te vinden.

De medicus Rimland had zelf een autistisch kind. Hij stelde in 1964 dat autistische aandoeningen een organische oorsprong hebben. Door veel, later gedaan onderzoek werd deze opvatting ondersteund. Autisme werd beschouwd als een neuropsychiatrisch probleem. Er zou sprake zijn van een cognitief defect, met name in de uiteindelijke verwerking en interpretatie (betekenisgeving) van prikkels. Het lijkt alsof deze kinderen niet in staat zijn adequaat onderscheid te maken tussen reeds opgedane ervaringen en nieuwe indrukken. De informatie beklijft niet en krijgt geen betekenis.

ASS betreft een aangeboren stoornis waarbij genetische kwetsbaarheid in samenhang met vroege omgevingsfactoren zorgen voor een verstoorde ontwikkeling van de hersenen en de informatieverwerking. Echter, welke genen en hoeveel er een rol spelen, hoe de interactie tussen allerlei omgevingsfactoren en de genetische component verloopt is onduidelijk. Er zijn veel theorieën omtrent de oorzaak van autisme in omloop maar nog steeds tast men over de precieze oorzaak in het duister. De diagnose wordt dus gesteld op grond van gedragsobservaties, niet op basis van harde, specifieke biologische kenmerken. Het is in ieder geval niet zo, zoals nog lang is gedacht, dat het aan de opvoeding ligt en dan met name aan de afstandelijkheid van de moeder. Als er iets mis is in de relatie dan is het waarschijnlijk eerder zo dat het autisme daar de oorzaak van is. Het kan erg belastend zijn om iemand die lijdt aan autisme in het gezin te hebben. Autisme wordt ook niet veroorzaakt door vaccinaties of door complicaties tijdens de geboorte.
Het is misschien ook zo dat er niet één enkele oorzaak gevonden kan worden. De ASS zijn zo verschillend en de patiënten verschillen onderling ook zo veel dat er waarschijnlijk verschillende oorzakelijke factoren een rol zullen spelen.
Er zijn aanwijzingen dat complexe genetische factoren, bijvoorbeeld mutaties in een bepaald enzym dat daardoor als het ware overactief wordt, een rol spelen die resulteren in een afwijkende hersenontwikkeling. Er zijn ook verscheidene neurologische verbanden gevonden bij autisme. Zo is er vaak sprake van een afwijkend EEG, epilepsie, slechte motorische coördinatie of relatief kleine lichamelijke afwijkingen als misvormde oren en dergelijke. Erfelijkheid speelt zeker een rol. Zo

komen autistische symptomen bij familieleden van iemand met ASS veel vaker voor dan in de gemiddelde populatie.

Bij 60 tot 80% van de mensen met autisme blijven primitieve reflexen aanwezig die behoren te verdwijnen. Verder is er een aantal specifieke syndromen bekend die gepaard gaan met én een verstandelijke beperking én autisme of aanverwante contactstoornissen (bijvoorbeeld het fragiele X-syndroom). Verder heeft na de puberteit ongeveer 25% van mensen met autisme epilepsie.

Bij mensen met autisme verloopt de verwerking van alle informatie waarmee onze hersenen worden overspoeld anders, al weten we niet precies waarom dat zo is. Men veronderstelt dat er een bepaalde overgevoeligheid is voor specifieke prikkels, trage informatieverwerking, problemen om (snel) te schakelen tussen situaties en moeite met het verwerken van non-verbale signalen. Met betrekking tot autisme zijn er drie modellen relevant die een verklaring bieden voor de wijze waarop ons brein informatie verwerkt en met behulp waarvan we iets kunnen begrijpen van wat er mis gaat bij autisme. Het eerste model heeft de Theory of Mind. De Theory of Mind betreft het vermogen besef te hebben van de innerlijke wereld van andere mensen. Dit kan zelfs verschillende niveaus aannemen. Dus niet alleen: "Ik denk dat ik begrijp wat je voelt," maar ook "ik denk dat jij denkt dat ik denk dat je maar saai bent." Dit besef, dit aangeboren vermogen de sociale werkelijkheid te begrijpen en te voorspellen en dat zich ontwikkelt op grond van empathie, is vaak verstoord bij mensen met autisme. Er is onderzoek dat aantoont dat de 'sociale' delen van het brein bij mensen met autisme niet goed met elkaar samenwerken. Naar schatting heeft 80% geen juiste Theory of Mind (Mindblindness) Het tweede model is dat van de centrale coherentie. Wanneer, zoals bij autisme, de centrale coherentie zwak is, dat betekent dat mensen moeite hebben met waarnemingen samen te voegen tot betekenis- en zinvolle gehelen. Alles lijkt verbrokkeld en onsamenhangend. Zintuiglijke waarnemingen, zoals proeven of voelen, zijn er wel maar er wordt niet of nauwelijks betekenis aan verleend.
Het derde model is dat van het executief functioneren. Dat verwijst naar ons vermogen om wanneer er zich een probleem voordoet een strategie te kiezen, die uit te voeren en vervolgens te evalueren. Deze (hogere cognitieve) functies zijn belangrijk bij de beheersing van onze emoties en gedragingen, bij onze flexibiliteit en onze planmatige vaardigheden,

Problemen zijn:

Theory of Mind	Centrale Coherentie	Executieve Functies
Moeizaam reflectief leren	Moeite te concretiseren	Moeite om keuzes te maken
Zaken vanuit ander gezichtspunt bekijken	Moeite met abstraheren	Moeite met het beantwoorden van open vragen
Moeite met symetrische relaties	Moeite om tussen onderwerpen te schakelen	Moeite met vrije opdrachten

Theory of Mind	Centrale Coherentie	Executieve Functies
Moeite met het feit dat er meerdere waarheden naast elkaar kunnen bestaan	Moeite met het leggen van logische verbanden	Moeite met inschatten
	Moeite met veranderen van gewoontes	Moeite met generaliseren
		Moeite met transfer Moeite met figuurlijke taal (beeldspraak)

Verhelderende korte animaties van deze drie modellen zijn te vinden via http://www.leokannerhuis.nl/autisme/wat-autisme

Er is geen genezing mogelijk van ASS. Wel kan het beloop verschillen. Een normaal IQ en de aanwezigheid van taal voor het zesde levensjaar zijn gecorreleerd aan een betere prognose. Vroege herkenning is van belang. 80% van de ouders blijken zich al zorgen te maken voordat hun kind twee jaar oud is, terwijl de stoornis vaak niet voor het vierde levensjaar wordt herkend. Wanneer ouders of leerkrachten een vermoeden hebben dat er iets aan de hand zou kunnen zijn dan kan de Early Screening of Autistic Traits Questionnaire (ESAT) worden gebruikt om kinderen op jeugdige leeftijd (0-36 maanden) te screenen op ASS. Aan de hand van alarmsignalen kan worden bepaald of de ESAT moet worden gebruikt voor nader onderzoek. Het belang van vroegtijdige herkenning is dat er middels gerichte en snel ingezette specifieke trainingen veel te winnen valt.
Onderstaande signalen zouden mogelijk kunnen wijzen op ASS en rechtvaardigen nader onderzoek:

- brabbelt niet bij 12 maanden
- heeft geen interesse in andere mensen bij 12 maanden
- lacht niet naar anderen bij 12 maanden
- reageert niet wanneer hij of zij wordt toegesproken bij 12 maanden
- maakt geen gebaren bij 12 maanden
- maakt nog geen functioneel gebruik van woorden bij 18 maanden
- gebruikt nog geen 2-woord zinnen bij 24 maanden
- vertoont regressie op het gebied van eerder verworven taal of sociale vaardigheden op enige leeftijd (Buitelaar e.a., 2009).

De algemene richtlijn autisme (0 – 4 jaar en 4 – 14 jaar) kan via de website van het Nederlands Jeugd Instituut worden geraadpleegd https://www.ncj.nl/richtlijnen/jgzrichtlijnenwebsite/details-richtlijn/?richtlijn=25

Autisme en de verstandelijke beperking

Naar schatting ruim 60% van de mensen die lijden aan een autismespectrumstoornis heeft een verstandelijke beperking (IQ < 70). 40% van hen is ernstig verstandelijk beperkt.

Autisme en een verstandelijke beperking zijn dus twee verschillende stoornissen die nogal eens samengaan en die beide op cognitief gebied hun beperkingen kennen en die een verhoogd risico op gedragsproblemen hebben. Bij mensen met autisme kunnen we spreken over een cognitief defect en bij mensen met een verstandelijke beperking (al of niet met autisme) over een algeheel cognitief tekort. Dit onderscheid is vooral van belang als het gaat om de begeleiding en de behandeling. In de zorg voor mensen met een verstandelijke beperking is men overwegend gericht op zorg ten aanzien van het algemeen cognitief tekort, dus het tekort in alle cognitieve functies. Als men wordt geconfronteerd met mensen met een verstandelijke beperking met autisme, dan zal er in de begeleiding aandacht moeten zijn die specifiek is gericht op het cognitieve defect omdat dit een specifieke benadering vraagt. Zo heeft een persoon met een verstandelijke beperking en ASS moeite met 'doen alsof'. Het aanbieden van activiteiten die uitgaan van het wel kunnen 'doen alsof' is dan niet zinvol. Een ander voorbeeld is een vrouw die gefixeerd is op getallen. Zij zal een taak moeten krijgen waarbij die kennis wordt benut. Ze zou bijvoorbeeld een functie kunnen krijgen in de linnenkamer van de instelling en zorg kunnen dragen voor de verdeling van het linnengoed.

Dijkxhoorn (2010) zet enkele verschillen tussen ASS en de verstandelijke beperking op een rij. Daaruit blijkt dat het niet een mengvorm van beide is maar twee verschillende aandoeningen die tegelijkertijd optreden.

ASS	**Verstandelijke beperking**
Specifieke aandachts- en arousal (mate van alertheid) problemen	Soms specifieke ontwikkeling bij klinisch genetische syndromen
Problemen met sensorische integratie	
Afwijkende, niet statische werking en ontwikkeling van de hersenen	Vertraagde ontwikkeling van de hersenen
Tekort sociale aandacht	Globale achterstand intelligentie
Problemen centrale coherentie	Globale achterstand geheugen
Problemen Theory of Mind	Globale achterstand aandacht

Voedings- en stofwisselingspatroon

Meer dan de helft van de betrokken kinderen heeft na het eerste levensjaar eetproblemen. Het kan gaan om de volgende problemen:

- te weinig of te veel eten
- te weinig variatie in het eten

- voortdurend weglopen van tafel
- schreeuwen aan tafel (protest)
- knoeien en 'vies eten'.

Hoewel niet altijd in iedere situatie toepasbaar, zijn de volgende richtlijnen bruikbaar.

- Tracht het eten en drinken zo voorspelbaar mogelijk te laten verlopen in een zo veilig mogelijke omgeving. Concreet betekent dit: een eigen, vaste, plaats aan tafel, rekening houden met voorkeuren voor beleg, groenten en dergelijke, gebruikmaken van dezelfde taal in het aanspreken.
- Als de voorkeur voor eten en drinken zo beperkt is dat het gevaar dreigt voor een te grote eenzijdigheid en tekorten aan voedingsstoffen, kan in eerste instantie gebruik worden gemaakt van toevoegingen (eiwitten, brandstoffen, vitamines).
- Hoewel voorspelbaarheid en herkenbaarheid belangrijke aspecten zijn in de begeleiding is het niet nodig om te allen tijde aan alle wensen tegemoet te komen. Dit is zelfs niet wenselijk. Ook aan mensen met een verstandelijke beperking kunnen eisen worden gesteld, zij het dat er altijd voldoende veiligheid geboden dient te worden.

OPDRACHT

Jaap is een jongen met autisme en een ernstig verstandelijke beperking. Sinds enkele weken is hij opgenomen in een dagverblijf voor kinderen met een verstandelijke beperking. Voor zijn opname was zijn menu beperkt tot een speciale yoghurtdrank, hagelslag, theebiscuit, rijstkoeken en water.
Het was voor zijn ouders bijna een dagtaak om hem te voorzien van zijn eten en drinken. Zij moesten voor de yoghurtdrank bijna iedere dag 45 kilometer reizen want deze was alleen in Duitsland te koop. Andere merken lustte hij niet.
De eerste dagen na opname in het dagverblijf was zijn menu hetzelfde als thuis. De begeleiding trachtte al spoedig hierin enige variatie aan te brengen, door hem de hagelslag aan te bieden op een witte boterham. Aanvankelijk leidde dit tot protest en huilen. Jaap snoepte na enkele dagen de hagelslag wel van het brood. Enkele weken later, na regelmatig aandringen, at hij ook enkele kleine stukjes brood. Thuis bleef hij zijn eigen menu zoals hierboven genoemd aanhouden.
Een halfjaar na opname at Jaap bijna alles wat hem werd aangeboden, thuis bleef echter alles bij het oude.

Al deze veranderingen gingen gepaard met aanvankelijk protest. Dit protest echter was te overwinnen zonder dat dit de veiligheid van Jaap in gevaar bracht.
Opvallend is dat hij deze veranderingen niet generaliseert naar de situatie thuis. De aangeleerde aanpassing was voor hem niet overdraagbaar, door zijn cognitieve defect: de uiteindelijke verwerking en interpretatie van prikkels is gestoord.
Nu het op het dagverblijf voor mensen met een verstandelijke beperking zo goed gaat met Jaap, is er een dringende vraag van de ouders of deze vooruitgang ook niet over te brengen is naar de thuissituatie.

► Aan jou de vraag om een programma te maken waarin je rekening houdt met de (on)mogelijkheden van Jaap. Maak het programma zo dat de ouders er stap voor stap (methodisch) mee kunnen werken. Geef de ouders ook enkele tips mee voor de begeleiding van Jaap.

Uitscheiding

Het proces van zindelijk worden is voor autistische mensen met een verstandelijke beperking vaak moeilijk. De helft van hen heeft obstipatie of diarree. Ook als de verstandelijke rijpheid tot zindelijk worden verondersteld mag worden. Dit is opnieuw te verklaren uit het bestaande cognitieve defect. Het kind alsook de volwassene kan al van slag raken als hij of zij op een pot of wc wordt geplaatst. Toch lukt het in de meeste gevallen wel om het kind (training)zindelijk te krijgen. Een *strakke* zindelijkheidstraining is hiertoe een voorwaarde.
Altijd moet de vraag worden gesteld of het kind voldoende rijp is voor een training en de baten moeten de kosten overtreffen. Zindelijk worden is geen doel op zichzelf.

Rollen en relaties

Op dit gebied liggen de meeste en moeilijkste hulpvragen. Door de contactstoornis bestaat er al een blokkade in de allereerste fase van de ontwikkeling van *attachment* (gehechtheid). Deze ontbrekende gehechtheid is vervolgens van grote invloed op de ontwikkeling van de communicatie, de sociale communicatie in het bijzonder. Bij een groot aantal kinderen ontwikkelt zich in het geheel geen gesproken taal. Als het kind wel leert praten, is de taal vaak in zijn gebruik afwijkend.
Om nu deze (sociale) communicatie op gang te brengen is een specifieke behandeling nodig. Deze behandeling is gebaseerd op de uitgangspunten van de gedragstherapie. Een voorbeeld hiervan is de zogeheten TEACCH-methode. De nadruk ligt hierbij op het ontwikkelen van de cognitieve vaardigheden van het kind. In de praktijk zijn er resultaten zichtbaar. Maar feitelijk reageren de kinderen dan als automaten met aangeleerde gedragingen die niet echt van henzelf zijn (niet intentioneel). De aangeleerde vaardigheden krijgen geen plaats in de eigen 'persoonlijkheid' en de sociale diepgang ontbreekt. Beter is het om meer nadruk te leggen op de andere aspecten van de persoonlijkheid (de emotionele en de sociale).

Het ontwikkelen van de persoonlijkheid als totaal wordt door Došen bepleit en vindt zijn uitvoering in de *relatietherapie* zoals deze door hem is ontwikkeld. Deze therapie gaat ervan uit dat er een primair contact met de verpleegkundige/verzorger tot stand moet worden gebracht en dat begint met het scheppen van een voorspelbare, vertrouwde en veilige omgeving waar het kind tot een homeostase kan komen. Storende prikkels van buiten moeten worden vermeden en het kind moet een eigen veilige plek kunnen vinden. Als aan deze voorwaarden is voldaan, kan de begeleider zogeheten 'aanrakingspunten' gaan zoeken. Dit vindt hij/zij door gedoseerd de proximale (nabijheids)zintuigen te stimuleren. Met deze prikkels moet het kind dan vertrouwd kunnen raken. In de activiteiten die het kind ontplooit gaat de begeleider dan mee. Het is dan vooral een samen doen van dingen, van daaruit kan dan het eerste contact ontstaan. Als het primaire contact aanwezig is, worden ook de distale (verte)zintuigen gestimuleerd. Op dat moment gaat

ook de taal (communicatie) een rol spelen. Er kan dan worden gecommuniceerd via materiaal en taal waardoor de lichamelijke symbiose minder kan worden en de groei van de persoonlijkheid wordt bevorderd.
Bij alle kinderen die voor de behandeling lichamelijke afweer vertoonden was deze na de behandeling duidelijk minder (Došen, 1983).

Zoals gezegd bestaat er een verhoogd risico op gedragsproblemen bij mensen met de dubbeldiagnose ASS-verstandelijke beperking.

In de dagelijkse praktijk van de zorg voor mensen met een verstandelijke beperking en autisme zijn voor de begeleiding de volgende algemene aandachtspunten relevant:

- Zorg voor de noodzakelijke voorwaarden om een elementair contact tot stand te kunnen brengen. Hierbij zijn gegevens als veiligheid en voorspelbaarheid van groot belang.
  Als het gaat om kinderen met autisme en een verstandelijke beperking, dan moet aandacht besteed worden aan de ontwikkeling van de zintuigen, in eerste instantie de nabijheidzintuigen. Voor overprikkeling van stimuli moet worden gewaakt.
- Tracht in de communicatie vooral uit te gaan van de mogelijkheden van de cliënt en niet zozeer van tekorten. In het gebruik van gesproken taal is het belangrijk zaken en personen te noemen/benoemen met een vast woord of vaste uitdrukking. Het is van belang hierbij gebruik te maken van de adviezen van een gespecialiseerde logopedist(e). Het aanreiken van goede communicatiemiddelen vermindert in de praktijk aanzienlijk het voorkomen van gedragsproblemen (Verpoorten, 1996).
- De inzichten van een gedragsdeskundige (psycholoog of een medewerker van een autistenteam) moeten, gezien de moeilijkheid van de problematiek, worden geïntegreerd in het zorgplan. Zeker hier geldt dat het gebruikmaken van kennis van derden een noodzaak is omwille van de cliënt.

Activiteiten-, slaap- en rustpatroon
Bijna alle autistische mensen met een verstandelijke beperking hebben slaapproblemen. Dit kunnen zowel in- als doorslaapproblemen zijn. Sommigen worden alleen maar wakker en anderen gaan huilen, schreeuwen of gaan in huis rondspoken. Deze slaapproblemen zijn het grootst in de eerste zes levensjaren.
Het gebruik van (ondersteunende) slaapmedicatie is mogelijk, maar mist meestal, zo is de gebruikerservaring, voldoende effect. Soms is het zelfs zo dat het tegengestelde effect wordt bereikt: nog ernstiger slaapproblemen.
Ook hier geldt voor de begeleider weer als aandachtspunt de omgeving en de omstandigheden zodanig aan te passen dat deze rustig (prikkelarm), voorspelbaar en dus voldoende veilig zijn.

Omdat het kind anders omgaat met prikkels in zijn omgeving (horen, zien, proeven, voelen en ruiken) is het van groot belang deze prikkels voldoende te doseren. Sensorische overprikkeling moet dus worden vermeden. Deze overprikkeling laat zich onverbloemd waarnemen. De cliënt wordt dan óf buitensporig druk óf angstig.

Belangrijk zijn de volgende punten:

- Zorg voor een regelmatig leefpatroon
- Tracht overprikkeling te vermijden door de omgeving aan te passen of de cliënt regelmatig de gelegenheid te bieden zich terug te trekken in een rustiger omgeving
- Een vast dagprogramma is noodzakelijk om de behoeften aan zelfzorg met betrekking tot de sensoristasis te kunnen vervullen.

Kernachtig gezegd komt het neer op regelmaat en voorspelbaarheid in: tijd, activiteit en persoon.

Gezondheidsbeleving en -instandhouding
In het voorgaande werd het belang van een veilige omgeving meermalen benadrukt. Maatregelen die tot een dergelijke omgeving bijdragen zijn de volgende.

- Door hun preoccupatie met geïsoleerde aspecten van voorwerpen (kleur, vorm, enz.) kan er een gevaarlijke situatie ontstaan. Voorbeelden hiervan zijn:
  - geobsedeerd raken door draaiende wielen (gevaar om onder een auto te geraken)
  - preoccupatie met vuur (gevaar voor brandstichting)
  - het geobsedeerd raken door bloed (gevaar zichzelf of een ander te verwonden met een mes)
  - gefascineerd raken door huilende baby's (gevaar een baby te verwonden/ pijnigen).

- Omdat veel van de autisten met een verstandelijke beperking epilepsie hebben zijn de veiligheidsmaatregelen zoals benoemd bij de paragraaf over epilepsie ook hier relevant. De kans op epilepsie is veel groter bij kinderen met autisme en bij kinderen met Rett-syndroom. Een normaal intelligent kind met autisme heeft 8% kans om epilepsie te krijgen (bij leeftijdgenoten zonder autisme is de kans maar 0.5%). Heeft het een ernstige verstandelijke handicap (IQ < 40) dan is de kans 27% (Gunning, 2007).
- Door de bijzondere motoriek (enerzijds weinig souplesse en anderzijds in staat tot bijzondere prestaties) kunnen zich onvermoede gevaren voordoen. Een voorbeeld hiervan is het tegen een hoge schuine wand kunnen opklimmen.

OPDRACHT

'De onderwijzeres van een groep ZMLK vertelt 's ochtends iets over de menselijke anatomie aan de kinderen. Ze vertelt dat er overal botjes zitten, ook in je hand. Mirna luistert aandachtig naar het verhaal van de onderwijzeres en lacht steeds op een oninvoelbare wijze. In het speelkwartier komt Mirna naar haar onderwijzeres toe gelopen met in haar opengewerkte hand een schaar en ze roept lachend: botjes en bloed.'

- Beschrijf stapsgewijs hoe jij in bovenstaande situatie zou reageren, denk daarbij aan de volgende punten:
  - Welke mogelijke reactie zou je geven aan Mirna?
  - Welke acties zou jij ondernemen?
  - Hoe zou je verder willen met dit probleem?
  - Met wie ga je samenwerken?
  - Motiveer je keuzes!
- Vergelijk jouw beschrijving met die van je klasgenoten en geef waar nodig verduidelijking bij je reactie/oplossing(en).
- Lever je verslag ter beoordeling in bij de docent.

Tot slot, de Nederlandse Vereniging voor Autisme heeft een aantal algemene kwaliteitseisen gesteld voor de zorg voor mensen met autisme en een verstandelijke beperking, een soort ethische leidraad voor de zorg.

- Voldoende en kwalitatief goed zorgaanbod op alle levensterreinen en intelligentieniveaus, waarbij het autisme centraal staat (denk hierbij aan behandeling en langdurige zorg, maar ook aan logeeropvang, dagbesteding, vrijetijdsbesteding) en waarbij zolang mogelijk "thuis wonen" met ondersteuning (in het bijzonder voor kinderen en jongeren) het uitgangspunt is
- Goede, vroegtijdige en handelingsgerichte autismediagnostiek, ook bij hen die al langer in instellingen verblijven
- IQ-profiel kan onderdeel van een onderzoek zijn, maar mag geen uitgangspunt zijn. Een zorgvuldig vastgesteld sterkte/zwakte profiel is leidend in behandeling en zorgplannen
- Individueel afgestemd zorgprogramma voor persoon met autisme en een verstandelijke beperking
- Maatwerk waarbij de invloed van de omgeving op het individu wordt afgestemd; denk aan aanpassingen om draagkracht van persoon met autisme en verstandelijke beperking niet extra te belasten door rekening te houden met groepsgrootte, (groeps)activiteiten en mate van sociale interactie van de persoon
- Periodieke screening van gedragscommunicatie- en interactieproblemen om moeilijk verstaanbaar gedrag bij autisme en verstandelijke beperking snel in kaart te brengen en behandeling en begeleiding te kunnen aanpassen om excessen te voorkomen
- Voldoende (langdurige) woonplekken die voldoen aan de eisen van de doelgroep
- Geschoold personeel met gespecialiseerde kennis van autisme en regelmatige bijscholing en toetsing
- Continuïteit in personeelsbeleid en personeelsbehoud in zorginstellingen
- Voorkomen van dwang en drangmaatregelen (inclusief dwangmedicatie)
- Aandacht voor de mantelzorgers en naasten in alle facetten van zorg
- Aandacht voor de groep mensen die momenteel noodgedwongen thuis verblijven doordat er geen goede mogelijkheden in zorginstellingen zijn. Deze mensen verdienen zorg op maat, waarbij aandacht voor stoornis en kwaliteit van leven voorop dient te staan. Samenwerking tussen zorgorganisaties is in dezen een vereiste om de optimale zorg te ontwikkelen.

- Aandacht voor innovatie op gebied van zorg, behandeling en begeleiding voor deze bijzondere doelgroep (NVA, 2013).

3.5.5 Middelenafhankelijkheid

Jimmy is 28 jaar.
Hij verliet zijn ouderlijk huis toen hij vijftien was. Contact met zijn ouders heeft hij verbroken. Sindsdien is hij ook niet meer naar school gegaan. Hij kan nauwelijks schrijven of lezen. 'Nergens voor nodig, ik red me eigen wel. Hij hing veel op straat rond en ontmoette daar zoals dat heet de verkeerde vrienden. Jimmy was al vroeg begonnen met alcohol te drinken. Van zijn vader mocht hij op feestdagen toen hij een jaar of negen was al bier drinken. Roken begon op zijn elfde en via zijn vrienden kwam hij in aanraking met weed en later amfetamine. Maar drank heeft toch zijn voorkeur. Lekker met je maten zuipen en overal lak aan hebben. Leve de lol. Door zijn drankgebruik kwam hij veel in gewelddadige conflicten terecht. Met zijn huisbaas, soms met zijn vrienden. Veel vechtpartijen. Hoewel Jimmy er een gevarieerd liefdesleven op nahield was hij nooit in staat een vrouw langer dan een paar maanden aan zich te binden. Tijdens zijn detentie is hij bij de psycholoog geweest die hem ook tests heeft afgenomen. Uit de tests bleek onder meer dat Jimmy een vermijdende hechtingsstijl had, wantrouwig en eigenlijk erg angstig in het leven staat en dat zijn verstandelijke vermogens erg beperkt zijn. Zijn intellectuele plafond ligt ergens rond een jaar of 10. In zijn gedrag is hij vol bravoure maar in werkelijkheid overziet hij situaties onvoldoende, raakt dan gefrustreerd en reageert daar onmiddellijk op, zonder enige reflectie. Dat betekent soms een handgemeen maar vaker vlucht hij in de drank. Nadat hij een gevangenisstraf heeft uitgezeten na een conflict met de huisbaas woont Jimmy op straat of soms bij vrienden. De laatste tijd trekt Jimmy op met Wendy, een 33-jarige getrouwde vrouw en moeder van drie kinderen. Wendy wil van Jimmy ook graag een kind maar Jimmy moet daar niet aan denken. Zijn geld verdient Jimmy door wat hand- en spandiensten te verlenen voor jongens die in de wiethandel zitten. Jimmy drinkt tegenwoordig iedere dag veel sterke drank, heeft geen toekomstplannen. 'Ik zie wel waar het schip strandt. Voor mijn part zuip ik mezelf kapot. Wie kan het schelen!'

Er is geen tijd of cultuur te vinden waarin mensen geen gebruik maken van middelen die hun geest beïnvloeden. Het hoort blijkbaar bij mensen om zich te drogeren, om hun waarneming moedwillig te veranderen of zich in een roes te brengen. Het gebruik van psychoactieve stoffen is vaak gewoon lekker en heeft daarnaast andere voordelen, je voelt je bijvoorbeeld vrijer of meer relaxed.
Wat er wordt gebruikt verschilt per cultuur. In de ene cultuur is alcohol het meest gebruikte middel terwijl dat in een andere cultuur (of tijdperk) verboden is. Er zijn geen rationele, wetenschappelijke gronden om aan te nemen dat het ene middel terecht verboden is en het andere toegestaan. Sommige middelen die erg verslavend zijn, zoals bijvoorbeeld sigaretten zijn legaal of worden toegepast in de gezondheidszorg (morfine), andere middelen die minder of niet verslavend zijn zoals bijvoorbeeld LSD zijn verboden. Middelen die slecht voor het lichaam zijn

kun je in de ene cultuur gewoon bij de supermarkt kopen, (alcohol) terwijl middelen die lichamelijk gezien minder belastend zijn (goede heroïne is minder schadelijk voor het lichaam) illegaal zijn. Ook een onderscheid tussen 'hard drugs' en 'soft drugs' is eerder een cultureel dan een wetenschappelijk onderscheid.
In iedere cultuur, in elk land vind je ook mensen die problemen hebben met dergelijke middelen. Waar mensen problemen mee hebben en in welke mate is ook weer per cultuur verschillend. Het gebruik en het misbruik lijkt niet samen te hangen met het beleid inzake alcohol en drugs dat een land hanteert. Zo zijn er landen met een strenge wetgeving met relatief weinig gebruikers (Zweden) maar ook landen met strenge wetten en veel gebruikers (de VS). Of landen met een tamelijk mild en tolerant klimaat met relatief weinig gebruikers (Nederland) of veel gebruikers (Engeland). Hoe samenlevingen tegen middelengebruik aankijken en hoe ze hun wetten vormgeven verandert ook voortdurend in de tijd. Jaren gold Nederland als een progressief voorbeeld in de wereld wat drugs betreft, inmiddels is het klimaat hier verhard en zijn andere landen zoals Uruguay of zelfs Amerikaanse deelstaten zoals Colorado vrijzinniger.
Zoals gezegd, veel mensen gebruiken of hebben ooit middelen gebruikt die hun geest beïnvloeden.

Middel	Percentage gebruikers
Alcohol	80% (gem. 8 liter pure alcohol per persoon per jaar)
Tabak	23%
Cannabis	25% (ooit) 5% (recent)
XTC	6,2% (ooit) 1,4% (recent)
Cocaïne	5,2% (ooit) 1,2% (recent)

Zoals uit bovenstaand overzicht blijkt wordt vooral alcohol veel gebruikt. Niet zo verwonderlijk dat juist dit middel ook veel schadelijke neveneffecten heeft. Wereldwijd staat alcohol in de top 5 van risicofactoren voor ziekte, invaliditeit en sterfte. Ook heeft alcoholgebruik forse sociale en economische gevolgen als kinderverwaarlozing, geweld en werkverzuim. Ondanks grote gezondheids-, sociale en economische consequenties heeft alcoholgebruik een relatief lage prioriteit.

Het is overigens moeilijk aan te geven wanneer mensen teveel drinken, er zijn veel individuele verschillen in wat een mens kan verdragen en wat goed voor hem is. De WHO geeft als norm (matig gebruik waarbij er geen lichamelijke schade optreedt) dat vrouwen 1 glas per dag kunnen drinken met inachtneming van 2 alcoholvrije dagen per week. Mannen kunnen 5 dagen per week 1 tot 2 glazen gebruiken. Naar schatting valt in Nederland ruim 12% van de bevolking onder de noemer 'zware drinker'. Onder jongeren is dit percentage ongeveer 19%.
Verslaving is een nog steeds ten dele onbegrepen raadsel waar veel aspecten een rol bij spelen. De sociale omgeving, de genetische belasting, de gelegenheid die de mens heeft te gebruiken (en die in Nederland door de overheid eigenlijk weinig wordt beperkt) en neurobiologische elementen zijn in een nog onbekend samenspel betrokken en maken dat behoorlijk wat mensen afhankelijk van een stof worden.

Middelengebruik en verstandelijke beperking

Er is tot dusver onvoldoende bekend over aard en omvang van het probleem. Problematisch gebruik van drugs en alcohol heeft voor mensen met een verstandelijke beperking vaker meer negatieve gevolgen voor lichaam en geest dan anderen. Dat komt omdat ze meer dan gemiddeld epilepsie en hersenbeschadigingen hebben en ook vaker medicatie gebruiken. De interactie tussen deze aspecten en de psychoactieve stoffen kan gevaarlijk zijn. Ook lopen ze wellicht wel meer risico omdat preventie en voorlichting niet op hen is gericht. Nu moet het effect van voorlichting aan de bevolking in het algemeen niet overschat worden maar het kan natuurlijk zijn dat mensen met een beperking onvoldoende bereikt worden door deze voorlichting. Er wordt wel gewaarschuwd dat met name mensen met een lichte beperking kwetsbaar kunnen zijn wanneer zij in kringen verkeren waarin bovenmatige alcoholconsumptie gewoonte is en waarin mensen hen manipuleren.
Alcoholgebruik komt veel voor onder bepaalde groepen probleemjongeren. Jongeren met leer- of opvoedingproblemen en jongeren in de jeugdzorg hebben vaak een combinatie van risicofactoren voor middelengebruik, waaronder ernstige gedragsproblemen, emotionele stoornissen, leerproblemen en een kwetsbare familieachtergrond zoals een gebroken gezin en (een geschiedenis van) huiselijk geweld en misbruik (Trimbos, 2014). Onder deze groep bevinden zich naar verhouding ook veel mensen met een verstandelijke beperking.
Volwassenen met een licht verstandelijke beperking gebruiken zeker alcohol en drugs maar gemiddeld minder dan volwassenen zonder verstandelijke beperking. Bij volwassenen met LVG die middelen gebruiken is wel vaker sprake van middelenmisbruik en binge drinken.
Er is weinig onderzoek gedaan naar het gebruik binnen instellingen. Op grond van de schaarse gegevens uit enkele onderzochte instellingen voor mensen met een verstandelijke beperking blijkt dat er bij mensen met een lichte beperking zeker sprake is van alcohol- en drugsgebruik en misbruik. Daarbij lijkt het erop dat hoe minder de beperking is hoe hoger het gebruik van dergelijke middelen. De hoogste cijfers worden gevonden bij de groep die sterk gedragsgestoord en licht verstandelijk beperkt is (SGLVG). Onderzoek bij SGLVG-instellingen liet zien dat 21% van de cliënten de diagnose middelenafhankelijkheid was. De meeste problemen doen zich voor met alcohol, cannabis, cocaïne en amfetamine. Onderzoek bij een instelling voor verslavingszorg gaf aan dat ongeveer 6,5% van hun cliënten een verstandelijke beperking had (Dijkstra, 2010).

De ene mens heeft meer risico om verslaafd te raken dan de ander. Een aantal factoren is van invloed op de kans om in de problemen te komen. Er zijn algemene risicofactoren, zoals gedragsstoornissen, negatieve life events, sociaal-economisch zwak milieu, gering sociaal steunsysteem of leven in een omgeving waarin veel wordt gebruikt die niet specifiek zijn voor mensen met een (licht) verstandelijke beperking maar wel vaker voorkomen. Specifiek voor deze groep is de overvraging. Omdat velen met een lichte beperking beter lijken te functioneren dan ze feitelijk doen, worden ze nogal eens overvraagd, hetgeen leidt tot continue stress. Deze stress en de bijkomende eenzaamheid wordt gereguleerd middels alcohol en drugs. Het klassieke verhaal van Jimmy uit de casus.

De gevolgen van problemen met middelen zijn divers en vaak ingrijpend. Blootgesteld worden aan geweld, seksueel en financieel misbruik, suïcidaliteit, automutilatie, in aanraking komen met justitie en lichamelijke gezondheidsproblemen komen frequent voor. De aan werk of criminaliteit verbonden gevolgen zijn gelijk aan of soms hoger dan bij normaal begaafden die alcohol of drugs gebruiken (Dijkstra, 2010).
Het bestaande behandelaanbod is vaak niet goed toegesneden op de noden van de specifieke doelgroep, het is te complex en het tempo te hoog. Bovendien ontbreekt het veel hulpverleners aan specifieke kennis op dit terrein. De Jong (2009) pleit voor een residentiele behandeling in een stabiele, veilige omgeving met betrokkenheid van naasten als familie. Rutten e.a. (2009) geven een overzicht van behandeling voor deze groep.

Een aspect dat een duidelijke relatie toont tussen alcoholmisbruik en verstandelijke beperking is de schade die alcohol toebrengt aan het ongeboren kind. Door de prenatale blootstelling aan alcohol lopen jaarlijks in Nederland honderden kinderen risico om met ernstige beperkingen ter wereld te komen. Deze kinderen hebben kans geboren te worden met het Foetaal Alcohol Spectrum Disorder (FASD). Er is sprake van FAS indien er vertraagde groei is in combinatie met specifieke gezichtsafwijkingen (zoals bijvoorbeeld ver uit elkaar staande ogen of een kleine kin) en neurologische afwijkingen zoals overgevoeligheid voor geluid en licht, autisme, hyperactiviteit of een verstandelijke beperking.
In geval van zwangerschap wordt aangeraden ieder gebruik van alcohol (of drugs) achterwege te laten vanwege de ernstige gevolgen voor het kind.

Rutten e.a. (2009) wijzen erop dat er zich knelpunten in de zorg voordoen. Vaak wordt in de verslavingszorg de lage intelligentie van veel van hun cliënten niet of onvoldoende onderkend en doen behandelingen een beroep op vaardigheden of eigenschappen (zoals autonomie, inzicht, stellen van lange termijn doelen) die de cliënt niet bezit. Een en ander wordt nog gecompliceerder doordat velen onder hen niet de wens hebben (helemaal) met het gebruik te stoppen. Anderzijds wijst hij erop dat instellingen voor mensen met een verstandelijke beperking vaak een moreel geïnspireerd repressief beleid ten aanzien van het gebruik van middelen voeren. Een dergelijk beleid is over het algemeen contraproductief.

Op de website www.bekijkhetnuchter.nl is op de doelgroep toegesneden informatie te vinden over alcohol en drugs.

3.5.6 Behandeling

Lang ging men ervan uit dat psychotherapie voor mensen met een verstandelijke beperking geen zin heeft omdat zij geen zelfinzicht hebben, beperkte mogelijkheden zich te uiten en zouden lijden aan een verarmd gevoelsleven.
In principe geldt dat de behandeling wordt afgestemd op de cognitieve mogelijkheden en beperkingen van de cliënt en dat het vaak zal gaan om directe, concrete gevoelens en wensen (Colijn e.a., 2009), bijvoorbeeld boosheid en verdriet omdat

een kinderwens niet vervuld kan worden.
In een aantal gevallen worden psychofarmaca voorgeschreven. Soms wordt de dosering aangepast en soms is er ook sprake van specifieke bijwerkingen. Gewaarschuwd wordt voor de tendens om mensen met een verstandelijke beperking te snel en te veel medicatie te geven, vaak voor problemen waarvoor het middel eigenlijk niet bedoeld is en wordt er onvoldoende toezicht gehouden op de gedragsmatige effecten van medicatie.
Volgens veel onderzoeken ontbreekt er vaak een wetenschappelijke basis voor het voorschrijven van psychofarmaca aan mensen met een verstandelijke beperking. Lang niet alle mensen met een verstandelijke beperking die psychofarmaca kregen, zijn ook daadwerkelijk psychiatrisch onderzocht. Dat er niet altijd met beleid medicijnen worden voorgeschreven, is met name kwalijk voor de mensen met een ernstige verstandelijke beperking en voor degenen met een organische hersenbeschadiging omdat zij een verhoogde kans op bijwerkingen en paradoxale reacties hebben.

De laatste jaren worden allerlei vormen van psychotherapie toegespitst op de specifieke omstandigheden van mensen met een verstandelijke beperking. Veel van dergelijke psychotherapieën zijn gebaseerd op leertheoretische principes en/of op cognitieve benaderingen.
De leertheoretische benadering gaat ervan uit dat gedrag ontstaat en in stand blijft als gevolg van allerlei leerprocessen. Dit geldt dan zowel voor normaal als voor abnormaal gedrag. In die zin is er weinig verschil tussen het aanleren van bijvoorbeeld beleefd zijn tegen anderen en angst hebben voor anderen. Dezelfde leerprocessen liggen hieraan ten grondslag.
De cognitieve benaderingen gaan ervan uit dat stoornissen voortkomen uit de wijze waarop een mens informatie verwerkt. Disfunctionele emoties, gedragingen en gedachten van mensen vloeien voort uit zogenaamde cognitieve schema's. Deze schema's beïnvloeden selectieve aandachts-, interpretatie- en geheugenprocessen waardoor het abnormale gedrag blijft voortbestaan. Als je somber bent en je jezelf niet de moeite waard vindt, dan is dat een soort schema dat je jezelf inprent en van waaruit je iedere situatie (selectief) benadert. Zo wordt het tegenvallende feestje geïnterpreteerd als: 'Geen wonder dat het ongezellig is met mensen zoals ik.' Vervolgens is deze interpretatie weer een reden om somber te worden.
Bij mensen met een lichte verstandelijke beperking zijn cognitieve therapievormen goed toepasbaar.

Ook goed toepasbaar en succesvol zijn trainingen in sociale vaardigheden, creatieve therapie (sommige mensen met een verstandelijke beperking beschikken over aanzienlijke talenten) en bezigheidstherapie.

Hoewel de recente ontwikkelingen op het vlak van behandeling van psychische stoornissen enige hoop rechtvaardigen is het nog steeds zo dat mensen met een verstandelijke beperking en hun familie nogal eens tussen de wal en het schip vallen. Dat gebeurt omdat er nog steeds te veel nadruk wordt gelegd op de primaire diagnose (dus de verstandelijke beperking) en omdat cliënten met een dubbele diagnose vaak van het kastje naar de muur gestuurd worden.

De laatste jaren hebben meer en meer GGZ-instellingen gespecialiseerde afdelingenteams in het leven geroepen die zich richten op mensen met een (licht) verstandelijke beperking en een psychiatrische aandoeningen. Tevens worden er meer en meer e-health programma's aangeboden voor mensen met een verstandelijke beperking, die mede informatie bevatten over psychiatrische problemen. Bijvoorbeeld www.jouwomgeving.nl of www.steffie.nl

Ook kan gebruik gemaakt worden van hetgeen belangenverenigingen (zoals bijvoorbeeld *Labyrinth-In Perspectief* (die zich inzet voor familieleden en mantelzorgers van mensen met een psychiatrische aandoeningen) of *Balans* (ADHD) te bieden hebben.

Ontwikkelingen, organisaties, bekostiging en wetten

Tussen 'yes' en 'no' ligt 'po' (possible)
Prof. R. de Bruijn

In dit hoofdstuk gaan we in op onderwerpen die zich afspelen *rondom* mensen met een verstandelijke beperking. In hoofdstuk 1 heb je kunnen lezen wie die mens met een verstandelijke beperking is; in hoofdstuk 2 hoe het ondersteuningsproces in elkaar zit en hoe je een *Individueel Ondersteuningsplan (IOP)* kunt maken. In hoofdstuk 3 staan de specifieke ondersteuningsvragen van een mens met een verstandelijke beperking centraal. In dit hoofdstuk willen we je op de hoogte brengen van de ontwikkelingen die er zijn, van de rechten en de rechtspositie van iemand met een verstandelijke beperking, de voorzieningen, de betekenis van de ouderverenigingen, de organisatie van de begeleiding, de financiering en de wetten die voor mensen met een verstandelijke beperking van belang zijn.

4.1 Recente ontwikkelingen

De zorg voor mensen met een verstandelijke beperking is volop in beweging, met als kernbegrippen extramuralisering, kwaliteit van leven en zorgvernieuwing. *Extramuralisering* wil zeggen 'buiten de muren van een instelling' leven in de samenleving.
Dit is ook het uitgangspunt van het ministerie van Volksgezondheid, Welzijn en Sport: mensen met een verstandelijke beperking zijn in de eerste plaats burgers, met recht op wonen, arbeid, onderwijs en recreëren, net als iedereen.
Zorgvernieuwing of zorginnovatie heeft betrekking op de wijze waarop de ondersteuning van mensen met een verstandelijke beperking vorm moet krijgen. Hoe willen mensen wonen en welke voorzieningen moeten er dan komen. Cliënttevredenheidsonderzoeken en onderzoeken naar leef- en woonwensen helpen om hierop antwoorden te vinden. Hierbij is de vrijheid groot. Wet en regelgeving rondom bouw is nog maar beperkt en de cliënten, hun vertegenwoordigers en aanbieders van zorg kunnen gevarieerde woonvormen ontwikkelen, die aansluiten bij de wensen en mogelijkheden van de cliënten.
Mensen met een verstandelijke beperking worden ook steeds ouder en het woonaanbod en de activiteiten moeten hierop worden aangepast. Intensieve samenwerking met organisaties voor verpleging en verzorging van ouderen is vanzelfsprekend en leidt tot een verruiming van het aanbod.

Vanaf 1 januari 2007 is er de Wet Maatschappelijke Ondersteuning (WMO). Deze wet wordt uitgevoerd door de gemeenten. Onderdelen van de AWBZ zijn inmiddels onder de werking van deze wet gebracht en gecontracteerd door gemeenten. Aanvankelijk ging het om de huishoudelijke verzorging; ondertussen is ook de begeleiding en een deel van de persoonlijke verzorging, met name voor mensen met een gedeeltelijk verstandelijke beperking onder de WMO gebracht. De AWBZ verdwijnt grotendeels, delen gaan naar de WMO, delen zoals verpleging, gespecialiseerde verpleging, persoonlijke verzorging, revalidatie en later mogelijk behandeling gaan onder de werking van de Zorgverzekeringswet vallen. Op termijn valt alleen de zorg voor mensen die langdurig (meestal een leven lang) intensieve zorg nodig hebben nog onder de werking van de AWBZ: de doelgroepen en de zorg waar het in 1968 mee is begonnen. Een kern-AWBZ met als nieuwe naam, vanaf 1 januari 2015, WLZ (Wet Langdurige Zorg).

Naast de nog steeds bestaande wachtlijstproblematiek voor met name jongeren met een licht verstandelijke beperking – veelal in relatie met gedragsproblemen – en de financiering, zijn het vooral de ouders, de begeleiders en de mensen met een verstandelijke beperking zelf die veel meer naar buiten treden. Een foto in alle dagbladen van een naakte, vastgebonden vrouw zorgde ervoor dat er aandacht kwam voor de problematiek rond de behandeling en begeleiding van mensen met (ernstige) gedragsproblemen. Er werden vragen over gesteld in de Tweede Kamer en er werden consulententeams ingesteld (zie hoofdstuk 2, patroon 10). In 2010 kwam Brandon in het nieuws met een vergelijkbare zorgvraag en problematiek en ook hier bemoeide de politiek en het volk zich mee.

Ouderverenigingen, maar ook individuele ouders en vertegenwoordigers van mensen met een verstandelijke beperking laten steeds meer van zich horen en hun invloed wordt (terecht en gelukkig) steeds groter.

Kleinschaligheid en omvorming van de infrastructuur

Op dit moment wonen er in Nederland ongeveer 142.000 mensen met een verstandelijke beperking, waarvan zo'n 23.000 mensen in een instelling (1 op de 700) wonen (Nationaal Kompas, 2014 en Volksgezondheidenzorg.info). Hierbij gaat het dan om mensen met een IQ onder de 70. Er zijn ook schattingen die oplopen tot 200.000, maar dan wordt vooral gekeken naar zorggebruik, registraties van huisartsen en soms door middel van surveys. Het aantal mensen met een ernstig verstandelijke beperking komt uit op ongeveer 68.000. Al sinds jaren komt het aantal mensen met een ernstige verstandelijke beperking (IQ lager dan 50) uit op 3 tot 4 promille van de bevolking. Het beleid van de overheid is al langer gericht op deconcentratie: nieuwe, kleinschalige woonhuizen, voornamelijk in de samenleving, met daaraan gekoppeld allerlei vormen van dagbesteding. Er wordt naar gestreefd om per regio zogenoemde centrumvoorzieningen te creëren; voorzieningen waarin ruimte is voor maximaal tweehonderd mensen intramuraal en verder kleinschalige woonvormen in de maatschappij. In de jaren '90 was het beleid uit te komen op maximaal 600 plaatsen in de grotere centrumvoorzieningen. Deze plaatsen waren nodig voor mensen die zeer specifieke zorg nodig hebben en voor mensen die het prettig vinden om in de beschermde omgeving van een instelling te wonen; daar dus zelf voor kiezen. Dit streven is ondertussen losgelaten, er wordt geen centrale of nationale planning meer bedreven in termen van plaatsen. Het beschikbare budget is veel meer het uitgangspunt en aanvaard wordt dat niet iedereen gebaat is bij kleinschalig wonen in een regio. Dit doet niets af aan het streven participatie en inclusie hoog in het vaandel te houden.

Op dit moment moeten we vaststellen dat de vormgeving van deze kleinschaligheid meer handen en voeten begint te krijgen. Het heeft tot gevolg dat er veel initiatieven vanuit ouders en ouderverenigingen ontstaan. Een voorbeeld hiervan zijn de Thomashuizen. Hans van Putten, de vader van Thomas, die een verstandelijke beperking heeft, wilde de opvang van zijn zoon anders aanpakken. Hij ontwikkelde het idee van de Thomashuizen; een plek waar mensen zoals Thomas warmte vinden, veiligheid voelen en zichzelf in een beschermde omgeving verder kunnen ontplooien. Zonder dat zij gehinderd worden door bureaucratie, de kilte van de sector en de machteloosheid van goedwillende medewerkers. Een Thomashuis is een kleinschalige woonvoorziening voor zes à acht cliënten met een verstandelijke beperking. Elk huis wordt geleid door in principe twee zorgondernemers. Dit is meestal een echtpaar dat zelf ook bij/in het Thomashuis woont. In 2014 zijn er al meer dan 100 Thomashuizen en 800 cliënten van Thomashuizen. Thomas zelf is overleden in maart 2006 (bron: www.thomashuizen.nl).
Ook vermeldenswaardig is een aantal grotendeels uitgevoerde trajecten van omgekeerde integratie. Tenminste vier grotere intramurale instellingen (met veel bebouwbare grond) hebben hier in meestal nauwe samenwerking met cliënten en hun familieleden handen en voeten aan gegeven. Het eerste initiatief stamt uit de jaren '80 (Hafakker) en in de jaren '90 en ook nog recent volgde o.a. Abrona, Het Westerhonk, Groot-Schuilenburg en Severinus. Uit recent onderzoek (Bos, 2016) blijkt dat in deze omgekeerde integratiesettingen vaak verrassend veel ruimte is voor wederzijdse plezierige en interpersoonlijke ontmoetingen van mensen met en zonder een verstandelijke beperking. Maar vanzelf gaat het zeker niet, het vraagt van alle betrokkenen een bewuste inspanning.

OPDRACHT

Bespreek met elkaar de volgende stellingen:
- Het is een illusie te denken dat mensen met een verstandelijke beperking 'gewoon' in de samenleving kunnen wonen.
- Begeleiders moeten zich ook met politiek bezighouden.
- Mensen hebben het recht om verstandelijk gehandicapten als buren te weigeren.

Vergrijzing

Het zijn niet alleen de veranderingen van buitenaf die dwingen tot nadenken over zorg, maar ook de veranderingen in de (groep) mensen met een verstandelijke

beperking zelf. Een van die veranderingen is de vergrijzing.
De bevolking van Nederland vergrijst; er is zelfs sprake van een dubbele vergrijzing. Dat wil zeggen dat er niet alleen meer ouderen (50-plussers) komen, maar ook dat ouderen steeds langer in leven blijven zodat er in toenemende mate hoogbejaarden (80-plussers) komen. De gemiddelde leeftijd bij overlijden stijgt.
Voor deze dubbele vergrijzing zijn verschillende oorzaken aan te wijzen die eigenlijk allemaal voortkomen uit de verbetering van de sociaal-economische positie.
Zo hebben we de laatste eeuw vooral te maken met verbeteringen van:

- de arbeidsomstandigheden en de sociale voorzieningen
- de voedingstoestand
- de hygiëne
- de medische zorg
- het onderwijs
- verbeteringen in de kwaliteit van zorg.

In 2003 was 14% (= 16.000) van de mensen met een verstandelijke beperking 50 jaar of ouder. De verwachting is dat dit in 2020 zal zijn opgelopen tot 23% (= 26.000) (SCP, 2005).
Zowel bij het beleid als bij onderzoek wordt meestal de kalenderleeftijd van vijftig jaar gehanteerd als grens tussen bejaard en niet bejaard.
Aangezien de verouderingsverschijnselen bij mensen met een verstandelijke beperking vaak in een eerdere levensfase beginnen dan bij de gemiddelde Nederlander, kan de leeftijd van vijftig jaar alleen als richtsnoer worden gebruikt.
Maaskant en Haveman pleiten voor het gebruik van de term 'functioneel bejaard'. Deze term geeft aan dat er sprake is van verouderingsverschijnselen, zonder dat de kalenderleeftijd daarbij een rol speelt. Bij 'functioneel bejaard' wordt dus uitgegaan van wat werkelijk aantoonbaar is, namelijk de aanwezigheid van ouderdomsverschijnselen.

Medische ontwikkelingen

Door de toegenomen medische mogelijkheden blijven kinderen met een zeer ernstige beperking (langer) leven, worden mensen met een verstandelijke beperking ouder, is er veel meer kennis over allerlei stoornissen en pre- en postnataal onderzoek.

Met name op het gebied van onderzoek naar stoornissen en prenataal onderzoek is de laatste jaren grote vooruitgang geboekt. Voor een aantal stoornissen wordt een oorzaak gevonden; een afwijking in een deel van een gen of een chromosoom. Met deze kennis en wetenschap kan men ouders, kinderen en familieleden informeren over de kans die men heeft om een kind met een stoornis te krijgen. Mensen kunnen zelf beslissen wat zij met deze kennis doen. Sommige mensen zien af van het krijgen van kinderen, als de risico's te groot zijn. Andere mensen beslissen dat dit niet de reden hoeft te zijn om geen kinderen te willen.
Sinds enkele jaren kan door middel van bloedonderzoek (de zogenaamde Tripletest) in de 15de of 16de week van de zwangerschap worden bepaald of er sprake is van een verhoogd risico op bijvoorbeeld Spina Bifida of het Syndroom van Down.

Bij dit laatste is een verlaagd AFP in het bloed een aanwijzing en kan een reden zijn preciezer onderzoek te doen door bijvoorbeeld een vlokkentest.
Vlokkentest en vruchtwaterpuncties worden bij vrouwen in risicogroepen afgenomen. Ook dan kunnen vrouwen, echtparen en partners beslissen wat zij met de uitkomst van het onderzoek willen doen. Vanaf 2006 kan iedere zwangere vrouw een medische echo krijgen bij 20 weken zwangerschap.
Kinderen die te vroeg geboren worden, kunnen dankzij de verbeterde medische technologie in leven worden gehouden. Er wordt veel onderzoek gedaan naar de gevolgen van langdurige beademing en sondevoeding. Een aantal van deze kinderen is in ernstige mate gehandicapt (ook kinderen die op tijd geboren worden, kunnen gehandicapt zijn). Ouders worden steeds voor keuzes gesteld; iedereen zal het kind in principe zelf willen verzorgen, maar door wat voor omstandigheden dan ook zal de zorg voor een aantal te zwaar zijn.

In 2001 is in Nederland de eerste hoogleraar Geneeskunde voor verstandelijk gehandicapten – prof. dr. Heleen Evenhuis – benoemd aan de Erasmus Universiteit Rotterdam. Zij pleitte in haar inaugurele rede voor de financiering door de overheid van een stimuleringsprogramma 'gezondheid van mensen met een verstandelijke beperking'. Naar haar opvatting is er sprake van een grote en onacceptabele achterstand in de (lichamelijke) gezondheidstoestand van mensen met een verstandelijke beperking. Mensen met een verstandelijke beperking kunnen niet altijd hun klachten op een goede manier onder woorden brengen en niet altijd adequaat meewerken aan een behandeling. Bepaalde methoden van onderzoek vragen extra aandacht. De normale consulttijd van een huisarts is onvoldoende om een goede diagnose te stellen en een passende behandeling in te stellen. Ook het gelijktijdig voorkomen van meerdere stoornissen en beperkingen maakt dat er niet alleen extra tijd, maar ook expertise nodig is. In 2011 heeft de Radboud Universiteit in Nijmegen de leerstoel 'geneeskunde voor mensen met een verstandelijke beperking' ingesteld. In een samenwerking tussen UMC, zorgaanbieders voor mensen met een verstandelijke beperking wordt onderzoek gedaan naar gezondheidsproblemen, de zorgketen en gezondheid en gezond blijven. Gericht op de kwaliteit van zorg, geneeskunde en leven.

Wijzigingen in wetgeving

De Wet Cliëntenrecht Zorg (WCZ) is in 2010 door de toenmalige minister van VWS, Klink, aangeboden en in het voorjaar van 2011 besproken in de Vaste Kamercommissie VWS. Hier is een groot aantal wijzigingsvoorstellen uit voortgekomen. Lang zag het ernaar uit dat de wet uiterlijk 2012 zou worden ingevoerd. Echter met het aantreden van het Kabinet Rutte II werd duidelijk dat deze wet er niet zou komen. Het voornemen tal van wetten samen te voegen was hiermee van tafel. In februari 2013 werd de wet weer opgeknipt in 5 afzonderlijke wetten. Als eerste zou en zal de Wet Kwaliteit, Klachten en Geschillen in de Zorg (WKKGZ) worden ingevoerd. In Juli 2013 werd deze wet aangenomen in de Tweede Kamer. In oktober 2015 is de wet aangenomen in de Eerste Kamer en de wet treedt op 1 januari 2016 in werking. Op dezelfde datum worden de Kwaliteitswet zorginstellingen en de Wet klachtrecht cliënten zorgsector (WKCZ) ingetrokken. Behalve de WKKGZ komt de Wet Zorg en Dwang (in plaats van de BOPZ voor dementerenden en mensen met een verstandelijke beperking). Tot slot komt er een opvolger voor de wet Medezeggenschap Cliënten Zorg (WMCZ). Het gevolg van al deze wijzigingen is dat de Beginselenwet (bedoeld als voorloper van de WCZ en gericht op de versterking van de positie van cliënten) ook is ingetrokken. De in deze wet geregelde uitgangspunten en rechten zullen in de andere wetten worden verankerd, o.a. de wettelijke basis voor het zorgplan.

4.2 Indicatiestelling: toegangsbewijs

Vanaf 1 april 2003 worden er functiegerichte indicaties afgegeven onder verantwoordelijkheid van de centra voor indicatiestelling. Aanvankelijk waren dit voor de gehandicaptenzorg de LCIG's (Landelijke Centra voor Indicatiestelling Gehandicapten), daarna de RIO's (Regionale Indicatie Organen) en nu zijn het de CIZ's (Centra voor Indicatiestelling Zorg). Indicatiestelling gebeurt vanzelfsprekend zonder kosten voor de gebruiker. De kosten worden door samenwerkende lokale overheden (gemeenten) gedragen.

De rol van het CIZ verandert snel: van indicatieorgaan naar toetsingsautoriteit. Via mandatering wordt de indicatiestelling steeds vaker voorbereid door zorgaanbieders. Het CIZ toetst vervolgens of dit juist is gedaan. Zo is de geldigheidsduur voor cliënten die langdurige zorg vragen, verruimd van 5 naar 15 jaar en is voor 80-plussers geen indicatie meer vereist. Echter medio 2014 kondigde de staatssecretaris aan dat het CIZ vanaf 2015 alle indicaties voor cliënten die vallen onder de nieuwe Wet Langdurige Zorg zelf gaat stellen. Inmiddels is dit een feit. Zorgaanbieders indiceren niet meer, de mandatering is gestopt. Tegelijkertijd wordt bekend dat de wijkverpleegkundigen de indicatie gaan stellen voor alle cliënten die extramurale verpleging en persoonlijke verzorging krijgen. Hiervoor is een door V&VN ontwikkeld normenkader beschikbaar.
Voor de WMO (begeleiding) geldt dat de gemeentes zelf de indicatie gaan stellen of uitbesteden. Na het overgangsjaar, 2015, ligt de verantwoordelijkheid bij de gemeentes en denkbaar is dat het CIZ hierin een rol krijgt of houdt maar dat wordt door de gemeente zelf bepaald.

Sinds 1 januari 2007 maakt de Wet Voorzieningen Gehandicapten (WVG) onderdeel uit van de Wet Maatschappelijke Ondersteuning (WMO). Hieronder vallen verstrekkingen als een rolstoel, woningaanpassing of vervoersvoorziening. De indicaties worden ook door de CIZ's afgegeven of door de gemeente gecontracteerde andere organisaties, op verzoek van de gemeente waar de cliënt woonachtig is. De gemeente is verantwoordelijk voor de uitvoering van de WMO. Ook worden indicaties afgegeven in dit kader voor aanleunwoningen, welzijnsvoorzieningen (bijvoorbeeld maaltijdverstrekking, recreatieve en sociale activiteiten, ondersteuning bij administratie). De huishoudelijke verzorging maakt eveneens sinds 1 januari 2007 deel uit van de WMO, de begeleiding vanaf 2015.

Voor adressen en verdere informatie kan de website van de verenigde indicatieorganen worden bezocht: www.ciz.nl.
De indicatiestelling wordt verwoord in een indicatiebesluit. In dat besluit staat altijd vermeld:

- de gevraagde zorg;
- voor welke functies de aanvrager geïndiceerd is;
- op welke hoeveelheid per functie de aanvrager recht heeft (uren per week bijvoorbeeld);
- hoelang de aanvrager recht heeft op de geïndiceerde zorg (bijvoorbeeld één jaar).

Nadat de indicatie is afgegeven, kan er door de cliënt gekozen worden voor 'zorg in natura', waarbij de zorginstellingen de zorg gaan regelen voor de cliënt, ofwel voor het persoonsgebonden budget, waarbij de cliënt zelf de zorg gaat invullen. Als de cliënt kiest voor zorg in natura kan een zorgaanbieder starten met het leveren van de geïndiceerde functies en ondersteuning. De cliënt en het verantwoordelijke Zorgkantoor of straks Uitvoeringskantoor geheten, ontvangen de besluiten op schrift. De Zorgkantoren (belast met de uitvoering van de Wet Langdurige Zorg, WLZ) zijn verantwoordelijk voor het daadwerkelijk realiseren van de geïndiceerde zorg (de toewijzing dus). Zij maken met zorgaanbieders jaarlijks productieafspraken en bemiddelen ook, als beheerder van de wachtlijst, in gevallen waar cliënten ongewenst lang moeten wachten. Desnoods worden tussenoplossingen gerealiseerd of wordt gekozen voor een andere vorm van financiering, waardoor realisatie wel mogelijk is.

Alle gegevens over indicaties, start aanbod van zorg, melding einde zorg kunnen digitaal worden uitgewisseld tussen CIZ, Zorgkantoren en Zorgaanbieders. Het programma dat hiervoor beschikbaar is heet AZR (AWBZ-brede Zorg Registratie). Zodra een cliënt met een indicatie heeft bepaald welke zorgaanbieder zijn voorkeur heeft, kunnen de zorgaanbieders direct starten met het leveren van de gewenste zorg. AZR heeft nogal wat kinderziektes gekend, maar inmiddels zijn alle partijen het erover eens dat door deze digitalisering de papierwinkel slinkt en ook sneller aanbod tot stand wordt gebracht. De Zorgkantoren kunnen als verantwoordelijke voor de inkoop van zorg op individueel niveau volgen of het gevraagde wordt geleverd.
Met ingang van 2015 valt begeleiding (individuele en groepsgerichte) onder de verantwoordelijkheid van de gemeentes (WMO). Hetzelfde geldt voor de tijdelijke opvang. Hiermee is er niet langer sprake van een individueel recht (AWBZ) op zorg maar is het een voorziening geworden. Gemeentes moeten dit beschikbaar hebben, maar het is geen afdwingbaar recht. Het CIZ zal dan ook met ingang van dezelfde datum niet langer deze zorg indiceren. Het is aan de gemeentes hier zelf handen en voeten aan te geven.

Voor mensen met een verstandelijke beperking en een hoge zorgzwaarte, volwassenen en kinderen, blijft de dagbesteding (begeleiding in een groep) wel onder de WLZ vallen.

4.3 Voorzieningen van zorgaanbieders voor mensen met een verstandelijke beperking

In deze paragraaf gaan we kijken naar de voorzieningen die er zijn en die worden geëxploiteerd door zorgaanbieders met een erkenning in het kader van de WLZ (voorheen AWBZ). Wat zijn hun doelstellingen en wat zijn de taken van de begeleiding?
Iemand die een vraag heeft, kan van een van deze voorzieningen gebruikmaken, zoeken naar een combinatie van voorzieningen of misschien wel een heel nieuwe vorm van aanbod willen.
Een aantal voorzieningen is in eerdere hoofdstukken al min of meer aan bod gekomen, maar voor de overzichtelijkheid staan ze hier nogmaals genoemd.

Er wordt onderscheid gemaakt naar de plaats van de voorziening in de gezondheidszorg:

1. extramuraal
2. semimuraal
3. intramuraal
4. andere vormen van opvang.

In de afgelopen jaren is dit onderscheid steeds verder vervaagd ten gevolge van toenemende samenwerking tussen zorgaanbieders en de verdere modernisering van de AWBZ. In veel situaties is het onderscheid alleen nog van financieel-administratief belang.

1 Extramuraal

Extramurale voorzieningen zijn die voorzieningen waar men hulp kan krijgen zonder opgenomen te worden, zonder verblijf. Men spreekt ook wel van ambulante hulpverlening.

VTO vroeghulp

VTO vroeghulp of Integrale vroeghulp is een samenwerkingsverband tussen o.a. MEE, kinderdagcentra en kinderrevalidatie. Zij bieden ondersteuning aan gezinnen met jonge kinderen met een ontwikkelingsachterstand of gedragsproblemen tussen de nul en zeven jaar. Het is een eerstelijnsvoorziening. (www.integralevroeghulp.nl)

Bij de algemene hulpverlening aan kinderen (bijvoorbeeld het consultatiebureau) kan het zijn dat de hulpverleners gaan twijfelen omdat:

- zij geen antwoord hebben op de door de ouders aan hen gestelde vraag;
- zij niet weten naar welke instantie zij de ouders met hun kind moeten doorverwijzen voor nader onderzoek;
- de ouders het niet eens zijn met een advies of twijfelen aan de gestelde diagnose.

De hulpverleners of de ouders leggen hun vraag voor aan een team VTO-vroeghulp of Integrale vroeghulp . Zo'n team bestaat meestal uit een arts (psychiater), een orthopedagoog/psycholoog, en/of een maatschappelijk werker.

Het team heeft als taak:

- onderkenning en voorlopige diagnose van de ontwikkelingsstoornis evenals planning voor verder onderzoek en begeleiding van de ouders;
- het versnellen van het vinden van de juiste weg voor verdere opvang en behandeling;
- coördinatie en bewaking van de activiteiten die in het kader van de VTO-vroeghulp rond het kind en zijn ouders plaatsvinden.

Een ontwikkelingsstoornis wordt als volgt gedefinieerd.
'Een duidelijke afwijking van de gebruikelijke ontwikkeling die als storend ervaren wordt door de ouders, het kind of beiden.'
Verpleegkundigen en begeleiders spelen een rol in de ondersteuning bij het verduidelijken van de hulpvraag. Ouders die met hun kind op het consultatiebureau komen, zullen soms hun vragen indirect of bedekt stellen. Begeleiders moeten in staat zijn om de vraag achter de vraag te horen. Door dit te bespreken zal het probleem duidelijk kunnen worden. Met de ouders en de arts wordt overlegd of het probleem van dien aard is, dat het voorgelegd moet worden aan het VTO-vroeghulpteam.

MEE-organisaties
Vaak vervult MEE (voorheen geheten Sociaal Pedagogische Dienst) een centrale functie in de maatschappelijke begeleiding van mensen met een verstandelijke beperking die nog thuis wonen. De begeleiding door MEE is ook gericht op de gezinnen en kan zeer divers zijn:

- het leveren van een bijdrage aan het proces van vroegtijdige onderkenning;
- het begeleiden van ouders bij de opvoeding van hun kind met een verstandelijke beperking;
- het al of niet met hulp van andere deskundigen adviseren van ouders over de beste begeleidingsvorm;
- het begeleiden van mensen met een verstandelijke beperking bij het vinden van hun plaats in en hun weg door de maatschappij; zoals plaatsing op school, sociale werkvoorziening, voorzieningen voor vrijetijdsbesteding;
- het leveren van een bijdrage aan de verbetering van het sociale leefklimaat; bijvoorbeeld het stimuleren van nieuwe opvang- en begeleidingsvormen, al dan niet in het eigen gezin;
- in geval van uithuisplaatsing samen met de ouders overwegen welke voorziening het beste aansluit op de behoeften van hun kind en het begeleiden van ouders en hun kind bij de plaatsing in een voorziening.

MEE vervult maatschappelijke taken gericht op participatie en inclusie en geeft individuele begeleiding aan cliënten en hun verwanten.

Sinds 1 januari 2015 valt de cliëntondersteuning zoals deze door MEE wordt geboden ook onder de WMO. Dat betekent dat de gemeente verantwoordelijk is en afspraken maakt met de individuele MEE-organisaties in het land over de omvang en de inhoud van de dienstverlening. De gemeente staat het vrij de cliëntondersteuning op een andere wijze te organiseren. Het jaar 2015 is een overgangsjaar, samenwerking tussen gemeentes en MEE-organisaties is dan geboden. Maar daarna kan het leiden tot een andere organisatie van deze ondersteuning en ook wijziging van inhoud. Eenduidigheid en eenvormigheid is dan niet meer aan de orde. Elke gemeente organiseert het zoals zij het passend vindt voor haar burgers en de doelgroepen. Met ingang van 1 januari 2016 is MEE een coöperatieve vereniging (mee.nl) met 20 leden (regionaal werkende MEE-organisaties) en 2000 professionals.

Gezinsbegeleiding en praktische pedagogische gezinsbegeleiding
Ouders en opvoeders kunnen hier terecht met vragen rondom de opvoeding en de begeleiding van hun kind met een verstandelijke beperking. Er volgt een intake en een ondersteuningsvraagformulering. Veelal zal de gezinsbegeleider een aantal malen in het gezin werken en door voordoen laten zien hoe je kunt handelen in een moeilijke (opvoedings)situatie. Hierdoor kunnen de ouders en opvoeders inzicht verwerven in de soms moeilijke opvoedingsroute van hun kind. PPG wordt aangeboden door de zorgaanbieders in de gehandicaptenzorg maar ook door andere aanbieders (jeugdzorg). Indicatie en bekostiging gaan vanaf 2015 ook via de WMO.

Scholen
Er zijn voor kinderen met een verstandelijke beperking de volgende speciale onderwijsvoorzieningen. Deze voorzieningen behoren tot de zogenoemde cluster 3-scholen (de tien soorten scholen voor speciaal onderwijs zijn verdeeld in vier clusters).

- SBO: school voor Speciaal Basisonderwijs; voorheen waren dit de MLK-scholen, die zijn samengevoegd met de zogenaamde MOK-scholen tot het SBO. Op deze scholen heeft slechts een deel van de kinderen een verstandelijke en/of lichamelijke beperking (Mytyl/Tyltyl). Zij kunnen hier terecht tot veertien jaar, daarna gaan zij bijvoorbeeld naar een VSO-MLK (voortgezet speciaal onderwijs) of een dagcentrum.
- ZMLK: school voor Zeer Moeilijk Lerende Kinderen; deze scholen zijn speciaal bestemd voor kinderen met een verstandelijke beperking. Ook deze school kent een VSO-ZMLK voor degenen die na hun veertiende nog verder willen leren. Anders zijn ook zij aangewezen op dagcentra.

De SO-scholen zijn er voor kinderen tot veertien jaar; op een VSO kan iemand tot zijn twintigste terecht.

Er wordt steeds meer naar gestreefd om kinderen met een verstandelijke beperking op een reguliere (gewone) basisschool te plaatsen. Het ministerie van Onderwijs en Wetenschappen kwam in 1990 met de nota 'Weer samen naar school'. Hierin wordt de integratie benadrukt: alle kinderen moeten zoveel mogelijk naar dezelfde school. Op de scholen moet extra aandacht aan deze kinderen besteed worden.

Sinds 2003 bestaat de leerlinggebondenfinanciering voor kinderen met een beperking. Er worden vier clusters onderscheiden:

Cluster 1 Kinderen met een visuele beperking
Cluster 2 Kinderen met een auditief en/of communicatieve beperking
Cluster 3 Kinderen met een lichamelijke en/of verstandelijke beperking (o.a. ZMLK)
Cluster 4 Kinderen met een psychiatrische aandoening.

Ouders kunnen na het verkrijgen van een indicatie hun zoon of dochter met een bijzondere financiering (ook wel het rugzakje geheten) laten deelnemen aan het gewone basisonderwijs. De indicaties worden op basis van onderzoek afgegeven door de Regionale Expertise Centra (REC's) via de zogeheten Commissie voor Indicatie (CVI). Het beschikbare geld wordt dan via de school besteed aan extra begeleiding voor het kind of een groep kinderen. Zie ook www.projectenzo.nl.

OPDRACHT

- Noem minimaal drie voordelen en drie nadelen van 'Weer samen naar school' (WSNS) voor:
  - kinderen met een verstandelijke beperking
  - ouders van kinderen met een verstandelijke beperking
  - broers en zussen van kinderen met een verstandelijke beperking
  - leerkrachten.

- Ga naar een basisschool in de buurt en leg daar de vraag voor wat men vindt van en wat men al daadwerkelijk doet aan de opvang en begeleiding van kinderen met een rugzakje.
  - Welke voor- en nadelen ziet men?
  - Welke middelen zijn er nodig?
  - Wat zijn de huidige knelpunten?

- Bespreek de bevindingen in de leergroep.

2 Semimuraal

Semimurale voorzieningen zijn voorzieningen waar mensen een (gedeelte van) de dag doorbrengen. De rest van de tijd verblijven zij thuis of ergens anders. De term semimuraal verdwijnt langzamerhand. Het zogenaamde semimurale aanbod wonen wordt gezien als intramuraal en dagopvang of behandeling als extramuraal.

De semimurale sector kent tegenwoordig een grote variëteit aan woonvormen. De toenemende kleinschaligheid is hier duidelijk merkbaar. Steeds meer cliënten wonen in dependances of nevenvestigingen met slechts enkele medecliënten. Ook binnen de muren van de hoofdlocaties van een GVT wonen mensen nu zelfstandiger dan voorheen. Steeds meer GVT's richten zich ook op begeleid zelfstandig wonen (BZW). Dit betreft met name cliënten die voorheen in het GVT bleven wonen (Koedoot, 1996).

Wooncentrum of woonhuis in de wijk (voorheen veelal GVT genoemd)
Een wooncentrum lijkt wel op een kleinschalig woonproject. Het verschil is dat een wooncentrum is opgezet door een zorgaanbieder en een wooninitiatief door ouders van iemand met een handicap.
De cliënten wonen in een groep en krijgen ondersteuning van vaste begeleiders. Zij zijn ongeveer achttien jaar of ouder (voor kinderen onder de achttien bestaan er speciale wooncentra of kinder-GVT's). Overdag gaan ze naar een werkvoorziening, een school voor (voortgezet) speciaal onderwijs of een dagverblijf, afhankelijk van hun mogelijkheden. De mensen die in een wooncentrum wonen, hebben vaak eerst thuis gewoond of komen van een andere voorziening.
De doelstellingen van wooncentra in de wijk zullen in het algemeen gericht zijn op:

- het aanbieden van een woonvorm die bijdraagt aan de integratie in de maatschappij;
- het streven naar een zo zelfstandig mogelijk functioneren;
- alleen ondersteuning geven als de cliënt erom vraagt. Cliënten hebben een eigen kamer; daarnaast zijn er gemeenschappelijke ruimtes waar men kan eten, televisie kijken of een spelletje doen.

De ontwikkelingen in de zorg voor mensen met een verstandelijke beperking hebben, door woonhuizen en wooncentra in de wijk, geleid tot:

- toenemend aantal mensen dat extra zorg nodig heeft; woonden er voorheen met name mensen met een licht verstandelijke beperking, nu wonen ook mensen met een matig of ernstig verstandelijke beperking in een wooncentrum in de wijk;
- toename van het aantal mensen met gedragsproblematiek, in combinatie met een lichte of ernstige verstandelijke beperking:
- afnemend aantal mensen dat een redelijke mate van zelfstandigheid bezit. Deze mensen kiezen veelal voor kleinere woonvormen of wonen (begeleid) zelfstandig;
- toename van het aantal ouder wordende mensen; dit heeft grote consequenties.

De verwachting is dat rond het jaar 2020 het aantal fulltime thuiszittende cliënten 25% zal zijn. Dat dit gevolgen heeft voor de organisatie en begeleiding zal overduidelijk zijn.

In een woonhuis of wooncentrum in de wijk wordt in samenspraak met de cliënt een ondersteuningsplan geschreven. De begeleidingsvorm is vaak die van een procesbegeleider en zaakwaarnemer. Er werken zowel verpleegkundigen als anders opgeleiden.
Het gezinsvervangend tehuis voor kinderen (GVT-K) is voor kinderen met een verstandelijke beperking die in de regel overdag een ZMLK-school bezoeken of een kinderdagcentrum. Er zijn maar weinig KGVT's in ons land.
De samenwerking met andere disciplines is veelal op consultbasis. Er zijn aan een stichting die meerdere wooncentra (GVT's) beheert wel gedragswetenschappers verbonden (psycholoog, orthopedagoog), die ondersteuning bieden aan de individuele cliënt en aan het team. Zij nemen deel aan de ondersteuningsplanbesprekingen. Daarnaast is er contact en overleg met de mensen van het dagcentrum of de werkvoorziening. De huisarts, de tandarts en de fysiotherapeut zijn meestal niet aan deze stichtingen verbonden. Als er iets is, gaat de cliënt naar de huisarts in het dorp/de stad.

Door alle fusies tussen intramurale en semimurale zorgaanbieders is de naam GVT bijna helemaal verdwenen. Gezinsvervangende tehuizen werden in de jaren '70 opgericht als reactie op de grootschalige intramurale voorzieningen. Inmiddels zijn alle GVT's verbouwd tot kleinschaliger voorzieningen (wooncentra), waarbij soms ook al een scheiding wordt gemaakt tussen wonen en zorg.
Ook zijn er gebouwen bestemd voor het begeleiden van cliënten met een zwaardere zorgvraag. In alle nieuwe wetgeving (WTZI, AWBZ) komt de term niet meer voor. Nu wordt onderscheid gemaakt in woonvormen en typologieën.
Zie verder bij 3. Intramuraal.

Dagcentra
Er wordt onderscheid gemaakt in:
- Kinderdagcentrum (KDC) of Orthopedagogisch Dagcentrum.
- Dagcentrum, voor mensen boven de vijftien jaar.

In een Kinderdagcentrum (KDC) is plaats voor kinderen en jongeren met een verstandelijke beperking tussen tweeënhalf en zeventien jaar. Er wordt naar gestreefd om ze vanuit de individuele vraag en mogelijkheden een zinvolle dagbesteding te geven en ze voor te bereiden op het speciaal onderwijs, zodat ontwikkeling van het kind en ondersteuning van het gezin optimaal kunnen verlopen.
Een dagcentrum is voor mensen met een (matige of ernstige) verstandelijke beperking boven de vijftien jaar, die niet in aanmerking komen voor de sociale werkvoorziening. De deelnemers komen vanuit het speciale onderwijs, de sociale werkvoorziening, het KDC of van elders.

Na de inventarisatie van wensen en mogelijkheden komen zij in een relatief kleine groep met een specifiek karakter terecht. Enkele voorbeelden hiervan zijn:

Oriëntatie
Een aantal deelnemers begint hier, zij krijgen de kans om kennis te maken met diverse activiteiten, vorming en training. Zij krijgen alle activiteiten aangeboden, zodat duidelijk wordt waar hun interesse ligt en er een keuze gemaakt kan worden.

Activering
Voor deelnemers die van eenvoud en herhaling houden in de vorm van bewegingsactiviteiten, muziek, sensopatisch spel. Dit zijn vaak deelnemers met een matige tot ernstige verstandelijke beperking en soms ouderen.

Structuur
Voor deelnemers bij wie een programma met een duidelijke structuur houvast biedt. Er zijn diverse activiteiten, vaak met een arbeidsmatig karakter. Centraal staat de gedragbeïnvloeding; het programma is een hulpmiddel.

Arbeid
Voornamelijk arbeidsmatige activiteiten, zonder een productienorm. Er moet gedacht worden aan activiteiten op het gebied van dienstverlening, ambachtelijk,

industrieel of kunstzinnig werk. Hier vind je dus onder andere een houtgroep, een textielgroep of een keramiekgroep.
Vormende activiteiten als taal, rekenen, sociale vaardigheden worden ook aangeboden. Voor een aantal deelnemers maakt het wel degelijk verschil of ze activiteiten doen of arbeid verrichten. Dat laatste geeft hun duidelijk veel meer voldoening. Het is dan de kunst om producten te vinden die dicht bij hen staan en waarbij het resultaat van hun inzet duidelijk zichtbaar is. Voor sommige dagcentra zou de naam arbeidscentra passender zijn.

Deelnemers en ouders zijn veelal nauw betrokken bij de uitvoering van het beleid. Zij bewaken de doelstellingen en uitgangspunten; autonomie en zelfbeschikkingsrecht zijn veelbesproken onderwerpen.

Observatiecentrum/behandelplaats
In ons land zijn enkele zelfstandige observatiecentra en daarnaast heeft een aantal instellingen behandelplaatsen.
Kinderen of volwassenen met een verstandelijke beperking of kinderen van wie men vermoedt dat zij gehandicapt zijn, kunnen met een vraagstelling terecht bij een observatiecentrum. Hier wordt dan uitgebreid onderzoek gedaan op allerlei gebieden, meestal gedurende drie tot negen maanden. Daarna gaan zij met een behandel- en begeleidingsadvies weer naar huis of naar de instelling.
Behandelplaatsen worden meestal toegewezen op basis van specifieke deskundigheid op een bepaald gebied. Het gaat dan om bijvoorbeeld ernstige eetproblematiek (voedselweigering), ernstige automutilatie, agressie, psychiatrische of seksuele problematiek. Ook hier worden mensen gedurende een vastgestelde periode behandeld; die periode kan wel verlengd worden. De behandelmethode wordt overgedragen aan de ouders of begeleiders van de instelling waar iemand vandaan komt. Zo waarborgt men de continuïteit van de behandeling.

3 Intramuraal

De instellingen waar 24-uurszorg wordt verleend, vallen onder de intramurale gezondheidszorg.
In Nederland zijn nu nog ongeveer 170 instellingen voor mensen met een verstandelijke beperking.

Er wordt een onderscheid gemaakt in:
- algemene instellingen, die in principe een regionale voorziening zijn voor verzorging, verpleging, begeleiding en behandeling van mensen met een verstandelijke beperking van alle niveaus
- categorale instellingen, bestemd voor een nauwkeurig omschreven categorie; bijvoorbeeld voor mensen met een meervoudige beperking, een visuele en/of auditieve beperking of met epilepsie.

Vroeger ging bijna iedereen met een matige of ernstige verstandelijke beperking naar een instelling. Door alle veranderingen kiezen ouders er tegenwoordig steeds

meer voor om hun kind zo lang mogelijk thuis te houden en de zorg daaromheen te organiseren. Dit betekent dat instellingen in de toekomst vooral bewoond zullen worden door mensen met een ernstige en zeer ernstige beperking, mensen met ernstige gedragsproblemen en ouderen. Dit heeft natuurlijk consequenties voor de organisatie, de bouw en de begeleiding.
De doelstelling van een instelling is optimale zorg bieden aan de mensen die er zijn opgenomen. Hoe een instelling dat wil doen wat betreft de voorwaarden, staat beschreven in het beleidsplan. De visie die men heeft op hoe die optimale zorg aan de cliënten te leveren, staat uitgeschreven in een zorgbeleid.
Aan een instelling zijn meerdere disciplines verbonden: een AVG-arts, een psycholoog, een (ortho)pedagoog, een fysiotherapeut en een logopedist. Vaak is er op het terrein een activiteitencentrum en soms ook nog een school, die ook door mensen uit de regio bezocht kan worden.

De visie die een instelling heeft, zal dus op verschillende niveaus tot uitdrukking moeten komen, bijvoorbeeld in:

- de mogelijkheden voor ouders/verwanten om te participeren;
- de samenstelling en de grootte van de groepen;
- de personeelsformatie (al of niet verpleegkundig);
- de ruimte voor overleg en bijscholing.

Op dit moment vinden er in de instellingen veel veranderingen op woningniveau plaats. Dit komt mede door de bovengeschetste ontwikkelingen in de gezondheidszorg.
Teams krijgen meer zelfstandigheid en verantwoordelijkheid. Zij hebben een eigen budget voor de inrichting en voor vakanties.
Alle instellingen formeren kleinere groepen van ongeveer zeven cliënten. Het gevolg is wel dat je als begeleider vaak alleen werkt. Even met een cliënt alleen gaan wandelen kan dan niet meer. Het aantrekken en inzetten van vrijwilligers en mantelzorgers wordt steeds belangrijker. Er is nu ook weer een beweging naar het iets groter maken van groepen cliënten (ongeveer tien), zodat er meer individuele aandacht gegeven zou kunnen worden.
Voor de cliënten wordt ernaar gestreefd om een behoorlijk aantal uren dagbesteding buiten de woning te hebben (zie ook bij gezondheidspatroon 1).
Kortom, men is zoekende naar een evenwicht dat recht doet aan de cliënten en hun ouders, de begeleiders en de visie van de instelling.

OPDRACHT

Vraag bij de instelling waar je stage loopt of werkt de visie en doelstelling op en lees die goed door.

- Onderstreep de kernbegrippen en zoek eventueel de betekenis ervan op.
- Bedenk bij ieder kernbegrip een aantal voorwaarden; bijvoorbeeld als er staat: 'genormaliseerde woonomgeving' kun je als voorwaarden bedenken:
  - Hoe ver is het naar de winkels?
  - Wat tref je aan tweehonderd meter rond het huis?

- Welke naam heeft het huis?
- Hoe zien de huizen/groepen er van buiten uit?
- Wie heeft de kleuren bepaald; hebben cliënten daar inspraak in gehad?

Kortom, zaken waarvan jij vindt dat die behoren tot dat kernbegrip.

► Beantwoord die vragen zelf.

► Geef de lijst aan iemand anders en vraag of hij/zij nog andere voorwaarden zou stellen bij de kernbegrippen.

► Bespreek op school elkaars bevindingen.

Kleinschalige woonvorm

In het streven naar een zo genormaliseerde woonomgeving worden op het terrein of binnen het bereik van de instelling huizen gebouwd of gekocht, waar kleine groepen kunnen gaan wonen.
De meeste cliënten hier hebben een matige of lichte verstandelijke beperking. Sinds enkele jaren wonen ook mensen met een ernstige verstandelijke beperking in sociowoningen.
Mensen die in een sociowoning wonen, hebben vaak een of meer bijkomende beperkingen. De meeste cliënten gaan overdag naar een intern of extern activiteitencentrum of verrichten werkzaamheden op diverse groepen. De anderen gaan naar school, een sociale werkvoorziening of het vrije bedrijf.
Ook voor het recreëren maken de meeste cliënten gebruik van faciliteiten van de instelling. Net als de naam GVT verdwijnt ook de naam sociowoning. Het is een van de kleinschalige woonvormen.

4 Andere vormen van opvang

Zowel de intramurale als de semimurale zorg kennen verschillende vormen van opvang, zoals de:

- dag- en nachtopvang
- weekendopvang
- vakantieopvang
- crisisopvang
- logeeropvang
- zorgboerderijen.

Dag- en nachtopvang

De instelling kan dag- en nachtopvang, dat wil dus zeggen 24-uursopvang bieden. Binnen een instelling krijgt de 24-uursopvang gestalte in leef- en woongroepen met thuisblijvende, schoolgaande, werkende of oudere cliënten. Binnen de semimurale zorg richt de 24-uursopvang zich (voor zolang als het duurt) nog op de schoolgaande of werkende cliënten.

Weekendopvang

Deze vorm van opvang kan plaatsvinden in wooncentra of op leefgroepen in een instelling. Sommige instellingen hebben logeerplaatsen of logeerkamers gecreëerd. Of er is een aparte accommodatie binnen of nabij de instelling daartoe ingericht. De aanvraag hiervoor neemt sterk toe, mede onder invloed van het toenemende aantal thuiswonende mensen met een verstandelijke beperking.

Vakantieopvang
Deze vorm van opvang gebeurt door vrijwel alle instellingen in weekenden en vakanties in voor logeren gebouwde accommodaties. De mogelijkheid bestaat om kinderen voor één tot drie weken in te schrijven; veelal gaat het om kinderen die ook al gebruikmaken van de weekend logeeropvang. Maar juist voor vakanties komen er ook aanvragen binnen van mensen die verder geen beroep doen op een van deze vormen van opvang.

Crisisopvang
De meeste zorgaanbieders bieden de mogelijkheid tot crisisopvang en spoedplaatsing Deze mogelijkheid wordt geboden, wanneer er in de thuissituatie plotseling ernstige problemen optreden of de cliënt zelf in een crisis geraakt. De opvang gebeurt meestal in een regionaal samenwerkingsverband van meerdere instellingen, waarbij iedereen een beperkt aantal plaatsen 'openhoudt' voor crisisopvang. Daarbij gaat men ervan uit dat deze opvang binnen zes weken kan worden beëindigd, hetzij door terugplaatsing, hetzij door opname in een andere instelling. Meestal is dit laatste echter niet het geval. Het Zorgkantoor neemt hierin terecht meer en meer een leidende rol.

Logeeropvang
Het zorgaanbod van logeerhuizen is primair gericht op ontlasting van gezinnen met een thuiswonend kind met een verstandelijke beperking. Gezinnen waarbij het kind met een verstandelijke beperking thuis woont, hebben vaak behoefte aan een (korte) periode van rust voor de ouders of het hele gezin.
De logeerhuizen zijn meestal verbonden aan een instelling of een wooncentrum. De bekostiging van de logeeropvang verloopt via de WMO (respijtzorg) of de WLZ (een subsidieregeling eerstelijnsverblijf).

Zorgboerderijen
Deze zorg wordt grotendeels gefinancierd door cliënten met een PGB. Momenteel zijn er meer dan 1000 zorgboerderijen in Nederland die aan meer dan 8000 cliënten begeleiding en opvang bieden. Meestal bieden deze boerderijen alleen dagbesteding aan. Zie ook www.zorgboeren.nl

4.4 Modernisering van de AWBZ en veranderingen in de bekostigingsmogelijkheden

Een deel van de ziektekosten noemen we in Nederland 'bijzonder', veelal omdat ze door de langdurige aard van de behandeling nogal kunnen oplopen. Het gaat dan bijvoorbeeld om verblijf in een verpleeghuis of instelling voor gehandicaptenzorg, om thuiszorg of psychiatrische behandeling. Anders dan bij de 'gewone' ziektekosten, wordt deze zorg geregeld in de Wet Langdurige Zorg (voorheen AWBZ).

In 2002 is een begin gemaakt met de modernisering van deze AWBZ en de hiermee samenhangende bekostigingssystematiek. In een aantal stappen is

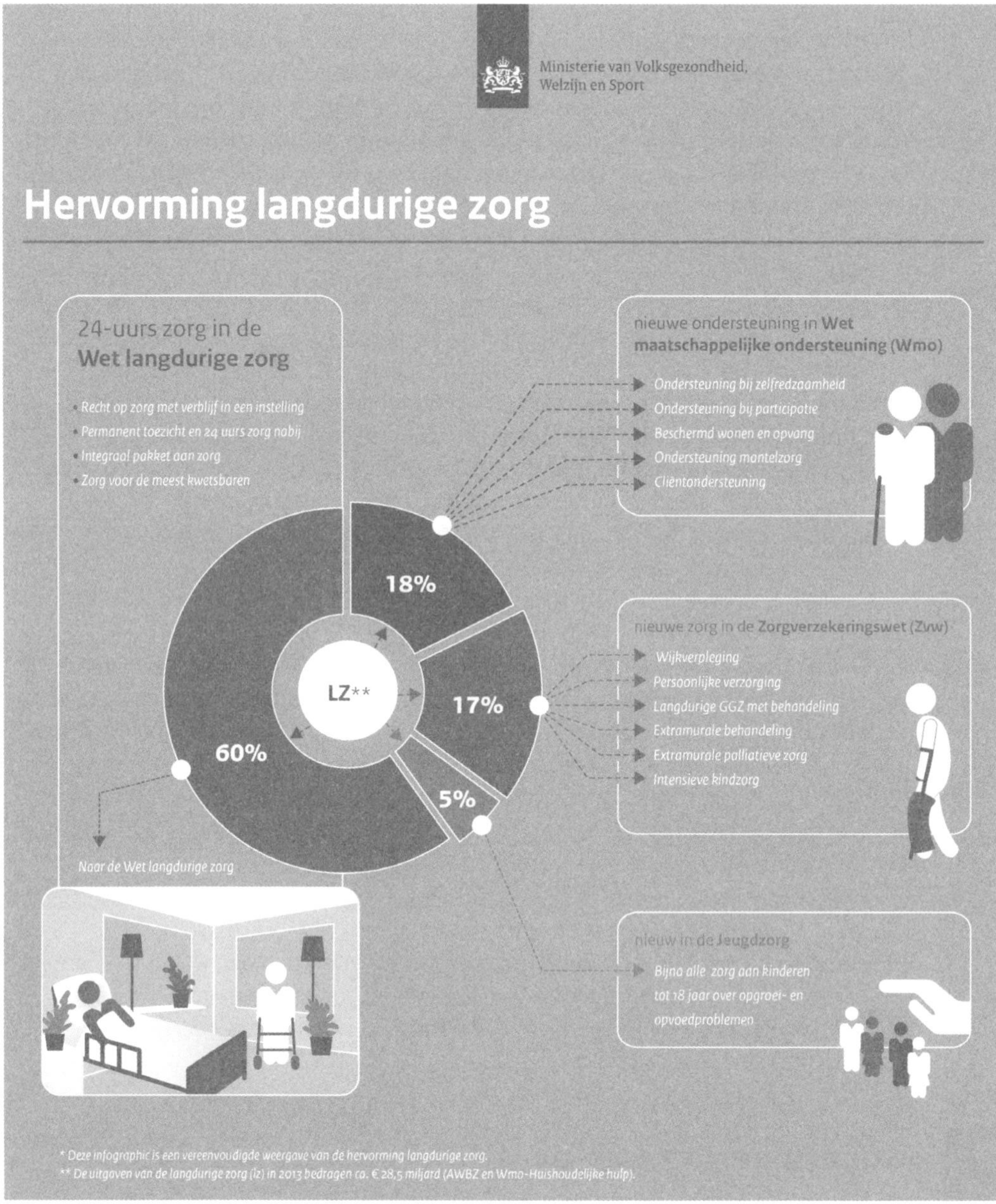

In deze infographic van VWS is vereenvoudigd weergegeven wat per 1 januari 2015 onder welke wet valt.

getracht de cliënt de regie terug te geven over zijn of haar eigen leven. De cliënt centraal en zorg op maat, dat zijn de uitgangspunten.

Een deel van de AWBZ is al eerder overgeheveld naar de gemeenten. De Wet Maatschappelijke Ondersteuning (WMO) is nu een feit en helemaal ingevoerd. Zo werd de huishoudelijke verzorging als functie vanaf 2007 door de gemeenten gecontracteerd met aanbieders. Hier kwam het Zorgkantoor niet meer aan te pas. Vanaf 2015 is ook het grootste deel van de begeleiding onder de werking van de WMO gebracht, waardoor het niet langer een verzekerd recht is maar

een voorziening voor burgers die niet individueel afdwingbaar is. In 2015 zal, op extramurale verzorging (en onderdelen van de verpleging) en de langdurige zorg voor complexere doelgroepen na, de hele AWBZ worden overgeheveld naar de Zorgverzekeraars (Zorgverzekeringswet).
De Wet Langdurige Zorg (WLZ) is als opvolger van de AWBZ bedoeld voor de meest kwetsbaren. Mensen met wat genoemd wordt een hoog Zorgzwaartepakket (ZZP) op grond van een somatische, psychogeriatrische, verstandelijke, lichamelijke of zintuiglijke aandoening of beperking. En een zodanige beperking of aandoening dat 24 uur per dag zorg in de nabijheid of voortdurende begeleiding en verpleging noodzakelijk is. De indicatiestelling blijft bij het CIZ maar zal globaler worden. Naar verwachting kennen we straks alleen nog een lichte, middelzware en een zware zorgvraag.
De WLZ kent vier leveringsvormen. Zorg met verblijf, volledig pakket thuis, modulair pakket thuis (MPT) en het persoonsgebonden budget. Zorgaanbieders en cliënten maken afspraken met de WLZ-uitvoerder (de vernieuwde Zorgkantoren).

CASUS

Wanneer je een kind hebt met een handicap, en je kunt de zorg niet zelf volledig aan, maar je kunt het ook nog niet uit handen geven, is het heerlijk dat je zelf de regie houdt over de invulling van de zorg voor je kind. Bij ons komt er elke dag tijdens de spitsuren een PGB-hulp, die de zorg voor onze dochter op zich neemt. Ze speelt met haar, ze kan zichzelf namelijk geen seconde bezighouden, geeft haar eten en doet haar in bad. Heerlijk, en ik kan zelf eten koken en tijd geven aan de andere tweekinderen *(Anouk, moeder van drie kinderen van wie de dochter van 14 meervoudig complex beperkt is).*

Veranderingen voor de organisatie en de begeleiders

Omdat de vraag van cliënten centraal komt te staan, zal de organisatie zich anders moeten gaan richten. Met het gezicht naar de cliënt en met de rug naar regels, protocollen en systemen. Zorgaanbieders moeten gaan inventariseren welke mensen een beroep op hen kunnen doen, wat hun wensen zijn en hoe zij aan zoveel mogelijk individuele wensen kunnen voldoen. Vraaggestuurde zorg dus.
De instellingen zullen duidelijk moeten maken wat hun visie is en hoe zij daaraan vormgeven, welke beleids- en personeelskeuzen zij maken.
De scheiding tussen zorg en wonen zal verder toenemen; in principe voorziet het budget alleen in de kosten van de zorg. Ook is het mogelijk dat steeds meer mensen met een intensieve zorgvraag bij een semimurale voorziening aankloppen. Dit betekent dat de bouw en inrichting daarvan veranderd moet worden.
Voor begeleiders betekent dit dat zij duidelijk moeten kunnen aangeven wat de kwaliteit is van de zorg, die zij leveren. De verwachting is dat PGB leidt tot meer individueel werken, bijvoorbeeld zorg aan huis. Dat heeft tot gevolg dat het onderlinge contact tussen de begeleiders minder intensief wordt. Het houden van functioneringsgesprekken wordt daarom steeds belangrijker. Binnen de instellingen, waar de ontwikkeling naar vraaggericht werken duidelijk in gang is, staat het individuele ondersteuningsplan centraal. Ouders en zorgvragers

krijgen en nemen een veel duidelijker stem in de beslissingen die genomen zullen worden. Dat betekent dat er meer ruimte moet komen voor een individueel verschillende invulling van zorg. Binnen de leefgroep krijg je te maken met individuele vragen; de autonomie van de zorgvragers krijgt er een extra accent door (VGN).

4.5 Ontwikkelingen rond cliëntenorganisaties

In deze paragraaf willen wij ons richten op de wijze waarop cliënten en ouders zich georganiseerd hebben om op te komen voor hun belangen.

Cliëntorganisaties

Onderling Sterk: een vereniging vóór en dóór mensen met een verstandelijke beperking. Deze komt op voor de belangen van mensen met een verstandelijke beperking. Een Onderling Sterk (OS)-vereniging is onafhankelijk van een zorginstelling en heeft als doel om mensen sterker te maken. Ze organiseren themamiddagen en andere bijeenkomsten, met als doel mensen met een verstandelijke beperking te informeren over bijvoorbeeld belangenbehartiging, meedoen in de samenleving en andere thema' s, zoals de WMO, geld, ontwikkeling, vrije tijd, netwerken, wonen, werk, begeleiding, vervoer, etc. Een Onderling Sterk-verenging wordt ondersteund door vrijwillige en onafhankelijke coaches.
Onderling Sterk staat voor: Contacten netwerken, Informatie, Gezelligheid, Sterker worden, Meedoen in de samenleving, Opkomen voor jezelf, Belangen behartigen (bron: www. coalitievoorinclusie.nl).

LFB = Landelijke Federatie Belangenverenigingen
De regionale 'Onderling Sterk'-verenigingen zijn gebundeld in de Landelijke Federatie Belangenverenigingen (LFB) Onderling Sterk. Bedoeld voor mensen met een lichte of matige verstandelijke beperking.
De LFB laat er geen misverstand over bestaan wat zij van zelfbeschikking vindt. In haar brochure zegt ze er het volgende over: 'Onderling Sterk wil twee dingen. Ten eerste dat mensen zonder handicap anders gaan doen. Dat ze mensen met een handicap niet langer betuttelen. Of kinderachtig tegen ze doen. En van alles voor ze beslissen. Maar Onderling Sterk wil ook dat mensen met een handicap zeggen wat ze denken. Wat ze vinden en wat ze willen. Dat doen ze nog veel te weinig, omdat ze niet durven. Of omdat ze denken dat er niet naar ze wordt geluisterd. Pas als dit gebeurt, kunnen mensen met een handicap doen en laten wat ze willen. En een gewoon leven leiden. Net als mensen zonder een handicap.' De praktijk, aldus de LFB, is echter nog steeds vol betutteling. Van zelfbeschikking is te weinig sprake. Bij de LFB bestaan ook duidelijke opvattingen over de ondersteuning aan mensen met een verstandelijke beperking (Schuurman, 2003).

Ouderverenigingen

De opvatting over zorg voor mensen met een verstandelijke beperking is de afgelopen decennia sterk veranderd. Van nadruk op verzorging naar aandacht voor ontwikkelingsmogelijkheden en groeien in een relatie met de ander. Van wonen buiten de maatschappij naar het recht op integratie.
De rol die ouders in de zorg voor mensen met een verstandelijke beperking willen, kunnen en mogen vervullen, is hiermee ook veranderd. Tot zeker halverwege de vorige eeuw namen de ouders 'afscheid' van hun kind, als het werd opgenomen in een instelling. De instellingen lagen ver weg in de bossen en het kwam veelvuldig voor dat mensen die in Rotterdam woonden, hun kind moesten bezoeken in de Achterhoek. Ouders konden op vastgestelde tijden op bezoek komen; de begeleiders beslisten over de zorg die nodig was. Uit onvrede met deze situatie en om elkaar te steunen in het kenbaar maken van hun gemeenschappelijke wensen, werd in 1952 de eerste oudervereniging opgericht: 'Helpt elkander'. Dit was een belangrijk feit, omdat ouders zich tot dan toe vaak in een isolement bevonden. Dit kwam onder andere door de manier waarop er door de maatschappij naar mensen met een verstandelijke beperking gekeken werd. Veel ouders konden hun problemen niet kwijt, konden deze niet bespreekbaar maken en hielden het feit dat zij een kind met een verstandelijke beperking hadden het liefst verborgen. Nu kregen zij binnen de oudervereniging de mogelijkheid om hun problemen te bespreken met andere ouders in dezelfde omstandigheid. Er volgde een enorme groei van het aantal leden en daarmee ook van het aantal ouderverenigingen. In 1964 besloten de ouderverenigingen om op een aantal terreinen gezamenlijk naar buiten te treden en werd de Federatie van Ouderverenigingen opgericht (FvO). In 2007 is de FvO door ernstige financiële problemen in faillissement geraakt De ouderverenigingen die lid waren van de Federatie van Ouderverenigingen (FvO) hebben een nieuwe stichting – Stichting VG Belang – opgericht die de collectieve belangen van verstandelijk beperkten gaat behartigen. Vanaf 2008 heet deze stichting 'Platform VG' en vanaf 2014, na de fusie met de CG-Raad Ieder(in).

De volgende ouderverenigingen zijn er:

- *Philadelphiasupport:* een christelijke vereniging voor mensen met een verstandelijke beperking, hun ouders, familie en vrienden.
- *KansPlus:* een samenwerking van de VOGG en de WOI (VOGG = de interlevensbeschouwelijke vereniging van ouders en verwanten van mensen met een verstandelijke beperking. WOI = Vereniging Werkverband van Ouder- en familieverenigingen in Instellingen voor mensen met een verstandelijke beperking).
- *Dit Koningskind:* de vereniging van gereformeerde mensen met een beperking, hun ouders en vrienden.
- *Helpende Handen:* de vereniging gehandicaptenzorg van de Gereformeerde Gemeenten.
- *BOSK:* de vereniging van motorisch gehandicapten en hun ouders. De BOSK geeft informatie, adviseert, brengt lotgenotencontact tot stand en behartigt de belangen van mensen met een motorische handicap. Aandachtsgebieden zijn onder andere meervoudig complex gehandicapten, spraak-, taal en communicatiestoornissen,

specifieke syndromen en spasticiteit.
Iedere vereniging heeft een blad waarmee zij haar leden informeert over ontwikkelingen op het gebied van zorg aan mensen met een verstandelijke beperking. Met name de eigen levensbeschouwing komt in het blad tot uiting.

Organisatie van de oudervereniging
De meeste ouderverenigingen kennen een trapsgewijze opbouw op vier niveaus:

- de instelling
- de afdeling
- het landelijk niveau.

De instelling
Iedere instelling heeft een ouder-, familie- of verwantenraad naast of als de (wettelijk verplichte) Cliëntenraad. Hierin hebben ouders zitting die al dan niet lid zijn van een oudervereniging. Zij hebben een adviserende functie en instemmingsrecht op instellingsniveau, in overeenstemming met de Wet medezeggenschap cliënten zorginstellingen (WMCZ).

De afdeling
Een afdeling van een vereniging is meestal regionaal georganiseerd. Immers, een van de belangrijkste functies van een oudervereniging is ontmoeting en dan mag de afstand niet te groot zijn. In deze afdelingen kunnen ouders vaker bijeenkomen, ervaringen uitwisselen, informatie geven en vooral ook elkaar tot steun en hulp zijn. Door deze onderlinge contacten krijgen ouders soms een beter zicht op de eigen situatie, maar ze krijgen ook handige, praktische tips.
Daarnaast organiseren verenigingen bijeenkomsten voor broers en zussen, voorlichtingsbijeenkomsten voor plaatselijke politieke partijen en geven zij informatie en advies over aanpassingen, hulpmiddelen, uitkeringen, enz. Veel verenigingen hebben contactpersonen die regelmatig bij mensen thuis op bezoek gaan.

Het landelijk niveau
Uiteraard ligt de hoogste macht in de vereniging bij de ledenraad. Daarin heeft iedere afdeling naar rato van het aantal leden een of meer stemmen. De specifieke bevoegdheden van de ledenraad zijn onder andere de statutenwijziging en beoordeling van het bestuursbeleid. Het landelijk bestuur leidt de vereniging en stelt jaarlijks een actieplan op dat aan de ledenvergadering ter goedkeuring wordt voorgelegd. Er is een dagelijks bestuur dat zorg draagt voor de uitvoering van het verenigingsbeleid.
Daarnaast zijn er ook landelijke werkgroepen en commissies die zich bezighouden met een specifiek thema.

Ieder(in)
Met ingang van 1 januari 2014 is Platform VG gefuseerd met de CG-Raad (Raad voor chronisch zieken en gehandicapten) en gaan ze door het leven als (vereniging) Ieder(in). Daardoor is de grootste belangenbehartigingsorganisatie voor mensen met een verstandelijke en/of lichamelijke beperking en/of een chronische

ziekte ontstaan. De belangen van ruim 2 miljoen mensen worden behartigd en er zijn maar liefst 250 organisaties aangesloten. Ieder(in) staat voor een menselijke samenleving waarin mensen met een beperking of chronische ziekte naar vermogen mee kunnen doen op alle levensterreinen. Het toetsingskader is het VN-verdrag inzake de rechten van mensen met een beperking. Ieder(in) staat voor een samenleving waaraan mensen met een beperking als volwaardig burger kunnen bijdragen. Ze willen drie doelen bereiken:

1. Gelijke behandeling en een volstrekt normale rechtspositie voor mensen met een beperking.
2. Een samenleving die zo is ingericht dat iedereen kan deelnemen op alle leefdomeinen.
3. Kwalitatief goede en passende behandeling, begeleiding en ondersteuning van mensen met een beperking.

Ieder(in) behartigt de belangen van de aangesloten lidorganisaties. Deze behartiging is levensbreed op veel thema's: zorg en ondersteuning, wonen, onderwijs, werk, toegankelijkheid, vervoer, inkomen, rechtspositie en inclusie. www.iederin.nl.

4.6 Rechtspositie van mensen met een verstandelijke beperking

In deze paragraaf wordt beschreven welke wettelijke mogelijkheden er zijn voor mensen met een verstandelijke beperking om hun belangen te (laten) behartigen. Het gaat hierbij om zowel persoonlijke als financiële belangen.
Uitgaande van het zelfbeschikkingsrecht van mensen met een verstandelijke beperking is het noodzakelijk dat er een vorm gekozen wordt die het meest recht doet aan de mogelijkheden die iemand heeft.

Inleiding
De gedachte dat de verstandelijk beperkte mens een zo gewoon mogelijk leven moet kunnen leiden, kom je ook in het recht tegen: de verstandelijk beperkte mens heeft een rechtspositie die in principe gelijk is aan die van elke andere burger, met dezelfde rechten en plichten.
Dit met als doel zijn eigen leven zo veel mogelijk naar eigen inzicht in te kunnen richten en zichzelf te kunnen ontplooien. Alleen daar waar sprake is van extra kwetsbaarheid, moet het recht de verstandelijk beperkte mens extra bescherming bieden.
Toch kun je stellen dat er in de praktijk wel sprake is van veel vrijheidsbeperkingen: wat en wanneer eten, deur op slot, vaste (vroege) bedtijd, verplichte verzorging, verbod op relaties zijn hier voorbeelden van. Vaak is een efficiënte sturing van de werkzaamheden hier bepalender dan de wens van de cliënt. De reden voor deze beperkingen ligt dan buiten de cliënt. Vaak heeft men zich ook niet afgevraagd of er alternatieven zijn en of er sprake is van een redelijke verhouding tussen doel van de beperking en het gevolg.

In de kwetsbare en afhankelijke relatie dient het recht de verstandelijk beperkte mens bescherming te bieden. Deze rechtsbescherming wordt beoogd door de Wet Geneeskundige Behandelingsovereenkomst (WGBO) en de Wet Bijzondere Opnemingen in Psychiatrische Ziekenhuizen (wet-BOPZ). Algemeen wordt erkend dat deze wetten de verstandelijk beperkte geen optimale bescherming bieden. Vooral als het gaat om beperkingen in de bewegingsvrijheid. Vandaar dat nieuwe regelgeving in de steigers staat. De nog steeds niet in werking getreden wet Zorg en Dwang, bedoeld voor personen met een psychogeriatrische aandoening of een verstandelijke beperking, beoogt dit te regelen en bestaat naast de BOPZ. De laatste wet wijzigt in naam en inhoud en gaat waarschijnlijk heten 'Wetsvoorstel Verplichte Geestelijke Gezondheidszorg, WVGGZ) en is bedoeld voor psychiatrische patiënten en ook voor dementerenden en verstandelijk gehandicapten, als er sprake is van een gedwongen opname via een rechterlijke machtiging of inbewaringstelling bij verzet.
Laat duidelijk zijn dat regelgeving alleen natuurlijk niet voldoende is. Voor meer evenwicht tussen bescherming en ontplooiing is vooral bewustwording van de hulpverlener van het grootste belang.

Wat betekent gelijke rechtspositie concreet?
Met het bereiken van de leeftijd van 18 jaar wordt ook de verstandelijk beperkte meerderjarig. Dat betekent dat hij zelfstandig rechtshandelingen mag verrichten. Dat zijn handelingen waar rechtsgevolgen mee beoogd worden. Bijvoorbeeld als een verstandelijk beperkte een brommer koopt of een appartement huurt. Het recht noemt die personen handelingsbekwaam.
Onder de leeftijd van 18 jaar is sprake van minderjarigheid. Een minderjarige staat dan onder gezag van zijn ouder(s) of voogd (wettelijk vertegenwoordiger) en kan niet zelfstandig rechtshandelingen verrichten. Dat kan alleen met toestemming van de wettelijk vertegenwoordiger, of de wettelijk vertegenwoordiger treedt namens de handelingsonbekwame op.
Dit is de reden waarom nogal wat ouders bij het meerderjarig worden van hun verstandelijk beperkt kind overgaan tot benoeming van een curator, bewindvoerder of mentor (zie verderop in dit hoofdstuk).

In contact met de zorg is (meestal) de WGBO van toepassing. Deze wet kent andere leeftijdgrenzen. De jongere kent op 16-jarige leeftijd al een eigen rechtspositie: heeft bijvoorbeeld recht op 'informed consent' over opneming in een voorziening en de inhoud van het ondersteuningsplan. Onder de leeftijd van 12 jaar nemen de wettelijk vertegenwoordigers de rechten uit de WGBO waar. En voor de tussencategorie in de leeftijd van 12 tot 16 jaar geldt dat kind en wettelijk vertegenwoordiger samen de rechten uitoefenen.
Het is duidelijk dat voor de handelingsbekwame het zelfbeschikkingsrecht het sturend beginsel is. Dat betekent dat een clënt met een verstandelijke beperking, die ouder is dan 16 jaar en wilsbekwaam, de rechten van de WGBO zelfstandig kan uitoefenen. Bij een verstandelijk beperkte is meestal sprake van enige beperking in zijn mogelijkheden tot zelfbeschikking. In de praktijk zien we dan ook vaak dat familieleden – meestal de eerste contactpersonen – nauw betrokken worden bij het ondersteuningsplan of zelfs de hele besluitvorming overnemen.

Als de cliënt zijn belangen niet zelfstandig kan behartigen wegens wilsonbekwaamheid ('niet in staat tot een redelijke waardering van zijn belangen ter zake', WGBO, art. 465), kan het zelfbeschikkingsrecht behoorlijk in zijn nadeel werken. In dat geval is bescherming door het recht geboden. Echter niet meer dan nodig is, om de cliënt zo weinig mogelijk in zijn zelfbeschikking en ontplooiing te beperken. Het kan ook best zijn, dat een cliënt gedeeltelijk wilsbekwaam is. Wilsonbekwaamheid moet daarom niet te snel en slechts na zorgvuldig onderzoek worden aangenomen. Meer over wilsonbekwaamheid en de gevolgen verderop in dit hoofdstuk.

Wie kunnen optreden als vertegenwoordiger, als het gaat om de waarneming van de rechten die de cliënt zijn toegekend in de WGBO?
Volgens art. 465 komen daarvoor, in deze volgorde, in aanmerking: curator/mentor, de door cliënt schriftelijk gemachtigde, levensgezel, ouder/kind, broer/zus. Alleen de eerste twee worden door de rechter benoemd. Als uit die laatste twee categorieën meer personen in aanmerking komen voor vertegenwoordiging kan het natuurlijk voorkomen dat er onenigheid ontstaat over de wijze waarop de belangen van de wilsonbekwame het best behartigd kunnen worden. In dat geval verdient het aanbeveling een van hen door de rechter tot curator of mentor te laten benoemen. Ingeval van misbruik van zijn bevoegdheden, of ondeskundige uitoefening, kan deze persoon altijd door de rechter van zijn taken worden ontheven.

De indruk zou kunnen ontstaan dat de vertegenwoordiger onder alle omstandigheden bepaalt wat de inhoud van het ondersteuningsplan wordt. Dat is niet het geval, als de wensen van de vertegenwoordiger onverenigbaar zijn met de professionele standaard of anderszins in strijd zijn met goed hulpverlenerschap (art. 453). Dit kan het geval zijn als de hulpverlener de indruk heeft dat de wens van de vertegenwoordiger niet strookt met de wensen of belangen van de cliënt. Algemeen wordt ook erkend dat vertegenwoordiging in hoogstpersoonlijke beslissingen niet mogelijk is. Voorbeelden hiervan zijn levensbeëindigend handelen en donorschap.
De WGBO kent ook een regeling voor de situatie dat de vertegenwoordiger instemt met een bepaalde behandeling en de cliënt zich verzet (art. 465, lid 6).
Hierboven is meestal uitgegaan van besluiten betreffende de inhoud van de zorg en ondersteuning (de immateriële belangen). Als het gaat om de waarneming inzake materiële belangen kent het recht de figuur van de bewindvoerder.

We gaan nu wat uitgebreider in op de inhoud en de voor- en nadelen van de drie beschermingsmaatregelen, die de wet kent:

1. mentorschap
2. onderbewindstelling (bewindvoering)
3. curatele.

Mentorschap

De Wet op het mentorschap is op 1 januari 1995 in werking getreden, na vele jaren van voorbereiding.

Wettelijk mentorschap moet niet verward worden met het 'mentorschap', dat een begeleider op de afdeling heeft voor een of meer cliënten. Deze benaming is niet meer juist. De instellingen zijn daarom ook andere namen gaan gebruiken, zoals zorgcoördinator, visor, cb-er of persoonlijk begeleider.
Het juridisch mentorschap is bedoeld voor mensen die hun persoonlijke belangen niet (meer) kunnen behartigen. Het gaat hierbij om beslissingen die moeten worden genomen over verzorging, verpleging, behandeling of begeleiding, dus alle beslissingen van niet-financiële aard.

Wie kan het mentorschap aanvragen en hoe verloopt de procedure?
Het mentorschap kan worden aangevraagd door de betrokkene zelf of door de echtgenoot, partner, ouders, broers, zussen, familie tot in de vierde graad, voogd, curator, bewindvoerder, officier van justitie of de instelling. Als de instelling een aanvraag doet, moet erbij vermeld worden waarom niet een van de eerdergenoemde mensen een verzoek heeft ingediend.
Het verzoek moet worden ingediend bij de kantonrechter van de plaats waar de betrokkene woont.
De kantonrechter kan de bloed- en aanverwanten van degene voor wie een mentorschap is aangevraagd horen. Als degene voor wie het mentorschap is aangevraagd, niet in staat is om naar het kantongerecht te komen, kan de kantonrechter naar de instelling komen.
Indien de rechter van oordeel is dat het mentorschap nodig is, dan besluit hij hiertoe. Het mentorschap wordt niet gepubliceerd.

Wie kan mentor worden?
Iedere meerderjarige kan mentor worden. Voor mensen met een verstandelijke beperking is dit meestal een familielid. Het wordt vaak gecombineerd met de bewindvoering.
Het is volgens de wet niet mogelijk dat een behandelend hulpverlener mentor wordt. Ook personen behorende tot de leiding of het personeel van de instelling waar betrokkene verblijft, kunnen geen mentor worden. Een stichting of vereniging kan geen mentor worden; het moet een 'natuurlijk persoon' zijn.

Wat zijn de taken van een mentor?
De taak van de mentor is in het algemeen: de behartiging van de immateriële belangen van degene voor wie hij het mentorschap uitoefent. Hij moet ervoor zorgen dat degene voor wie hij mentor is, zo veel mogelijk betrokken wordt bij beslissingen van persoonlijke aard.
De mentor moet desgevraagd van zijn werkzaamheden verslag doen aan de kantonrechter. De kantonrechter kan een beloning toekennen aan de mentor, indien hij dat redelijk vindt.

Onderbewindstelling
Onderbewindstelling wil zeggen dat alleen de vermogensrechtelijke belangen behartigd worden voor mensen die door hun lichamelijke of geestelijke toestand daartoe niet in staat zijn. Dit behartigen gebeurt door een bewindvoerder.
Iemand die onder bewind gesteld is, mag bijvoorbeeld niet iets (ver)kopen zonder toestemming van de bewindvoerder. En de bewindvoerder beheert de goederen

helemaal zelf, de betrokkene kan zich daar niet mee bemoeien.
Het is dus een minder vergaande beschermingsmaatregel dan curatele, want de persoonlijke belangenbehartiging is hier niet in betrokken en er is geen handelingsonbekwaamheid.

Wie kan een onderbewindstelling aanvragen en hoe verloopt de procedure?
De aanvraag kan door de betrokkene zelf worden gedaan of door de echtgenoot, partner, familie tot in de vierde graad, voogd, mentor en officier van justitie.
De aanvraag moet worden ingediend bij het kantongerecht van de woonplaats waar degene woont voor wie de onderbewindstelling is bedoeld.
De rechter nodigt de mensen uit voor een zitting, maar men is niet verplicht om te komen. Als de betrokkene niet in staat is om te komen, komt de kantonrechter soms zelf naar de instelling. De onderbewindstelling hoeft niet te worden gepubliceerd.
De kosten voor het griffierecht bedragen ongeveer € 125,00.

Wie kan bewindvoerder worden?
De rechter kan meer dan één persoon als bewindvoerder benoemen, maar ook een stichting. Veel instellingen hebben nog een onafhankelijke stichting die de cliëntengelden beheert.

Wat zijn de taken van een bewindvoerder?
De bewindvoerder behartigt alle (financiële) zaken; hij moet een aparte bankrekening openen. Alles wat de 'rechthebbende' bezit, moet nauwkeurig beschreven worden.
De bewindvoerder ontvangt 5% van de netto-opbrengst van het beheerde vermogen. De kantonrechter kan de bewindvoerder verzoeken om verantwoording.

Curatele
De ondercuratelestelling is bedoeld voor mensen die zowel hun financiële als persoonlijke belangen niet (meer) kunnen behartigen. Dat kan zijn door een geestelijke stoornis, maar ook verkwisting en gewoonte van drankmisbruik staan in de wet genoemd als redenen voor ondercuratelestelling.
De consequenties zijn vergaand. Iemand die onder curatele is gesteld, verliest zijn handelingsbekwaamheid en is wat dat betreft dus gelijkgesteld aan een minderjarige. Hij mag niet meer, zonder goedkeuring van de curator, zelfstandig rechtshandelingen verrichten.
Iemand die onder curatele is gesteld, wordt curandus genoemd.

Wie kan een ondercuratelestelling aanvragen en hoe verloopt de procedure?
De aanvraag kan door de betrokkene zelf worden gedaan of door de echtgenoot of partner, familieleden tot in de vierde graad, de voogd of de officier van justitie.
De aanvraag moet worden gedaan bij de rechtbank en de aanvrager heeft een advocaat nodig. Er moeten heel veel verklaringen en formulieren worden ingevuld en opgestuurd naar de rechtbank. Er volgt een zitting, waarin de rechter de mening van de echtgenoot, partner of familieleden vraagt over de maatregel. De rechter moet ook de betrokkene zelf horen; als deze niet op de zitting kan verschijnen, gaat de rechter naar de instelling toe. Hij bepaalt vervolgens of er voldoende redenen

zijn om tot deze vergaande maatregel te besluiten. Een curator kan alleen maar een 'natuurlijk persoon' zijn, dat wil zeggen, iemand van vlees en bloed en dus niet een instelling.
De advocaat draagt er zorg voor dat de beslissing tot ondercuratelestelling binnen tien dagen bekend wordt gemaakt in de Staatscourant en in twee landelijke dagbladen. Het wordt tevens opgenomen in een openbaar register. Iedereen kan dan te weten komen dat de curandus niet meer zelfstandig beslissingen mag nemen.
De kosten van de totale procedure bedragen enkele honderden euro's.

Wie kan curator worden?
In de eerste plaats komt hiervoor de echtgenoot of partner in aanmerking; voor mensen met een verstandelijke beperking is het meestal een van de ouders, een broer of een zus. Als de rechter iemand anders benoemt, dan moet hij aangeven waarom hij dat gedaan heeft.

Wat zijn de taken van een curator?
De curator neemt beslissingen op zowel financieel als persoonlijk vlak; hij behartigt alle belangen. Hij moet de curandus wel zoveel mogelijk betrekken bij wat er gaat gebeuren en stimuleren dat de curandus zo veel mogelijk zelf meebeslist.
De curator is de vertegenwoordiger van de curandus, ook als het gaat om verzorging, begeleiding, verpleging of behandeling. Samen met de hulpverlener neemt hij ook beslissingen over medische ingrepen.
De curator krijgt 5% van de netto-opbrengst van het beheerde vermogen. De rechter kan de curator om verantwoording van de uitgaven vragen.

CASUS

Bij ons in de groep vult de zorgcoördinator de jaarmachtiging in; dat wil zeggen dat hij het budget dat een bewoner krijgt, verdeelt over allerlei posten zoals vakantie, verjaardag en andere activiteiten. De jaarmachtiging moet worden goedgekeurd door degene die de financiële belangen behartigt van de bewoner.
Voor Heleen was de jaarmachtiging naar haar zus gestuurd, die is immers curator. Toen de zorgcoördinator niets hoorde, belde hij naar de zus. Het bleek dat zij veel commentaar had op de jaarmachtiging. Terwijl zij aan de telefoon was, hoorde de zorgcoördinator dat haar echtgenoot zei dat ze zich eens meer in die zaken moest verdiepen en dat ze die brief nog niet eens open had gemaakt.
De zus van Heleen is aangesteld als curator, maar weet eigenlijk weinig van Heleen. Ze komt zelden langs, ook is ze niet aanwezig bij IOP-besprekingen.
Uiteindelijk gaf ze haar goedkeuring ten aanzien van de jaarmachtiging.

Wanneer eindigen curatorschap, bewindvoering en mentorschap?

- Door de dood van een van de betrokkenen; dit kan zowel de cliënt als de curator, bewindvoerder of mentor zijn.
- Het verstrijken van de tijd waarvoor het curatorschap was ingesteld.
- Doordat de ene vorm door een andere wordt vervangen; bijvoorbeeld doordat de curatele wordt vervangen door onderbewindstelling en/of mentorschap.

- Als de curator, bewindvoerder of mentor niet meer in staat is om de taak goed uit te oefenen, kan hij de kantonrechter vragen hem te ontslaan van die taak.
- Om 'gewichtige redenen'; zo staat het in de wet en dit wordt niet nader omschreven.

4.7 Wetten en wettelijke maatregelen

In deze paragraaf behandelen we een aantal wetten, waar je als begeleider mee te maken krijgt. Het zijn regelingen die door de overheid zijn vastgesteld en hun doorwerking hebben naar de praktijk.

De afgelopen jaren is hard gewerkt aan de Wet Cliëntenrecht Zorg. Deze wet zou gelijktijdig de rechten en plichten van de cliënt regelen en de verantwoordelijkheden van de zorgaanbieders voor de kwaliteit van zorg. Gepoogd werd te komen tot vereenvoudiging en het creëren van een meer overzichtelijke situatie. Verschillende bestaande wetten op het gebied van Klachtrecht (WKCZ), Medezeggenschap cliënten (WMCZ), de toelating van zorginstellingen (WTZI) en de Kwaliteitswet zouden dan kunnen worden ingetrokken en vervangen. Invoering werd verwacht in 2013. Echter het zittende kabinet, Rutte II heeft bepaald dit voornemen niet door te zetten en de wet op te knippen in 5 wetten. De Wet Kwaliteit, klachten en geschillen in de zorg (WKKGZ), een van de 5 deelwetten is in juni 2013 al aangenomen in de Tweede Kamer. Deze wet vervangt de WKCZ, en de Kwaliteitswet zorginstellingen. De overige deelwetten zijn: De Wet goed bestuur en intern toezicht welke de WMCZ zal gaan vervangen en de Wet Zorg en Dwang. De WGBO (Wet op de Geneeskundige Behandelingsovereenkomst) en de Wet Toelating Zorginstellingen blijven bestaan en zullen worden aangepast.

Belangrijk is in dit verband het in december 2006 tot stand gekomen verdrag van de Verenigde Naties inzake de rechten van personen met een handicap. Nederland heeft dit verdrag ondertekend in 2007 en ratificering is in 2016 eindelijk een feit. 12 april is een historische dag; de Eerste Kamer heeft de wet aanvaard.
De doelstelling van het verdrag is het waarborgen van alle mensenrechten en fundamentele vrijheden van personen met een handicap en ook hun inherente waardigheid te eerbiedigen. Personen met een handicap zijn mensen met een langdurige lichamelijke, verstandelijke, psychische of zintuiglijke beperking die hen in wisselwerking met verschillende drempels kunnen beletten volledig, effectief en op voet van gelijkheid met anderen te kunnen deelnemen in de samenleving. Elk land, ook Nederland, moet nog stappen zetten om deze doelstelling te halen; op het gebied van onderwijs, arbeid, wonen, autonomie en vereniging. De ratificatie van het verdrag heeft een aantal gevolgen, o.a. op het gebied van vrijheidsbeperking. De nieuwe Wet Zorg en Dwang houdt hier al rekening mee.
Maatschappelijke ontwikkelingen hebben hun weerslag op de wet- en regelgeving in de gezondheidszorg. In de jaren na de Tweede Wereldoorlog, toen alles weer moest worden opgebouwd, richtte de overheid zich vooral op het maken van regels, waaraan instellingen moesten voldoen.

In de jaren negentig groeit het besef dat niet alles door de overheid moet worden geregeld; dat je er met het voldoen aan regels nog niet bent. De overheid trekt zich terug, stelt wel de kaders. De verantwoordelijkheid wordt meer bij het veld gelegd. De laatste jaren, waarin ook eigen verantwoordelijkheid van de cliënt steeds meer op de voorgrond staat, hebben veel wetten betrekking op het verduidelijken en waar nodig versterken van de rechten van de individuele mens. Hier dus de rechten van cliënten/patiënten.
De overheid wil ervoor zorgen dat, als mensen worden opgenomen, zij hun mondigheid kunnen behouden en ook daadwerkelijk mee kunnen beslissen over de ondersteuning en de behandeling. Er komen twee soorten wetten. Wetten die betrekking hebben op de versteviging van de rechten van een cliënt en wetten die betrekking hebben op de voorwaarden waaraan instellingen moeten voldoen om die rechten te waarborgen.

Als werker in de gezondheidszorg/zorg voor mensen met een verstandelijke beperking is het dan ook belangrijk om op de hoogte te zijn, want:

- je moet uitvoering geven aan en rekening houden met de rechten die een cliënt/cliënt heeft. Hij kan jou daar ook op aanspreken;
- je moet in de praktijk uitvoering geven aan de wetten/regels die voor instellingen gelden. Jij kunt dus ook een instelling aanspreken op het naleven ervan;
- je moet duidelijkheid hebben over jouw plaats en positie. Niet alleen in verband met eventuele aansprakelijkheid, maar ook om te weten waar je iets over te zeggen hebt en welke weg je moet bewandelen.

Vanuit het bovenstaande komen we tot de volgende indeling:

- Wetten en regelingen die de positie van de cliënt beschermen en versterken: de Wet op de geneeskundige behandelingsovereenkomst en de Wet bijzondere opneming psychiatrische ziekenhuizen.
- De Wet BIG die onder andere ingaat op de positie van de verpleegkundigen.
- Wetten en regelingen die in eerste instantie gericht zijn op de instellingen: Kwaliteitswet zorginstellingen, Wet klachtrecht cliënten zorgsector, Wet medezeggenschap cliënten zorginstellingen.

De wet of regeling wordt eerst in het kort uiteengezet. Vervolgens beschrijven we de consequenties voor de mensen met een verstandelijke beperking en/of de begeleiding. Een aantal keren valt dit samen.
Alle genoemde wetten zijn vanaf of na 1994 in werking getreden.

Wet op de Geneeskundige Behandelingsovereenkomst (WGBO)

Dit is een van de belangrijkste wetten, waar je als begeleider mee te maken kunt hebben. Het zelfbeschikkingsrecht van ieder mens staat centraal. We behandelen deze wet dan ook wat uitgebreider. Want een cliënt die een beroep doet op de zorg, verkeert vaak in een kwetsbare en afhankelijke positie. En dat geldt nog meer voor de verstandelijk beperkte mens.
Het doel van de wet is dan ook 'de rechtspositie van de patiënt te verduidelijken

en te versterken, waardoor de mondigheid en de zelfstandigheid van de patiënt bevorderd worden, rekening houdend met de eigen verantwoordelijkheid van de hulpverlener voor zijn handelen'.
De wet heeft betrekking op alle mensen die een 'overeenkomst' aangaan met een geneeskundige en de daaruit voortvloeiende handelingen en is bedoeld om de relatie die ontstaat tot een echte samenwerkingsrelatie te maken (Leenen, 2010). Het gaat om cliënten die vrijwillig zijn opgenomen. In deze wet wordt onder andere geregeld:

- het recht op informatie
- toestemmingsvereiste
- geheimhouding van gegevens
- dossierplicht en recht op inzage
- privacy, persoonlijke levenssfeer
- afdwingbaarheid van de WGBO
- rechtspositie van de jongere
  - onder de 12 jaar
  - tussen 12 en 16 jaar
  - ouder dan 16 jaar
- rechtspositie van de wilsonbekwame.

Consequenties voor de zorg aan mensen met een verstandelijke beperking

Het recht op informatie
De cliënt heeft recht op alle informatie die over hem gaat. De wet zegt dat die informatie hem in begrijpelijke taal moet worden uitgelegd. Dit is mede van belang omdat, als iemand het waarom van de ondersteuning/behandeling niet weet en niet snapt hoe dat wordt uitgevoerd of wat de consequenties ervan zijn, hij er ook geen toestemming voor kan geven.
Want toestemming zonder informatie is in het algemeen niet geldig. De term die hiervoor gebruikt wordt, is 'informed consent'; dat wil zeggen dat de cliënt de mogelijkheid moet krijgen om ja of nee te zeggen. Deze mogelijkheid om toe te stemmen dan wel af te wijzen, duidt op gelijkwaardigheid tussen mensen onderling, tussen de mens met een verstandelijke beperking en de begeleider. Het vraagt veel deskundigheid van de begeleiders om mensen met een verstandelijke beperking de benodigde informatie te geven. Hulpmiddelen als gebarentaal, concrete plaatjes en audiovisueel materiaal moeten daarom optimaal worden gebruikt.
Als een cliënt wilsonbekwaam is (zie rechtspositie) of het niet wil weten, zal het met zijn ouders en/of zijn vertegenwoordiger besproken moeten worden.
Dat laatste is soms ook het geval bij 'de therapeutische exceptie of uitzondering op informatieplicht'. Als de informatie zou kunnen leiden tot een 'kennelijk ernstig nadeel' voor de cliënt, hoeft de informatie niet aan de cliënt te worden gegeven. Collegiale toetsing is hierbij verplicht. In dat geval kan de familie of vertegenwoordiger geïnformeerd worden.

Toestemmingsvereiste
Geen ondersteuning/behandeling mag worden gestart of uitgevoerd zonder toestemming van degene die de behandeling moet ondergaan.

Dit is in de zorg voor mensen met een verstandelijke beperking een moeilijk punt. Want waar het gaat om het geven van informatie, kunnen hulpmiddelen gebruikt worden. Ook kan de begeleider redelijkerwijs nagaan of de cliënt de informatie begrepen heeft. Maar of de cliënt dan vervolgens een goede afweging kan maken om toestemming te kunnen geven, is niet altijd duidelijk.
De wet bepaalt dat als iemand niet bevoegd is om toestemming te geven en/of feitelijk niet of niet volledig in staat is om toestemming te geven, er een ander namens hem zal optreden. Deze vertegenwoordiger moet wel 'de feitelijke bekwaamheid' van de cliënt zoveel mogelijk honoreren (Leenen, 2010). En dat betekent weer dat de cliënt zo goed mogelijk wordt geïnformeerd.
Hier komt dus het belang van een goede vertegenwoordiger naar voren. Want het gaat om zaken als opstellingen van een IOP, overplaatsing. De beslissing tot euthanasie is discutabel.
Het mentorschap (zie bij rechtspositie) zal ertoe bijdragen dat er uiteindelijk voor iedere cliënt een persoonlijk belangenbehartiger is. In bijzondere gevallen kan er een kortdurend mentorschap voor een bepaalde situatie worden aangevraagd. Bijvoorbeeld als de informele vertegenwoordiging niet voldoet.
Om tot een goede beslissing te komen en daar toestemming voor te geven, moet de cliënt of zijn vertegenwoordiger ook op de hoogte zijn van mogelijke alternatieven. Denk hierbij aan alternatieven voor gedragsbeïnvloedende methoden of sondevoeding of overplaatsing. Want vaak moet er beslist worden over de mate van dwang die mag worden uitgeoefend om bijvoorbeeld een cliënt iets aan of af te leren.

Geheimhouding van gegevens

Hierbij gaat het vooral om het beroepsgeheim, dat je als begeleider hebt. Dit hangt nauw samen met de bescherming van de privacy. Met name de (medische) gegevens waarover een arts en veelal ook een begeleider beschikt, mogen alleen gebruikt worden voor het doel waarvoor zij verstrekt zijn. Je weet als begeleider vaak veel persoonlijke dingen van een cliënt. Het valt onder jouw beroepsgeheim om daar niet met buitenstaanders over te praten en informatie zo op te bergen dat mensen die er niets mee te maken hebben, het niet kunnen lezen. Denk maar eens aan alle rapportage die vaak open en bloot in de keuken ligt.
Cliënten moeten erop kunnen vertrouwen dat hun gegevens geheim gehouden worden en dat geldt ook voor vertrouwelijke informatie, die je tijdens een gesprek met de cliënt hebt verkregen. Je hebt over deze zaken een zwijgplicht. Uitzondering: de wet geeft overigens wel aan dat je gegevens mag delen met anderen die bij de zorg betrokken zijn.

Dossierplicht en inzagerecht

'De hulpverlener moet een dossier inrichten (zie ook bij IOP). Dit dossier moet minimaal vijftien jaar bewaard blijven of zo veel langer als uit de zorg van een goed hulpverlener voortvloeit' (Leenen, 2010). Dit laatste zal zeker bij de meeste mensen met een verstandelijke beperking het geval zijn, zij zijn veelal in 'levenszorg'.
Soms is het voor een cliënt heel vervelend dat gegevens van hem zo lang bewaard blijven. Er kan door opeenhoping van zijn gegevens een beeld van hem ontstaan dat niet (meer) overeenstemt met hoe hij nu is. De wet geeft de mogelijkheid om

deze gegevens op verzoek te vernietigen.
Iedere cliënt heeft recht op inzage in die gegevens die over hem zijn vastgelegd en van het gebruik dat daarvan gemaakt wordt. Het inzagerecht berust deels op het recht op informatie, maar is vooral een uitvloeisel van het recht op de bescherming van de persoonlijke levenssfeer. Het inzagerecht kan buiten de hulpverlener om verwezenlijkt worden (Verbogt, 2000).
Het gaat hierbij niet om het verschaffen van informatie, maar om het toezien op wat er over iemand aan gegevens is vastgelegd. Want al ben je korte tijd opgenomen geweest, jouw gegevens worden wel minstens vijftien jaar bewaard.
Als er informatie niet is verstrekt op grond van de therapeutische exceptie (uitzondering) en de cliënt wil inzage, mag hem dat niet ontzegd worden. Er zal dan alsnog alle informatie verstrekt moeten worden.
Dit betekent dat cliënten of hun vertegenwoordigers de eigen rapportage of die van hun minderjarige of wilsonbekwame kinderen mogen inzien. Begeleiders hebben hierin een ondersteunende taak. Zij kunnen ouders en/of vertegenwoordigers aanmoedigen om de rapportage te lezen. Want die moeten over een drempel heen. Een ouder zei: 'Ik wil de begeleiders absoluut niet de indruk geven dat ik ze controleer.'
Een punt van discussie is in hoeverre bijvoorbeeld de fysiotherapeut, de begeleiders van de dagbesteding of stagiaires inzage mogen hebben in het dossier.

OPDRACHT

- Bespreek met elkaar de volgende stelling
  Er kan alleen goede ondersteuning gegeven worden, als begeleiders van de dagbesteding, de fysiotherapie én stagiaires inzage hebben in het dossier van een cliënt.

Persoonlijke levenssfeer/privacy
De basis voor dit recht is te vinden in de Grondwet. Iedere burger heeft recht op eerbiediging van zijn persoonlijke levenssfeer.
Privacy heeft naast het zorgvuldig omgaan met gegevens ook betrekking op privacy ten aanzien van ruimte en persoon. Bij ruimtelijke privacy moet je denken aan het hebben van eigen spullen en een ruimte van jezelf, waar je je kunt terugtrekken. Dat betekent dus dat je er als begeleider op moet toezien dat cliënten niet aan elkaars spullen zitten (zonder toestemming), dat de deur van het toilet gesloten wordt, dat er binnen de woning of groep hoekjes of ruimtes gemaakt worden om even alleen te kunnen zijn, dat mensen zo veel mogelijk een eigen kamer hebben en als dat niet kan, dat hun slaapplek zich onderscheidt van die van een medebewoner.
Privacy ten aanzien van de persoon gaat vooral over het eerbiedigen van iemands lichaam. Hoe en waar je iemand aanraakt in met name verzorgingssituaties heeft te maken met privacy. Als je iemand op bed wast, hoeft hij niet helemaal bloot te liggen. Als iemand gewassen wordt in de badkamer, kan de schoonmaakdienst of wie dan ook niet naar binnen.
Dit laatste is vooral van belang bij mensen met een ernstige verstandelijke beper-

king. Begeleiders zijn gauw geneigd om te zeggen: ‘Zij merken er toch niets van’, of ‘zij lopen al jaren bloot over de gang naar hun slaapkamer’.

Afdwingbaarheid van de WGBO
De kern van de WGBO is dat er sprake is van een overeenkomst; een overeenkomst tussen twee partijen. In het geval van een cliënt die is opgenomen: een overeenkomst tussen de instelling (niet de begeleider) en de cliënt. De instelling is de wederpartij. Mocht de instelling in gebreke blijven, dan kan er via de rechter afgedwongen worden dat de instelling zijn verplichtingen nakomt.

OPDRACHTEN

Jasper is stagiair voor twaalf weken. Hij mag van zijn begeleider niet in de dossiers van de cliënten lezen. Wel in het IOP.

- Wat vind je hiervan?
- Waarom zou een instelling zo’n afspraak maken?
- Zou het verschil maken of Jasper stage loopt in een GVT of op een groep met mensen met een meervoudige ernstige verstandelijke beperking. Verklaar je antwoord.

Jij bent de persoonlijk begeleider van Cora (een cliënte). Cora zegt tegen jou dat ze niet wil dat haar ouders op de hoogte gebracht worden van haar relatie met José (een medecliënte).

- Wat zeg je/doe je?

Leg in beide opdrachten een relatie met de WGBO.

Wet Kwaliteit, klachten en geschillen zorg (WKKGZ)

Deze wet is aangenomen op 7 oktober 2015 en is ingevoerd met ingang van 1 januari 2016. De wet vervangt de Wet Klachtrecht cliënten zorgsector (WKCZ) en de Kwaliteitswet zorginstellingen. Een aantal kleine en vooral redactionele wijzigingen zijn aangebracht in de wet BIG en de wet BOPZ.

In deze nieuwe wet wordt gesproken over ‘goede zorg’ in plaats van ‘verantwoorde zorg’ (aanduiding in de Kwaliteitswet). Onder goede zorg wordt verstaan zorg van een goede kwaliteit en een goed niveau: veilig, doeltreffend, doelmatig, cliëntgericht, tijdig verleend en afgestemd op de reële behoefte van de cliënt. Zorgverleners handelen in overeenstemming met de op hen rustende verantwoordelijkheid, voortvloeiende uit de professionele standaard en met inachtneming van de rechten van de cliënt en waarbij de cliënt met respect wordt behandeld. De term ‘goede zorg’ is gekozen omdat deze beter aansluit op de Wgbo die spreekt over een goede hulpverlener. Nieuw zijn de toevoegingen veiligheid en bejegening.

De zorgaanbieder wordt geacht de zorgverlening zo te organiseren dat het leidt tot het verlenen van goede zorg (artikel 3) en moet zorgen, in zoverre nodig, voor goede bouwkundige voorzieningen, toebedeling van verantwoordelijkheden en afstemming. Met name de afstemming tussen verschillende betrokken beroepsbeoefenaren is vooral van belang als er zorg wordt verleend in instellingsverband. Een handreiking die hierbij helpt is in ontwikkeling (VGN).

Een andere belangrijke en nieuwe bepaling is dat de aanbieder er zich van vergewist dat de zorgverlener in het verleden (dus voor indiensttreding) zonder aanmerkingen op zijn functioneren zorg heeft verleend. Een schriftelijke overeenkomst tussen aanbieder en zorgverlener is verplicht (arbeidsovereenkomst of anderszins) waarin de aanbieder aangeeft wat de verplichtingen zijn van de zorgverlener; een VOG (verklaring omtrent gedrag) voor nieuwe medewerkers is ook verplicht.

Overige belangrijke (kwaliteits)bepalingen zijn:

- geestelijke verzorging moet beschikbaar zijn in het geval 24-uurs zorg wordt geleverd (hoeft niet in een dienstverband);
- de kwaliteit van zorg moet systematisch bewaakt, beheerst en verbeterd worden waarbij de uitwerking in hoge mate wordt overgelaten aan de aanbieder;
- er moet een systeem 'veilig incident melden' (VIM) zijn;
- de cliënt moet op diens verzoek altijd geïnformeerd worden over tarieven, kwaliteit van zorg en de ervaringen van cliënten met de zorg en ook wachttijden;
- een meldplicht IGZ voor iedere calamiteit (niet beoogde of onverwachte gebeurtenis die leidt tot de dood van of ernstige schadelijke gevolgen voor de cliënt). En een meldplicht voor geweld in de zorgrelatie (seksueel of anderszins).

Wat betreft het behandelen van klachten en geschillen wordt aangegeven dat een schriftelijke regeling gemaakt moet worden voor een effectieve en laagdrempelige opvang en afhandeling van klachten (van de cliënt over de zorgverlener/zorgaanbieder). Deze regeling vereist overeenstemming met de cliënten (raad). Verder moet de aanbieder een (onafhankelijke) klachtenfunctionaris aanstellen die cliënten desgevraagd en gratis begeleidt bij het indienen en formuleren van een klacht. Een klachtencommissie wordt niet langer verplicht gesteld (wel voor BOPZ-klachten overigens). Tot slot is de aanbieder verplicht zich aan te sluiten bij een geschilleninstantie erkend door de minister en bij nadere regeling bepaald. De mogelijkheid om geschillen aan de geschilleninstantie voor te leggen wordt nadrukkelijk onder de aandacht gebracht van de cliënten en cliëntvertegenwoordigers.

OPDRACHT

De zorgaanbieder is verplicht een schriftelijke regeling op te stellen voor een effectieve en een laagdrempelige opvang en afhandeling van klachten.

- Vraag de regeling van de instelling waar je stage loopt of werkt.
- Bekijk de regeling en ga na of en in hoeverre deze voldoet aan de eisen die de WKKGZ stelt (artikel 13 tot en met artikel 17).
- Vraag het laatste jaarverslag (onderdeel van het algemeen jaarverslag of specifiek) waarin de klachten staan vermeld. Wat was de aard van de klachten? Op wie of wat hadden ze vooral betrekking?
- Zijn het klachten die specifiek zijn voor de zorg aan mensen met een verstandelijke beperking? Waarom wel of waarom niet?

Wet Bijzondere Opneming Psychiatrische Ziekenhuizen (BOPZ)

Deze wet heeft in eerste instantie betrekking op psychiatrische patiënten. Het doel van de wet is de rechtspositie te regelen van personen die onvrijwillig opgenomen worden in een psychiatrisch ziekenhuis, een instelling voor mensen met een verstandelijke beperking of een psychogeriatrisch verpleeghuis. Omdat ook bij mensen in de psychogeriatrie en bij mensen met een verstandelijke beperking sprake kan zijn van niet vrijwillige opneming, is de werkingssfeer van deze wet uitgebreid tot deze sectoren.
Voor mensen die vrijwillig worden opgenomen, geldt alleen de WGBO (zie boven). De wet regelt de opnameprocedure en de rechtspositie gedurende het onvrijwillige verblijf in de instelling.

Men spreekt over de externe en de interne rechtspositie.
De *externe* rechtspositie heeft betrekking op de opnameprocedure. Omdat het onvrijwillige opname is, moet die heel zorgvuldig zijn.
Allereerst moet er sprake zijn van gevaar: gevaar voor zichzelf, gevaar voor anderen en gevaar voor de algemene veiligheid van personen of goederen. De opname kan alleen via toetsing door de burgerlijke rechter vooraf bij een RM: rechterlijke machtiging tot opname of achteraf in geval van crisis bij een IBS: inbewaringstelling. Bij een gedwongen plaatsing wordt de cliënt onderzocht door een onafhankelijke psychiater, zowel net voor de opname als tijdens een van de eerste dagen na opname. De juridische status is dus bepalend voor de positie van de cliënt.

De *interne* rechtspositie heeft betrekking op de rechten van een cliënt tijdens het verblijf in de instelling. Deze rechten zijn:

- Er dient zo spoedig mogelijk na opname een IOP te worden opgesteld. Dit dient erop gericht te zijn het gedrag van de cliënt zo te beïnvloeden, dat het gesignaleerde gevaar zo mogelijk wordt weggenomen. Als hier geen overeenstemming over wordt bereikt, mag er ook geen behandeling worden toegepast (Verbogt, 2000).
- Er mogen geen vrijheidsbeperkende maatregelen worden toegepast; alleen bij gevaar/tijdelijke noodsituaties of met instemming van de cliënt (zie hieronder).
- De cliënt moet op korte termijn duidelijkheid krijgen over de huisregels; op schrift en als die er nog niet zijn, dan mondeling.
- De cliënt heeft klachtrecht. Voor onvrijwillig opgenomen patiënten voorziet de BOPZ in een aparte klachtenregeling. Hierbij gaat het om klachten die samenhangen met het IOP van de cliënt, het toepassen van middelen en maatregelen, de beslissing tot het beperken van de bewegingsvrijheid van de cliënt. De klacht kan worden ingediend door de cliënt zelf, maar ook namens de cliënt door een andere cliënt uit de instelling, de echtgenoot, ouders, familie tot in de tweede graad, voogd of curator.

Dwangbehandeling en het gebruik van middelen en maatregelen (M&M)
In principe is de BOPZ alleen een opnemingswet. In uitzonderlijke situaties kan er

sprake zijn van gedwongen behandeling.
In de wet wordt onderscheid gemaakt tussen dwangbehandeling én middelen en maatregelen.
Dwangbehandeling gaat over behandeling tegen of niet conform de wil van een patiënt. Het staat haaks op de grondwettelijke bepaling die de integriteit van het lichaam beschermt. Dwangbehandeling mag dan ook alleen worden toegepast, indien en voorzover dit onvermijdelijk is om gevaar voor de patiënt zelf of voor anderen af te wenden (Verbogt, 2000).

Bij middelen en maatregelen gaat het om maatregelen ter tijdelijke overbrugging van een noodsituatie. Hiervan is sprake als de behandeling die is vastgelegd in het IOP hierin niet voorziet.
De volgende middelen en maatregelen worden genoemd:

- afzondering
- fixatie
- medicatie
- toediening van vocht of voeding.

Consequenties voor de zorg aan mensen met een verstandelijke beperking

Als men (ouders, vertegenwoordiger, arts) van mening is dat een opname noodzakelijk is en iemand met een verstandelijke beperking verzet zich, dan kan er een verzoek tot een rechterlijke machtiging worden ingediend. Het maken van bezwaar kan blijken uit verbale uitingen of feitelijk gedrag; er moet volgens deze wet wel nadrukkelijk sprake zijn van een wilsuiting die duidelijk is en een reële betekenis heeft. Hij wordt dan door de rechter gehoord en die bepaalt de noodzaak van een opname.
Het gaat dus om:

1. iemand is bereid tot opname;
2. iemand verzet zich tegen de opname;
3. er is geen bereidheid en geen verzet (artikel 60 BOPZ).

Een rechterlijke machtiging wordt in eerste instantie afgegeven voor zes maanden en kan daarna telkens met een jaar verlengd worden (via de rechter). Binnen de zorg voor mensen met een verstandelijke beperking is die termijn maximaal vijf jaar.
Voor mensen met een verstandelijke beperking die een dergelijk bezwaar niet kenbaar kunnen maken, maar evenmin van het tegenovergestelde blijk geven, bestaat een procedure zonder gerechtelijke tussenkomst. Voor hen kan opname alleen plaatsvinden, als dat noodzakelijk wordt geacht door een indicatiecommissie (CIZ). Deze moet dan vaststellen dat de – gevaarlijke – patiënt zich ten gevolge van geestelijke stoornis niet buiten de inrichting kan handhaven (Verbogt, 2000).

Middelen en maatregelen
In de zorg voor mensen met een verstandelijke beperking wordt relatief veel gebruikgemaakt van middelen en maatregelen (M&M).
Dat kan dus alleen als het uitdrukkelijk in het individueel ondersteuningsplan is opgenomen (M&M-akkoord)! Wanneer iemand in afzondering gezet wordt of

gefixeerd wordt zonder dat dit vermeld staat als behandeling in het individueel ondersteuningsplan, moet dat altijd worden gemeld bij de Inspecteur voor de Gezondheidszorg.
De middelen en maatregelen die men nodig acht voor een behandeling, moeten met goedkeuring en toestemming van de cliënt en/of zijn wettelijk vertegenwoordiger worden vastgelegd in het IOP. Indien dat niet het geval is, mogen zij in principe niet worden uitgevoerd.
Middelen en maatregelen kunnen alleen tijdelijk worden toegepast om ernstig gevaar voor de cliënt of anderen af te wenden.
Bij noodsituaties mogen middelen en maatregelen maximaal zeven dagen worden toegepast. Ondertussen moet geregeld worden dat het IOP van de betreffende cliënt wordt aangepast, dat wil zeggen dat de maatregel er eventueel in wordt opgenomen.
De bestuurder van een instelling moet de inspecteur op de hoogte stellen van de noodsituaties en de toegepaste dwangbehandeling.

Tot slot
De BOPZ is niet van toepassing op het verblijf in een GVT of op een tijdelijke opname, zoals een vakantie of een weekend. De wet kan dus alleen worden toegepast in BOPZ-erkende instellingen.
Formeel is de positie van de cliënten die voor 17 januari 1994 zijn opgenomen, die van vrijwillig opgenomene. Dat betekent dat de BOPZ niet op hen van toepassing is. Vrijheidsbeperkende maatregelen mogen niet worden toegepast, tenzij er alsnog bij een BOPZ-indicatiecommissie een formele uitspraak 'geen bereidheid, geen verzet' is gevraagd.
Er komt nieuwe regelgeving met name rondom de beperking in bewegingsvrijheid. Er wordt meer duidelijkheid gegeven over het feit dat vrijheidsbeperking kan, zolang het vrijheidsbeneming wordt.

De Wet BOPZ zal worden opgevolgd door de Wet Zorg en Dwang. Deze wet is al aangenomen door de Tweede Kamer en zal in het najaar van 2015 samen met de Wet Verplichte Geestelijke Gezondheidszorg worden behandeld in de Eerste Kamer. Zie voor een beschrijving van deze wet de volgende paragraaf.

Wet Zorg en Dwang (opvolger wet BOPZ)

Deze (in januari 2016 nog niet aangenomen) wet is gericht op mensen met dementie en mensen met een verstandelijke beperking en vervangt de wet BOPZ. Daarnaast komt er dan de Wet Verplichte Geestelijke Gezondheidszorg, bedoeld voor mensen met een psychische en psychiatrische aandoening. Het uiteentrekken van de wet BOPZ in twee afzonderlijke regelingen maakt het mogelijk dat de terminologie, bevoegdheden, de verplichtingen van de zorgaanbieder, de rechten van de cliënt en de mogelijke maatregelen beter zijn afgestemd op de specifieke kenmerken die bij deze twee groepen horen. De rechtsbescherming wordt hiermee vergroot en verbeterd. De kern van de Wet Zorg en Dwang is 'nee, tenzij'. Het uitgangspunt is dat dwangmaatregelen niet thuishoren in de zorg voor mensen met een handicap en dementerende ouderen. Gevaarlijke situaties moeten altijd met vrijwillige zorg worden opgelost, ook bij moeilijk verstaanbaar gedrag. De belangrijkste verschillen met de wet BOPZ zijn:

- In de nieuwe wet wordt gesproken over onvrijwillige zorg in plaats van vrijheidsbeperking.
- De wet gaat uit van een bredere definitie van onvrijwillige zorg en vrijheidsbeperking. Het gaat vooral om beperkingen in de keuzevrijheid van cliënten. Zo geldt bijvoorbeeld het aantal te roken sigaretten per dag als een vrijheidsbeperking.
- De wet is niet alleen van toepassing op instellingen waar een BOPZ-erkenning is, maar overal waar zorg wordt geleverd, ook thuis dus.
- Domotica, elektronische toezichtsystemen, belmatjes enzovoorts worden ook opgevat als onvrijwillige zorg.
- Het aanleren van gewenst gedrag is geen rechtvaardiging voor het toepassen van vrijheidsbeperkingen, met andere woorden een pedagogische maatregel valt onder onvrijwillige zorg.
- Het gevaarscriterium verandert in het criterium ernstig nadeel.
- Het introduceren van een cliëntenvertrouwenspersoon naar analogie van de GGZ.

De inwerkingtreding van beide nieuwe wetten wordt verwacht in 2016.

Wet BIG (Wet op de Beroepen in de Individuele Gezondheidszorg)

Deze wet heeft tot doel de kwaliteit van de individuele beroepsuitoefening te bevorderen en de patiënt te beschermen tegen ondeskundig handelen door beroepsbeoefenaren. De wet is gericht op de individuele gezondheidszorg, dat wil zeggen de zorg die rechtstreeks gericht is op de gezondheid van een persoon. Het is een zogenaamde kader- of raamwet; dat wil zeggen dat alleen de grote lijnen zijn beschreven en de invulling gebeurt door een Algemene Maatregel van Bestuur (AMvB). Zo moest er bijvoorbeeld duidelijkheid komen over wie zich nu verpleegkundige mogen noemen en welke eisen daaraan gesteld worden. Via een Algemene Maatregel van Bestuur is besloten dat studenten met een afgeronde 4-jarige opleiding MBO-verpleegkunde of HBO-verpleegkunde zich verpleegkundige mogen noemen.

Om de kwaliteit van een beroep en de uitoefening ervan te waarborgen, zijn in de Wet BIG de volgende aspecten beschreven:

- De titelbescherming en de registratie
  Alleen aan degenen die na de vereiste diplomering zich hebben laten registreren, is het recht voorbehouden om de benaming van hun beroep openlijk als titel te voeren.
- De regeling van specialismen
- De voorbehouden handelingen
  Dit zijn handelingen die indien zij door ondeskundigen worden uitgevoerd, schade aan de patiënt kunnen toebrengen.

Artsen, tandartsen en verloskundigen hebben op het gebied van voorbehouden handelingen een zelfstandige bevoegdheid, dat wil zeggen de bevoegdheid om te besluiten tot en het uitvoeren van de handeling.
Daarnaast zijn er ook mensen die niet zelfstandig bevoegd zijn tot het uitvoeren van voorbehouden handelingen. Zij kunnen wel voorbehouden handelingen bevoegd uitvoeren, maar dan moet er voldaan zijn aan de volgende voorwaarden:

1. Er moet sprake zijn van een opdracht ('verzoek')
   - de opdrachtgever moet bekwaam zijn in het stellen van een diagnose en voorschrijven van een therapie.
2. Er moet sprake zijn van bekwaamheid
   - de opdrachtgever moet zich overtuigen van de bekwaamheid van degene aan wie hij de opdracht verstrekt én de opdrachtnemer vindt zichzelf bekwaam
   - de opdrachtgever moet indien nodig aanwijzingen geven en/of tussenbeide kunnen komen.

Bekwaamheid kan individueel en per handeling worden vastgesteld. Echter aan verpleegkundigen is door middel van een Algemene Maatregel van Bestuur een functioneel zelfstandige uitvoeringsbevoegdheid gegeven voor een beperkt aantal handelingen. Dat wil zeggen dat zij die handeling mogen uitvoeren zonder direct toezicht van de opdrachtgever en zonder zijn tussenkomst, mits er sprake is van een opdracht.
Verpleegkundigen worden als groep bekwaam geacht ten aanzien van de volgende handelingen:

- het geven van injecties
- katheterisatie bij mannen en vrouwen
- inbrengen van een maagsonde
- puncties (venapunctie) en de hielprik bij pasgeboren baby's
- risicovolle handelingen als fixatie en medicatie.

- Tuchtrecht

  Er kan een klacht worden ingediend bij een tuchtcollege als met name genoemde hulpverleners, onder andere verpleegkundigen, in hun professionele zorg tekortschieten tegenover cliënten en/of hun naasten. Het tuchtcollege dat voor het merendeel bestaat uit beroepsgenoten, kan een maatregel opleggen, variërend van een waarschuwing tot een definitieve doorhaling van de inschrijving in het register. Dit kan dus naast de stap naar de civiele rechter (WGBO) of de klachtencommissie.

- Onderscheid MBO en HBO

De minister heeft aangegeven in 2015 een wetgevingstraject in te zetten om de beroepsprofielen voor MBO en HBO verpleegkundigen te verankeren in de wet BIG. Er wordt een scherper onderscheid aangebracht tussen MBO en HBO (bachelor) verpleegkundigen. De HBO opgeleide krijgt naar verwachting zelfstandige bevoegdheden tot het indiceren en verrichten van voorbehouden handelingen en de MBO opgeleide behoudt zijn functionele zelfstandigheid. In een uitgebreid inspraaktraject, gestart in 2012, wordt het belang onderkend en onderschreven om beide beroepen te houden in het zware regime met publiek tuchtrecht.

CASUS

Verpleegkundige Van D. is door de familie van mevrouw De Bruin (54 jaar oud, ernstig verstandelijk gehandicapt) aangeklaagd bij het regionaal tuchtcollege vanwege ernstige nalatigheid bij het verlenen van verpleegkundige zorg. Van D. had zoals iedere ochtend het bad voor mevrouw De Bruin vol laten lopen en haar daarna met gebruikmaking van een tillift in bad gezet. Echter deze ochtend was Van D. vergeten de temperatuur van het water te controleren. Direct nadat mevrouw De Bruin in bad was getild, voelde Van D. dat het water erg heet was. Direct heeft hij haar toen uit bad getild, maar hij kon niet voorkomen dat ze al met al toch een minuut in het te hete badwater had gezeten met als gevolg eerste- en tweedegraads brandwonden. Nadat ze uit bad was, heeft hij haar direct met koud water afgespoeld en via een collega een arts ingeschakeld.

De collegezaal stroomde vol. De beroepsvereniging organiseerde een proefzitting over het tuchtrecht voor verpleegkundigen. Rechts zat de broer van mevrouw De Bruin, links Van D. met zijn raadsvrouw. Achter de tafel zat het verpleegkundig tuchtcollege: twee juristen en drie verpleegkundigen. Het proces werd formeel gevoerd. De klager kreeg gelegenheid zijn klacht toe te lichten en enkele andere zaken aan de orde te stellen. Vervolgens was het woord aan de raadsvrouw van verpleegkundige Van D. Zij legde uit waarom het badwater te heet kon zijn, ondanks een aanwezige thermostaatkraan. Door de kans op legionellabesmetting werden de leidingen maandelijks doorgespoeld met water van ongeveer 70 graden Celcius. Van D. had inderdaad nagelaten de temperatuur te controleren, maar had dit gedurende jaren niet of nauwelijks hoeven doen, omdat het water een vaste veilige temperatuur had. Daarna werd Van D. bevraagd door het college. En dat ging er hard aan toe. De hele gang van zaken werd van minuut tot minuut onderzocht. Uiteindelijk trok het college zich terug voor beraad.

In de zaal voltrok zich een levendige discussie, waarbij begrip en onbegrip was te beluisteren voor Van D.

Na twintig minuten kwam het college weer binnen. Het werd stil. De voorzitter zei dat het college een maatregel op zijn plaats vond. Van D. had iets nagelaten, waardoor de zorg voor mevrouw De Bruin tekortschoot en zelfs met gevaar voor haar leven. Van D. had het badwater op temperatuur moeten controleren, alvorens mevrouw De Bruin in het water te laten zakken. Gezien de ernst van de zaak achtte het college een berisping op zijn plaats.

Consequenties voor de zorg aan mensen met een verstandelijke beperking

In de zorg voor mensen met een verstandelijke beperking heeft men te maken met begeleiders:

- die een grote diversiteit aan opleidingen hebben. Begeleiders met een sociaalpedagogische of verpleegkundige opleiding, activiteitenbegeleiding, verzorgenden en assistenten;
- met een uiteenlopend deskundigheidsniveau.

Dit kan tot gevolg hebben dat er onduidelijkheid gaat bestaan over wie, onder welke condities, welke voorbehouden handelingen mag uitvoeren; hoe zit het met de bekwaamheden en de bevoegdheden? Het gaat tenslotte om de kwaliteit van de zorg.

Niet alleen verpleegkundigen mogen functioneel zelfstandig handelen, waar het eerder genoemde handelingen betreft (onder de gestelde voorwaarden).

OPDRACHT

- Haal uit de bibliotheek of bestel een of meer brochures van Ieder(in) en/of het certificatieschema van de gehandicaptenzorg, uitgave HKZ.
- Pas de kwaliteitscriteria die daarin genoemd zijn toe op jouw afdeling, woonvorm, instelling.
  - Welke criteria heb je niet kunnen invullen en hoe komt dat?
  - Wat valt jou op na invulling?
  - Heb je, op basis van wat je gevonden hebt, een idee welke veranderingen of verbeteringen er ingevoerd zouden kunnen worden en hoe dat zou moeten?
  - Bespreek je bevindingen en vragen met jouw werkbegeleider.

- Vraag het meest recente jaarverslag op en lees het door.
  Beantwoord de volgende vragen:
  - Wat doet deze instelling aan kwaliteitsbeleid?
  - Op welke manier wordt het getoetst?
  - Wat is de betrokkenheid van cliënten?
  - Wat zie je van het beschreven beleid concreet terug op de groep/afdeling?

Wet Medezeggenschap Cliënten Zorginstellingen (WMCZ)

Deze wet bepaalt dat iedere instelling een cliëntenraad moet hebben ingesteld.

De cliëntenraad behartigt de belangen van mensen die op de zorg van een bepaalde instelling zijn aangewezen. De raad overlegt daartoe met de directie van de instelling en denkt mee over onderwerpen die voor cliënten van belang zijn.
Er worden in de wet twee criteria genoemd, waar de instelling voor moet zorgen.

1. De cliëntenraad moet zo zijn samengesteld dat zij representatief is voor de cliënten van een instelling. Indien dat niet de cliënten zelf kunnen zijn, moeten het mensen zijn die geacht worden hun belangen te vertegenwoordigen en te behartigen zoals ouders, wettelijk vertegenwoordigers of ouderverenigingen.
2. De instelling moet de raad faciliteiten geven zoals een budget, vergaderruimtes, kopieermogelijkheden, secretariële ondersteuning.

De cliëntenraad mag altijd advies uitbrengen, gevraagd en ongevraagd. Maar de wet verplicht de instelling om de raad advies te vragen over een aantal voorgenomen besluiten van algemeen belang voor het functioneren van de instelling, zoals de doelstelling, fusie of samenwerking, verhuizing of verbouwing, wijziging in de organisatie, benoemingen, enz.
'Versterkt adviesrecht' heeft de raad als het gaat om zaken die direct van belang zijn voor de cliënten. De instelling kan daarover in principe alleen besluiten, als de raad ermee heeft ingestemd (de raad heeft echter geen vetorecht). Hierbij moet je denken aan zaken als voeding, geestelijke verzorging, klachtenprocedures,

kwaliteitsbeleid, benoeming van een afdelingshoofd.
Om alles goed te kunnen bespreken heeft de cliëntenraad natuurlijk informatie nodig. Samen met de directie moet worden besproken hoe dat vorm krijgt. De instelling is verplicht deze informatie te verschaffen.
Deze wet betekent voor mensen die in levenszorg zijn een enorme vooruitgang. Zij moeten nu immers betrokken worden bij voorstellen en beslissingen die van belang zijn voor hun leefomstandigheden in de ruimste zin. Concreet zal het veelal zo zijn dat de vertegenwoordigers van cliënten zitting hebben in deze raad. Er zal dan wel duidelijk moeten worden aangegeven hoe de 'achterban' geraadpleegd wordt. Ook combinaties komen al voor, cliënten en verwanten vormen samen de cliëntenraad.

De WMCZ zal te zijner tijd worden vervangen door de Wet Goed bestuur en intern toezicht. Aanvankelijk zou de WMCZ opgaan in de Wet Cliëntenrechten Zorg (WCZ) maar deze is ingetrokken. Dit wetsvoorstel is in voorbereiding maar nog niet aangeboden aan de Tweede Kamer; bedoeld was dit te doen in het tweede kwartaal van 2014.

OPDRACHT

- Ga bij de instelling waar je stage loopt of werkt na wie er zitting hebben in de cliëntenraad.
- Vind je dit een goede afspiegeling van de mensen die er wonen?
- Over welke onderwerpen werd het laatste halfjaar hun advies gevraagd en hoe luidde dat advies?
- Houd een interview met een van de leden. Stel van tevoren een aantal vragen op.
- Bespreek elkaars bevindingen in de leergroep op school.

De auteurs

Pieter Hermsen, MHA is ruim 35 jaar werkzaam in de zorg voor mensen met een verstandelijke beperking, als verpleegkundige, begeleider, opleider, toezichthouder en bestuurder. Vanaf eind 2015 is hij werkzaam als bestuurder van Severinus in zuidoost-Brabant, een zorgaanbieder voor wonen, dagbesteding, behandeling en thuisondersteuning voor mensen met een verstandelijke beperking.

Rob Keukens was als docent verbonden aan de Hogeschool Arnhem en Nijmegen. Hij is mental health consultant Global Initiative on Psychiatry en werkzaam als projectleider bij de GGZ Ecademy.

Joke van der Meer, MScN is als docent verbonden aan de Hogeschool Arnhem en Nijmegen. Zij heeft als aandachtsgebied de ontwikkelingen binnen de gehandicaptenzorg.

Geraadpleegde literatuur

Alzheimer Nederland (2006). *Syndroom van Down en dementie.* Bunnik

American Psychiatric Association (2015). *Diagnostic and Statistical Manual of Mental Disorders,* 5th ed. Washington DC

Assche, L. van. e.a. (2014). Neurocognitieve stoornissen in de DSM-5: een kritische bespreking. *Tijdschrift voor Psychiatrie 56(3),* pp. 211-216

Balder, A. e.a. (2006). *Over doofblindheid.* Beek-Ubbergen

Batstra, L. (2012). *Hoe voorkom je ADHD?* Amsterdam

Berg, F. van (2005). *Uitvaart in een zorginstelling.* Het uitvaartwezen

Boevink, W. en Escher, S. (2001). *Zelfverwonding begrijpelijk maken.* Bemelen

Bollnow, O. (2011). *Human Space.* London: Princeton Architectural Press

Bos, G. (2016). *Antwoorden op andersheid.* Proefschrift uitgegeven in boekvorm. Nieuwegein: EPC

Bos, J. (2013). *Het ongrijpbare zelf.* Amsterdam

Bosch, E. (2006). *Heeft een vrouw ook een piemel?* Arnhem: Bosch & Suykerbuyk trainingscentrum B.V.

Bruggen, H. van der (1991). *Promotieonderzoek.* Maastricht

Buitelaar, J. (2009). *ESAT – Screening van ASS op jonge leeftijd.* Houten

Clarke, A. (2003). *Human Resilience.* Amsterdam

Colijn, E. e.a. (2010). *Leerboek Psychotherapie.* Utrecht

Daansen, P. (2010). De cognitieve component. In S. Colijn e.a, *Leerboek Psychotherapie.* Utrecht .

Damasio, A. (2003). *Het gelijk van Spinoza.* Wereldbibliotheek

Damasio, A. (2001). *Ik voel dus ik ben.* Amsterdam

Davids, W. (2009). *Verstandelijk gehandicapten met een kinderwens. De afweging tussen zelfbeschikking, maatregelen en preventie.* Masterscriptie Civiel Recht. Universiteit Leiden

De Bruyn, P. (2014) *Verslaving en persoonlijkheidsstoornissen.* Maklu

Dekker, G. e.a. (2007). *God in Nederland 1996-2006.* Kampen

Dijkstra J. e.a. (2007). Sociaal emotionele ontwikkeling, psychiatrische symptomen en probleemgedrag bij mensen met een verstandelijke beperking. *Tijdschrift voor Psychiatrie* 49(1). Utrecht

Dijkstra, M., & Bransen, E. (2010). *Middelengebruik bij volwassenen met een licht verstandelijke beperking. Een verkennend onderzoek.* Utrecht

Došen, A. (1983). Primaire contactstoornis bij zwakzinnige kinderen. *Tijdschrift voor Orthopedagogiek* (3)

Došen, A. (2000). Psychische stoornissen bij verstandelijk gehandicapte adolescenten. In F. Verhulst, *Adolescentenpsychiatrie.* Assen

Došen, A. (1990). *Psychische en gedragsstoornissen bij zwakzinnigen.* Meppel

Erikson, E.H. (1971). *Identiteit, Jeugd en crisis.* Utrecht

Federatie van Ouderverenigingen (1994). *Denken over kwaliteit.* Utrecht

Federatie van Ouderverenigingen (1994). *Gewoon Doen.* Utrecht

Frances, A. (2013). *Terug naar normaal.* Amsterdam
Gaag, M. van der et al. (2012). *Handboek psychose.* Amsterdam: Boom
Gemert, G.H. van en Minderaa, R.B. (red.) (2003). *Zorg voor mensen met een verstandelijke handicap.* Assen(5)
Gennep, A. van (1997). Paradigma-verschuiving in de visie voor mensen met een verstandelijke handicap. *Tijdschrift voor Orthopedagogiek, 36*(5), 189-201
Gennep, A. van (2000). *Emancipatie van de zwaksten in de samenleving. Over paradigma's van verstandelijke handicap.* Amsterdam: Boom
Gennep, A. van en Steman, C. (2004). *Beperkte burgers.* NIZW
Gennep, A.van (2007). *Waardig leven met beperkingen. Over de veranderingen in de hulpverlening aan mensen met beperkingen in hun verstandelijke mogelijkheden.* Antwerpen/Apeldoorn: Garant
Geus, B. de (1998). *De ouderwordende mens met een verstandelijke beperking,* Houten
Gopnik, A. (2009). *De kleine filosoof.* Amsterdam
Gordon, M. (2007). *Handleiding verpleegkundige diagnostiek 1995-1996.* Utrecht (3)
Graaf, R. de e.a. (2010).*De psychische gezondheid van de Nederlandse bevolking.* NEMESIS-2. Utrecht
Graaff, F. de (1996). *Cognitieve en affectieve stoornissen.* Baarn
Habraken, J en Cranen W. (2005). *Levensboek: een eigen boek voor mensen met een verstandelijke beperking.* Budel
Haidt, J. (2006). *The happiness hypothesis.* Arrow Books
Hamaker, C. en Busato, V. (2000). *Het geheugen.* Amsterdam
Hamdan, F. (2011). De novo SYNGAP1 mutations in nonsyndromic intellectual disability and autism. *Biological Psychiatry* (9), 898-901
Harris, E. (1997). Suicide as an outcome for mental disorders. A meta-analysis. *British Journal of Psychiatry,* 170
Haveman, M. en Maaskant M. (1998). *Lang leven in de Zwakzinnigenzorg.* Maastricht 1
Heijkoop, J.H. (1998). *Vastgelopen.* Baarn
Hellinga, G. (1999). *Lastige lieden. Een inleiding over persoonlijkheidsstoornissen.* Meppel
Hermsen, P. en Wirtz, A. (2001), *Plan van Aanpak Stichting Epilepsie Instellingen Nederland.* Houten: MEDE
Hoffman, E. (2002). *Interculturele gespreksvoering.* Houten
Hoeymans, N. et al. (2014). RIVM. Definitierapport Volksgezondheid Toekomst Verkenning. Bilthoven
Houdenhove, B. van (2005). *In wankel evenwicht. Over stress, levensstijl en welvaartsziekten.* Lannoo
IZO. Instituut voor Zorgonderzoek (1996). *Observatie protocol zelfverwondend gedrag bij ernstig verstandelijk gehandicapten.* Tweede concept. Deventer, december
Jansen, I. (1995). *Bij wijze van spreken. Interculturele communicatie in de zorg voor verstandelijk gehandicapten.* Scriptie Hogeschool van Arnhem en Nijmegen, november
Jong, C. de e.a. (2009). *Verslavingsgeneeskunde.* Assen
Jonghe, F. de e.a. (red) (1997). *Steun, Stress, Kracht en Kwetsbaarheid in de psychiatrie.* Assen
Kagan, J. (2002). *Surprise, Uncertainty and mental structures.* Cambridge

Kars, H. en Erkelens-Zwets, J. van (1998). *Ernstig probleemgedrag bij zwakzinnige mensen.* Houten
Kimman, E. (2009). *Verkaveling van de moraal.* Assen: Van Gorcum
Kloens, G. (2014). *Alles over liefde en relatiekwaliteit.* Katwijk
Koedoot, P. en Kok, J. (1996). *Gedragsproblemen in GVT's.* NcGv
Koedoot, P. (2015). *Stemmingsstoornissen bij mensen met een ernstige verstandelijke beperking.* Centrum voor Consultatie en Expertise, Zwolle
Kohnstamm, R. (2002). *Kleine ontwikkelingspsychologie.* Deventer
Kröber. H. en Dongen, H. van (2001). *Mensen met een handicap en hun omgeving.* Baarn
Kröber, H. en Dongen, H. van (2011). *Sociale inclusie, Succes- en faalfactoren.* Boom/ Nelissen
Kroef, M. (1994). Wij willen zelf kunnen kiezen. *KLIK,* mei 1994
Kuijper, G. de (2013). *Aspects of long-term use of antipsychotic drugs on an off-label base in individuals with intellectual disability.* Groningen
Lee, C. van der en Triepels, J. (2000). *Van hulpvraag naar zorgplan.* Baarn
Leenen, H.J.J. (1994). *Handboek Gezondheidsrecht* door Henricus Jacobus Josephus Leenen, Den Haag, 2010 (5)
Linden, M. van der (2006). *Hersenen en gedrag.* Boom 2006
Lionetti, F. et al. (2015). Attachment in Institutionalized Childeren. A Review and meta-analysis. *Child Abuse.Negl (Apr. 42),* 135-145
Livesley, W. (2003). *Practival management of personality disorder.* New York
Loon, J.H.M. et al. (2008). *Persoonlijke Ondersteuningsuitkomsten Schaal.* Arduin & Universiteit van Gent
LOOV (2015). *Een toekomstbestendig opleidingsprofiel: Bachelor of Nursing 2020. 4.0.* Utrecht
Maaskant, M., (2011). *Dementieschaal voor mensen met een verstandelijke handicap.* Houten
Matthijs, W. (1991). De ontwikkeling van het zelfgevoel bij baby's volgens Daniel Stern. In J. de Boer, *Infantpsychiatrie.* Assen
Meeuwsen, R. & Geusen, R. (2005). *Dementie in beeld.* Utrecht: Lemma
Meijel, B. van (2009). *Begeleiden van patiënten die zelfverwonden.* Maarssen
Merrick, J. et al. (2005). Suicide behavior in persons with intellectual disability. *The Scientific World Journal* (5)
Mönks, F.J. en Knoers, A.M.P. (2004). *Ontwikkelingspsychologie. Inleiding tot de verschillende deelgebieden.* Nijmegen (9)
Moonen, X., Buntinx, W. en Didden, R. (2011). IQ of ondersteuningsbehoefte bij bezuinigingen AWBZ. *Nederlands Tijschrift voor Zorg aan mensen met een verstandelijke beperking*(1), 49-51
Moonen, X., (2015). *Is inclusie van mensen met een verstandelijke beperking vanzelfsprekend?* Inaugurele rede bij aanvaardig lectoraat Zuyd Hogeschool. April
Muller, C., (1988). *Niemand wordt geraakt*
Nederlandse Vereniging voor Gehandicaptenzorg (1993). *Bejegening.* Utrecht
Neut, D. van der (2005). Emoties, het raadselachtige gevoelsleven van dieren. *Psychologie Magazine,* juli
Nussbaum, A. (2015). *Werken met DSM 5.* Amsterdam

Osch, G. van e.a. (1996). *Verstandelijke handicap en persoonlijkheidsstoornissen.* Assen

Pedersen, T. (2015). *High IQ May Protect Against Schizophrenia.* Psych Central

Pinker, S. (2004). *Het onbeschreven blad.* Amsterdam

Rassin, E. (2010). *Niemand is uniek behalve ik.* Amsterdam

Rigter, J. (1996). *Het palet van de psychologie.* Bussum

Rijksen, H. en Vestjens, M. (2008). *Ethische vorming voor de gezondheidswerker.* Best

Rutten, R. e.a. (2009). *Verslaving.* Maarssen

Schalock, R. et al. (2010). *Intellectual disability: Definition, classification, and systems of support* (11th ed.), Washington. DC: American Association on Intellectual and Developmental Disabilities

Scheer, L. van der (1994). In J. de Leeuw e.a. (red.), *Onderwijs in verpleegkundige ethiek.* Best

Schermer, M. (2000). Een pleidooi voor autonomie. In F. Kortmann (red.), *Weldoen op contract.* Assen

Schipper, W. en Valk, G. de (1994). Zelfverwondend gedrag: een onhandelbaar probleem. *NTZ*(1), maart

Schippers, W. (2005). *Een boom met wrange vruchten.* Dissertatie Radboud Universiteit

Schmid, A. (2003). Abortus gehandicapte is bijna plicht. de *Volkskrant*, 15 april

Schneider, M.J. e.a. (1995). Het ontstaan van zelfverwondend gedrag bij verstandelijk gehandicapten. *NTZ*(3), september

Schuurman, M.I.M. (2003). Zelfbeschikking en eigen verantwoordelijkheid van mensen met een verstandelijke handicap. In *Signalering Ethiek en Gezondheid* (hoofdstuk 5). Zoetermeer

Scull, A. (2015). *Madness in civilization.* Princeton

Seligman, M. (2002). *Gelukkig zijn kun je leren.* Het Spectrum

Sijnke, J. (2005). *Hoe je kijkt bepaalt wat je ziet.* Houten

Sohl, C.N.F.J. e.a. (1997). Autonomie van mensen met een verstandelijke handicap. *MGV*, september

Special Olympics. Multinational Study of Attitudes towards People with Intellectual Disabiblities. Washington 2003

Splunder, J. van, Stilma, J., Bernsen, R. en Evenhuis, H. (2006). Prevalence of visual impairment in adults with intellectual disabilities in the Netherlands: cross-sectional study. *Eye* (Lond). 2006 Sep;20(9):1004-10.

Stap, J. van der Torenbeek, K. (1995). *Gedrag en ontwikkeling vanuit Z-verpleegkundige perspectief.* Leiden

Stapel, J. en Keukens, R. (2016). *Sociologie voor gezondheidszorg en verpleegkunde.* Houten

Steman, C. en Gennep, A. van (1997). *Supported living.* Utrecht: NIZW

Swaab, D. (2010). *Wij zijn ons brein.* Amsterdam

Teeuwen, M. (2012) *Verraderlijk gewoon.* Amsterdam: SWP

Thompson, J. R., Bradley, V. J., & Buntinx, W. (2009). Conceptualizing supports and the support needs of people with intellectual disability. *Intellectual and developmental disabilities*, 47(2), 135. American Association on Intellectual and Developmental Disabilities

Tiemeijer, W. (2010). *Hoe mensen keuzes maken*. Amsterdam
Timmers-Huigens, D. (2005). *Ervaringsordening. Mogelijkheden voor mensen met een verstandelijke handicap*. Utrecht (5)
Timmers-Huigens, D. (2001). Observeren en ervaringsordening. In *Observeren en rapporteren in de zorg- en hulpverlening*. Deventer (3)
Timmers-Huigens, D. (2016). *Ervaringsordening – zorg, welzijn, onderwijs*. Deventer
Treffort, D. & Wallace, G. (2004). Islands of genius. *Scientific American Mind* (1)
V&VN (2015). *Multidisciplinaire richtlijn signaleren van pijn bij mensen met een verstandelijke beperking*. Utrecht
Veer, J. van 't (2006). *The social construction of psychiatric stigma*. Gildeprint
Veltman J. & Brunner, H. (2010). A de novo paradigm for mental retardation. *Nature Genetics* (12), 1109-1122
Verbogt, S. (2000). *Hoofdstukken over gezondheidsrecht*. Gouda
Verhey, T. (2010). In R. Mast, *Handboek Ouderenpsychiatrie*. Utrecht
Verhofstadt-Deneve L. (2003). *Handboek ontwikkelingspsychologie*. Houten (5)
Verheul, R. en Kamphuis, J. (2007). *De toekomst van persoonlijkheidsstoornissen*. Houten: BSL
Verhulst, F.C. (2002). *Inleiding in de kinder- en jeugdpsychiatrie*. Assen
Verpoorten, R.A.W. (1996). Communicatie met verstandelijk gehandicapte autisten: een muti-dimensioneel communicatiemodel. *NTZ*, juni
Vlaskamp, C. e.a. (2005). *Persoonlijk activeringsprogramma. Handleiding bij het bieden van activiteiten aan mensen met ernstige meervoudige beperkingen*. Utrecht (2)
Voordouw, A. (1991). *Naar een interculturele paramedische en verpleegkundige hulpverlening*. Den Haag: HBO-raad
Vries, A.A.M. de (2000). In *Emma, dagboek van een peuter*. Nijmegen
Waal, F. de (2009). *De aap in ons. Waarom we zijn wie we zijn*. Amsterdam
Wilson, T. (2006). *Vreemden voor onszelf. Waarom we niet weten wie we zijn*. Amsterdam
Winter, C. de e.a. (2007). Automutilatie bij verstandelijk gehandicapten: een systematisch literatuuronderzoek. *Tijdschrift voor Psychiatie* (49), supplement 1. Utrecht
Winthagen, T. (2014). Kanttekeningen bij de participatiewet. In F. van Crey, F. Meulendijks et al., *Toegankelijkheid voor iedereen. Ervaringen en inzichten die de inclusieve samenleving dichterbij brengen* (56-59). Den Bosch: Zet
WOI (2001). *Bondgenoten in de zorg*. Utrecht
Wouters, P. (2010). *Denkgereedschap*. Leusden
Wouwe, H. van & Weerd., D. van de (2015). *Triple-C1 - Het gewone leven ervaren*. ASVZ. Rotterdam
Zevenbergen, H. (2010). *Veel culturen, één zorg*. Berchen
Zöller, D. (1989). *Als ik met je praten kon*. Utrecht
Zwets, J.H.J. en Kars, H. (1997). Medische zorg voor mensen met een verstandelijke handicap. Houten

Websites

Nederlandse Vereniging voor Autisme. http://www.autisme.nl/media/50897/kwaliteitseisen_autisme_en_een_verstandelijke_beperking.pdf 2013

Trimbos-Instituut https://www.drugsinfo.nl/publiek

Nederlands Jeugdinstituut: http://www.jeugdinterventies.nl/eCache/DEF/40/957.html Retrieved from the web, oktober 2015

Vilans: http://www.kennispleingehandicaptensector.nl/kennisplein/(1311)-Kennisplein/Verbinding/Ouderschap-en-kinderwens.html Retrieved from the web, juli 2011

FRA European Union Agency for Fundamental Rights:
http://fra.europa.eu/fraWebsite/attachments/Factsheet-disability-nov2010.pdf Retrieved from the web, oktober 2015

Rijksoverheid:
http://www.rijksoverheid.nl/documenten-en-publicaties/brochures/2010/04/23/samenvatting-wet-clientenrechten-zorg.html Retrieved from the web, oktober 2015

Register

Q

R

S

T

U

V

W

Z

Eerste druk, derde oplage 2000
Tweede, herziene druk, derde oplage 2005
Derde herziene en uitgebreide druk, eerste oplage 2007
Derde druk, tweede oplage 2008
Vierde, herziene en uitgebreide druk, eerste oplage 2011
Vierde, herziene en uitgebreide druk, tweede oplage 2012
Vierde, herziene en uitgebreide druk, derde oplage 2015
Vijfde, herziene en uitgebreide druk, eerste oplage 2016

Basisvormgeving: Studio Birnie
www.studiobirnie.nl

ISBN 9789492333100
NUR 895 en 897

info@vantrichtuitgeverij.nl